JN221919

Reproductive
Anti-aging
Medicine

高齢不妊
診療
ハンドブック

森本義晴
IVF JAPAN・CEO

太田邦明
福島県立医科大学ふくしま子ども・女性医療支援センター・講師

医学書院

高齢不妊診療ハンドブック

発　行　2019 年 10 月 15 日　第 1 版第 1 刷 ©
　　　　2019 年 12 月 1 日　第 1 版第 2 刷

編　集　森本義晴・太田邦明

発行者　株式会社　医学書院
　　　　代表取締役　金原　俊
　　　　〒113-8719　東京都文京区本郷 1-28-23
　　　　電話　03-3817-5600（社内案内）

印刷・製本　真興社

ISBN978-4-260-03957-4

執筆者一覧 （執筆順）

平野	茉来	東京大学大学院医学系研究科産婦人科学
平池	修	東京大学大学院医学系研究科産婦人科学・准教授
中岡	義晴	IVF なんばクリニック・院長
細井	美彦	近畿大学生物理工学部遺伝子工学科・教授
服部	裕充	東北大学大学院医学系研究科情報遺伝学分野
小林	記緒	東北大学大学院医学系研究科情報遺伝学分野・助教
岡江	寛明	東北大学大学院医学系研究科情報遺伝学分野・准教授
有馬	隆博	東北大学大学院医学系研究科情報遺伝学分野・教授
廣田	泰	東京大学医学部附属病院女性診療科・産科・講師
橋本	周	大阪市立大学大学院医学研究科リプロダクティブサイエンス研究所・特任准教授
山岸	昌一	昭和大学医学部内科学講座糖尿病・代謝・内分泌内科学部門・教授
太田	博明	藤田医科大学病院国際医療センター客員病院教授
森本	義晴	IVF JAPAN・CEO
岡田	弘	獨協医科大学埼玉医療センター・病院長
田中	貴士	獨協医科大学埼玉医療センター・リプロダクションセンター
小野塚さえ		獨協医科大学埼玉医療センター・リプロダクションセンター
久保田麻衣		獨協医科大学埼玉医療センター・リプロダクションセンター
栗原	恵	獨協医科大学埼玉医療センター・リプロダクションセンター
岩端	威之	獨協医科大学埼玉医療センター・リプロダクションセンター
小堀	善友	獨協医科大学埼玉医療センター・リプロダクションセンター・准教授
杉本	公平	獨協医科大学埼玉医療センター・リプロダクションセンター・教授
浅田	義正	浅田レディースクリニック・理事長
古賀	文敏	古賀文敏ウイメンズクリニック・理事長／院長
小芝	明美	京都府立医科大学大学院女性生涯医科学・学内講師
北脇	城	京都府立医科大学大学院女性生涯医科学・教授
吉田	淳	木場公園クリニック・院長
西原	卓志	HORAC グランフロント大阪クリニック培養環境部門・部長
木田	尚子	関西医科大学産科学婦人科学
岡田	英孝	関西医科大学産科学婦人科学・教授
横溝	陵	東京慈恵会医科大学産婦人科学講座
橋本	朋子	京野アートクリニック高輪・副院長
京野	廣一	京野アートクリニック高輪・院長
冨田	和尚	HORAC グランフロント大阪クリニック生殖技術部門・副技師長
太田	邦明	福島県立医科大学ふくしま子ども・女性医療支援センター・講師
福田	愛作	IVF 大阪クリニック・院長
佐藤	学	IVF なんばクリニック生殖技術部門・技師長
荒木	康久	群馬パース大学大学院保健科学研究科・教授
向田	哲規	広島 HART クリニック・理事長／院長
川井	清考	亀田 IVF クリニック幕張・院長
後藤	栄	後藤レディースクリニック・院長
中川	浩次	杉山産婦人科 新宿・院長

小宮慎之介	HORAC グランフロント大阪クリニック・副部長	
高江　正道	聖マリアンナ医科大学産婦人科学・講師	
鈴木　直	聖マリアンナ医科大学産婦人科学・教授	
石原　理	埼玉医科大学産科婦人科・教授	
岡垣　穣二	LA Baby 代表	
白石絵莉子	聖マリアンナ医科大学産婦人科学／東京慈恵会医科大学産婦人科学講座	
田中久美子	HORAC グランフロント大阪クリニック統合医療部門生殖心理カウンセラー	
庵前美智子	IVF なんばクリニック統合医療部門生殖遺伝カウンセラー	
小松原千暁	IVF 大阪クリニック看護部門・看護師長	
神徳美奈江	IVF なんばクリニック統合医療部門生殖栄養カウンセラー	
髙橋　俊文	福島県立医科大学ふくしま子ども・女性医療支援センター・教授	
藤岡　聡子	IVF 大阪クリニック・副院長	
黒田　恵司	杉山産婦人科 新宿 難治性診療部長／内視鏡診療部長	
落合阿沙子	順天堂大学産婦人科学講座	
吉田　仁秋	仙台 ART クリニック・理事長／院長	
王堂　哲	和洋女子大学客員教授	
井上　朋子	HORAC グランフロント大阪クリニック・副院長	
門上　大祐	IVF なんばクリニック・部長	
蔭山　充	かげやま医院・院長／大阪市立大学大学院医学研究科女性生涯医学（産科婦人科学）・非常勤講師／京都大学大学院医学研究科器官外科学婦人科学産科学・非常勤講師	
姫野　隆雄	HORAC グランフロント大阪クリニック・副院長	
竹内　邦子	HORAC グランフロント大阪クリニック・メディカルフィットネスコーディネーター	
徐　大兼	アキュラ鍼灸院・院長／日本生殖鍼灸標準化機関・理事／日本不妊カウンセリング学会・理事	
松山　毅彦	厚仁病院・理事長	
小井　伸一	足もみ道場こいさん・道場長／受胎リフレクソロジー協会・代表理事	
山口　英美	国際アロマセラピスト	
塩谷　雅英	英ウィメンズクリニック・理事長	
詠田　由美	アイブイエフ詠田クリニック・院長	
杉本　朱実	HORAC グランフロント大阪クリニック看護部門・看護師長	

推薦の辞

　社会に進出して仕事に生き甲斐を見いだす女性が増えている．このキャリア形成願望が未婚化につながり，晩婚化・晩産化傾向がみられるようになっている．

　この傾向はわが国の少子化の最大の問題であるとともに，生殖医療においても加齢は妊娠・出産を阻む最大の壁になっている．妊娠・出産を希望する年齢が先進国のなかで最も遅く，思春期からの生殖に関する教育不足が指摘されている．女性の理想的な妊娠時期は 25〜35 歳であり，この時期に妊娠・分娩できるような社会や職場の環境づくりのためにも，高齢妊娠の困難性や危険性を思春期の頃より教育することが重要となる．このような情報が，女性の社会進出や真の意味での男女平等を考えるうえで重要な視座を提供することになる．

　これまでの生殖医療は，その臨床研究の有効性の評価が十分に検討されているとは言えないところがある．臨床経験を通して獲得した技術やその判断は，必ずしも科学的根拠があるとは言えない．実地臨床の妥当性と有用性を検証するには，ランダム化比較試験のメタ分析に基づくエビデンスが必要となる．生殖医療においてはさまざまな先端技術や治療手段が開発されているが，そのほとんどが後方視的研究であり，経験的な治療と言わざるをえないところがあり，そのエビデンスは必ずしも十分ではない．しかし，生殖医療はヒトを利用した実験的医療の側面を有しており，前方視的な臨床研究が計画しにくい状況にある．

　このたび，IVF JAPAN の森本義晴先生，福島県立医科大学ふくしま子ども・女性医療支援センターの太田邦明先生の編集により，「高齢不妊診療ハンドブック」が医学書院より上梓された．本書においては，現時点で有用性があると考えられる治療法が隈なく収集され，網羅的に掲載されている．いずれも臨床現場の最前線でご活躍の先生方が，長年の臨床経験に基づいた創意工夫や注意点をきわめて明快に論述されている．生殖医療の実地臨床に抗加齢医学の視点を取り入れた実践の書であり，高齢不妊のもつさまざまな問題の解決能力の陶冶に資するよう意を尽くされている．どのように科学が進歩しようとも，われわれは不妊という病態に対峙する一人の臨床医に過ぎない．本書が高齢女性の生殖医療に苦悩する専門医の道標となり，clinical expertise を高める意味での活用を願ってやまない．本書は，生殖医療を実践するうえで，その現在をとらえ，新しい動向に対応するための必読の書である．

　2019 年 9 月

慶應義塾大学名誉教授　吉村　泰典

序

　近年の晩婚化，晩産化の結果として，私たちは臨床現場で多くの高齢不妊患者に遭遇することになり，現在わが国の生殖医療現場において，加齢への対処は最重要課題と言っても過言ではない．現在のところ，「高齢不妊」の確たる定義はないが，本書では女性年齢 40 歳以上を高齢不妊患者とした．その場合，日本産科婦人科学会のデータによると，ART を実施する患者の半数近くが 40 歳以上，つまり高齢不妊患者となるが，40 歳を超えると妊娠率・生産率は急激に下がり，逆に流産率が急激に上がるという周知の事実からも，異存のない考えかたではないだろうか．

　一方，抗加齢医学（アンチエイジング）領域の研究が進むなか，生殖医療におけるその応用は十分とは言えない．そこで，私たちは最先端の抗加齢医学を生殖医療に応用することを目的とし，日々，臨床現場で高齢不妊患者の治療にあたっている医師，コメディカルスタッフおよび関連領域の全ての職種の方々に向けて，その苦悩に答えるべく本書を企画した．

　Evidence-based medicine（EBM）という考えかたが，私たちの治療現場に登場して臨床医学はより科学的になった反面，無作為化比較試験（RCT）で全てを判断するという手法で導かれた治療法に何かが欠けていると感ずる人は多いのではないだろうか．私たちは，EBM が唯一最高の手段で，今後も医学の中心に在り続けるとは考えていない．少なくとも，抗加齢医学領域ではこの手法のみでは十分ではない．

　なぜなら，人間はそもそも，心と身体を有し，内分泌系，神経系，免疫系をはじめとするシステムによって制御される統合体である．17 世紀のデカルトの「二元論」に基盤をもつ現代医学に対する疑義が提唱されて久しいのに，近年，私たちの医学はここへ回帰しようとしている感が否めない．EBM で割り切れる部分はきわめて少ないのに，これのみを金科玉条のごとく考えて治療を行うことは，特に生殖医療においては限界がある．

　生殖医療における抗加齢医学では，臨床現場の医師と関連領域の医療者は，自分の治療の拠り所がなく，難治性の高齢不妊患者を半ば放置，あるいは不十分な知識で治療せざるをえないことも多いと思われる．これは患者にとって，不幸で由々しき問題である．

　高齢不妊患者に対しては，従来の先端科学技術の応用はもちろんのこと，心に対するケアや伝統医学を含む全ての手法を組み合わせて用いることが必要であるが，これがエビデンスを作りにくい原因ともなっている．しかし，私たちはこういったエビデンスが低いと言われる治療法の組み合わせが，ときに高い臨床効果を上げることがあるということを少なからず経験している．つまり，抗加齢医学という治療領域は，他の領域に比して解析する因子の数がきわめて多いのである．しかも，私たちの身体はこれらの治療に影響され刻々と変化することも，解析を困難にしている．すなわち，この領域のデータ解析はパーソナルコンピュータの守備範囲を越えており，本来はビッグデータとしてスーパーコンピュータレベルで解析されるべきではな

いかと考えている．しかし，それは現在のところ実用段階には至っていないため，本書は現時点で有効性があると思われる治療法の情報をできるだけ丁寧に収集し，網羅的に編集した初めての書籍である．本書が，高齢不妊患者治療に苦悩する全医療者の道しるべとなって，多くの患者の救済に役立つことを祈ってやまない．

最後に，私たちの熱い思いに賛同していただき，惜しみなく最先端の情報と臨床経験を提供していただいた執筆者の皆様に，そして本書の編集のため奔走し多大なる貢献をしていただいた前田健次氏をはじめとする医学書院の皆様のご努力と慧眼に敬意を表するとともに，深甚の謝意を捧げたい．

2019 年 9 月

森本義晴
太田邦明

略語一覧

AFC	antral follicle count	胞状卵胞数
AHA	assisted hatching	孵化補助法
AIH	artificial insemination by husband	配偶者間人工授精
AMH	anti-Müllerian hormone	抗ミュラー管ホルモン
ART	assisted reproductive technology	生殖補助医療技術
BAP	biological antioxidant potential	抗酸化力値
CDC	Centers for Disease Control and Prevention	米国疾病管理局
COS	controlled ovarian stimulation	調節卵巣刺激
DHEA	dehydroepiandrosterone	デヒドロエピアンドロステロン
DHEA-S	dehydroepiandrosterone sulfate	デヒドロエピアンドロステロンサルフェート
DOR	diminished ovarian reserve	卵巣予備能低下
d-ROMs	reactive oxygen metabolites	酸化ストレス度
E2	estradiol	エストラジオール
ERA®	Endometrial Receptivity Array（Analysis）	子宮内膜受容能テスト
ESHRE	European Society of Human Reproduction and Embryology	欧州生殖医学会
ET	embryo transfer	胚移植
FDA	Food and Drug Administration	米国食品医薬品局
FET	frozen-thawed embryo transfer	凍結融解胚移植
FHB	fetal heart beat	胎児心拍
FSH	follicle stimulating hormone	卵胞刺激ホルモン
fT_4	free thyroxine	遊離サイロキシン
GH	growth hormone	成長ホルモン
GnRH	gonadotropin releasing hormone	性腺刺激ホルモン放出ホルモン
hCG	human chorionic gonadotropin	ヒト絨毛性性腺刺激ホルモン
hMG	human menopausal gonadotropin	ヒト閉経期性腺刺激ホルモン
HOMA-R	homeostasis model assessment for insulin resistance	インスリン抵抗性指数
HRC	hormone replacement cycle	ホルモン補充周期
HRC-FET	hormone replacement cycle frozen-thawed embryo transfer	ホルモン補充周期凍結融解胚移植
HRT	hormone replacement therapy	ホルモン補充療法
ICM	inner cell mass	内部細胞塊
ICSI	intracytoplasmic sperm injection	卵細胞質内精子注入法
IGF	insulin-like growth factor	インスリン様成長因子
IUI	intrauterine insemination	子宮内人工授精
IVF	in vitro fertilization	体外受精
IVF-ET	in vitro fertilization・embryo transfer	体外受精・胚移植

LH	luteinizing hormone	黄体化ホルモン
LLLT	low level laser therapy	低出力レーザー治療
NIH	National Institutes of Health	米国国立衛生研究所
OHSS	ovarian hyperstimulation syndrome	卵巣過剰刺激症候群
OPU	oocyte pick up	採卵
P4	progesterone	プロゲステロン
PCO	polycystic ovarian	多嚢胞性卵巣
PCOS	polycystic ovarian syndrome	多嚢胞性卵巣症候群
PGT-A	preimplantation genetic testing for aneuploidy	着床前胚染色体異数性検査
POI	premature ovarian insufficiency	早発卵巣不全
POR	poor ovarian response	卵巣反応不良
PRL	prolactin	プロラクチン
RIF	recurrent implantation failure	反復着床不全
ROS	reactive oxygen species	活性酸素種
SA	spontaneous abortion	自然流産
SOD	superoxide dismutase	スーパーオキシドジスムターゼ
T	testosterone	テストステロン
TE	trophectoderm	栄養外胚葉
TESE	testicular sperm extraction	精巣内精子採取術
TSH	thyroid stimulating hormone	甲状腺刺激ホルモン

Contents

情報提供・患者支援

第3章 統合医療的アプローチ

コラム

第1章

高齢不妊診療のための基礎理論

生殖における加齢医学

> **|ポ|イ|ン|ト|**
>
> ☑ 年齢とともに妊孕性は低下し，流産率が上昇することは普遍的な現象であり，主な原因は卵子の加齢によるものと推測されている.
> ☑ 加齢による身体変化は全身に及ぶが，卵巣から分泌される性ステロイドホルモンの影響を最も受ける生殖器の変化は著しい.
> ☑ 卵巣に残存する卵子の量を反映する卵巣予備能検査は，血液検査やエコーなどを組み合わせて行う.
> ☑ 卵巣の加齢による妊孕性低下を克服する新規医療として，ミトコンドリア賦活，再生医療の応用などが挙げられる.

■ 女性年齢上昇と妊孕性低下

　近年，日本においては女性の社会進出に伴い晩婚化が進行している．女性の平均初婚年齢の推移をみると 2017 年では 29.4 歳で，1980 年では 25.2 歳であったことから約 30 年の間に 4.2 歳上昇している（図 1）[1]．特に大都市では晩婚化傾向が顕著であり，今後も晩婚化傾向は進んでいくものと考えられる．晩婚化に伴い出生時年齢も上昇しており，2017 年では第 1 子出産平均年齢が 30.7 歳で，1980 年と比較し 4.3 歳上昇している[1]．挙児希望年齢が高齢化していることから，最終的な獲得児数が低下するだけでなく，加齢に伴う不妊症の増加につながる現象がみられる．

　加齢により妊娠率が低下することが知られているが，これは加齢により卵子の質が低下する

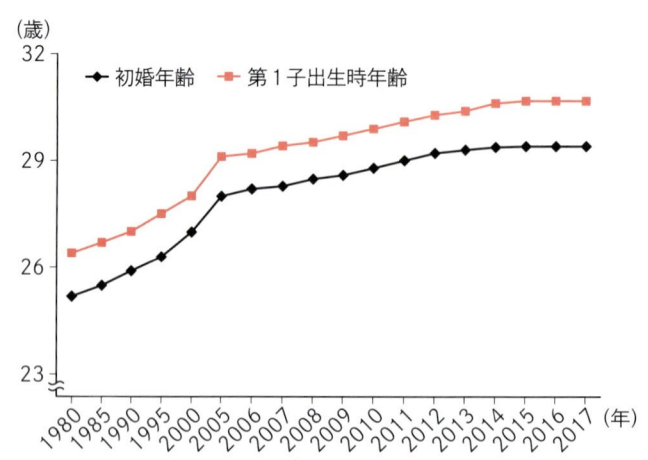

図 1　日本人の平均初婚年齢と初産年齢
（厚生労働省人口動態調査から作成）

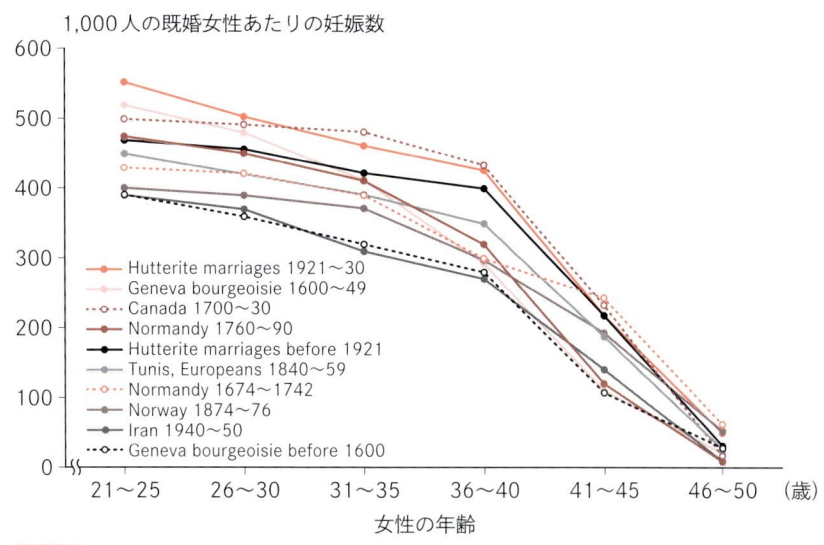

図2 世界各地域および異なる時期における妊娠率

(Menken J, et al：Science 233：1389-1394, 1986 より引用改変)

ためと考えられている．たとえば，避妊をしない女性が 12 か月以内に妊娠しない確率は，20 代女性だと 5% 以下であるが，35 歳頃になると 30% 近くにまで跳ね上がる[2]．また，1600〜1900 年代の時期と，中東，北欧，アフリカなどさまざまな地域において得られた女性の妊娠率はおよそ 20 代前半がピークであり，加齢とともに急峻に下降していくことが報告されている（図2）[3,4]．また提供精子による人工授精において妊孕能をみた研究[5]においても，30 代前半より累積妊娠率の低下が認められることが明らかとなっていることから，加齢に伴った妊孕性低下は性行動様式の変化などでは説明ができない．よって加齢による影響を受けやすい不妊治療を必要とする人々の年齢層は高齢化が進んでいる．

◀ 女性年齢上昇と流産率上昇

　妊娠後の流産率は加齢に伴って顕著に上昇することが知られている．初期流産，羊水穿刺，中絶検体の解析から，加齢によって染色体異常が増加することが知られており，原因として X 線，酸化ストレス，有毒物質などの加齢による DNA 損傷の蓄積が考えられている．具体的には染色体の不分離などが有名である．また加齢に伴い卵子の質の低下が起こることから，流産率が上昇するのはこれらが主たる原因ではないかと考えられている．子宮環境やホルモン状態が加齢により変化することなども，流産率上昇の一因ではないかとも考えられている．

　デンマークで行われた 1978〜1992 年に至る 634,272 人の女性の 1,221,546 妊娠の経過をフォローした研究によると，80% の女性が実際に病院に来院し診断を受けたものと仮定した年齢別での流産率は 30 歳未満：12%，30〜34 歳：15%，35〜39 歳：25%，40〜44 歳：51%，45 歳以上：93% であり，妊娠回数や既往流産などのリスクを考慮しても，母体の高年齢は独立した危険因子であった[6]．

　IVF-ET 後の妊娠においても加齢に伴い流産率が上昇することが知られている[7]．日本産科婦人科学会の IVF-ET 妊娠の全国統計においても，加齢に伴い妊娠率が低下するのに反比例

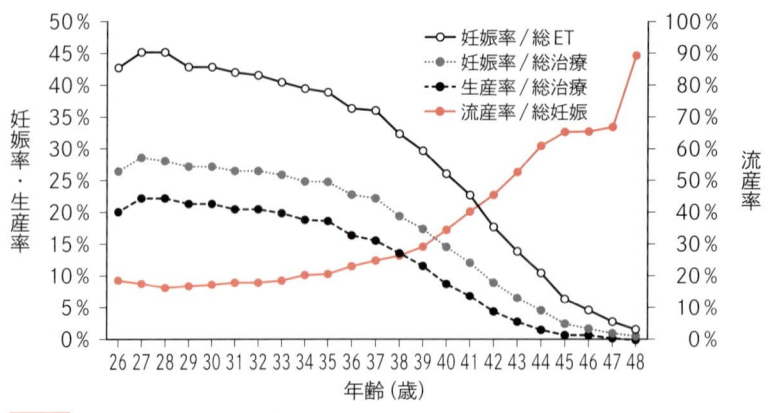

図3 ART 妊娠率・生産率・流産率（2016 年）
（日本産科婦人科学会 ART データブック 2016 より）

するように流産率が上昇することが示されている（図3）．また，母体年齢が 35 歳を超えると異所性妊娠リスクが 4〜8 倍にもなるといわれており，骨盤内炎症の既往もしくは存在や，それに伴う卵管の病理学的変化などが原因ではないかと推測されている[6]．

◾ 加齢に伴い卵子に生じる変化

● 卵子の数

　卵子数は胎生 18〜22 週頃に最大となる．出生時にはおよそ数十万〜数百万の卵子が卵巣に存在するとされているが，出生後から速やかにその数は減少していき，思春期開始時期には 30 万前後と指数関数的に卵子数は減少していく．毎月 1,000 前後の卵子が喪失されていくことで閉経期に至るものと考えられている[8,9]．最近では，卵子にも幹細胞が存在するという報告がヒトおよびマウスにおいてあるものの[10]，基本的に卵子は再生されずに減少の一途をたどるものと考えられている[11]．

● 卵子の質

　卵子の数の減少と同時に卵子の質も 31 歳を超えた頃より劣化していくことが示唆されており，染色体異常の蓄積がその原因と推測されている．加齢に伴い，第一極体の放出障害，紡錘体の極間距離の短縮，染色体の断片化，prophase Ⅰ の短縮，異数体の発生などが起こる．また細胞質では細胞質断片化，Ca イオンオシレーションに伴う Ca イオン取り込み能の低下，ミトコンドリア機能の低下などの変化が加齢に伴い起こる．これらについては，成年マウスでカロリー制限により，卵子の異数体が若年マウスと同程度になったという報告があり[12]，カロリー制限により紡錘体や染色体の欠失やミトコンドリアの機能低下を防ぐ可能性が示されている．

◾ 加齢に伴い子宮に生じる変化

　加齢により脱落膜化や胎盤の発達が正常に行われないようになるため流死産が上昇するとい

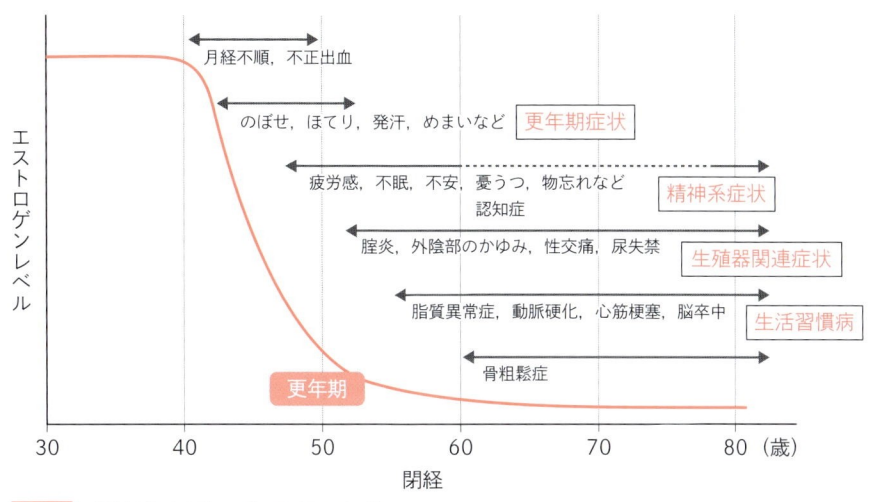

図4 閉経期以降に出現する症状
（野崎雅裕：更年期と加齢のヘルスケア 12：128-132, 2013 より引用改変）

う報告がある．また胎盤重量は母体年齢と比例すると報告があり[13]，胎盤の形成過程において加齢による悪影響が生じうることが示唆されるが，加齢に伴い生じうる着床不全や胎盤の発達障害についてはまだ研究の端緒についたばかりである．

◢ 加齢に伴い全身に生じる変化

● エストロゲンの影響

エストロゲンは生殖器に対して大きな影響をもつことから，閉経期以降エストロゲンの分泌レベルが低下すると，子宮本体のサイズは小さくなり，性周期に合わせた子宮内膜の変化がなくなることから月経が止まる，つまり無月経になることが知られている．外陰，腟などの組織もエストロゲンの存在の有無で大きな影響を受ける．萎縮症状は vulvovaginal atrophy（VVA）として総称されるが，VVA のみならず尿失禁，骨盤臓器脱など閉経に伴うエストロゲン低下により泌尿生殖器系に生じる多くの症状を含んだ概念のことを genitourinary syndrome of menopause と呼ぶよう 2014 年に北米閉経学会と International Society for the Study of Women's Sexual Health が提唱している．

エストロゲンの生殖器外作用としては，皮膚，血管内皮，骨などに対する作用が有名である．卵巣機能が廃絶し，エストロゲン産生能が低下していくのに伴い身体臓器の機能低下，すなわち老化現象が起きる．皮膚は閉経後に加齢性変化が顕著に現れる組織の一つである．加齢により表皮は菲薄化し，type I および III コラーゲンは閉経後の最初の 5 年で 30％くらい減少することから，皮膚の弾性が減少し皺が増え，保湿性もなくなってくるのに対し，エストロゲンを補充することで角化細胞の容積は増大し，コラーゲンの量および含水率は速やかに上昇し，皮膚の加齢性変化が改善することが知られている．皮膚以外にも聴覚系異常，癌，心血管系疾患，筋肉萎縮，神経系の変性，視覚系の変性，骨粗鬆症，失禁などの尿路系疾患などが閉経期以降に現れるが（図4）[14]，このうちの一部はエストロゲン投与により改善するためホルモン補充療法が行われている．また閉経が近づくためエストロゲンレベルが低下すると，ネガティブフィードバック機構により下垂体からの FSH 分泌レベルが上昇する（図5）[15]．

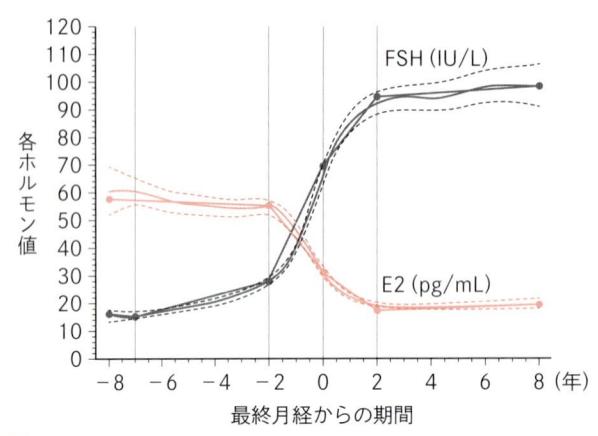

図5 閉経期を基準としたホルモン値
それぞれ実線は平均値を，破線は 95% 信頼区間を示す．
（Randolph JF, et al：J Clin Endocrinol Metab 96：746-754, 2011 より引用改変）

ステージ	−5	−4	−3b	−3a	−2	−1	+1a	+1b	+1c	+2
生殖機能段階	生殖可能年齢				閉経移行期		閉経期以降			
	初期	ピーク	後期		初期	後期	初期			後期
					閉経期					
期間（年）	不定				不定	1〜3年	2年（1＋1）		3〜6年	余命
主たる基準										
月経周期	不定〜整	整	整	出血量と期間にわずかな変化	不順7日間以上続くなど期間も不順	無月経の間隔が60日以上				
補助的な基準										
内分泌 FSH AMH Inhibin B			低 低 低	不定* 低 低	↑不定* 低 低	↑ >25 IU/L** 低 低	↑不定 低 低		安定 超低 超低	
AFC			低	低	低	低	超低		超低	
特徴										
症状					血管運動症状：よくある	血管運動症状：非常によくある			泌尿生殖器系萎縮症状の増加	

*　月経周期2〜5日目の採血　↑＝上昇
** 国際的下垂体機能水準から想定される数値

図6　女性の月経に関するライフサイクル
（Harlow SD, et al：Menopause 19：387-395, 2012 より引用改変）

● 生殖機能のステージ分類

　女性の生殖機能の加齢変化に関するステージ分類は，2001 年に Stages of Reproductive Aging Workshop（STRAW）において提唱され，2011 年の update を経て現在は STRAW ＋10 と呼ばれている．月経周期の規則性や血中ホルモン値などを基に，女性の生殖機能の段階を reproductive

表1 卵巣予備能検査の評価基準

	結果	
	良い	悪い
以前の COS 周期	生産	妊娠不成立
年齢（歳）	<35	≧35
FSH (mIU/mL)	<10	≧10
Day 3 E2 (pg/mL)	<75	≧75
Day 10 P4 (ng/dL)	≦0.9	≧1.1
AMH (pmol/L)	15.7〜48.5	<15.7
Day 3 インヒビン B (pg/mL)	>45	≦45
AFC	≧5	<5
卵巣血流	PI 低値	PI 高め
卵巣容積 (cm^3)	≧3	<3
CCCT (FSH mIU/mL)	12	≧12
GnRH-test (GAST)	E2 の早期フレアアップ	E2 上昇したまま，または無反応

（Sills ES, et al：Eur J Obstet Gynecol Reprod Biol 146：30-36, 2009 より引用改変）

（生殖可能年齢：-5〜-3a），menopausal transition（閉経移行期：-2〜-1），postmenopausal（閉経期以降：+1a〜+2）に分類し，final menstrual period が stage 0 に該当する（図 6）[16]．卵巣のエイジングをステージングし，生化学的に閉経を判定できるという考えかたが今後普及するものと考えられる．

◢ 卵巣予備能の評価

卵巣に存在する卵子のおおまかな量を推定，または表現する意味で卵巣予備能（ovarian reserve）という言葉が用いられている一方で，卵巣に存在する卵子の質を表現しうる検査は現在までのところ存在しない．卵巣予備能を表現する検査値として，生化学的指標〔月経初期 FSH 値，E2 値，インヒビン B，抗ミュラー管ホルモン（AMH）〕，画像的指標〔胞状卵胞数（AFC）など〕，臨床的指標〔クロミフェンチャレンジテスト（CCCT）など〕が用いられている（表 1）[17]．特に AMH は胞状卵胞より前段階の卵胞から分泌され，原始卵胞プールの状態を反映していると考えられており[18]，出生後 1 か月以降から上昇し 20 代半ばにピークを迎える（図 7）[19]．その後減少していくため，閉経を予測する指標としても考えられているが[20]，個人差が大きく単独で卵巣予備能を決定できる指標ではない．

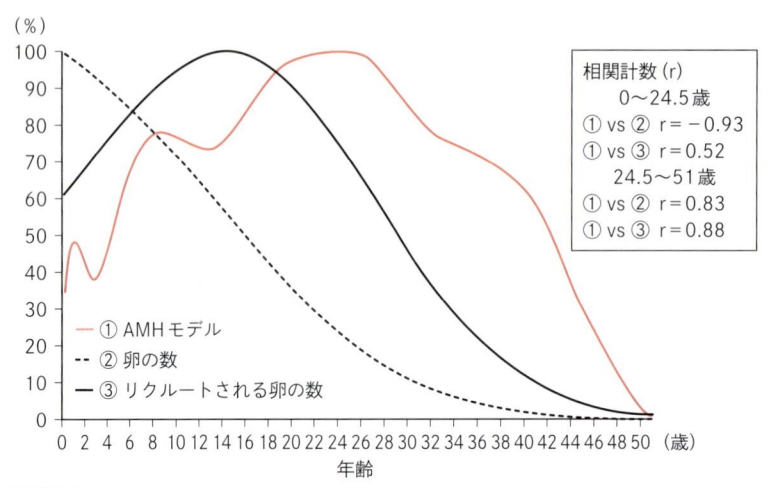

図7 AMH の加齢による変化
（Kelsey TW, et al：Mol Hum Reprod 18：79-87, 2012 より引用改変）

◢ 今後の展望

● ART

　上述してきたように妊孕性は年齢とともに低下する．加齢による妊孕能低下は ART により容易に解決するものと考えられていたが，さほどの効果はないと現在では一般的に考えられている[21]．ART により妊孕性が劇的に向上するわけではないものの，66 歳や 70 歳など極度の高年齢においてでさえ ART による妊娠が成立することがありうると知られている．自然妊娠では 57 歳くらいが上限であることを考慮すると，ある程度の効果は見込める．

　その一方で，提供卵子を用いた ART においては，自身の卵子では挙児が望めないような年齢でも十分妊娠が成立しうることが知られている[22]．提供卵子による治療は年齢による極端な妊娠率の下降がないことから，この事実も加齢により卵子の数および質が劣化するということを裏付けている．若年時での卵子凍結を行うという考えかたもあるが，コストや，受精卵よりも凍結・融解の成功率が悪いことを考慮すると，その普及は限定的である．

● 着床前スクリーニング

　近年，着床前スクリーニングを行い染色体異常（異数性含む）のない受精卵を胚移植する手法が世界的に普及してきている．日本では，現在，重篤な遺伝性疾患児を出産する可能性のある遺伝子変異，染色体異常を保因する場合，および均衡型染色体構造異常に起因すると考えられる習慣流産（反復流産を含む）に対し着床前診断を行うことが許可されている．染色体の異数性をスクリーニングする着床前スクリーニングについてはまだ議論の余地があり，着床前スクリーニングの無作為化比較試験では生児獲得率の上昇はなかったと報告されている[23]．

● ミトコンドリア賦活

　最近では"卵子の若返り"の方法として卵子へのミトコンドリア注入が注目されている．ミトコンドリアはアデノシン三リン酸（ATP）を産生する細胞内エネルギー調節を行う細胞内小器官であるが，1997 年に若いドナー卵子から抽出した細胞質片を加齢卵子に注入することで

卵子が活性化され出産したと初めて報告された．この方法で約50例の出産が報告されたが，この方法は動物実験での先行研究もなく行われ，ミトコンドリアDNAの持ち込みという重要な点についての考慮がなく，リスクも含め科学的根拠が乏しいとされ2002年にはFDAから中止の勧告がなされ，今でも議論されている．このため現在は自分の卵巣組織からミトコンドリアを採取し，自分の卵子に注入するという方法が行われている[24]．しかしミトコンドリアも加齢卵子と同年齢であるため，注入することで卵子の変性につながるリスクもある．そのため卵幹細胞のミトコンドリアを注入し妊孕性を改善したという報告もなされている[25]．

● 再生医療

他にも卵胞の活性化やヒトの卵巣組織を使い卵胞の分化や卵子の成熟化が試みられているが[26]，すでにマウスにおいてはiPS細胞を用いて卵子を作製することが可能となっており[27]，2018年にはヒトiPS細胞から卵原細胞の培養にも成功している[28]．ヒトへの適用は倫理的問題を解決してからとなろうが，今後の展開が注目される．

文献

1) 厚生労働省：人口動態調査 http://www.mhlw.go.jp/toukei/list/81-1.html（2019年9月閲覧）.
2) Abma JC, Chandra A, Mosher WD, et al：Fertility, family planning, and women's health：new data from the 1995 National Survey of Family Growth. Vital Health Stat 23 19：1-114, 1997
3) Baird DT, Collins J, Egozcue J, et al：Fertility and ageing. Hum Reprod Update 11：261-276, 2005
4) Menken J, Trussell J, Larsen U：Age and infertility. Science 233：1389-1394, 1986
5) Schwartz D, Mayaux MJ：Female fecundity as a function of age：results of artificial insemination in 2193 nulliparous women with azoospermic husbands. Federation CECOS. N Engl J Med 306：404-406, 1982
6) Nybo AA, Wohlfahrt J, Christens P, et al：Is maternal age an independent risk factor for fetal loss？West J Med 173：331, 2000
7) Spandorfer SD, Davis OK, Barmat LI, et al：Relationship between maternal age and aneuploidy in in vitro fertilization pregnancy loss. Fertil Steril 81：1265-1269, 2004
8) Faddy MJ, Gosden RG：A model conforming the decline in follicle numbers to the age of menopause in women. Hum Reprod 11：1484-1486, 1996
9) Markstrom E, Svensson E, Shao R, et al：Survival factors regulating ovarian apoptosis：dependence on follicle differentiation. Reproduction 123：23-30, 2002
10) Dunlop CE, Telfer EE, Anderson RA：Ovarian stem cells：potential roles in infertility treatment and fertility preservation. Maturitas 76：279-283, 2013
11) Baker TG：A Quantitative and cytological study of germ cells in human ovaries. Proc R Soc Lond B Biol Sci 158：417-433, 1963
12) Selesniemi K, Lee HJ, Muhlhauser A, et al：Prevention of maternal aging-associated oocyte aneuploidy and meiotic spindle defects in mice by dietary and genetic strategies. Proc Natl Acad Sci U S A 108：12319-12324, 2011
13) Haavaldsen C, Samuelsen SO, Eskild A：The association of maternal age with placental weight：a population-based study of 536,954 pregnancies. BJOG 118：1470-1476, 2011
14) 野崎雅裕：更年期女性に対するエクオールサプリメント. 更年期と加齢のヘルスケア 12：128-132, 2013
15) Randolph JF Jr, Zheng H, Sowers MR, et al：Change in follicle-stimulating hormone and estradiol across the menopausal transition：effect of age at the final menstrual period. J Clin Endocrinol Metab 96：746-754, 2011
16) Harlow SD, Gass M, Hall JE, et al：Executive summary of the Stages of Reproductive Aging Workshop ＋10：addressing the unfinished agenda of staging reproductive aging. Menopause 19：387-395, 2012
17) Sills ES, Alper MM, Walsh AP：Ovarian reserve screening in infertility：practical applications and theoretical directions for research. Eur J Obstet Gynecol Reprod Biol 146：30-36, 2009
18) Hansen KR, Hodnett GM, Knowlton N, et al：Correlation of ovarian reserve tests with histologically

determined primordial follicle number. Fertil Steril 95：170-175, 2011
19）Kelsey TW, Anderson RA, Wright P, et al：Data-driven assessment of the human ovarian reserve. Mol Hum Reprod 18：79-87, 2012
20）Tehrani FR, Solaymani-Dodaran M, Azizi F：A single test of antimullerian hormone in late reproductive-aged women is a good predictor of menopause. Menopause 16：797-802, 2009
21）Leridon H：Can assisted reproduction technology compensate for the natural decline in fertility with age？ A model assessment. Hum Reprod 19：1548-1553, 2004
22）Broekmans FJ, Knauff EA, te Velde ER, et al：Female reproductive ageing：current knowledge and future trends. Trends Endocrinol Metab 18：58-65, 2007
23）Mastenbroek S, Twisk M, van der Veen F, et al：Preimplantation genetic screening：a systematic review and meta-analysis of RCTs. Hum Reprod Update 17：454-466, 2011
24）Schatten H, Sun QY, Prather R：The impact of mitochondrial function/dysfunction on IVF and new treatment possibilities for infertility. Reprod Biol Endocrinol 12：111, 2014
25）Oktem O, Urman B：Understanding follicle growth *in vivo*. Hum Reprod 25：2944-2954, 2010
26）Telfer EE, McLaughlin M：*In vitro* development of ovarian follicles. Semin Reprod Med 29：15-23, 2011
27）Hikabe O, Hamazaki N, Nagamatsu G, et al：Reconstitution *in vitro* of the entire cycle of the mouse female germ line. Nature 539：299-303, 2016
28）Yamashiro C, Sasaki K, Yabuta Y, et al：Generation of human oogonia from induced pluripotent stem cells *in vitro*. Science 362：356-360, 2018

（平野　茉来，平池　修）

加齢と DNA 損傷・修復

> **ポイント**
> - ☑ DNA 損傷は細胞機能低下や細胞死をはじめとした悪影響を引き起こす.
> - ☑ 精子と卵子では DNA 損傷と修復能の仕組みが異なる.
> - ☑ 加齢は DNA 修復能の低下を引き起こし, 妊孕性低下の一因となっている.

◢ はじめに

　細胞はさまざまな要因により DNA 損傷を受ける一方, 生じた DNA 損傷を即座に正確に修復する仕組みを有している. DNA 損傷の種類や程度, さらに修復能により修復が可能かどうかが決まり, 修復不可能の場合には細胞機能の低下(老化)や重症であれば細胞死(アポトーシス)を生じることになる. 細胞は DNA 損傷を確認する DNA 損傷チェックポイントが重要な働きをし, 細胞分裂の調節をしている.

　配偶子における精子と卵子では, 形成や構造の違いにより DNA 損傷および修復能は大きく異なる. 精子は DNA 修復能を有していないため, 生じた DNA 損傷がそのまま残ることになる. また, 卵子は細胞質内に蓄えられた修復能を用いて DNA 損傷を修復している. さらに胚の DNA 損傷は, 胚質低下や妊娠率低下をもたらしている.

　本稿では, 配偶子や胚の DNA 損傷と修復のメカニズム, および妊孕性に与える影響について述べる.

◢ DNA 損傷と修復

　DNA の遺伝情報は, 次世代の細胞に正確に伝達されることが必要であり, 転写・翻訳により形成された蛋白質によりさまざまな細胞機能を司る役割を担っている. DNA 損傷が重大な問題を引き起こすため, 細胞は短時間に修復することにより正常化される仕組みを有している.

　DNA 損傷が存在する場合, 細胞の機能低下やアポトーシスをきたし, 一部には癌化するものがある. 配偶子の損傷は変異として次世代に引き継がれることにもなる(図 1).

● DNA 損傷

　一般に, DNA 損傷は 1 日 1 細胞あたり数万〜数百万の高頻度で生じているとされている. その損傷は, 紫外線や放射線, あるいは抗癌剤をはじめとした化学物質などの外的要因と, 活性酸素などの細胞内に生じる代謝産物による内的要因により生じる. また, DNA 損傷の種類には, 塩基の変化(塩基の離脱, 脱アミノ化, ヌクレオチド欠失・挿入, ピリミジン 2 量体な

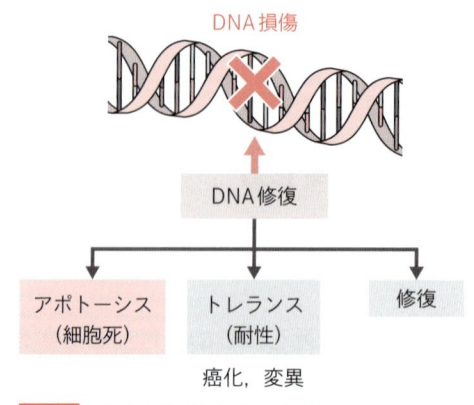

図1 DNA 損傷をもつ細胞

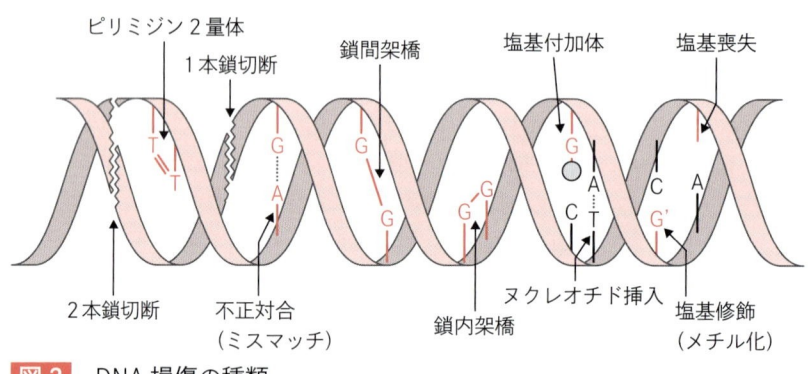

図2 DNA 損傷の種類

(Ménézo Y, et al：Zygote 18：357-365, 2010 より引用改変)

ど），DNA 複製時に生じる塩基の不正対合（ミスマッチ），DNA 切断（1 本鎖切断と 2 本鎖切断），架橋がある（図2）[1]．2 本鎖切断は特に重篤であり，修復が困難となる場合がある．

　一般に，体細胞は DNA 損傷を確認する DNA 損傷チェックポイントが重要な働きを担っている．DNA 損傷が修復されるまで細胞分裂の調節をしていると考えられ，そのために DNA 損傷の多い細胞ではチェックポイントに時間を要し，細胞分裂が遅れることになる．ただ，卵子や初期胚には DNA 損傷チェックポイントが十分に働いていない．

● DNA 修復

　DNA 修復機構であるが，1 本鎖の損傷は他方の正常な DNA 鎖を鋳型として塩基除去修復，ヌクレオチド除去修復，ミスマッチ修復，1 本鎖切断修復などにより正確に修復される．一方，重大な損傷である 2 本鎖切断に対しては，2 種類の修復法がある．一般的に行われる非相同末端連結は，両方の切断端を結合させることにより DNA 欠失が生じ完全な修復はできないが，遺伝子でない DNA（ジャンク DNA）が多いヒトの場合では問題とならないことも多いとされている．また，相同染色体が存在する場合には，相同染色体を鋳型として完全な形で複製が可能な相同組み換えも行われる．生理的にも，配偶子形成の第一減数分裂過程で，相同組み換えがすべての染色体に行われ，正常な染色体分離のためには必須のものとなっている．また，細胞は DNA 損傷が DNA 修復関連遺伝子を発現させることにより DNA 修復能を高める

DNA 損傷応答と呼ばれる仕組みも有している．

DNA 損傷は生活習慣との関連が指摘され，タバコ，肥満，運動不足，食生活などが関与しているとされている．活性酸素が DNA 損傷を引き起こす原因と考えられている．また，細胞の加齢により DNA 修復機能の低下が生じ，細胞機能が低下する．

◤ 精子と DNA 損傷

精子は減数分裂後の円形精子細胞が精子へと形態変化し受精機能に特化していくなかで，ミトコンドリアなどの一部の細胞内小器官を残し，細胞質や細胞内小器官を消失させている．精子核クロマチンは高度に凝集するために，ヒストンからプロタミンに置換され，DNA 損傷を受けにくくしている一方で，転写反応は抑制されている．そのために，精子は DNA 修復能や抗酸化能を失い，DNA 損傷に対して無防備となる．DNA 損傷は精子形成時のヒストンからプロタミンに置換するときに生じやすく，また精子形成後のさまざまな外的要因が発生に関与している．

DNA 損傷を受けた精子は，アポトーシスとなるか，そのまま受精後まで損傷を有することになる．アポトーシスはヒトの精子では一般的に生じ，特に乏精子症などで顕著となる．精子は DNA 損傷がある場合にも，損傷のない精子と比較して，精子形態や運動性，受精能に大きな違いはないとされている．

精子は精巣上体を通る過程で DNA 損傷が生じるため，射出精子の DNA 損傷は精巣内精子と比較して高くなっている．Esteves ら[2] は，高 DNA フラグメンテーションを有する乏精子症症例において，精巣内精子の DNA フラグメンテーション率が 8.3％と射出精子の 40.7％に対して有意に低く，生産率がそれぞれ 46.7％と 26.4％と精巣内精子で高かったことから，精巣内精子を用いることが効果的としている．また，精巣上体に長期間とどまる精子は DNA 損傷を受ける機会が増加し，損傷を受けた精子から発生する活性酸素にも曝露する機会が増加することから禁欲期間は短いほうがよいと考えられ，Periyasamy ら[3] は，体外受精に用いる精子の禁欲期間は 2〜4 日が 7 日以上より妊娠率・生産率がよいとしている．

年齢と DNA 損傷との間に差がないとする報告が多い一方，Petersen ら[4] は，2,178 例の症例において男性年齢と精子 DNA について検討し，アポトーシスとは関連がなかったが，DNA フラグメンテーションとの関連性を示し，また DNA フラグメンテーションはミトコンドリア障害と関連しているとした．ただ，年齢による DNA フラグメンテーションは 35 歳以下で 14.7％，36〜44 歳で 15.9％，45 歳以上で 16.2％と大きな差はなかった．

また，タバコや薬剤，汚染，食生活の乱れなどの生活習慣や精索静脈瘤による精巣温度の上昇，膿精子症が精子 DNA 損傷を増加させる要因となることを指摘している[5]．

DNA 損傷は射精後の体外での環境要因にも大きく影響を受ける．精漿の中でなく，培養液中で培養することで増加するとされている．また，精子凍結により精子 DNA 損傷は増加するとされている．

DNA フラグメンテーションの高い精子では，妊娠率，着床率，生産率が低下するとする報告[6] がある一方で，Cissen ら[7] は変わりがないと報告している．その要因には，DNA 損傷を正確に診断できる方法が確立されていないことと，卵子内での DNA 修復能に差があるために，精子自体で決めることができないことがあげられる．多くの精子のなかから DNA 損傷の

ない精子を選別することは困難であり，精子全体の DNA 損傷を少なくすることが重要である．

また，染色体転座や欠失などの染色体構造異常や遺伝子疾患のなかで，偶然に生じた *de novo* の多くが父親由来（精子由来）であることからも，胚の DNA 損傷には精子が多く関与していると考えられる．

■ 卵子および胚と DNA 損傷

卵子の DNA 修復能は体細胞とは大きく異なっている．卵子は最大の体積を有する細胞で，多量の mRNA や蛋白質を細胞質内に蓄え DNA 修復能を有している一方，DNA の転写は行われていない．さらに，多量に存在する mRNA も翻訳レベルで抑制されているために，存在する mRNA は機能的には働いていない．卵細胞質内に蓄えられた DNA 修復因子（卵性因子）は，受精後の胚自身のゲノムが活性化する 4〜8 細胞期胚までの間，重要な役割を果たしている．

一般の体細胞では，DNA 損傷に対して，修復後に細胞分裂が進むが，卵子は紡錘体集合チェックポイントでの十分な対応ができない場合にも，卵核胞崩壊（GVBD）や第一極体放出を遅らせることなく MII 期卵子に成熟する．時間的な制約のために，異常を修復することができない場合も生じてくる．

Martin ら[8]は，トポイソメラーゼII阻害薬を用いて DNA 2 本鎖切断を人工的に誘発したマウス卵子は，細胞質内に DNA 修復能をもち受精率には影響しないが，2 細胞期胚以上への発生率が低下するとしている．そこでは非相同末端連結による DNA 修復が重要な働きを担っているとしている．

受精後に，DNA 損傷をもつ卵子および精子の修復が，前核形成の DNA 合成期（S 期）前に完全に行われなければ変異が発生し，後の胚発育に悪影響を及ぼす．前核期卵の特徴として，DNA の転写翻訳機能はなく，受精後の精子クロマチンのプロタミンからヒストンへの置換時に重大な DNA 損傷である 2 本鎖切断が発生することがあり，さらに DNA 損傷のチェック機構である G1/S チェックポイントが欠如していることがあげられる．また，8 細胞期までの初期胚は，体細胞にみられるアポトーシスとなる作用や G1/S および G2/M チェックポイントなどの DNA 損傷修復機構をもっていない．そのために，胚はアポトーシスとならずに，DNA 損傷をもったまま発育することになると考えられている．

高齢女性の卵子や未熟卵では細胞内の DNA 修復能が低下している．良い卵胞発育などにより良好な卵子を採取することが必要である．また，体内での DNA 損傷を引き起こす要因である活性酸素に対して，抗酸化剤が有効であるとされている．メラトニンは抗酸化剤であり，卵子内での活性酸素の蓄積を防ぐ働きがある．アポトーシスを遅らせ，受精期間の延長，体外での卵子のエイジングから胚の質を向上させることを報告している[9]．さらに，栄養状態や生活習慣が卵子と胚の質を決める重要な要素となるとされている．肥満と酸化ストレスは関連し，紡錘体異常や DNA 損傷，エピジェネティックの異常の増加に関連している[10]．食事と運動を行うことで肥満がもたらす悪影響を減らし，妊娠率，累積妊娠率や流産率を改善できる．

活性酸素を減らす抗酸化剤を添加した培養液では DNA 損傷も少なくなるとされている．Kim ら[11]は活性酸素を減らす作用が知られている L-カルニチンを添加した培養液を用いることで，マウスの胚盤胞の細胞数の増加と，ヒト胚での良好胚率の上昇および臨床妊娠率の上昇を

報告している．また，Truong ら[12]はマウスを用いてアセチル-L-カルニチン，N-アセチル -L-システインおよびα-リポ酸の抗酸化剤を培養液に添加することで，胚盤胞の細胞数増加，前核期卵の H_2O_2 レベルの低下を認め，胚発育が促進したと報告している．培養液中の活性酸素による胚の DNA 損傷を減らす環境が必要となる．

◤ まとめ

　細胞は外的・内的要因から，常に DNA 損傷の危険にさらされている一方で，素晴らしい DNA 修復機能を有している．その DNA 損傷と修復能のバランスにより，DNA 損傷が後の細胞に与える影響が変わる．

　配偶子や胚に対する DNA 損傷の研究はまだ途中であるが，今後は，DNA 損傷の評価法の進歩や，DNA 損傷を少なくし修復能を高める薬物の開発，生活習慣や体外での培養環境が DNA 損傷に及ぼす影響について解明されることが期待される．

　その結果，DNA 損傷を減らすことが可能となれば，生殖医療の成績向上と生産児獲得の可能性が高まると考えられる．

文献

1) Ménézo Y, Dale B, Cohen M：DNA damage and repair in human oocytes and embryos：a review. Zygote 18：357-365, 2010
2) Esteves SC, Sánchez-Martín F, Sánchez-Martín P, et al：Comparison of reproductive outcome in oligozoospermic men with high sperm DNA fragmentation undergoing intracytoplasmic sperm injection with ejaculated and testicular sperm. Fertil Steril 104：1398-1405, 2015
3) Periyasamy AJ, Mahasampath G, Karthikeyan M, et al：Does duration of abstinence affect the live-birth rate after assisted reproductive technology？ A retrospective analysis of 1,030 cycles. Fertil Steril 108：988-992, 2017
4) Petersen CG, Mauri AL, Vagnini LD, et al：The effects of male age on sperm DNA damage：an evaluation of 2,178 semen samples. JBRA Assist Reprod 22：323-330, 2018
5) Pourmasumi S, Sabeti P, Rahiminia T, et al：The etiologies of DNA abnormalities in male infertility：An assessment and review. Int J Reprod Biomed 15：331-344, 2017
6) Jin J, Pan C, Fei Q, et al：Effect of sperm DNA fragmentation on the clinical outcomes for in vitro fertilization and intracytoplasmic sperm injection in women with different ovarian reserves. Fertil Steril 103：910-916, 2015
7) Cissen M, Wely MV, Scholten I, et al：Measuring sperm DNA fragmentation and clinical outcomes of medically assisted reproduction：A systematic review and meta-analysis. PLoS One 11：e0165125, 2016
8) Martin JH, Bromfield EG, Aitken RJ, et al：Double strand break DNA repair occurs via non-homologous end-joining in mouse MII oocytes. Sci Rep 8：9685, 2018
9) Lord T, Nixon B, Jones KT, et al：Melatonin prevents postovulatory oocyte aging in the mouse and extends the window for optimal fertilization in vitro. Biol Reprod 88：67, 2013
10) Jungheim ES, Macones GA, Odem RR, et al：Associations between free fatty acids, cumulus oocyte complex morphology and ovarian function during in vitro fertilization. Fertil Steril 95：1970-1974, 2011
11) Kim MK, Park JK, Paek SK, et al：Effects and pregnancy outcomes of L-carnitine supplementation in culture media for human embryo development from in vitro fertilization. J Obstet Gynaecol Res 44：2059-2066, 2018
12) Truong T, Gardner DK：Antioxidants improve IVF outcome and subsequent embryo development in the mouse. Hum Reprod 32：2404-2413, 2017

（中岡　義晴）

テロメア短縮による加齢とサーチュイン遺伝子

|ポ|イ|ン|ト|

- ☑ 成体細胞の分裂はテロメアの短縮が老化現象を引き起こす変化を生じさせる．特に，テロメアと近傍部位はエピジェネティックマークが豊富であり，遺伝子のエピジェネティックな変化のリスクがある．
- ☑ サーチュイン遺伝子のエピジェネティックな変化による生理的変化は，癌，糖尿病など生活習慣病のリスクを高め，老化を促進する．
- ☑ テロメア短縮による老化が生殖細胞のテロメア長を変化させ，胚の生存性に影響を与える．加えて，生殖細胞の成熟時にサーチュイン遺伝子の発現状態の影響を受ける可能性がある．

◤ はじめに

　老化現象は，発生現象のミラーイメージと捉えて，発生の逆行過程と考えることもできる．しかし，発生現象に比べて老化過程は一様ではなく，まとまりがつきにくい．そのなかで，テロメアの短縮は退行過程の物差しとみえるかもしれない．

　そこで本稿では，テロメアを中心に，老化とサーチュインとの関係性について以下の5つの項目で解説した．①「テロメアの生物学」ではテロメアの役割を明らかにし，②「老化とテロメア長」でテロメアの長さと生理学的な変化を概説した．③「生殖細胞の老化とテロメアの短縮」では生殖細胞のテロメア短縮の特異性について説明した．④「サーチュイン遺伝子について」でサーチュインの機能と生理学的観点から概説した．⑤「加齢とサーチュイン遺伝子」では老化の具体的な生理学的な変化とサーチュインの関係について解説した．

◤ テロメアの生物学

　染色体末端の反復DNA配列をテロメアと呼ぶ．テロメアは，各細胞の複製またはDNA損傷で起こる染色体の喪失を防ぐ役目をもつ．また，細胞分裂のたびにDNAの一部がテロメアの末端から失われる．これは，従来型のDNAポリメラーゼでは，直線状DNA分子のラギング鎖の3' 末端の完全複製が不可能なためである．テロメアDNAの長さは，種，系統，組織，個体によって異なり，ヒト体細胞では10 kb程度以下である．テロメア長が限界最小値に達すると，細胞は分裂不能となって細胞の老化やアポトーシスが誘発される．ほとんどの成体細胞において，テロメアは徐々に短くなる複製老化として知られる現象が生じる．そして，テロメアが短くなった場合，テロメアの周辺にあるサブテロメアDNAの損傷は細胞に非機能的蛋白質を産生させる可能性がある．その場合，①非機能的蛋白質によって細胞はアポトーシスに導かれる，または②非機能的細胞が非機能的蛋白質を産生し続け，それが非機能的細胞になり，

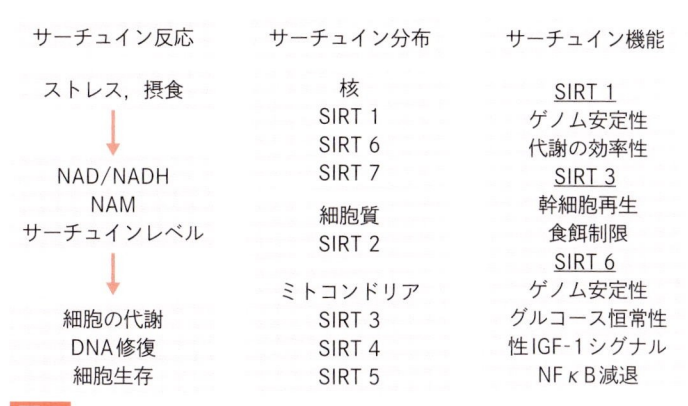

図2 サーチュイン遺伝子についての概説
(Carafa V, et al：Clin Epigenetics 8：61, 2016 より作成)

ションやプロタミン処理の割合などの機能的な精子パラメーターと健康な正常男性のテロメア長との関連が報告されている．これらのデータは，精液パラメーターに対する加齢の影響を示す研究と一致する[5]．

　老化によるテロメア機能不全は，減数分裂中の染色体の正常な分離に影響を及ぼし，染色体異常を伴う多数の精子だけでなく，アポトーシスを誘導する異常な蛋白質を伴う未成熟精子も生産する．また，男性の生殖能力にとってマイナス要因である肥満などは，生理学的なエネルギー管理の失敗であり，一般的な老化の生理学的特徴にも当てはまる[6]．

◾ サーチュイン遺伝子について

　サーチュイン遺伝子は，体の恒常性維持のための重要な代謝センサーとして最近認識された，nicotinamide adenine dinucleotide（NAD$^+$）依存性脱アセチル化酵素のファミリーの一員である．そして，サーチュインは，ヒストン脱アセチル化酵素であり，蛋白質のリジン残基のアセチル化修飾によってNAD$^+$を消費して，nicotinamide（NAM）とアセチルADP-リボースを放出し，脱アセチル化蛋白質にする．この遺伝子は，レスベラロトロールやSTACs（サーチュイン活性化物質，すでに14,000種以上発見されている）によって活性化され，NAMやSirtinol（選択的サーチュイン脱アセチル化酵素阻害物質），チオバルビツール酸塩で抑制されることが知られている．ヒトのサーチュイン遺伝子は，核膜内に存在するSIRT1，SIRT6，SIRT7，細胞質に存在するSIRT2，ミトコンドリアに存在するSIRT3，SIRT4，SIRT5が知られている（図2）．

　これらサーチュイン酵素は，ヒストンの修飾と染色体再構成に関与している．サーチュインは染色体を脱凝縮して，転写因子がDNAに接着しやすくすることで反応を仲介する．そして，染色体の凝縮にも関与する．体細胞において，サーチュインの起こすヒストンテールの脱アセチル化は，クロマチン脱凝縮[7]および遺伝子転写と関連している．SIRT1は，リジン特異的ヒストンデメチラーゼ1（LSD1）とともに，ヒストンH4K16の脱アセチル化およびH3K4の脱メチル化をし，最終的に遺伝子発現を抑制する．そして，ヒストンH1K26の脱アセチル化を誘導し，ヘテロクロマチン形成を仲介する．SIRT2は，G2/M移行期の間に核へと移動し，ヒストンH4K16の脱アセチル化をして，クロマチン凝縮に寄与する．H4K16は，特定の

条件下で核に移送されて SIRT3 によっても脱アセチル化され，これがクロマチン凝縮の高次構造の形成を決める．ヒト線維芽細胞において，SIRT6 および SIRT7 は，それぞれヘテロクロマチン領域および核小体に関連する核に見いだされる．SIRT6 による H3K9 の脱アセチル化は，テロメアクロマチン機能を調節する[8]．SIRT7 は癌細胞の形質転換表現型を維持するのに重要な役割を果たす，高度に選択的な H3K18 デアセチラーゼである．クロマチンリモデリングのプロセスは，サーチュインとヒストン修飾酵素および転写因子などの他のクロマチン関連機構との相互作用に基づいている．さらに，サーチュイン遺伝子は，代謝の調整，炎症シグナルまたは低酸素/酸化ストレスに反応し，加齢および寿命と深く関連していると報告されている[9]．また，酸化ストレスは，テロメア長が短くなったときに癌のリスクを高める中心的な役割を果たすようである．

◢ 加齢とサーチュイン遺伝子

老化を特徴づける生理的特徴は，①DNA 損傷の頻発と修復の遅延（genomic instability），②テロメアの短縮（telomere attribution），③エピジェネティック変化（epigenetic alteration），④蛋白質品質管理不良（loss of proteostasis），⑤栄養感受性不良（dysregulated nutrient sensing），⑥ミトコンドリアの機能障害（mitochondrial dysfunction），⑦細胞老化（cellular senescence），⑧幹細胞の疲弊喪失（stem cell exhaustion），⑨慢性炎症反応の出現（altered intracellular communication）にまとめられる[10]．そのなかで，細胞機能のダメージにつながる現象として，栄養感知分子とその下流経路の制御が不全となり，視床下部の食中枢から，身体が実際に食物を必要としないときでも，より多く食物摂取をするためのシグナルを送り，老化が進むことが注目されてきた．特に，個体における加齢では，SIRT と IGF（insulin-like growth factor）のアンバランスによる老化に伴う肥満，糖尿病，他の代謝性疾患が起こる引き金となる．さらに悪化すると，リン酸化酵素である JNK と IKK のクロストークを介して起こる肥満性あるいは糖尿病性の慢性炎症がさらに栄養感知の制御を攪乱するとともに，組織全体で酸化ストレスを増大し，細胞機能のダメージにつながる[10,11]．

これらを制御することにより，生殖細胞の一時的な機能の回復を目指す症例が報告され，その経路を支配する遺伝子の一つがサーチュイン遺伝子だと考えられる．また，サーチュイン遺伝子はテロメア長にも影響する可能性がある．以上，加齢と細胞分裂を支配するテロメアは，個体の老化のみならず，生殖系列細胞の老化にも同様に影響していると考えられる．

文献

1) Cleal K, Norris K, Baird D：Telomere Length Dynamics and the Evolution of Cancer Genome Architecture. Int J Mol Sci 19：E482, 2018
2) Cong YS, Wright WE, Shay JW：Human telomerase and its regulation. Microbiol Mol Biol Rev 66：407-425, 2002
3) Aviv A, Susser E：Leukocyte telomere length and the father's age enigma：implications for population health and for life course. Int J Epidemiol 42：457-462, 2013
4) Martinez-Delgado B, Yanowsky K, Inglada-Perez L, et al：Shorter telomere length is associated with increased ovarian cancer risk in both familial and sporadic cases. J Med Genet 49：341-344, 2012
5) Rocca MS, Foresta C, Ferlin A：Telomere length：lights and shadows on their role in human reproduction. Biol Reprod 100：305-317, 2019
6) Tatone C, Di Emidio G, Barbonetti A, et al：Sirtuins in gamete biology and reproductive physiology：

emerging roles and therapeutic potential in female and male infertility. Hum Reprod Update 24 : 267-289, 2018

7）Toth KF, Knoch TA, Wachsmuth M, et al : Trichostatin A-induced histone acetylation causes decondensation of interphase chromatin. J Cell Sci 117 : 4277-4287, 2004

8）Michishita E, McCord RA, Berber E, et al : SIRT6 is a histone H3 lysine 9 deacetylase that modulates telomeric chromatin. Nature 452 : 492-496, 2008

9）Grabowska W, Sikora E, Bielak-Zmijewska A : Sirtuins, a promising target in slowing down the ageing process. Biogerontology 18 : 447-476, 2017

10）López-Otín C, Blasco MA, Partridge L, et al : The hallmarks of aging Cell 153 : 1194-1217, 2013

11）Lee S-H, Lee JH, Lee HY, et al : Sirtuin signaling in cellular senescence and aging. BMB Rep 52 : 24-34, 2019

（細井　美彦）

加齢によるエピジェネティクス変異

|ポ|イ|ン|ト|
- ☑ 受精卵における雌性・雄性ゲノムのエピジェネティクスの変化の過程は異なる.
- ☑ 高齢の父親に由来する出生児の自閉症や統合失調症発症リスクが報告されている.
- ☑ 加齢により精子への *de novo* 遺伝子変異と DNA メチル化変異が増加する.

◢ はじめに

　私たちの体を構成する細胞は一つの受精卵から作られ，同じゲノム DNA をもちながらさまざまな働きをする．通常，細胞内の DNA は，ヒストンコアに巻きついた形で存在しており，ヒストン蛋白質はアセチル化などの化学修飾を受けたり，DNA 自身もメチル化などの修飾を受け，細胞の機能を変えている．このような変化を示す遺伝情報をエピジェネティクスといい，同じゲノム DNA をもつにもかかわらず，異なる細胞機能を発揮する．

　このエピジェネティクスの情報は，修飾分子の付加や消去によって DNA の構造を変え，ゲノム DNA にある遺伝子の発現をオン，オフにする．つまり個体を構成する多様な細胞が正しく働くためには，各細胞のもつエピジェネティクスが正確に役割を果たし，安定に維持されなければならない．しかし，このエピジェネティクスは可塑性も有している．つまり，遺伝子の発現スイッチのオン，オフが，年齢や環境の影響を受け，一度決定された遺伝子発現の状態が，通常とは異なる遺伝子発現を示すことがある．"エピジェネティクスの破綻（異常）"は，癌や生活習慣病をはじめとするさまざまな疾患の発症と深く関連しているとの報告が数多くみられる．

　本稿では，加齢によるエピジェネティクス変異，とりわけヒト精子の DNA メチル化の変異について概説する．

◢ 初期胚における DNA メチル化の変動

　哺乳類動物では，受精卵から発生が始まる初期発生の時期に，エピジェネティクスはダイナミックに変調する．つまり，受精時，生殖細胞がもっていたゲノムから，エピジェネティクスの多くの情報が消去される．これをゲノムの「初期化」と呼び，初期化を受けた細胞は，個体を作るすべての細胞に分化する能力「全能性」を獲得する．マウス胚の解析から，ゲノムの初期化過程において，DNA のメチル化が消去（脱メチル化）され，このとき，精子由来，卵子由来のゲノムは，異なる過程を経ることが知られている[1,2]．受精後，精子由来ゲノムは，酵素（Tet3）によってメチル基が脱メチル化される（能動的脱メチル化）．一方，卵子由来ゲノムは，母性蛋白質によって Tet3 による脱メチル化から保護される[3]．ただし，DNA 複製のときにメチル化を伝える酵素（Dmnt1）の大部分が核外に存在するため，メチル基を維持できず，

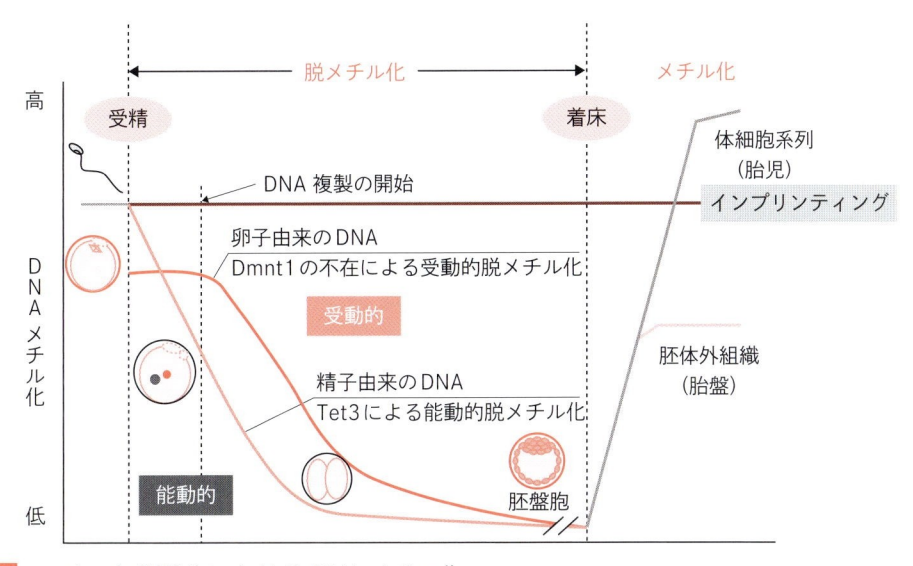

図1 マウス初期発生における DNA メチル化
受精後，エピジェネティクスの変化（DNA メチル化）はダイナミックに起こる.

細胞分裂のたびにメチル化 DNA が失われる[4]（受動的脱メチル化）（**図1**）. 結果的に, 大部分の精子由来, 卵子由来ゲノムは, 胚盤胞期までに脱メチル化され, 初期化した全能性細胞となる. その後, 受精卵は着床し, 細胞の分化が進むにつれ細胞系譜に従ったエピジェネティクスが確立され, さまざまな組織や器官を形成していく.

　一方, ヒトの場合はマウスと一部異なる. 精子のメチル化率は高く, 卵子のメチル化率は中程度で, マウスの場合と類似の結果を示す. しかし, 最近われわれを含む3つのグループより, 胚盤胞のメチル化を詳細に調べると, 精子由来ゲノムでは能動的脱メチル化を受けていたが, 卵子由来ゲノムではほとんど変化がみられないことが判明した[5~7]. つまり, マウス胚盤胞でみられるゲノム全体の脱メチル化（初期化）が, ヒトでは不完全であることが明らかとなった.

　初期発生過程では, 脱メチル化を受けない領域が存在する. この領域は, インプリンティング（遺伝子刷り込み）領域と呼ばれている. ゲノムインプリンティングとは, 配偶子形成過程でエピジェネティックなマークが刷り込まれ, 特定の親由来アレルから遺伝子発現（片親性発現）を行う現象である. 片親性発現する遺伝子は, インプリント遺伝子と呼ばれている. マウスの場合, 始原生殖細胞においてインプリンティングを含めた父母のゲノムのエピジェネティクスの記憶は, 一度すべて消去される[8]. その後, 雄では胎児期に減数分裂前の前精原細胞で, 雌では排卵に向けて成熟を開始する第一減数分裂前期の成長期卵母細胞でメチル化が生じ, インプリントが確立される[9,10]. 卵子および精子の成長過程で確立したそれぞれのメチル化インプリントは, 受精後の初期発生過程に起きるゲノム全体の脱メチル化の影響を受けず, 生涯安定に維持される.

◢ ART とエピジェネティクスの異常

　これまで, 本来非常に稀であった先天性疾患やゲノムインプリンティング異常症の発症頻度

表1	ヒト ART によるインプリント異常のリスク要因
1. ART 操作による要因	
a) 過剰排卵誘発	Sato A, 2007 Ludwig M, 2005 Chang AS, 2007
b) 培養液と培養	DeBaun MR, 2003 Gicquel C, 2003 Maher ER, 2003
c) 凍結操作	Emiliani S, 2000 Honda S, 2001 Hiura H, 2017
d) 胚移植の時期	Miura K, 2005 Shimizu Y, 2004
2. 不妊患者自身の遺伝的背景・社会的要因	
a) 不妊症	Marques CJ, 2004
b) 男性精子（特に乏精子症）	Kobayashi H, 2007 Sato A, 2010

不妊症患者自身の内的要因と ART 操作による外的要因に大別される.

が，近年増加していることが世界中で多数報告され，注目されている[11]．これには，インプリントが確立する時期の配偶子は環境変化に対して非常に脆弱であり，その時期に ART の操作（排卵誘発，配偶子操作，体外培養など）を受けることが，さまざまなエピジェネティクスの異常を招く可能性があると推測されている（表1）．しかしながら，ART を受ける患者が特殊な集団であるため，正確にリスク評価することは難しい．リスク要因を同定することは非常に困難ではあるが，ART とヒト疾患の間には密接なつながりも存在する．実際，われわれは先天性インプリンティング異常症の全国実態調査を行い，ART 治療と関連がみられる疾患（ベックウィズ・ヴィーデマン症候群：BWS，シルバー・ラッセル症候群：SRS）を明らかにした[12]．詳細は，日本語の総説を参考にしていただきたい[13,14]．

◾ 両親の年齢と出生児の異常

わが国を含め欧米の先進諸国では，軒並み結婚年齢が上昇し，子をもつ親の年齢が上昇しつつある[15]．ART の利用も，この傾向に拍車をかけている．高齢出産の女性は，流産や子宮外妊娠，ダウン症候群などの先天異常を発症するリスクが高いことは，よく知られている．さらに，高血圧や糖尿病，胎盤の異常も増加し，特に 40 歳以上の出産の場合は注意が必要であるというのが定説である．

しかし，このようなリスクは必ずしも女性の年齢だけでなく，最近の研究では，高齢男性を父親にもつ子どもも，遺伝性疾患，自閉症や統合失調症，発達障害のほか，アルツハイマー病や双極性障害などを発症するリスクが高いことが報告されている．Reichenberg のグループは，デンマーク，ノルウェー，スウェーデン，オーストラリアおよびイスラエルで行われた調

表2 両親の年齢と自閉症の関連

	年齢	出生数	男児の割合(%)	ASD数(%)	AD数(%)	母親年齢平均(10〜90パーセンタイル)	父親年齢平均(10〜90パーセンタイル)	誕生年平均(10〜90パーセンタイル)
計		5,766,794	51.2	30,902 (0.54)	10,128 (0.18)	29 (21〜38)	31 (23〜42)	1995 (1986〜2004)
母親年齢	<20	128,021	49.6	684 (0.53)	207 (0.16)	19 (17〜19)	23 (18〜31)	1994 (1985〜2003)
	20〜29	3,125,863	51.1	16,275 (0.52)	5,093 (0.16)	26 (21〜29)	29 (23〜37)	1994 (1986〜2003)
	30〜39	2,374,625	51.4	13,007 (0.55)	4,485 (0.19)	33 (30〜38)	35 (28〜44)	1996 (1986〜2004)
	40以上	138,284	49.6	936 (0.68)	343 (0.25)	41 (40〜44)	42 (32〜52)	1998 (1986〜2004)
父親年齢	<20	27,303	52.7	174 (0.64)	54 (0.20)	19 (16〜24)	19 (17〜19)	1993 (1985〜2003)
	20〜29	2,156,618	51	10,963 (0.51)	3,298 (0.15)	25 (20〜31)	27 (22〜29)	1994 (1986〜2003)
	30〜39	2,993,109	51.2	15,842 (0.53)	5,316 (0.18)	30 (24〜37)	33 (30〜39)	1996 (1986〜2004)
	40〜49	540,627	51.6	3,497 (0.65)	1,288 (0.24)	36 (26〜42)	42 (40〜48)	1996 (1986〜2004)
	50以上	49,137	50.7	**426 (0.87)**	**172 (0.35)**	36 (26〜44)	52 (50〜61)	1997 (1986〜2004)

ASD：自閉症スペクトラム障害，AD：自閉症.
(Sandin S, et al：Mol Psychiatry 21：693-700, 2016 より引用改変)

査をもとにしたメタ解析を発表している[16]．1985年から2004年の間に生まれた5,766,794名の子を2004年から2009年まで追跡した結果，30,902名の自閉症スペクトラム障害および10,128名の自閉症児がみられた．この集団において，出産時の両親の年齢の影響を推定した結果，40代の母親は20代の母親に対して，子どもの発症リスクが自閉症スペクトラム障害および自閉症ともに1.15倍と上昇した．同様に，50代以上の父親は20代の父親に対して，子どもの発症リスクが自閉症スペクトラム障害では1.66倍，自閉症では2.05倍にそれぞれ上昇した（表2）．

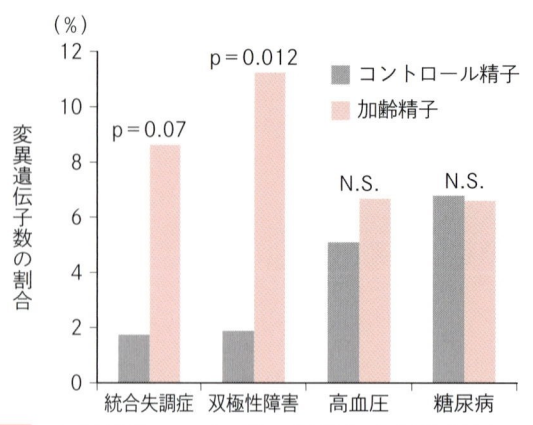

図2 加齢精子のメチル化の異常と疾患関連遺伝子
(Jenkins TG, et al：PLoS Genet 10：e1004458, 2014より引用改変)

つまり，母親だけでなく父親の加齢も，子どもの自閉症スペクトラム障害および自閉症発症に影響すると考えられる．

　この原因として，男性の精子の質が老化に伴い劣化することが指摘されている[17]．精巣内の精子幹細胞である精原細胞は，生涯を通じて自己複製を繰り返すため，分裂時のコピーミスやエピジェネティクスの変異が年齢を重ねるたびに増加し，修復できずに卵子と受精すると，生まれてくる子どもが成長の過程で何らかの問題を発症する可能性が高くなると考えられる．

■ヒト加齢精子のメチル化の変動

　最近，欧米男性の精子の濃度が，過去40年間で半減したという衝撃的な研究成果が「精子クライシス」として報告された[18]．わが国でも，既婚者の15〜20％が不妊治療を受けており，その原因の約半数は，主に造精機能障害を伴う乏精子症などの男性因子であるとされている．しかし，その原因の大部分は明らかではなく，有効な治療法も確立されていない．加齢精子では，*de novo* の遺伝子変異が増加する．Kong らの解析では，平均29.7歳の男性の遺伝子変異率は，ヌクレオチドあたり 1.20×10^{-8} と見積もられ，さらに1歳ごとに2個の変異が生じ，年齢が16.5歳上がるごとに変異の数は倍増すると計算されている[19]．*de novo* 変異の多くが父方由来であるのは，精子形成過程のほうが卵子形成過程よりも遺伝子変異が生じるリスクが大きいからである．年齢を重ねる間に，何らかのDNA損傷が精原細胞に生じる可能性や，DNA修復機構が加齢により低下する可能性もある．これに対し，卵子形成の場合は，胎児期の卵巣内で数百万個の卵母細胞が，減数分裂の途中で休止期に入り，第二次性徴期以降，月経周期に従って排卵され，受精時に最後の減数分裂が完了するため，*de novo* 変異は生じにくいと推測される．

　同一人の精子の加齢によるDNAメチル化の変化についての報告がある[20]．妊孕性のある17名の男性から，9年から19年のインターバルを置いて2回，採取された精子サンプルのメチローム解析を行った．その結果，加齢に伴う139か所の低メチル化領域と，8か所の高メチル化領域が同定された．このうち，117個の遺伝子については，プロモーター領域もしくは転写領域におけるメチル化の変化であることがわかり，そのような遺伝子のなかには，統合失調症

や双極性障害に関係するものが報告されている（図2）.

　われわれも，加齢と男性不妊症精子の DNA メチル化や精子性状について，患者の生活環境や生活習慣よりリスク要因を同定し，その関連性について明らかにした[21]．男性精子（221 名）のおよそ 25％に DNA メチル化異常を示し，年齢が増加するほど，精子の DNA メチル化異常の頻度は上昇した．さらに，精子数が少ない乏精子症患者精子では，およそ 70％に DNA メチル化異常があり，加齢に加え，炭酸飲料の過剰摂取，喫煙習慣や運動不足も DNA メチル化変異に関連することを明らかにした．また，この DNA メチル化異常を示した精子は，出生率の低下や流産率の上昇も示していた．

▸ おわりに

　加齢によるエピジェネティクス変異は，疑いのないものとなりつつある．高齢の父母からの経世代物質の同定と，その変化を惹起するエピジェネティクス変異，さらにはこれらの次世代での動態と精神疾患発症との因果関係の解明に向けて，単なる妊孕性のみならず，次世代の健康に対する影響まで予測する精子，卵子および胚のクオリティチェック法の開発が期待される．

　ART 出生児では，さまざまな先天奇形，疾患発症頻度および行動異常の割合が，一般集団とは異なることが指摘されている[22,23]．この事実が，ART の影響によるものなのかどうかは現時点では不明である．しかしながら，少なくとも ART が人為的操作であり，安全性を担保されなければならない点は事実である．今後も晩婚化の影響を受けて，ART 出生児が増加することが十分予想される．わが国における ART 出生児の大規模かつ長期的な追跡調査が，国民衛生にとって重要であることは間違いない．

文献

1) Messerschmidt DM, Knowles BB, Solter D：DNA methylation dynamics during epigenetic reprogramming in the germline and preimplantation embryos. Genes Dev 28：812-828, 2014
2) Smith ZD, Meissner A：DNA methylation：roles in mammalian development. Nat Rev Genet 14：204-220, 2013
3) Nakamura T, Liu YJ, Nakashima H, et al：PGC7 binds histone H3K9me2 to protect against conversion of 5mC to 5hmC in early embryos. Nature 486：415-419, 2012
4) Cardoso MC, Leonhardt H：DNA methyltransferase is actively retained in the cytoplasm during early development. J Cell Biol 147：25-32, 1999
5) Guo H, Zhu P, Yan L, et al：The DNA methylation landscape of human early embryos. Nature 511：606-610, 2014
6) Smith ZD, Chan MM, Humm KC, et al：DNA methylation dynamics of the human preimplantation embryo. Nature 511：611-615, 2014
7) Okae H, Chiba H, Hiura H, et al：Genome-wide analysis of DNA methylation dynamics during early human development. PLoS Genet 10：e1004868, 2014
8) Szabó PE, Mann JR：Biallelic expression of imprinted genes in the mouse germ line：implications for erasure, establishment, and mechanisms of genomic imprinting. Genes Dev 9：1857-1868, 1995
9) Kaneda M, Okano M, Hata K, et al：Essential role for de novo DNA methyltransferase Dnmt3a in paternal and maternal imprinting. Nature 429：900-903, 2004
10) Hata K, Okano M, Lei H, et al：Dnmt3L cooperates with the Dnmt3 family of de novo DNA methyltransferases to establish maternal imprints in mice. Development 129：1983-1993, 2002
11) Lucifero D, Chaillet JR, Trasler JM：Potential significance of genomic imprinting defects for reproduction and assisted reproductive technology. Hum Reprod Update 10：3-18, 2004
12) Hiura H, Okae H, Miyauchi N, et al：Characterization of DNA methylation errors in patients with imprinting disorders conceived by assisted reproductive technologies. Human Reprod 27：2541-2548,

2012

13) 千葉初音, 岡江寛明, 有馬隆博：ヒト生殖補助医療（ART）とエピジェネティクスの異常. 遺伝子医学 MOOK 25：178-183, 2013

14) 有馬隆博, 宮内尚子, 北村茜, 他：生殖補助医療とインプリンティング異常の予防. Pharma Medica 34：47-51, 2016

15) Dyer S, Chambers GM, de Mouzon J, et al：International Committee for Monitoring Assisted Reproductive Technologies world report：Assisted Reproductive Technology 2008, 2009 and 2010. Hum Reprod 31：1588-1609, 2016

16) Sandin S, Schendel D, Magnusson P, et al：Autism risk associated with parental age and with increasing difference in age between the parents. Mol Psychiatry 21：693-700, 2016

17) Milekic MH, Xin Y, O'Donnell A, et al：Age-related sperm DNA methylation changes are transmitted to offspring and associated with abnormal behavior and dysregulated gene expression. Mol Psychiatry 20：995-1001, 2015

18) Levine H, Jørgensen N, Martino-Andrade A, et al：Temporal trends in sperm count：a systematic review and meta-regression analysis. Hum Reprod Update 23：646-659, 2017

19) Kong A, Frigge ML, Masson G, et al：Rate of *de novo* mutations and the importance of father's age to disease risk. Nature 488：471-475, 2012

20) Jenkins TG, Aston KI, Pflueger C, et al：Age-associated sperm DNA methylation alterations：possible implications in offspring disease susceptibility. PLoS Genet 10：e1004458, 2014

21) Kobayashi N, Miyauchi N, Tatsuta N, et al：Factors associated with aberrant imprint methylation and oligozoospermia. Sci Rep 7：42336, 2017

22) Kallen B, Finnstrom O, Lindam A, et al：Congenital malformations in infants born after in vitro fertilization in Sweden. Birth Defects Res A Clin Mol Teratol 88：137-143, 2010

23) Ceelen M, van Weissenbruch MM, Prein J, et al：Growth during infancy and early childhood in relation to blood pressure and body fat measures at age 8-18 years of IVF children and spontaneously conceived controls born to subfertile parents. Hum Reprod 24：2788-2795, 2009

（服部　裕充, 小林　記緒, 岡江　寛明, 有馬　隆博）

加齢と細胞老化

|ポ|イ|ン|ト|

- ☑ 細胞老化とは，細胞に起こる不可逆的な細胞増殖の停止のことである．個体や臓器の加齢とは異なった概念である．
- ☑ 細胞老化は加齢や各種の細胞ストレスにより誘導される．つまり，細胞老化の要因は加齢だけではない．
- ☑ 最近の研究で，生殖臓器における細胞老化の存在とその影響が示されている．一方で，この細胞老化が加齢と関連するかどうかは不明である．
- ☑ 子宮においては，子宮内膜間質・脱落膜に細胞老化が起こり，この老化細胞の増加が周産期合併症や不妊に関連する可能性がある．

細胞老化と加齢との関係

細胞においては，細胞老化（cellular senescence）という現象が認められるが，これは個体や臓器における加齢（aging）による変化とは異なったものであり，切り分けて考える必要がある．細胞老化とは，細胞に起こる不可逆的な細胞増殖の停止のことである．細胞老化をきたした細胞はさまざまな正常組織にも認められ，個体の加齢に従って増加する[1~3]．しかしながら，加齢した個体や臓器は細胞老化を起こした細胞の頻度が高いものの，すべての細胞が細胞老化をきたしているわけではない．

加齢とは，年齢の増加により身体の細胞や組織の生理的機能が不可逆的に減退することに伴って，さまざまな疾患を罹患しやすくなり，最終的には死に至る過程である．加齢の特徴として，徐々に起こる機能低下（loss of function）が認められる．この機能低下は，生物種によらず分子，細胞，組織，個体レベルで起こる．年齢依存的な機能低下は，単細胞生物から多細胞の大動物までに普遍的な特徴といえる．哺乳類においては，年齢依存的な機能低下によりさまざまな疾病が引き起こされる．メタボリックシンドロームや癌などの加齢関連疾患の疾患感受性は種によって異なるが，概して種それぞれの寿命のおよそ中間点以降に指数関数的に増加することが多い．また，加齢関連疾患は発展途上国でも先進国でも共通して認められるものである．

細胞老化の機序

狭義の細胞老化

では，細胞老化とはどのように起こるのだろうか．ヒトの正常な体細胞培養では，一定回数分裂増殖を繰り返した後，細胞は増殖を不可逆的に停止する．この細胞に起こる細胞増殖停止の現象を細胞老化と呼ぶ[4]．分裂できる限界数（細胞寿命）は種によって異なるが，おおむね

その種の寿命と比例している．また，培養細胞の細胞寿命が，そのもとの個体の年齢に相関し，早老症候群患者より得られた細胞寿命は有意に短いことが知られている．この細胞寿命が生じる原因は，染色体末端部に存在する TTAGGG の繰り返し配列であるテロメア DNA が細胞分裂ごとに短縮し，テロメアの長さがある程度（約 5 kb）まで短縮すると，細胞は不可逆的に増殖を停止し，それ以上短縮して異常な細胞になることを防いでいる[5]．そして増殖が停止しても細胞周期が安定に停止しているため，すぐに死ぬことはない．ヒトのテロメアは約 10〜20 kb 長で，1 細胞周期あたり約 40〜200 bp が短縮する．細胞増殖が停止する機序としては，テロメアの短縮によって起こる DNA の構造変化が DNA 損傷と認識され，細胞増殖抑制機能をもつ遺伝子群（cyclin dependent kinase inhibitor：CDKI 遺伝子ファミリー）の活性化を引き起こし，細胞分裂が停止するためであると考えられている．ヒトの体細胞の場合，テロメア複製酵素であるテロメラーゼの活性がきわめて低いため，細胞分裂を繰り返すと細胞老化をきたす．このような細胞分裂による細胞老化を replicative senescence と呼ぶこともある[6]．狭義の細胞老化はこの現象を指す．

● 広義の細胞老化

一方，近年の研究によって，replicative senescence 以外にも，放射線や化学物質，過剰な活性酸素種（ROS）など DNA に損傷が及ぶ細胞ストレスの存在によって，不可逆的な細胞増殖の停止が起こることがわかってきた．この場合，細胞分裂を重ねることなく細胞は老化することから premature senescence と呼ばれる．DNA 損傷応答により，同様に CDKI 遺伝子ファミリーが誘導され不可逆的な細胞増殖停止が起こる（図 1）．replicative senescence と premature senescence を合わせた現象が，広義の細胞老化と呼ばれる．

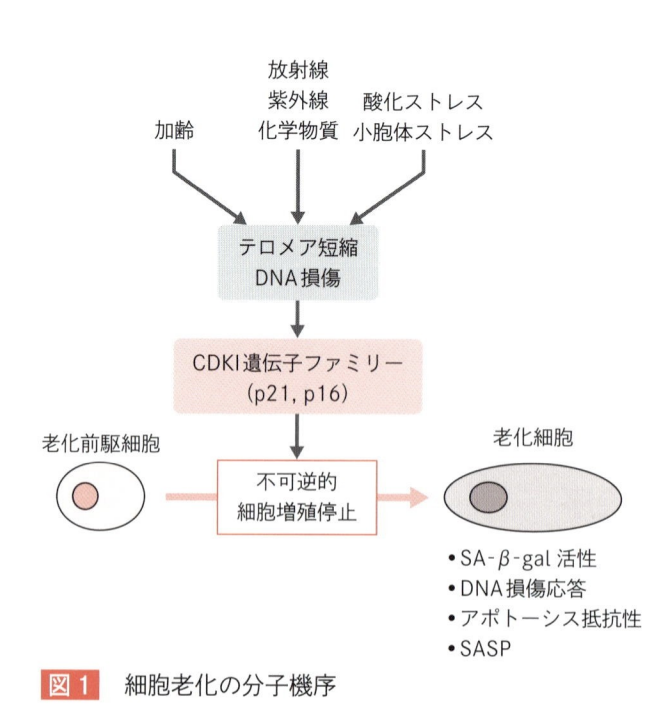

図1 細胞老化の分子機序

● 老化細胞の一般的特徴

細胞老化を起こした細胞の一般的な特徴としては，senescence-associated β-galactosidase（SA-β-gal）活性の上昇，細胞の増大と扁平化，DNA 損傷応答の持続などの他に，IL-6 や IL-8 などの炎症性サイトカインや matrix metalloproteinase（MMP）などのプロテアーゼの分泌を促進するという性質（senescence-associated secretory phenotype：SASP）が挙げられる．SASP は細胞老化の存在する組織において，周囲微小環境（ニッチ）に影響を与える[7]．たとえば，癌組織においては，サイトカインや MMP を分泌することで周囲の細胞の発癌や炎症を促進していると考えられる．SASP の分泌物のなかには周囲の細胞に対して腫瘍化促進作用をもつものも存在するほか[8]，IL-6 や IL-8，plasminogen activator inhibitor-1（PAI-1）など，周囲の細胞の細胞老化を促進するものも存在する[9]．

◀ 細胞老化の調節因子

細胞老化を誘導する主な経路として，p16 を介する経路と，p21 を介する経路が知られている[7]（図 1）．p16INK4a は Cdkn2a 遺伝子にコードされた CDKI の一つであり，CDK4 および CDK6 を阻害することにより Rb のリン酸化を抑制し，細胞周期の停止（G1 arrest）を誘導する[10]．Rb は S 期進入において重要な転写因子 E2F に結合する抑制因子であり，E2F 結合領域のヘテロクロマチン化に関与することで細胞老化状態の安定化に寄与している[11]．一方，癌抑制因子として知られる p53 はさまざまな細胞ストレスで活性化される転写因子であり[12]，Cip/Kip ファミリーに属する CDKI である p21Cip1/Waf1 を転写促進によって誘導する．p21 は Cdkn1a 遺伝子にコードされた CDKI の一つであり，CDK2 複合体に作用することで G1 arrest を誘導し，細胞老化を促進する[13~15]．p53 の調節因子である Mdm-2 はユビキチンリガーゼの一種であり，p53 をユビキチン化することによってその分解を促進するが，p19ARF（ヒト；p14ARF）は Mdm-2 に結合することによりその活性を抑制し，p53 の分解を阻害する[16]．これらの二つの経路の関与の程度は，細胞・組織ごとにさまざまである[17]．

◀ 細胞老化の生理的および病理的意義

前述のように，正常組織にも細胞老化が起こり，個体の加齢に応じて増加する[1~3]．細胞老化については腫瘍領域で主に研究されており，一般的には腫瘍の増殖と悪性化を抑制する[18,19]．加えて，細胞老化は腫瘍のみならずさまざまな炎症関連疾患との関連が報告されている．たとえば，四塩化炭素誘導性の肝線維症マウスモデルにおいては，細胞老化が誘導されることにより過剰な線維化を抑制している一方で，老化細胞を除去することで肝線維症が回復する[20]．また，細胞老化自体が加齢関連疾患の病態形成に関与している例も存在し，たとえば，脂肪組織における細胞老化は糖尿病の原因になるほか，動脈硬化病変においては細胞老化を生じた血管内皮細胞が存在する[21,22]．このように，細胞老化と加齢に応じて罹患率が高まる疾患との関連が多く研究されてきた．

組織内での老化細胞の蓄積は周囲の組織障害をもたらす[23]．そのため，組織の機能維持のためには適切な老化細胞の除去機構の存在が必須と考えられる．すなわち，老化細胞の除去機構は組織の恒常性維持のために生理的に備わっていると考えるのが合目的的である．たとえば，

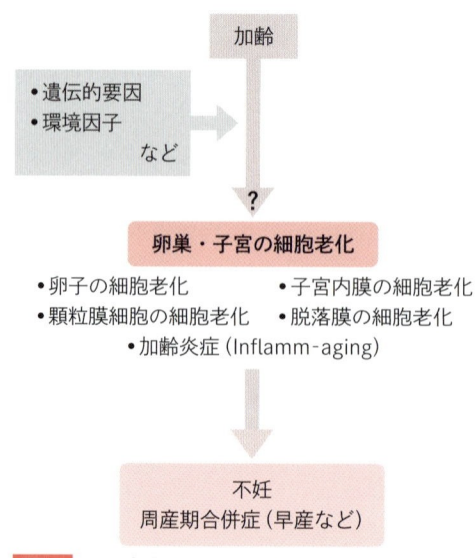

図2 細胞老化による生殖機能への影響

マウス肝癌のモデルにおいては，癌細胞が細胞老化を生じた際に急速に除去される機構が存在することがわかっている[24]．また，肝線維症マウスモデルにおいては，老化細胞がNK細胞によって除去される機構の存在が示されている[20]．後述するわれわれの研究でも，マウスの妊娠子宮で分娩直前の子宮内膜に老化細胞が増加し，分娩後の子宮内膜のダイナミックなリモデリングの時期に自然に老化細胞が減少していくこと，この老化細胞の除去に子宮組織中のマクロファージが関与していることを見いだしており[25]，老化細胞の除去機構には各種の免疫細胞が貢献していることが示唆されている．

　細胞老化による生殖機能への影響はまだ未解明の部分が多いが，最近は徐々にそれを示唆する報告も増えてきた．以下に，生殖臓器（卵巣・子宮）における細胞老化についての各論，加齢炎症という概念と生殖臓器に関わる疾患との関連の可能性について述べる（図2）．

▪ 細胞老化と卵巣の加齢性変化

　加齢に伴い卵巣内の卵子数が減少し，それに連動して卵子を取り巻く卵胞を構成する卵胞細胞，すなわち卵巣ステロイドホルモン産生元である顆粒膜細胞と莢膜細胞が減少する．さらに，第二減数分裂の際の染色体不分離が起こる頻度が上昇し，異数体をもつ卵子の増加，すなわち卵子の質の低下が起こり，不妊や流産の原因になる．周閉経期には月経周期が不規則となり，プロゲステロン産生が減少し，エストロゲン産生が増加する．この卵巣の加齢性変化において，細胞老化の関与を示す文献はまだ少ないものの，それを示唆する報告がみられるようになっている．

　生殖細胞系列での細胞老化が，その細胞数の減少に関わっているかどうかは不明である．一方で，IVF-ETで妊娠した患者に比べて妊娠しなかった患者の卵子のテロメアは短縮していること[26]，テロメア短縮した卵子は受精後のフラグメンテーションが多いこと[27]，が報告されている．未受精卵子はテロメア活性が低いことから考えると[28,29]，卵子は加齢の影響でテロメア短縮と細胞老化を受けやすいのかもしれない．また，卵子の元になる始原生殖細胞に不可逆的

1

高齢不妊診療のための基礎理論

な増殖の停止，すなわち細胞老化が起こる可能性もあるが，これに関しては仮説の域をでない．DNA損傷がDNA2本鎖切断に及ぶと，相同組み換えなどの修復機構を即座に用いてDNA修復するが，修復できない場合には細胞はアポトーシスや細胞老化を起こす．このDNA修復に関わるBRCA1，RAD51，ATMはヒトでもマウスでも母体の加齢によって卵子での発現が低下しDNA2本鎖切断が増加すること，マウスではこれらの遺伝子をノックアウトすると卵子が減数分裂停止をきたすことが示されている[30]．

次に体細胞系列では細胞老化が各種の臓器で観察されていることから，卵巣の老化細胞による機能低下の存在が推測されるが，直接的なエビデンスは少ない．卵巣顆粒膜細胞については，卵巣予備能の低下した女性ではテロメア短縮と低テロメラーゼ活性が認められること[31]，卵巣顆粒膜細胞のテロメア短縮と受精卵の質の低下に関連が認められること[32]が報告されており，卵巣顆粒膜細胞における細胞老化の存在が推測される．

加齢が誘導する卵巣の細胞老化が推測される一方で，各種の環境因子やストレスが加齢と独立して卵巣の細胞老化を促進している可能性が考えられる．たとえば，食生活，喫煙，肥満，抗癌剤や放射線治療，酸化ストレスや小胞体ストレス，遺伝的要因など，卵巣の生理・病理に関与するさまざまな刺激があり，これらの刺激が加齢とあいまって卵巣の細胞老化を促進する可能性があるため，今後の新たな研究の展開が期待される．

◾ 細胞老化と子宮の加齢性変化

ヒトの卵子提供による胚移植の結果では，着床率が女性の年齢の影響を受けないことが知られている[33]．一方で，妊娠高血圧症候群，早産，胎児死亡などの周産期合併症は高年妊娠で多いことから[34]，年齢と子宮機能が全く関係ないわけではなく，加齢が着床後の子宮内膜の脱落膜化や胎盤形成に関与している可能性が推測される．

子宮においては細胞老化が認められることが報告されており，卵巣に比べて多くの研究がなされている．子宮筋腫に関しては，患者年齢が45歳以上の子宮筋腫では45歳未満に比べて老化細胞が多いことが示されている[35]．ヒト子宮内膜間質細胞の培養系での脱落膜化実験では，脱落膜化に応じて老化細胞が増加することが示されている[36]．最近のわれわれの研究によって，マウスの子宮の脱落膜には生理的な細胞老化が認められること，子宮のp53欠損マウスでは脱落膜の細胞老化が亢進し脱落膜化が障害され半数が早産をきたすこと，このp53欠損マウス子宮の細胞老化，脱落膜化異常，早産を誘導する経路が細胞老化に関わる経路として知られるmTORC1-p21経路であること，p53欠損マウスの脱落膜は老化細胞が増加しlipopolysaccharide（LPS）による炎症の反応性が高まっていて，正常なマウスで妊娠の障害にならない少量のLPSで100%早産をきたすようになること，などが判明している[37~40]．このように，細胞老化が脱落膜の機能や陣痛発来に関わることが示唆される．

ヒト分娩後の子宮復古は，児が子宮から娩出された直後から始まるといわれている．子宮筋は持続的に収縮し子宮が縮小するとともに，子宮頸部は伸展し菲薄化した状態から回復する．子宮筋においては妊娠中に肥大した筋細胞が萎縮し，妊娠中に胎盤を栄養するためにできた新生血管は硝子化変性して消失し，子宮内膜については表層部分（脱落膜）が産褥2~3日で壊死し悪露として排出され，基底層では内膜新生が始まる．子宮内膜のリモデリングは，卵膜付着部では約10日，胎盤付着部では約6週で完了する．この分娩後の子宮で起こるリモデリング

と，その機能回復機序の詳細は不明のままである．最近のわれわれの研究では，マクロファージによる老化細胞のクリアランスがマウスの分娩後の子宮機能回復に重要であることを見いだしている[25]．産褥子宮には老化細胞が存在しており，マクロファージによる老化細胞除去機構が存在すること，この老化細胞除去機構が障害されると，産褥子宮内に老化細胞が過剰に蓄積しその後に不妊になってしまうこと，産褥子宮老化細胞除去が分娩後子宮の機能回復に重要であることが明らかになった[25]．子宮内膜の慢性炎症，すなわち慢性子宮内膜炎が着床障害に関連している可能性が明らかになってきているため，老化細胞除去機構の破綻による老化細胞の異常な蓄積が起こると子宮内環境が向炎症性に傾き，着床障害をきたす可能性が考えられる．

　以上のように，細胞老化が子宮機能に与える影響を示唆するデータが蓄積されつつあるが，一方で，子宮の細胞老化が加齢によって誘導されるのか，そのほかの環境因子，遺伝的要因などによって誘導されるのかについては卵巣の場合と同様に不明のままであり，今後の研究が必要とされる．

◢ 加齢炎症（inflamm-aging）

　炎症は，外因性の病原体や毒素などの侵入に対して，生体防御の過程における重要な生体反応である．ところが加齢に伴い，IL-6 や TNF-α などの向炎症性サイトカインの上昇が認められる．このサイトカインの上昇は無症候性で，慢性的な病変を伴わない弱い全身的なものであるが，長期的には種々の炎症性疾患を引き起こす可能性があるために，「inflamm-aging」，いわゆる「加齢炎症」という言葉が提唱されている[41]．加齢に伴った慢性的な易炎症性の進行が，加齢関連疾患の発症・進展に関与していることを示唆する知見が最近蓄積されてきている．動脈硬化，糖尿病，アルツハイマー病，骨粗鬆症などの加齢関連疾患は，加齢炎症という弱い炎症の蓄積との関連が指摘されている．百歳以上の長寿者でも，血中の IL-6 や TNF-α などの向炎症性サイトカインはそれなりに高い一方，抗炎症性サイトカインである IL-10 や TGF-β も高かったという報告や，IL-10 が高い群では生命予後が悪かったという報告もあり，向炎症性サイトカインと抗炎症性サイトカインのバランスが重要であると考えられている．

　しかしながら，加齢炎症の背景には，体質や遺伝，環境因子による付加的な刺激が必要であり，それらの付加的因子が存在しなければ健康な加齢（healthy aging）が得られるものと考えられる．加齢炎症を考えるうえでは，免疫系の細胞老化だけでなく，その臓器自体の加齢による細胞老化が関与することが推測されている．加齢関連の病因・病態においては，免疫系の細胞老化による全身性の免疫機能の向炎症傾向へのシフトと，各臓器における局所の細胞老化が加齢炎症のニッチを構成し，それらに環境・遺伝的要因などが付加されることによって各疾患が発症し，病態形成が促進されると考えられる．

　子宮および卵巣における炎症が関わる病態は子宮内膜症，子宮腺筋症，早産をはじめとして多く存在するため，加齢炎症が関与するのかどうかという疑問がわいてくるが，この観点での検討はなされていない．生殖臓器における加齢炎症が存在するのかどうか，存在するとすればどのような病態と関連するのかということを明らかにすることが，生殖医学領域の今後の課題である．

◢ おわりに

　本稿では，生殖医学における細胞老化研究の現状と今後の課題について述べた．最近の研究の進展により，細胞老化という現象が生殖医学の領域にも深く関与していることが明らかとなってきた（図2）．繰り返しになるが，細胞老化は加齢だけでなく各種の細胞ストレスで起こる不可逆的な細胞増殖の停止のことである．細胞老化と加齢が，それぞれ生殖機能に与える影響は，重なる部分もあれば異なる部分もあることが推測されるが未解明であり，今後の研究で明らかになることを期待したい．

文献

1) Dimri GP, Lee X, Basile G, et al：A biomarker that identifies senescent human cells in culture and in aging skin *in vivo*. Proc Natl Acad Sci U S A 92：9363-9367, 1995
2) Erusalimsky JD, Kurz DJ：Cellular senescence *in vivo*：its relevance in ageing and cardiovascular disease. Exp Gerontol 40：634-642, 2005
3) Paradis V, Youssef N, Dargère D, et al：Replicative senescence in normal liver, chronic hepatitis C, and hepatocellular carcinomas. Hum Pathol 32：327-332, 2001
4) Hayflick L：The limited *in vitro* lifetime of human diploid cell strains. Exp Cell Res 37：614-636, 1965
5) Blasco MA：Telomere length, stem cells and aging. Nat Chem Biol 3：640-649, 2007
6) Kuilman T, Michaloglou C, Mooi WJ, et al：The essence of senescence. Genes Dev 24：2463-2479, 2010
7) Campisi J, d'Adda di Fagagna F：Cellular senescence：when bad things happen to good cells. Nat Rev Mol Cell Biol 8：729-740, 2007
8) Yoshimoto S, Loo TM, Atarashi K, et al：Obesity-induced gut microbial metabolite promotes liver cancer through senescence secretome. Nature 499：97-101, 2013
9) Acosta JC, O'Loghlen A, Banito A, et al：Chemokine signaling via the CXCR2 receptor reinforces senescence. Cell 133：1006-1018, 2008
10) Shapiro GI, Edwards CD, Ewen ME, et al：p16INK4A participates in a G1 arrest checkpoint in response to DNA damage. Mol Cell Biol 18：378-387, 1998
11) Narita M, Nunez S, Heard E, et al：Rb-mediated heterochromatin formation and silencing of E2F target genes during cellular senescence. Cell 113：703-716, 2003
12) Jin S, Levine AJ：The p53 functional circuit. J Cell Sci 114：4139-4140, 2001
13) Brown JP, Wei W, Sedivy JM：Bypass of senescence after disruption of p21CIP1/WAF1 gene in normal diploid human fibroblasts. Science 277：831-834, 1997
14) el-Deiry WS：Regulation of p53 downstream genes. Semin Cancer Biol 8：345-357, 1998
15) Harper JW, Adami GR, Wei N, et al：The p21 Cdk-interacting protein Cip1 is a potent inhibitor of G1 cyclin dependent kinases. Cell 75：805-816, 1993
16) Honda R, Yasuda H：Association of p19（ARF）with Mdm2 inhibits ubiquitin ligase activity of Mdm2 for tumor suppressor p53. EMBO J 18：22-27, 1999
17) Serrano M, Lin AW, McCurrach MF, et al：Oncogenic ras provokes premature cell senescence associated with accumulation of p53 and p16INK4a. Cell 88：593-602, 1997
18) Braig M, Lee S, Loddenkemper C, et al：Oncogene-induced senescence as an initial barrier in lymphoma development. Nature 436：660-665, 2005
19) Sharpless NE, Bardeesy N, Lee KH, et al：Loss of p16Ink4a with retention of p19Arf predisposes mice to tumorigenesis. Nature 413：86-91, 2001
20) Krizhanovsky V, Yon M, Dickins RA, et al：Senescence of activated stellate cells limits liver fibrosis. Cell 134：657-667, 2008
21) Minamino T, Miyauchi H, Yoshida T, et al：Endothelial cell senescence in human atherosclerosis：role of telomere in endothelial dysfunction. Circulation 105：1541-1544, 2002
22) Minamino T, Orimo M, Shimizu I, et al：A crucial role for adipose tissue p53 in the regulation of insulin resistance. Nat Med 15：1082-1087, 2009
23) Baker DJ, Wijshake T, Tchkonia T, et al：Clearance of p16Ink4a-positive senescent cells delays ageing-associated disorders. Nature 479：232-236, 2011
24) Xue W, Zender L, Miething C, et al：Senescence and tumour clearance is triggered by p53 restoration

in murine liver carcinomas. Nature 445：656-660, 2007

25）Egashira M, Hirota Y, Shimizu-Hirota R, et al：F4/80＋ macrophages contribute to clearance of senescent cells in the mouse postpartum uterus. Endocrinology 158：2344-2353, 2017

26）Keefe DL, Liu L, Marquard K：Telomeres and aging-related meiotic dysfunction in women. Cell Mol Life Sci 64：139-143, 2007

27）Keefe DL, Franco S, Liu L, et al：Telomere length predicts embryo fragmentation after in vitro fertilization in women--toward a telomere theory of reproductive aging in women. Am J Obstet Gynecol 192：1256-1260；discussion 1260-1261, 2005

28）Liu L, Bailey SM, Okuka M, et al：Telomere lengthening early in development. Nat Cell Biol 9：1436-1441, 2007

29）Wright WE, Piatyszek MA, Rainey WE, et al：Telomerase activity in human germline and embryonic tissues and cells. Dev Genet 18：173-179, 1996

30）Titus S, Li F, Stobezki R, et al：Impairment of BRCA1-related DNA double-strand break repair leads to ovarian aging in mice and humans. Sci Transl Med 5：172ra121, 2013

31）Butts S, Riethman H, Ratcliffe S, et al：Correlation of telomere length and telomerase activity with occult ovarian insufficiency. J Clin Endocrinol Metab 94：4835-4843, 2009

32）Cheng EH, Chen SU, Lee TH, et al：Evaluation of telomere length in cumulus cells as a potential biomarker of oocyte and embryo quality. Hum Reprod 28：929-936, 2013

33）Abdalla HI, Wren ME, Thomas A, et al：Age of the uterus does not affect pregnancy or implantation rates；a study of egg donation in women of different ages sharing oocytes from the same donor. Hum Reprod 12：827-829, 1997

34）Flenady V, Koopmans L, Middleton P, et al：Major risk factors for stillbirth in high-income countries：a systematic review and meta-analysis. Lancet 377：1331-1340, 2011

35）Laser J, Lee P, Wei JJ：Cellular senescence in usual type uterine leiomyoma. Fertil Steril 93：2020-2026, 2010

36）Brighton PJ, Maruyama Y, Fishwick K, et al：Clearance of senescent decidual cells by uterine natural killer cells in cycling human endometrium. Elife 6：e31274, 2017

37）Cha J, Bartos A, Egashira M, et al：Combinatory approaches prevent preterm birth profoundly exacerbated by gene-environment interactions. J Clin Invest 123：4063-4075, 2013

38）Cha J, Hirota Y, Dey SK：Sensing senescence in preterm birth. Cell Cycle 11：205-206, 2012

39）Hirota Y, Cha J, Yoshie M, et al：Heightened uterine mammalian target of rapamycin complex 1 （mTORC1）signaling provokes preterm birth in mice. Proc Natl Acad Sci U S A 108：18073-18078, 2011

40）Hirota Y, Daikoku T, Tranguch S, et al：Uterine-specific p53 deficiency confers premature uterine senescence and promotes preterm birth in mice. J Clin Invest 120：803-815, 2010

41）Franceschi C, Bonafe M, Valensin S, et al：Inflamm-aging. An evolutionary perspective on immunosenescence. Ann N Y Acad Sci 908：244-254, 2000

（廣田　泰）

2 加齢の要因

卵子と胚のミトコンドリア機能

> **|ポ|イ|ン|ト|**
> ☑ 卵母細胞内でのミトコンドリアの局在変化を理解することは，卵母細胞の発育能を予測し，さらにその発育能を高めるための情報となる．
> ☑ 哺乳類初期胚のミトコンドリア活性が上昇し，ミトコンドリア DNA コピー数が増加に転じる時期を理解することで，ヒト初期胚が必要とするエネルギー基質と培養環境の変化を理解する．
> ☑ L-カルニチンは脂肪酸による細胞膜への障害を緩和し，ミトコンドリアでの ATP 合成を促進することにより生殖医療での効果が期待されている．

◢ はじめに

　生殖能力は加齢に伴い低下する[1]．年齢の高い女性から得られた卵子により作製された受精卵の発育能低下の主要な原因は，卵母細胞の減数分裂の過程で二価染色体が早期に分離すること[2] に起因する染色体異常の増加である[3]．それに加えて，年齢依存的なミトコンドリア機能の低下も受精卵の発育能低下の要因と考えられている[4~7]．しかし，ヒト卵母細胞ならびに初期胚におけるミトコンドリアが果たす役割は十分に理解されていない．本稿ではヒト初期胚におけるミトコンドリアの役割の理解を拡げるとともに，ミトコンドリア機能と密接にかかわる L-カルニチンの効果を紹介したい．

◢ 卵母細胞のミトコンドリア

● ミトコンドリアの役割

　哺乳類の卵母細胞の成熟は，核と細胞質の成熟という二つの異なったイベントから成り立っている[8,9]．卵核胞（GV）核膜の崩壊，染色体凝集，樽型紡錘体の形成，そして極体放出という核成熟に関して多くの研究がなされている一方で，細胞質の成熟がどういったものなのか，十分理解されていない．

　ミトコンドリアが作り出す ATP は，卵母細胞の核と細胞質のどちらの成熟においても重要な役割を果たす[10~15]．ヒト[8,9,14,16]やマウスの卵母細胞[17~19]の成熟過程で，ミトコンドリアがその局在を細胞内で大きく変える．ミトコンドリアの細胞内分布が卵母細胞の成熟や受精後の胚発生に影響を及ぼす重要な因子の一つであることが，いくつかの研究から示唆されている[19~28]．マウス卵母細胞のミトコンドリアは GV の周囲に凝集体を形成し，核膜崩壊後，細胞質全体に拡散する[29,30]．その後，第一減数分裂中期の紡錘体周辺にミトコンドリアは凝集体を形成し，第一極体放出時に細胞質全体に拡散する．対照的に，ブタ卵母細胞のミトコンドリアはマウスとは異なった様相を呈しており，細胞質全体に拡散していたミトコンドリアが GV

核膜の崩壊後，卵母細胞の中央に向かって移動する[23]．また，ウシ卵母細胞では特徴的なミトコンドリアの分布変化は観察されていない[13]．それゆえ，卵母細胞の成熟過程におけるミトコンドリアの局在変化は，動物種により異なっていると考えられる．また，ヒト卵母細胞のミトコンドリア局在に関する見解は一致していない．Wilding ら[24]はヒト卵母細胞の成熟過程においてミトコンドリア局在は変化しないとしたが，Liu ら[31]はミトコンドリアが細胞質全体に拡散したことを示した．

● ミトコンドリアの局在変化

　固定した細胞の観察により，哺乳類の卵母細胞のさまざまな特徴が明らかにされてきた．しかし，経時的なミトコンドリアの局在変化と，その特徴を理解することは難しい．そこで，われわれはヒト卵母細胞を固定せず，生きたままでミトコンドリアの局在変化を調べる live cell imaging を行い，ヒト卵母細胞内ミトコンドリアの局在が，卵母細胞の成熟過程でどのように変化するかを明らかにした（図1）．live cell imaging データから，ヒト卵母細胞の細胞周期の進行（核成熟）とともにミトコンドリアの局在が大きく変化することが明らかにされた[16]．GV核膜の崩壊前360〜240分の間に卵母細胞赤道部の細胞質に占めるミトコンドリアの局在エリアが細胞質中に占める割合は83%から77%に大きく減少した（図1のコントロール）[16]．その後，GV 核膜の崩壊時にはミトコンドリアの存在する面積比は85%に増加し，GV 核膜崩壊後120分では90%程度まで増えた．一方で，極体放出前後でミトコンドリア局在は変化しなかった[16]．透過型電子顕微鏡（TEM）を用いた微小構造解析データにおいても，GV 核膜の崩壊前はミトコンドリアが細胞質の中央部に局在しており，GV 核膜の崩壊後はミトコンドリアが細胞質全体に一様に分布していた[16]．TEM データは live cell imaging データを裏付けるものであった．

　次に，ミトコンドリア局在と細胞骨格との関係を解析した．チューブリンの重合阻害薬であるコルヒチンを添加すると，GV 核膜の崩壊前に卵母細胞赤道部の細胞質に占めるミトコンド

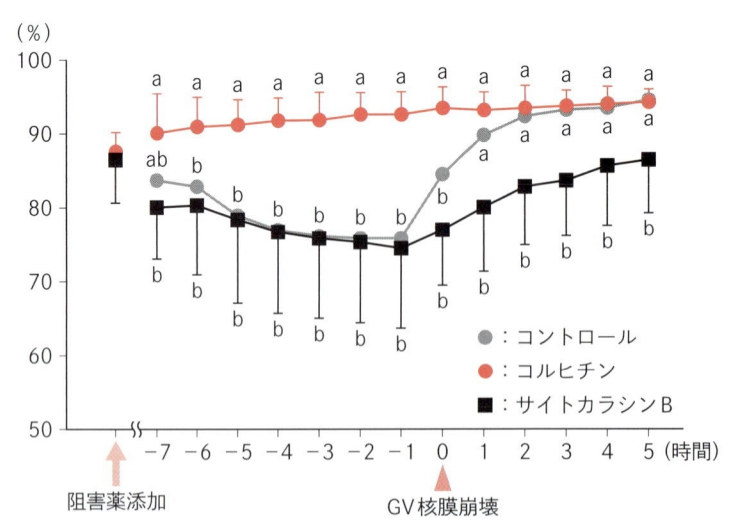

図1　ミトコンドリアの存在するエリアが細胞質中に占める割合
a-b：異文字間に有意差あり（分散分析後 Tukey Kramer テストで解析）．
(Takahashi Y, et al：J Assist Reprod Genet 33：929-938, 2016 より引用改変)

リアの局在エリアの減少が消失した．その結果，GV 核膜の崩壊時におけるミトコンドリア局在エリアの急激な増加は観察されず，GV 核膜の崩壊前後におけるミトコンドリアの大きな局在変化が消失した（図 1 のコルヒチン）[16]．アクチンフィラメントの重合阻害薬であるサイトカラシン B を添加すると，GV 核膜の崩壊前に卵母細胞赤道部の細胞質に占めるミトコンドリアの局在エリアの減少は観察されたものの，GV 核膜の崩壊時におけるミトコンドリア局在エリアの増加が減少した（図 1 のサイトカラシン B）[16]．これらの結果から，GV 核膜崩壊前後のミトコンドリアの局在変化は，細胞内に張りめぐらされた微小管ネットワーク上を移動していると考えられた．

ミトコンドリアは細胞で使用される ATP の 90％以上の供給元であり，小胞体とともに Ca イオン貯蔵の役割を担っている．直径 115 μm の大きな細胞である卵母細胞において，ミトコンドリアがその局在を変化させることは卵母細胞の発育能力を支持するうえで重要と考えられる．成熟できない卵母細胞，あるいは受精後発育を停止する胚は卵母細胞におけるミトコンドリアの局在変化が十分に機能していないのかもしれない．母体加齢に伴う発育不全を改善するためにも，ミトコンドリアの局在変化を理解していくことは重要である．

◾ 初期胚のミトコンドリア機能変化

● ミトコンドリア DNA（mtDNA）コピー数

ミトコンドリアが作り出す ATP は，卵母細胞の核ならびに細胞質の成熟に重要な役割を果たす[10~15]．mtDNA の転写や複写に関与するミトコンドリア転写因子 A（TFAM）を欠失したマウスの研究によると，受精卵が健常な産仔に発育するには卵母細胞が十分な mtDNA コピー数をもっていなければならない[32]．マウス着床前期胚では mtDNA コピー数は変わらないため[32,33]，細胞分裂が進むに従い，細胞あたりの mtDNA コピー数は減少していく．そのため，卵母細胞が十分な mtDNA コピー数をもっていないと，mtDNA をもたない細胞が出現するのかもしれない．その一方で，ウシやブタの mtDNA コピー数は受精後，いったん減少するものの胞胚腔形成時に増加することが示されている[34~36]．それゆえ，着床前期胚の mtDNA コピー数の変化は動物種により異なっている．

ヒト初期胚の mtDNA コピー数は 2 細胞期で 102,584，9~14 細胞期で 123,293，そして桑実胚期で 115,199 と，成熟卵子の 215,564 に比べ減少した（$p < 0.01$，図 2）[37]．ヒト胚ではウシやブタと同様に受精後，いったん mtDNA コピー数が減少することが示され，さらに受精後 5 日目の胚盤胞期胚で mtDNA コピー数が増加した（拡張胚盤胞，410,212）[37]．一方で，細胞あたりの mtDNA コピー数は発育が進むに従い減少した〔成熟卵子（211,564），2 細胞期（51,292），3~4 細胞期（41,830），5~8 細胞期（21,946），9~14 細胞期（11,009），桑実胚期（4,538），胚盤胞期（3,248）〕[37]．

ヒト卵子や受精卵の mtDNA コピー数は不妊原因などにより影響を受けることが報告されている（卵巣不全[38]と子宮内膜症[39]，mtDNA の変異[40]，女性ドナー年齢[41]，受精卵の染色体異常[41,42]）．一方で，mtDNA コピー数は染色体数，女性ドナー年齢，着床能に影響されないとの報告もある[43]．われわれの検討では，不妊原因は mtDNA コピー数に影響しなかった（2 細胞期：$p = 0.1549$，子宮内膜症 113,795 vs 男性因子のみ 95,857，3~4 細胞期：$p = 0.5654$，子宮内膜症 200,702 vs 男性因子のみ 119,108）．

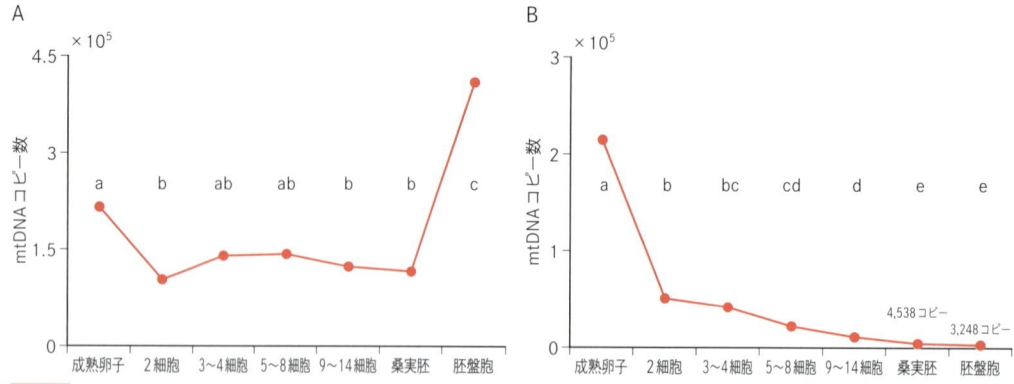

図2 ヒト初期胚におけるミトコンドリア DNA コピー数の変化

A：サンプルあたりのmtDNA コピー数．受精後mtDNA コピー数はいったん減少し，胞胚腔形成時に急激に増加した．B：細胞あたりの mtDNA コピー数．細胞分裂に伴い減少した．a-e：異文字間に有意差あり（分散分析後 Tukey Kramer テストで解析）．

（Hashimoto S, et al：J Assist Reprod Genet 34：573-580, 2017 より引用改変）

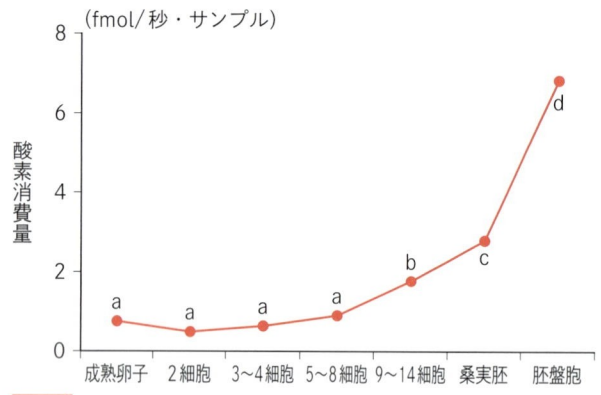

図3 ミトコンドリアにおける酸素消費量

8 細胞期以降で酸素消費量は増加した．a-d：異文字間に有意差あり（分散分析後 Tukey Kramer テストで解析）．

（Hashimoto S, et al：J Assist Reprod Genet 34：573-580, 2017 より引用改変）

● ミトコンドリア機能

　脂肪酸や糖は酸素を利用して二酸化炭素と水に代謝される．その際に放出されるエネルギーが ATP という形で化学エネルギーとして蓄積される．それゆえ，発育している受精卵の酸素消費量（oxygen consumption rates：OCRs）を測定することは，受精卵の正常性ならびに発育能を評価するうえで有効な手段となる．マウスとウシ受精卵のミトコンドリアの OCRs が胚盤胞期で上昇することが示されている[44~46]．このことは，胚発育が進むに従いミトコンドリア機能が高まっているためと考えられる．

　実際にヒト受精卵の OCRs を測定すると，卵子から 8 細胞期までは OCRs は変わらなかった（0.37~0.68 fmol/秒，図3）[37]．しかし，8 細胞期までと比較して9~14 細胞期以降で急激に OCRs は増加し（p<0.01，1.34 fmol/秒），さらに OCRs は胚盤胞期に向けて急上昇した（p<0.01，5.13 fmol/秒）[37]．ヒト受精卵の遺伝子発現は 8 細胞期で起こることから，核 DNA にコードされているミトコンドリア電子伝達系の蛋白が 8 細胞期以降で機能していると考えられた．

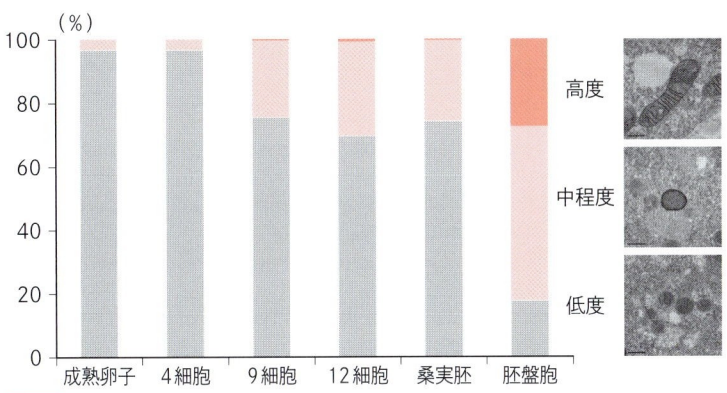

図4 シトクロム C オキシダーゼ活性の高いミトコンドリアの割合

胚盤胞期でシトクロム C オキシダーゼ活性の高いミトコンドリアの割合が増加した.
(Hashimoto S, et al：J Assist Reprod Genet 34：573-580, 2017 より引用改変)

胞胚腔の形成が開始すると，栄養膜細胞（TE）では細胞が必要とするエネルギーを供給するために mtDNA コピー数が増加する[37]．より多くの酸素を消費するヒト受精卵は，より早く胚盤胞に発育する[47]．また，超急速凍結保存された胚盤胞を加温後，より多くの酸素を消費する胚が高い発育能を有していることも示されている[48]．こういった知見は胞胚腔形成が細胞内の Na/K-ATPase 活性に依存していることからも説明できる[49]．それゆえ，胚盤胞形成に至らない受精卵ではミトコンドリア機能が低下しているかもしれない．こういった受精卵のミトコンドリア機能を高めることは，移植可能胚（胚盤胞）を増やすことにつながると期待される．

● シトクロム c オキシダーゼ（CCO）活性

ミトコンドリア電子伝達系の最後に位置するシトクロム c 酸化酵素複合体の CCO 活性を TEM 画像で評価した．高い CCO 活性をもつミトコンドリアの割合は卵子（0%），4 細胞期（0%），9 細胞期（0.1%），12 細胞期（0.2%），そして桑実胚期（0.1%）と比較して，胚盤胞期で増加した（27.1%，$p < 0.0001$，**図4**）[37]．CCO 活性が胚盤胞期で上昇するという結果は OCRs の結果と一致している．ミトコンドリアで酸素から水を作り出すシトクロム c 酸化酵素複合体の CCO 活性の上昇を示す直接的な証拠が提示された．

◢ ミトコンドリア機能の改善

脂肪酸は β 酸化を介して，糖やアミノ酸に比べ大量の ATP を供給する．しかし，脂肪酸自体は界面活性剤のような活性をもち，細胞膜に障害を与え，ミトコンドリア機能を低下させ，細胞老化を引き起こす[50]．L-カルニチンは acyl-カルニチンを形成し，脂肪酸をミトコンドリアマトリックスに移動させることにより，脂肪酸の細胞膜への障害を減らす役割を果たす[51,52]．L-カルニチンは骨格筋や心筋などさまざまな組織に存在し，ミトコンドリアの損傷を抑制し，ミトコンドリアが引き起こすアポトーシスを抑制している[53]．また，L-カルニチンは卵母細胞の発育[54,55]や成熟[55]，そして受精卵の発育[56,57]においても好ましい影響を与えることが示されている．

また，前周期の治療で効果が認められなかった患者に L-カルニチン 1,000 mg/日を服用さ

せることにより移植可能胚が増加し，多数の妊娠例が得られている[58]．

文献

1) Huang L, Sauve R, Birkett N, et al：Maternal age and risk of stillbirth：a systematic review. CMAJ 178：165-172, 2008

2) Sakakibara Y, Hashimoto S, Nakaoka Y, et al：Bivalent separation into univalents precedes age-related meiosis I errors in oocytes. Nat Commun 6：7550, 2015

3) Nagaoka SI, Hassold TJ, Hunt PA：Human aneuploidy：mechanisms and new insights into an age-old problem. Nat Rev Genet 13：493-504, 2012

4) Shigenaga MK, Hagen TM, Ames BN：Oxidative damage and mitochondrial decay in aging. Proc Natl Acad Sci U S A 91：10771-10778, 1994

5) Bartmann AK, Romão GS, Ramos Eda S, et al：Why do older women have poor implantation rates？ A possible role of the mitochondria. J Assist Reprod Genet 21：79-83, 2004

6) May-Panloup P, Chretien MF, Jacques C, et al：Low oocyte mitochondrial DNA content in ovarian insufficiency. Hum Reprod 20：593-597, 2005

7) Bentov Y, Yavorska T, Esfandiari N, et al：The contribution of mitochondrial function to reproductive aging. J Assist Reprod Genet 28：773-783, 2011

8) Motta PM, Nottola SA, Familiari G, et al：Morphodynamics of the follicular-luteal complex during early ovarian development and reproductive life. Int Rev Cytol 223：177-288, 2003

9) Sathananthan AH：Ultrastructural changes during meiotic maturation in mammalian oocytes：unique aspects of the human oocyte. Microsc Res Tech 27：145-164, 1994

10) Krisher RL, Bavister BD：Responses of oocytes and embryos to the culture environment. Theriogenology 49：103-114, 1998

11) Van Blerkom J, Davis PW, Lee J：ATP content of human oocytes and developmental potential and outcome after in-vitro fertilization and embryo transfer. Hum Reprod 10：415-424, 1995

12) Van Blerkom J：Mitochondria in human oogenesis and preimplantation embryogenesis：engines of metabolism, ionic regulation and developmental competence. Reproduction 128：269-280, 2004

13) Stojkovic M, Machado SA, Stojkovic P, et al：Mitochondrial distribution and adenosine triphosphate content of bovine oocytes before and after in vitro maturation：correlation with morphological criteria and developmental capacity after in vitro fertilization and culture. Biol Reprod 64：904-909, 2001

14) Van Blerkom J：Mitochondrial function in the human oocyte and embryo and their role in developmental competence. Mitochondrion 11：797-813, 2011

15) Dalton CM, Szabadkai G, Carroll J：Measurement of ATP in single oocytes：impact of maturation and cumulus cells on levels and consumption. J Cell Physiol 229：353-361, 2014

16) Takahashi Y, Hashimoto S, Yamochi T, et al：Dynamic changes in mitochondrial distribution in human oocytes during meiotic maturation. J Assist Reprod Genet 33：929-938, 2016

17) Van Blerkom J：Microtubule mediation of cytoplasmic and nuclear maturation during the early stages of resumed meiosis in cultured mouse oocytes. Proc Natl Acad Sci U S A 88：5031-5035, 1991

18) Nagai S, Mabuchi T, Hirata S, et al：Correlation of abnormal mitochondrial distribution in mouse oocytes with reduced developmental competence. Tohoku J Exp Med 210：137-144, 2006

19) Eichenlaub-Ritter U, Wieczorek M, Lüke S, et al：Age related changes in mitochondrial function and new approaches to study redox regulation in mammalian oocytes in response to age or maturation conditions. Mitochondrion 11：783-796, 2011

20) Barnett DK, Kimura J, Bavister BD：Translocation of active mitochondria during hamster preimplantation embryo development studied by confocal laser scanning microscopy. Dev Dyn 205：64-72, 1996

21) Van Blerkom J, Davis P, Alexander S：Differential mitochondrial distribution in human pronuclear embryos leads to disproportionate inheritance between blastomeres：Relationship to microtubular organization, ATP content and competence. Hum Reprod 15：2621-2633, 2000

22) Van Blerkom J, Davis P, Mathwig V, et al：Domains of high-polarized and low-polarized mitochondria may occur in mouse and human oocytes and early embryos. Hum Reprod 17：393-406, 2002

23) Sun QY, Wu GM, Lai L, et al：Translocation of active mitochondria during pig oocyte maturation, fertilization and early embryo development *in vitro*. Reproduction 122：155-163, 2001

24) Wilding M, Dale B, Marino M, et al：Mitochondrial aggregation patterns and activity in human oocytes and preimplantation embryos. Hum Reprod 16：909-917, 2001

25) Zhang YZ, Ouyang YC, Hou Y, et al：Mitochondrial behavior during oogenesis in zebrafish：a confocal microscopy analysis. Dev Growth Differ 50：189-201, 2008

26) Dumollard R, Marangos P, Fitzharris G, et al : Sperm-triggered [Ca²⁺] oscillations and Ca²⁺ homeostasis in the mouse egg have an absolute requirement for mitochondrial ATP production. Development 131 : 3057-3067, 2004

27) Dumollard R, Carroll J, Duchen MR, et al : Mitochondrial function and redox state in mammalian embryos. Semin Cell Dev Biol 20 : 346-353, 2009

28) Bianchi S, Macchiarelli G, Micara G, et al : Ultrastructural markers of quality are impaired in human metaphase II aged oocytes : a comparison between reproductive and in vitro aging. J Assist Reprod Genet 32 : 1343-1358, 2015

29) Van Blerkom J, Runner MN : Mitochondrial reorganization during resumption of arrested meiosis in the mouse oocyte. Am J Anat 171 : 335-355, 1984

30) Dumollard R, Duchen M, Sardet C : Calcium signals and mitochondria at fertilisation. Semin Cell Dev Biol 17 : 314-323, 2006

31) Liu S, Li Y, Feng HL, et al : Dynamic modulation of cytoskeleton during in vitro maturation in human oocytes. Am J Obstet Gynecol 203 : 151, e1-7, 2010

32) Wai T, Ao A, Zhang X, et al : The role of mitochondrial DNA copy number in mammalian fertility. Biol Reprod 83 : 52-62, 2010

33) Cree LM, Samuels DC, de Sousa Lopes SC, et al : A reduction of mitochondrial DNA molecules during embryogenesis explains the rapid segregation of genotypes. Nat Genet 40 : 249-254, 2008

34) May-Panloup P, Vignon X, Chrétien MF, et al : Increase of mitochondrial DNA content and transcripts in early bovine embryogenesis associated with upregulation of mtTFA and NRF1 transcription factors. Reprod Biol Endocrinol 3 : 65, 2005

35) Spikings EC, Alderson J, St John JC : Regulated mitochondrial DNA replication during oocyte maturation is essential for successful porcine embryonic development. Biol Reprod 76 : 327-335, 2007

36) Cagnone GL, Tsai TS, Makanji Y, et al : Restoration of normal embryogenesis by mitochondrial supplementation in pig oocytes exhibiting mitochondrial DNA deficiency. Sci Rep 6 : 23229, 2016

37) Hashimoto S, Morimoto N, Yamanaka M, et al : Quantitative and qualitative changes of mitochondria in human preimplantation embryos. J Assist Reprod Genet 34 : 573-580, 2017

38) May-Panloup P, Chretien MF, Malthiery Y, et al : Mitochondrial DNA in the oocyte and the developing embryo. Curr Top Dev Biol 77 : 51-83, 2007

39) Xu B, Guo N, Zhang XM, et al : Oocyte quality is decreased in women with minimal or mild endometriosis. Sci Rep 5 : 10779, 2015

40) Monnot S, Samuels DC, Hesters L, et al : Mutation dependance of the mitochondrial DNA copy number in the first stages of human embryogenesis. Hum Mol Genet 22 : 1867-1872, 2013

41) Fragouli E, Spath K, Alfarawati S, et al : Altered levels of mitochondrial DNA are associated with female age, aneuploidy, and provide an independent measure of embryonic implantation potential. PLoS Genet 11 : e1005241, 2015

42) Diez-Juan A, Rubio C, Marin C, et al : Mitochondrial DNA content as a viability score in human euploid embryos : less is better. Fertil Steril 104 : 534-541, 2015

43) Victor AR, Brake AJ, Tyndall JC, et al : Accurate quantitation of mitochondrial DNA reveals uniform levels in human blastocysts irrespective of ploidy, age, or implantation potential. Fertil Steril 107 : 34-42, 2017

44) Thompson JG, Partridge RJ, Houghton FD, et al : Oxygen uptake and carbohydrate metabolism by in vitro derived bovine embryos. J Reprod Fertil 106 : 299-306, 1996

45) Trimarchi JR, Liu L, Porterfield DM, et al : Oxidative phosphorylation-dependent and -independent oxygen consumption by individual preimplantation mouse embryos. Biol Reprod 62 : 1866-1874, 2000

46) Ottosen LD, Hindkjaer J, Lindenberg S, et al : Murine pre-embryo oxygen consumption and developmental competence. J Assist Reprod Genet 24 : 359-365, 2007

47) Magnusson C, Hillensjö T, Hamberger L, et al : Oxygen consumption by human oocytes and blastocysts grown in vitro. Hum Reprod 1 : 183-184, 1986

48) Yamanaka M, Hashimoto S, Amo A, et al : Developmental assessment of human vitrified-warmed blastocysts based on oxygen consumption. Hum Reprod 26 : 3366-3371, 2011

49) Watson AJ : The cell biology of blastocyst development. Mol Reprod Dev 33 : 492-504, 1992

50) Miyamoto K, Sato E, Kasahara E, et al : Effect of oxidative stress during repeated ovulation on the structure and functions of the ovary, oocytes, and their mitochondria. Free Radic Biol Med 49 : 674-681, 2010

51) Bremer J : Carnitine--metabolism and functions. Physiol Rev 63 : 1420-1480, 1983

52) Vanella A, Russo A, Acquaviva R, et al : L-propionyl-carnitine as superoxide scavenger, antioxidant, and DNA cleavage protector. Cell Biol Toxicol 16 : 99-104, 2000

53）Chang B, Nishikawa M, Nishiguchi S, et al：L-carnitine inhibits hepatocarcinogenesis via protection of mitochondria. Int J Cancer 113：719-729, 2005

54）Hashimoto S：Application of in vitro maturation to assisted reproductive technology. J Reprod Dev 55：1-10, 2009

55）Dunning KR, Akison LK, Russell DL, et al：Increased beta-oxidation and improved oocyte developmental competence in response to l-carnitine during ovarian *in vitro* follicle development in mice Biol Reprod 85：548-555, 2011

56）Dunning KR, Cashman K, Russell DL, et al：Beta-oxidation is essential for mouse oocyte developmental competence and early embryo development. Biol Reprod 83：909-918, 2010

57）Abdelrazik H, Sharma R, Mahfouz R, et al：L-carnitine decreases DNA damage and improves the *in vitro* blastocyst development rate in mouse embryos. Fertil Steril 91：589-596, 2009

58）Kitano Y, Hashimoto S, Matsumoto H, et al：Oral administration of l-carnitine improves the clinical outcome of fertility in patients with IVF treatment. Gynecol Endocrinol 34：684-688, 2018

（橋本　周）

2 加齢の要因

AGEs（終末糖化産物）と加齢

ポイント

- ☑ 加齢，肥満，糖尿病状態では，終末糖化産物（AGEs）の生成と蓄積が亢進し，各種老年病のリスクの上昇に関わる．
- ☑ AGEs は，細胞表面受容体である RAGE によって認識され，炎症反応や血栓傾向を惹起させる．
- ☑ AGE-RAGE 系の活性化が，妊孕力の低下，不育症，妊娠高血圧症候群の発症に関わることが示唆されている．

▪ はじめに

　現在，わが国には 65 歳以上の高齢者が 3,500 万人ほど存在し，人口の約 28% を占めると推定されている．さらに，座りがちな生活様式と欧米的な食習慣の蔓延によって，肥満，メタボリックシンドロームや糖尿病などを抱えた患者数も増加の一途をたどっている．そして，未曾有の高齢化社会を迎えたわが国においては，これらの生活習慣病の急増に伴い，さまざまな老年疾患の発症，進展リスクが上昇し，健康で若々しく余生を過ごせる寿命「健康寿命」が損なわれてきている．実際，男性で約 9 年，女性で約 12 年，健康寿命と平均寿命との間にギャップが存在し，国を挙げて健康寿命の延伸と少子高齢化社会に対する取り組みが，今まさに行われているところである．

　生活習慣病のなかでも，特に糖尿病では，心筋梗塞，脳卒中，末期腎不全，透析，中途失明のリスクが高まり，健康寿命が著しく短縮する．加えて，糖尿病は老化のプロセスを進行させ，心・腎・脳・血管合併症を引き起こすだけでなく，アルツハイマー病，癌，骨粗鬆症などの老年病の発症，進展リスクを上昇させることも明らかにされてきた[1~6]．さらに，肥満やインスリン抵抗性，糖尿病では妊孕力が低下したり，習慣性流産や妊娠高血圧症候群のリスクも高まることが知られている．そして，これら疾患の発症，進展の共通の分子基盤に終末糖化産物（advanced glycation end products：AGEs）の生成や蓄積の亢進が関わっていることが報告されてきている[1~6]．

　以上の事実は，AGEs の生成や蓄積をある程度制御できれば，広範な老年病を包括的にコントロールすることが可能となり，健康寿命の延伸を目指せるだけでなく，加齢に伴う妊孕力の低下を改善できるかもしれないことを示している．そこで本稿では，加齢の要因として AGEs に焦点を当てて解説するとともに，生殖医療や妊孕力に関連した論点から AGEs を抑える意義について言及していく．

◼ 大規模臨床研究が示す「高血糖による血管障害」の分子メカニズム

　DCCT 試験を follow-up した EDIC-DCCT 研究によれば，1 型糖尿病患者の初期 6.5 年間の血糖コントロールが不良であると，その後血糖コントロールの改善が図られても，必ずしも血管合併症の進行を十分には抑えられないことが明らかにされている[7]．実際，DCCT 試験期間中，血糖コントロールが不十分であった通常療法群では，初期からの血糖コントロールが図られた強化療法群に比して，DCCT 試験終了後 14〜18 年間にわたり腎症，網膜症，末梢神経障害，心自律神経障害などの細小血管症の進展リスクが高く，11 年後の心血管イベント，死亡のリスクも 2 倍以上となることが報告された[7]．さらに，その効果は 27 年間にも及び，DCCT 試験終了時に AGEs が蓄積していた症例ほど網膜症や腎症の進展が顕著であることが明らかにされている[8]．

　また，2 型糖尿病患者を対象に行われた UKPDS 試験の follow-up 研究である UKPDS80 においても，初期からの厳格な血糖管理が長期にわたり血管合併症に対して抑制的に作用し，いわゆる遺産効果（legacy effect）を及ぼしうることが報告されている[9]．これらの事実は，ヒトの糖尿病性血管合併症の発症，進展においても，実験動物同様「高血糖の記憶（metabolic memory）」とも呼ばれる現象が存在することを示している．

◼ 老化物質 AGEs と「高血糖の記憶」との関連

　加齢，肥満，慢性炎症，インスリン抵抗性，糖尿病状態では，生体内で AGEs の生成が促進されることが知られている．実際，グルコース，グリセルアルデヒド，フルクトースなどの単糖は，蛋白質や脂質，核酸のアミノ基と非酵素的に反応してシッフ塩基，アマドリ化合物を生成する．その後，この反応は緩徐にではあるが，不可逆的な脱水，縮合反応などを繰り返し黄褐色の物質，AGEs を生成するに至る．AGEs は，血糖コントロールの程度とその持続期間により不可逆的に生体内で生成，蓄積され，一度生成されるときわめてゆっくりにしか代謝されないため，「高血糖の記憶」という現象を最もよく説明できる物質だと考えられている[1〜6]．実際，罹病期間が長く透析を受けている糖尿病あるいは非糖尿病患者に腎移植や膵腎同時移植を行い，経時的に皮膚に沈着した AGEs レベルを計測しても，その値が腎機能や血糖値が正常化した以降もほとんど変化せずに低下しないことが報告されている．さらに，AGEs 自身により AGEs 受容体である RAGE（receptor for AGEs）の発現が亢進することも明らかにされている[1〜6]．

　以上の事実は，①ひとたび生体内で生成されるとなかなか代謝されず長く組織に留まる AGEs と② AGEs により持続的に発現が誘導される RAGE との相互作用・悪循環系が，「高血糖の記憶」を形作っていることが予想される．逆の見かたをすれば，初期からの血糖コントロールが厳格であると，AGEs の生成が低く抑えられ，その後の血管合併症の進展にブレーキがかかり，legacy effect が観察されるのであろう[10]．

■心血管病における AGEs によるエストロゲン不活化作用の役割

　血管壁における炎症反応が，動脈硬化症の発症，進展過程に深く関わっていることが明らかとなってきている．AGEs は，内皮細胞上に存在する受容体 RAGE によって認識された後，細胞内酸化ストレスの産生を促し，NF-κB の活性化を介してさまざまなサイトカインや増殖因子の分泌を促進させ炎症反応を惹起する[1,2]．

　閉経前の女性では，エストロゲンにより一酸化窒素（NO）が産生され，動脈硬化の進展が抑えられているが，AGE-RAGE 系の活性化によってもたらされる酸化ストレスの産生亢進は，NO 産生や活性を抑えたり，血管障害性の強いパーオキシナイトレートを生成したりして，炎症反応をさらに増悪させて動脈硬化症を進展させる[1,2,11]．このように AGEs はエストロゲンによる血管保護作用を失活させるため，女性はとりわけ AGEs による臓器障害を受けやすいことと考えられる．実際，血中 AGEs レベルが，女性の 2 型糖尿病や非糖尿病患者においてのみ 18 年後の心血管イベント死を予測する独立した因子となることが報告されている[12,13]．

■ART における「AGEs と妊孕力低下」との関連

　女性は，将来排卵する卵子を胎児の段階から卵巣にもって生まれてくる．そのため，卵子の機能や質は，AGEs 蓄積による老化の影響をきわめて受けやすい．ART において，血中や卵胞液中の AGEs レベルが高値である患者ほど，①卵胞の発育が悪く，採卵数が少ないこと，②受精率が低く，胚の発達が不良であること，③妊娠率が低いことが示されており，AGEs が加齢に伴う妊孕力低下の一因となることが推定されている[14]．さらに非肥満者に比べて，肥満者では子宮腔における AGEs の蓄積や RAGE，NF-κB の発現が顕著であること，加えて，試験管内の検討でも，AGEs により胚発達が抑えられるだけでなく，子宮内膜間質細胞の脱落膜化や胚盤胞の子宮内膜への着床が抑制されることが報告されている[15,16]．

　ART において，卵胞液中の可溶型 RAGE が卵巣機能のマーカーである卵胞液中の AMH 値と正の相関を示し，可溶型 RAGE が高い症例ほど採卵数が多いこと，妊娠率が高いことが示されている[17,18]．卵胞液中の可溶型 RAGE は，AGEs の RAGE への結合を阻害することで保護的に作用しているのかもしれない．

■AGEs と妊娠高血圧症候群，不育症

　妊娠高血圧症候群は，妊娠初期から中期にかけての期間，内皮機能障害，炎症や血栓，インスリン抵抗性などの病態により胎盤の血管の発達や形成が障害され，子宮内胎児発育遅延を引き起こす疾患である．また，妊婦にも肺水腫や脳循環障害を介した痙攣や意識障害など重篤な疾患を引き起こす可能性もあり，厳重な管理を必要とする妊娠合併症の一つだといえる．

　多くの研究により，妊娠高血圧症候群の病態に AGE-RAGE 系の活性化が関わることが指摘されてきている．実際，妊娠高血圧腎症（子癇前症）を合併した妊婦では，①血中の AGEs レベルが上昇しており，胎盤における AGEs，RAGE や酸化ストレスマーカーの発現が亢進していること，②皮膚自家蛍光（skin autofluorescence：SAF）で推定される組織の AGEs 蓄積

量が高く，インスリン抵抗性や高血圧を有し，SAF 値が高い患者ほど頸動脈エコー上で動脈硬化症が進展していることも報告されている[19~23]．さらに，健常妊婦に比して，組織の RAGE の発現レベルを反映する血中の可溶型 RAGE も上昇しており，インスリン抵抗性の悪化と炎症反応の亢進が可溶型 RAGE の上昇に寄与していることが見いだされている[19~23]．また，可溶型 RAGE の上昇が不育症の独立した危険因子となることも示されている[24]．以上，AGE-RAGE 系の活性化が，炎症やインスリン抵抗性，血栓傾向を引き起こして胎盤の循環不全や形成不全を惹起することで，胎児に虚血や栄養障害をもたらして，その発育に重大な影響を及ぼすことが推定される．

◢ 喫煙，AGEs，不妊

喫煙は不妊のリスクの一つだと考えられている．近年，AGEs は，酸化ストレスや高血糖下で内因性に生成されるだけでなく，外因性に食品中やタバコからも摂取され，食事，タバコに由来する AGEs のうち約 6~7% がある程度の期間生体内に残存することが明らかにされてきた[25~29]．喫煙者では，過去の喫煙歴（喫煙本数×年数）が記憶され，禁煙後も非喫煙者に比して長期間，肺癌のリスクが高いまま推移することが知られており，糖尿病患者で認められる「高血糖の記憶」と同様な現象が観察されている．喫煙歴の記憶にタバコから吸収，蓄積された AGEs が関わっている可能性が考えられる．実際，非喫煙者と比べて喫煙者の血中 AGEs レベルが高値であること，さらに，3,000 名以上の元喫煙者を対象にした検討で，7.7 pack-years の喫煙による AGEs の蓄積亢進が非喫煙者のレベルに戻るまで，少なくとも 15 年間の禁煙が必要であることが明らかにされている[25~30]．

◢ AGEs 対策

最近われわれは，1 万人以上にも及ぶ住民調査から，SAF 値から推定される AGEs 量の蓄積が，年齢とは独立して，生活習慣の歪み（喫煙，運動不足，精神的ストレス，睡眠不足，朝食抜き，甘いものを多くとるなど）によって亢進することを明らかにした[29]．このことから，喫煙の有無や食習慣の違いによって生じる外因性 AGEs の摂取量の多寡が不妊に影響を及ぼしている可能性が推定される．

一般的に，肉製品や脂肪に富む食材を高温で揚げたり焼いたりした際，AGEs が多く生成されることが知られている．一方，水分を多く使って長い時間をかけ，ゆっくりと蒸したり，茹でたりする調理法は AGEs を生成させにくい．ファストフードの類いは高カロリー，高脂肪で，食材を高温で加熱調理した物が多く，努めて避けるべきかもしれない．また，AGEs 化反応は，古くからメイラード反応，褐変反応として知られてきた．食材の褐変化はおおよその AGEs 含有量の目安となる．また，ブドウ糖に比べ，果糖は約 10 倍 AGEs を生成しやすい．フルクトースコーンシロップを多く含む炭酸飲料や果糖の過剰摂取，褐変化の著しい食品を避けるよう指導していくことが必要なのかもしれない．また，レモンやお酢は，調理の過程で AGEs の生成を抑えることが知られている[26]．

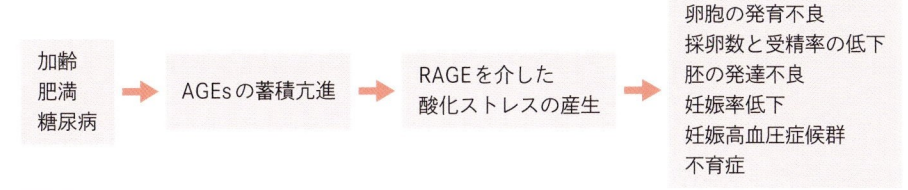

図1 妊孕力の低下における AGEs の関与

◢ まとめ

　以上，内因性，外因性の AGEs が，加齢や肥満，糖尿病に伴う妊孕力の低下に関わる可能性について解説した（図1）．AGEs は，健康寿命の延伸，妊孕力の改善，少子化対策の分子標的となりうるかもしれない．

文献

1) Yamagishi S, Imaizumi T：Diabetic vascular complications：pathophysiology, biochemical basis and potential therapeutic strategy. Current Pharm Des 11：2279-2299, 2005
2) Yamagishi S：Role of advanced glycation end products（AGEs）and receptor for AGEs（RAGE）in vascular damage in diabetes. Exp Gerontology 6：217-224, 2011
3) Yamagishi S：Role of advanced glycation end products（AGEs）in osteoporosis in diabetes. Curr Drug Targets 12：2096-2102, 2011
4) Yamagishi S：Potential clinical utility of advanced glycation end product cross-link breakers in age- and diabetes-associated disorders. Rejuvenation Res 15：564-572, 2012
5) Yamagishi S, Matsui T, Fukami K：Role of receptor for advanced glycation end products（RAGE）and its ligands in cancer risk. Rejuvenation Res 18：48-56, 2015
6) Yamagishi S, Fukami K, Matsui T：Evaluation of tissue accumulation levels of advanced glycation end products by skin autofluorescence：A novel marker of vascular complications in high-risk patients for cardiovascular disease. Int J Cardiol 185：263-268, 2015
7) Nathan DM, Cleary PA, Backlund JY, et al：Intensive diabetes treatment and cardiovascular disease in patients with type 1 diabetes. N Engl J Med 353：2643-2653, 2005
8) Writing Group for the DCCT/EDIC Research Group, Orchard TJ, Nathan DM, et al：Association between 7 years of intensive treatment of type 1 diabetes and long-term mortality. JAMA 313：45-53, 2015
9) Holman RR, Paul SK, Bethel MA, et al：10-year follow-up of intensive glucose control in type 2 diabetes. N Engl J Med 359：1577-1589, 2008
10) Yamagishi SI, Nakamura N, Matsui T：Glycation and cardiovascular disease in diabetes：A perspective on the concept of metabolic memory. J Diabetes 9：141-148, 2017
11) Yamagishi S：Sex disparity in cardiovascular mortality rates associated with diabetes. Diabetes Metab Res Rev 34：e3059, 2018
12) Kilhovd BK, Juutilainen A, Lehto S, et al：High serum levels of advanced glycation end products predict increased coronary heart disease mortality in nondiabetic women but not in nondiabetic men：a population-based 18-year follow-up study. Arterioscler Thromb Vasc Biol 25：815-820, 2005
13) Kilhovd BK, Juutilainen A, Lehto S, et al：Increased serum levels of advanced glycation endproducts predict total, cardiovascular and coronary mortality in women with type 2 diabetes：a population-based 18 year follow-up study. Diabetologia 50：1409-1417, 2007
14) Jinno M, Takeuchi M, Watanabe A, et al：Advanced glycation end-products accumulation compromises embryonic development and achievement of pregnancy by assisted reproductive technology. Hum Reprod 26：604-610, 2011
15) Antoniotti GS, Coughlan M, Salamonsen LA, et al：Obesity associated advanced glycation end products within the human uterine cavity adversely impact endometrial function and embryo implantation competence. Hum Reprod 33：654-665, 2018
16) Hao L, Noguchi S, Kamada Y, et al：Adverse effects of advanced glycation end products on embryonal

development. Acta Med Okayama 62 : 93-99, 2008

17) Merhi Z, Irani M, Doswell AD, et al : Follicular fluid soluble receptor for advanced glycation end-products (sRAGE) : a potential indicator of ovarian reserve. J Clin Endocrinol Metab 99 : E226-E233, 2014

18) Nejabati HR, Mota A, Farzadi L, et al : Follicular fluid PIGF/sFlt-1 ratio and soluble receptor for advanced glycation end-products correlate with ovarian sensitivity index in women undergoing A.R.T. J Endocrinol Invest 40 : 207-215, 2017

19) Cooke CL, Brockelsby JC, Baker PN, et al : The receptor for advanced glycation end products (RAGE) is elevated in women with preeclampsia. Hypertens Pregnancy 22 : 173-184, 2003

20) Chekir C, Nakatsuka M, Noguchi S, et al : Accumulation of advanced glycation end products in women with preeclampsia : possible involvement of placental oxidative and nitrative stress. Placenta 27 : 225-233, 2006

21) Blaauw J, Smit AJ, van Pampus MG, et al : Skin autofluorescence, a marker of advanced glycation end products and oxidative stress, is increased in recently preeclamptic women. Am J Obstet Gynecol 195 : 717-722, 2006

22) Fasshauer M, Seeger J, Waldeyer T, et al : Endogenous soluble receptor for advanced glycation endproducts is increased in preeclampsia. J Hypertens 26 : 1824-1828, 2008

23) Coffeng SM, Blaauw J, Souwer ET, et al : Skin autofluorescence as marker of tissue advanced glycation end-products accumulation in formerly preeclamptic women. Hypertens Pregnancy 30 : 231-242, 2011

24) Ota K, Yamagishi S, Kim M, et al : Elevation of soluble form of receptor for advanced glycation end products (sRAGE) in recurrent pregnancy losses (RPL) : possible participation of RAGE in RPL. Fertil Steril 102 : 782-789, 2014

25) Yamagishi S, Ueda S, Okuda S : Food-derived advanced glycation end products (AGEs) : a novel therapeutic target for various disorders. Curr Pharm Des 13 : 2832-2836, 2007

26) Yamagishi S, Matsui T : Pathological role of dietary advanced glycation end products in cardiometabolic disorders and therapeutic intervention. Nutrition 32 : 157-165, 2016

27) Yamagishi S, Matsui T, Nakamura K : Possible involvement of tobacco-derived advanced glycation end products (AGEs) in an increased risk for developing cancers and cardiovascular disease in former smokers. Med Hypotheses 71 : 259-261, 2008

28) Fukushima Y, Daida H, Morimoto T, et al : JAPAN-ACS Investigators. Relationship between advanced glycation end products and plaque progression in patients with acute coronary syndrome : the JAPAN-ACS sub-study. Cardiovasc Diabetol 12 : 5, 2013

29) Isami F, West BJ, Nakajima S, et al : Association of advanced glycation end products, evaluated by skin autofluorescence, with lifestyle habits in a general Japanese population. J Int Med Res 46 : 1043-1051, 2018

30) van Waateringe RP, Mook-Kanamori MJ, Slagter SN, et al : The association between various smoking behaviors, cotinine biomarkers and skin autofluorescence, a marker for advanced glycation end product accumulation. PLoS One 12 : e0179330, 2017

（山岸　昌一）

アンチエイジング医学総論

> **|ポ|イ|ン|ト|**
> ☑ 加齢とは暦年齢の増加を指し，老化とは性成熟期以降に起こる加齢に伴う生理機能の低下である．
> ☑ 老化プロセスは人生の晩年で起こると考えられていたが，青年期からすでに始まる．
> ☑ 老化原因の約20％が遺伝，約80％が環境であり，制御可能な生活習慣の影響のほうが大きい．

◢ はじめに

　わが国における近年の平均寿命の推移をみると，1891〜1898年では男性42.80歳，女性44.30歳であり，1921〜1925年は男性42.06歳，女性43.20歳と平均寿命の延びはなく，織田信長の敦盛の一節「人間50年」より短かった．男女とも平均寿命が50歳を超えたのは戦後の1947年のことで男性50.06歳，女性53.96歳であった．厚生労働省が2018年に公表した簡易生命表によると，2018年の平均寿命は男性81.25歳，女性87.32歳で過去最高を更新した．1947年から60年余で，平均寿命は男性が31.19歳，女性が33.36歳と，30年以上延長している．

　平均寿命を国際比較でみると，日本女性は香港（87.56歳）に続いて第2位，男性は香港（82.17歳），スイス（81.4歳）に続いて第3位であり，世界有数の長寿国である．そして現在，わが国で90歳に到達する人は女性では2人に1人，男性でも4人に1人おり，人口推計によれば2015年に50歳だった人の10人に1人は100歳まで生きる，人生100年時代を迎える．

　平均寿命は生命寿命の長さを表しているが，健康寿命はWHOが2000年に「平均寿命から日常的・継続的な医療・介護に依存して生きる期間を除いた期間が健康寿命になる」と提唱している[1,2]．自分の心身で生命維持し，自立した生活ができる生存期間を表し，生命寿命に対する健康寿命の割合が高いほど，すなわち不健康期間が短いほど，健康寿命の質が高いと評価され，結果として医療費や介護費の削減に結びつく．

　2018年に厚生労働省は2016年の健康寿命の推定値を発表した．それによると，健康寿命の全国平均値は男性72.14歳，女性74.79歳で，2013年の調査時より男性は0.95歳，女性は0.58歳延びている．なお2016年の平均寿命は男性80.50歳，女性86.83歳で，平均寿命と健康寿命の差である不健康期間は男性で8.36年，女性で12.04年もあることになる．このことから健康寿命は少なくても75歳で損なわれ，人生の晩年に人生の10％以上の期間を健康を損なって過ごす現実がある．

　他国と比較した日本の男女における健康寿命として，188か国の1990〜2013年の健康平均寿命がGlobal Burden Disease Study 2013のデータを用いた系統的解析として2015年の

Lancet に報告された[3]．その結果，わが国は世界に誇れる男女ともダントツ世界一の健康寿命とされた．この背景として，わが国は 21 世紀に入り少子高齢化が顕著となり，2005 年には高齢化率は世界一となり，2007 年には高齢化率 21% を超える世界初の超高齢社会を形成し，直近 2018 年の高齢化率は 28.1% となり，3,557 万人の高齢者を抱えている．

わが国は 1955 年までは農業や自営業者，零細企業従業員を中心に国民の約 1/3 にあたる約 3,000 万人が無保険者で社会問題となっていたが，1961 年に国民皆保険制度を確立した．国民皆保険制度に加え，2000 年より介護保険制度を導入し，男女とも世界一の健康寿命を達成するとともに，乳幼児死亡率などの健康指標も世界のトップなど，高いとはいえない国民負担率のなかで，世界でも類をみない高水準の医療・介護制度を確立している．

◢ 加齢と老化の違い

ヒトは成長後，加齢に伴い細胞や組織の機能が低下し，やがて死に至る．「加齢」とはヒトが生まれてから死ぬまでの時間経過，すなわち暦年齢の増加を指す．ヒトは生まれてから 1 歳，2 歳と時間の流れに従い，誰もが同じ速度で加齢が進行していき，出生日が同じであれば，途中で年齢が追い越されたり，引き離されることはない．

一方，ヒトの「老化」とは性成熟期以降に起こる加齢に伴う生理機能の低下である．生理機能の低下速度には個人差がある．なぜなら，生理機能の低下である老化は遺伝的要因や生活・環境要因から複雑に影響を受けているからである．寿命に対する遺伝子の寄与率は 25〜30% 程度とされているが，遺伝子の老化速度に対する寄与率については明らかでない．「抗老化」または「老化制御」であれば，加齢に伴う生理機能の低下を抑制することになり，その実現は可能である．

現在，老化を止めたり，逆行させることは不可能であるが，老化速度を遅らせることは可能である．ヒトは加齢を重ねていく間に老化が進行していき，老化はおおむね 20〜30 歳以降に起こり，それ以前は成長と発達と捉えるべきであろう．寿命は誕生してから死ぬまでの期間であり，最長寿命を指すこともある．老化は決して「病気」や「疾病」ではない．

また老化には生理的老化と病的老化があり，この場合には老化と加齢を混同して使用している．ただし，生理的老化は程度や進行には個体差がみられ，「誰にでも起こる不可逆的な現象」であり，病的な老化は遺伝因子や環境因子などの影響もあり，「誰にでも起きるとは限らない可逆的な現象」である．

加齢は平等に訪れるが，老化を少しでも緩徐にし，自らの健康を守ることは超高齢社会において各人の責任であり，これにより健康寿命の延伸が可能となる．老化は加齢に加えて，好ましくない生活習慣の積み重ねで進展する．加齢は時間の経過とともに平等に生じるが，生活習慣には個人差があるため，老化には個人差が生じるわけである．

◢ 老化速度の個人差

老化速度には個人差があり，体内の老化はすでに青年期から始まっており，その速度を決める要因の約 20% が遺伝，約 80% が環境によることがニュージーランドのダニーデンで行われた米国の出生コホートによる研究調査で明らかとなった[4]．26 歳の男性を対象に 12 年間追跡

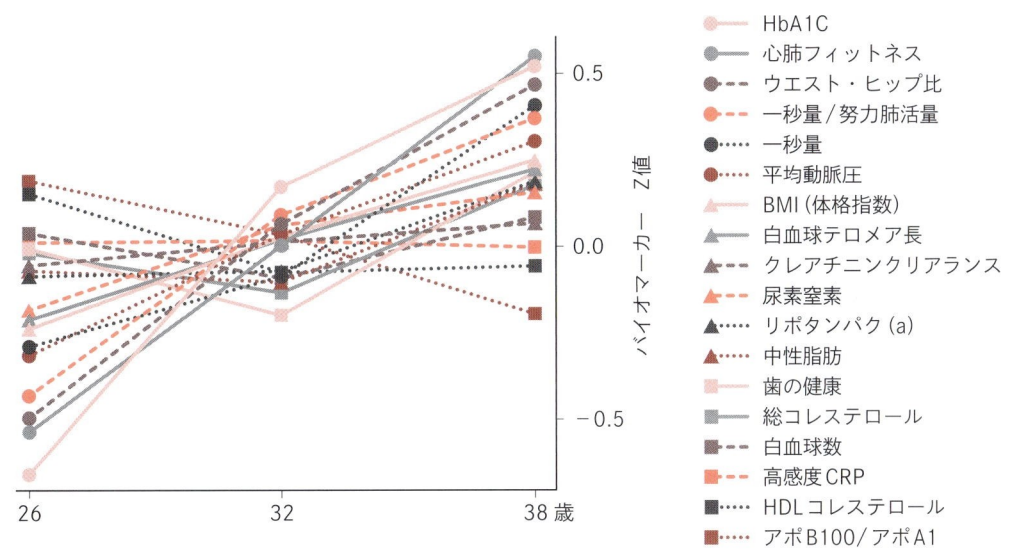

凡例:
- HbA1C
- 心肺フィットネス
- ウエスト・ヒップ比
- 一秒量/努力肺活量
- 一秒量
- 平均動脈圧
- BMI（体格指数）
- 白血球テロメア長
- クレアチニンクリアランス
- 尿素窒素
- リポタンパク（a）
- 中性脂肪
- 歯の健康
- 総コレステロール
- 白血球数
- 高感度CRP
- HDLコレステロール
- アポB100/アポA1

図1 6年ごとの3点の年齢時における18種類のバイオマーカーの平均的推移
バイオマーカーの平均的推移を示すが，個人差があり，個人における老化速度を表す．
（Belsky DW et al：Proc Natl Acad Sci U S A 112：E4104-E4110, 2015 より引用改変）

調査した結果，実年齢は同じ38歳でも生物学的年齢はまだ28歳の人や，すでに61歳の人がおり，なんと33歳と親子ほどの大差がついていた．若さを保つためには生活環境の大切さがわかる．

なお，このダニーデン研究は1972〜1973年に同市内の病院で生まれた1,037人に対して，38歳の時点で確認しえた954人を対象とした．この研究では，老化年齢である生物学的年齢を米国国民健康栄養調査（National Health and Nutrition Examination Survey：NHANES）で使用されている身体状態を客観的に評価するための18種類のバイオマーカーを用いて推定した．

このバイオマーカーによる生物学的年齢の判定根拠は，年齢に伴う慢性疾患の罹患率と死亡率を反映している．すなわち，心血管疾患，糖尿病，脳梗塞，呼吸器疾患，神経疾患の5疾患は加齢とともに罹患率と死亡率が上昇することが知られている．この研究では954人の26歳時，32歳時，そして今回の38歳時における6年ごとの18種類のバイオマーカーの平均的推移を調査している（図1）．なお，最終調査においても暦年齢が38歳であるため，大部分の人はいまだ慢性疾患を発症していなかった．

そこで，26〜38歳の12年間で判明したことは，すべての参加者は1年ごとに1年加齢するので，暦年齢は38歳であるが，たとえば生物学的年齢が44歳の人は，この12年間の研究期間において（44歳−26歳）÷12年間で，年間1.5年の率で老化していたということを示す．すなわち，老化速度が年間1年未満であれば，暦年齢よりも生物学的年齢が若く，1年ごとに3年老化が進めば，12年間で36歳老化するので，26歳＋36歳＝62歳となる．また61歳の最高齢の生物学的年齢者は年間当たり（61歳−26歳）÷12年間≒2.9年，約3倍の速度で老化していたことになる．生物学的年齢と老化速度との関係をみると，相関係数は0.38と正相関を呈し，生物学的年齢は老化速度によって規定されることが判明している（図2）．

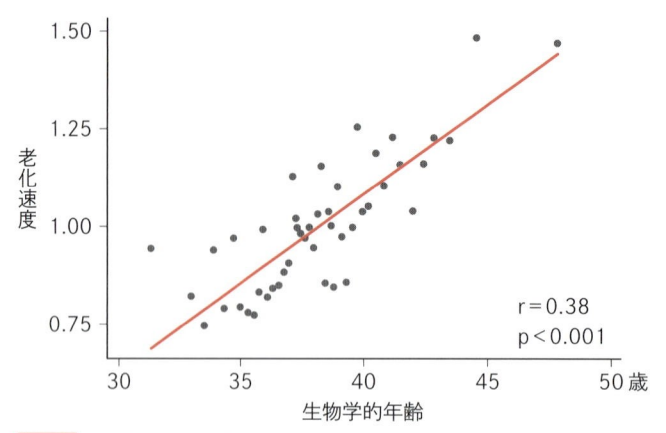

図2 生物学的年齢と老化速度との関連

老化速度は生物学的年齢を規定する.

（Belsky DW et al：Proc Natl Acad Sci U S A 112：E4104-E4110, 2015
より引用改変）

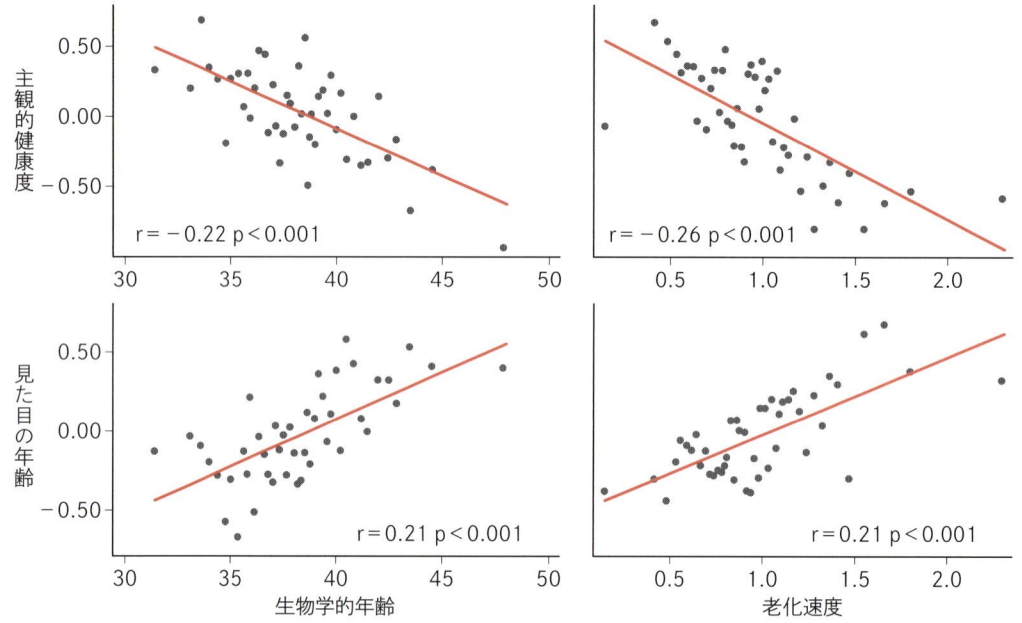

図3 主観的健康度と見た目の年齢に関する生物学的年齢（38歳時）および老化速度（26〜
38歳）との関連

主観的健康度は生物学的年齢と老化速度が大きいと低下し，見た目の年齢は生物学的年齢と老化速度が大きいと上昇する.

（Belsky DW et al：Proc Natl Acad Sci U S A 112：E4104-E4110, 2015 より引用改変）

◢ 見た目は老化のバイオマーカーか

　ダニーデン研究参加者の38歳時の正面写真を米国デューク大学医学部大学院生に情報を与えず，主観的健康度と見た目年齢を判定させた．その結果，主観的健康度は生物学的年齢と老化速度が大きいと低下し，見た目年齢は生物学的年齢と老化速度が大きいと上昇した（図3）.

　生物学的老化が高度であると思われた研究参加者，特に生物学的年齢が60歳以上では，バランスと整合性および不慣れな問題を解決するためのテストの成績が悪かったという．また，

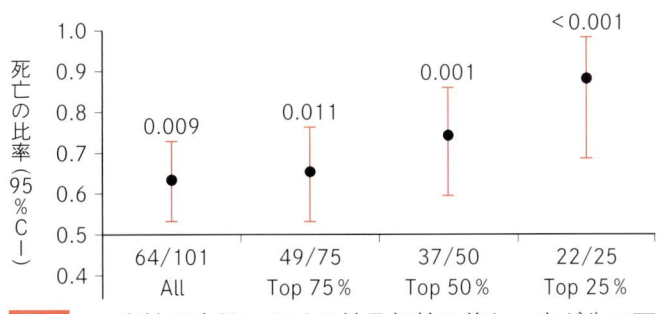

図4 二卵性双生児における外見年齢の差と一方が先に死亡する確率の関係

（Christensen K, et al：BMJ 339：b5262, 2009）

生物学的年齢の高齢者は階段を登るなどの身体機能が低下しており，生物学的年齢が実際の年齢よりも高い人は身体機能も事実上老化していることが判明した．

　なお，見た目と生物学的年齢との関係については，双生児研究による「老いて見える高齢者は生命予後が短い？─外見年齢は臨床的に有用な老化バイオマーカー」という先行研究がある[5]．この研究では，外見から想定した年齢である外見年齢（見た目年齢）は，生命予後および重要な加齢関連表現型と相関するかどうかを明らかにすることが目的であった．2008年1月を最終時点とするデンマークの一般住民から選択した双生児コホートの追跡調査（Longitudinal Study of Aging Danish Twins：LSADT）で，最終時点までの参加者のうち675人（37％）が死亡した．本研究の被験者は70歳以上の参加コホートである双生児1,826人で，女性看護師（老年科）20人，若い男性教師10人，高齢の女性11人の3群で以下の評価を行った．主要評価項目は，評価者による顔写真から推定した双生児の外見年齢である見た目の年齢であり，双生児からは身体機能，認知機能の検査結果および加齢のバイオマーカー（白血球テロメア長）値を用いた．

　結果は評価者の3群において，暦年齢，性別および生育環境で補正しても生命予後との関連は依然として有意であった．双生児ペアのうち，見た目年齢が実年齢より高かった人が先に死亡する確率は，双生児ペアの見た目年齢の差（不一致度）が大きいほど上昇した．すなわち，双生児のうち年齢が高く見えるほうが早く死亡する可能性が高いことを示す（図4）．この結果から，共通する遺伝的要因をもつ双生児において，外見年齢である見た目年齢は暦年齢および性別で補正しても，身体機能・認知機能ならびに白血球テロメア長と有意な相関を示したという．

　臨床医が患者の健康状態を評価する際に，外見年齢は汎用される指標の一つである．70歳以上の高齢者において，外見年齢である見た目年齢は生命予後の予測因子として信頼性の高い老化バイオマーカーであり，機能的・分子的に重要な加齢表現型とも相関するという．すなわち「見た目」は臨床的に有用な老化バイオマーカーである．

◢ おわりに

　近年の老化研究の現状について最後に記載しておきたい．老化細胞は分裂が停止した細胞であり，死滅に対して耐性をもっている細胞であることが，1961年に細胞培養システムで発表

された[6]．その後，老化細胞の蓄積率が実験動物の寿命に関連することが判明した[7]．すなわち，老化細胞の蓄積率が健康寿命や生命寿命と関連することが示された．そして老化細胞の蓄積を放置しておくと，癌化をきたすこととなり，各臓器の老化細胞を除去するためには臓器おのおのは異なるセノリティック（老化細胞除去）薬が必要となる．また老化細胞のみを除去することも可能となっている[8]．

そして，メイヨークリニックの新しい研究によると，通常は白血病治療に使用されているダサチニブと果物や野菜に含まれる植物性フラボノイドであるケルセチンを組み合わせて加齢の進んだマウスに断続的に投与すると，骨の幹細胞機能を回復させ，骨を形成する骨芽細胞を生成し，骨を破壊する破骨細胞形成を除外する．骨粗鬆症の進行を遅らせるだけでなく，部分的に若返り，新しい骨が形成されるという[9]．

さらに 2018 年には，若いマウスに老化細胞を注入すると，健康や機能が失われるが，このセノリティック薬の組み合わせによりマウスを治療すると老化細胞が除去され，身体機能が回復するという．すなわち，自然に老化したマウスの寿命と健康の両方を延長させたとしている[10]．

このように最近の老化研究では，老化細胞を除去することによって，老化をコントロールできるという流れができつつある．そして，細胞の老化などの基本的なプロセスを標的にすることで，複数の加齢による疾患を一つずつではなく，まとめて遅延・防止または緩和できる可能性がある．全身の老化細胞をまとめて除去するという究極のアンチエイジングである老化制御が動物レベルに留まらず，ヒト臨床例においても可能となる未来の到来が期待される．

文献

1) https://www.who.int/whosis/whostat2006DefinitionsAndMetadata.pdf（2019 年 9 月閲覧）
2) http://apps.who.int/gho/data/node.wrapper.imr?x-id＝66（2019 年 9 月閲覧）
3) GBD 2013 DALYs and HALE Collaborators, Murray CJ, Barber RM, et al：Global, regional, and national disability-adjusted life years（DALYs）for 306 diseases and injuries and healthy life expectancy（HALE）for 188 countries, 1990-2013：quantifying the epidemiological transition. Lancet 386：2145-2191, 2015
4) Belsky DW, Caspi A, Houts R, et al：Quantification of biological aging in young adults. Proc Natl Acad Sci U S A 112：E4104-E4110, 2015
5) Christensen K, Thinggaard M, McGue M, et al：Perceived age as clinically useful biomarker of ageing：cohort study. BMJ 339：b5262, 2009
6) Hayflick L, Moorhead PS：The serial cultivation of human diploid cell strains. Exp Cell Res 25：585-621, 1961
7) Krishnamurthy J, Torrice C, Ramsey MR, et al：Ink4a/Arf expression is a biomarker of aging. J Clin Invest 114：1299-1307, 2004
8) Ogrodnik M, Miwa S, Tchkonia T, et al：Cellular senescence drives age-dependent hepatic steatosis. Nat Commun 8：15691, 2017
9) Farr JN, Xu M, Weivoda MM, et al：Targeting cellular senescence prevents age-related bone loss in mice. Nat Med 23：1072-1079, 2017
10) Xu M, Pirtskhalava T, Farr JN, et al：Senolytics improve physical function and increase lifespan in old age. Nat Med 24：1246-1256, 2018

（太田　博明）

卵子のアンチエイジング

ポイント

- ☑ 卵巣，卵胞の構造と卵子の成り立ちを理解する.
- ☑ 卵子はきわめて老化しやすいため，高齢不妊患者に対してはアンチエイジングの指導を行うべきである.
- ☑ 卵子老化を促進する因子として活性酸素，ストレス，AGEs などが考えられる.
- ☑ 卵子老化とミトコンドリアには密接な関係がある.
- ☑ 究極の卵子のアンチエイジングとして自家ミトコンドリア移植法が開発されている.

はじめに

近年，特にわが国では寿命が延び，90歳代のご老人が健康で生き生きと生活される様子を目のあたりにすることも珍しいことではなくなった. 古代中国では，秦の始皇帝をはじめとする歴代皇帝が不老長寿の薬の探索を命じて，部下が持ち帰った水銀製剤を服用して死亡したことは有名で，ことほどさようにアンチエイジングは人類にとって最重要事項であったといえるだろう. 生殖医療においてもエイジングの問題は深刻である. 本稿では，最も重要と思われる卵子のアンチエイジングについて述べてみたい.

卵巣と卵胞の構造

卵巣は左右で2個あり，子宮と卵巣固有靱帯で結合している. 卵巣の表面は単層の細胞層からなる漿膜が覆い，その下に白膜と呼ばれる結合組織が存在する. その内部構造は皮質と髄質に分かれている. 卵子の基となる原始卵胞は主に皮質に存在している. 思春期になると，さまざまな大きさの卵胞と呼ばれる卵子を含む袋が多数存在している. 性成熟期となると，卵子は成熟し卵巣表面の殻を破って排卵する. 排卵には，下垂体から分泌される黄体化ホルモン（LH）の急激な分泌が必要であるとされている. また，排卵のメカニズムには活性酸素が関与しているといわれており，ここで発生する活性酸素が卵巣の老化を早めている可能性がある. さらに，卵巣は腹大動脈からの直接の血液供給を受けており，新鮮な血流の恩恵を受ける反面，活性酸素の影響を受けやすい位置にあるといえる.

卵子の発生

卵子のエイジングについて理解するためには，まず卵子の発生過程について理解する必要がある. ヒトでは始原生殖細胞（PGC）と呼ばれる卵子や精子などの配偶子の基になる細胞が受

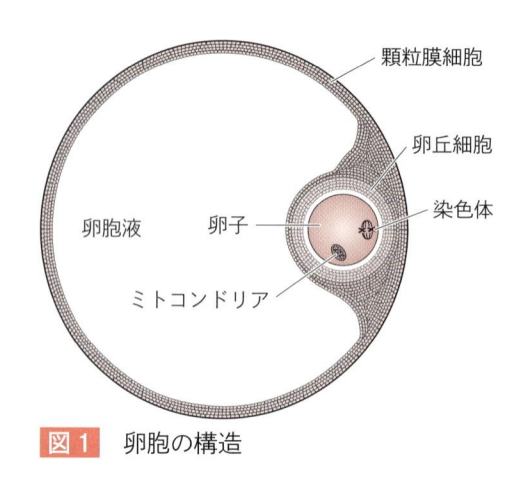

顆粒膜細胞

卵丘細胞

染色体

卵胞液　　卵子

ミトコンドリア

図1　卵胞の構造

精から3週目に現れ，4週目になると生殖腺にあたる場所まで移動を開始する[1]．そして，増殖しつつ，この大移動の長い道のりをアメーバのように移動し，生殖腺において卵原細胞まで成長する．この発生過程からみると，卵子はその初期から多くのエネルギーを使用していることがわかる．その後，卵子は減数分裂と呼ばれる体細胞とは異なる特殊な分裂方式を採って成長する．女性が新生児の頃に第一減数分裂を終えた卵子はいったん分裂を休止して，思春期に至る長い間卵巣の中にとどまる．そして，いよいよ使用する時期がくると成熟を再開するのである．この卵子成熟の過程も，卵子にとっては大きな生物学的変化を伴い，大きなエネルギーを必要とする．

　さて，卵子の発生過程で重要な働きをするのが卵子の周りを囲む顆粒膜細胞である（図1）．顆粒膜細胞には2種類あって，そのうち，卵子の周りを直接取り囲むものを卵丘細胞と呼ぶ．これは，卵子が卵胞の中で卵胞液に向かって突出している様子が丘のように見えるからである．卵丘細胞は卵子の発生初期では1層であるが，成熟卵子になる頃には5〜6層にもなる．卵丘細胞は大きなミトコンドリアを有していて，卵子のミトコンドリアとは大きく異なる．これは，卵丘細胞が卵子を支える構造的な役割を果たすだけでなく，卵子に多くのシグナルを送って分子レベルで卵子の発育を支えていることを意味している．実際，卵丘細胞からは無数の突起が出ていて，その突起は透明帯を貫通し，卵子の表面に突き刺さっている[2]．しかも，ミトコンドリアの一部がその突起の中を移動して卵子表面まで移動している像も捉えられている．このように，卵子にとって卵丘細胞は自分を育ててくれる親のような存在なのである．卵子のエイジングを考える場合，卵丘細胞の存在は無視できない．

◢ 生殖エイジングと卵管内エイジング

　人は年を重ねると皮膚がたるみ，背が曲がって筋力が衰える．全身の細胞と同様に卵子も当然老化するが，卵子の老化プロセスは他の細胞とかなり異なることを強調しておきたい．たとえば，20歳の女性がいたとして，その皮膚や筋肉は若々しく，どうみても老化と縁があるとは思えない．しかし，その女性の卵巣を覗いてみると卵子の一部はもう老化が始まっているのである．すなわち，卵子はきわめて老化しやすいといえる．そのよい例が「排卵後老化」と呼ばれる現象である．卵子は，成熟するとLHの急上昇がきっかけとなって排卵する．そして，

子宮口から直接卵管采に取り込まれる場合もあるし，いったん腹腔内へ落下してそれが卵管采に拾われる場合もあるのであるが，受精後約 1 週間を経て子宮内にたどり着く．この間に，長距離移動と受精というストレスフルな動態によって卵子が老化するというのである．これはおそらく活性酸素に曝露され，アポトーシスが卵子の老化を促進するものと考えられている[3]．このように，卵子はきわめて老化しやすいという特徴を覚えておくことが，高年齢女性の不妊治療では特に重要である．言い換えると，高齢患者の治療を行うのに何のアンチエイジング指導もしないということは，絶対にしてはいけないということである．

◢ 卵子老化を促進する因子：活性酸素，ストレスと AGEs

● 活性酸素とストレス

　卵子は成熟すると卵巣の表面から飛び出して移動する．これが排卵現象であるが，この排卵には一定量の活性酸素が必要なことが知られている．それは，卵巣組織自体における活性酸素の存在を示している．

　さて，卵子老化に関与する因子として種々のものが考えられるが，ストレスはその最も大きな因子である．不妊症に悩む患者はさまざまなストレスに曝露される．たとえば，近年の急速な生殖医学の発展により，多くの新しい科学技術が検査や治療に使用されるようになったが，患者にとってはその理解不能な学術用語が大きなストレスとなる．さらに，子をもたないことが社会において特殊なことと捉えられ，周囲の心ない言葉に傷つけられたりして大きな心的ストレスを受ける．心的ストレスは体内の活性酸素を増加させる[4]．この特徴は，うつなどの心理的異常状態でも顕著となる．長く治療を続ける患者に，うつ的要素をもった人が多いのは日常診療でよくみられることである．ストレスを多く受ける女性の卵巣予備能が低いことが知られている[5]．これはストレスが活性酸素を介して卵巣の卵子数に影響を与えていることを示している．たとえば，心的ストレスを受け続けると胞状卵胞数（月経時にエコーで測定される小卵胞数）が減少するのである．

● AGEs

　近年，終末糖化産物（AGEs）が活性酸素と同様に，ヒトの老化に深く関与していることが知られるようになった．AGEs は経皮的に容易に測定することができるので，当院でも測定している．その結果によると，不妊患者の AGEs は不妊症ではない人のそれよりも高値であることがわかった．AGEs と不妊症との関連についてはまだ多くの報告はないが，活性酸素と類似したメカニズムで組織を障害するとされており，卵巣や卵子の老化に関与している可能性は大きい．

◢ 卵子老化の診断

　臨床現場で卵子の老化を診断することは容易ではない．現時点では，形態学的手法に頼っているというのが現状である．すなわち，卵子の細胞質を顕微鏡で観察して顆粒の状態や色などで判断する方法である．しかし，これは有効な方法であるとはいえない．卵子が受精し分割してはじめてその機能異常が明らかになり，その原因の一つが老化であると推察されるという程

度である．そこで，最近では，さまざまな手法を用いて卵子の段階で老化現象を見極めようとする努力が行われている．例を挙げると，卵子に微小電極を刺入してその電位を計測する，卵子の周りの卵丘細胞の遺伝子の発現状況を検査するなどであるが，いまだ研究途上である．

近年，タイムラプスという技術が開発されて，胚の分割過程が確認できるようになった．この方法は，胚の早期の異常を確認する方法として有用である．

◢ 卵子老化に関連する細胞内小器官：小胞体，ミトコンドリア

卵子内には，卵子の成熟・受精そして胚発育に関与する蛋白質を合成，貯蔵する細胞内小器官が揃えられている．そのなかでも，小胞体とミトコンドリアは特に重要である．小胞体はリボゾームとともに蛋白の合成や折りたたみ，そして貯蔵の役割を担っている．近年，「小胞体ストレス」が主に神経細胞などで注目されている．小胞体の中ではシャペロンによって蛋白が折りたたまれて貯蔵されるが，これがうまくいかない状況が発生すると小胞体の機能異常が起こり，さまざまな障害の原因となる．そして，この障害は関連のゴルジ体やミトコンドリアにも波及し，神経の変性などが起こるとされている．おそらく，卵子内でも同様の機序で小胞体機能不全が起こっているものと考えられる．現在ではまだ，この障害を取り除く方法は発見されていないが，今後生殖医療においても大いに研究されるべき現象である．

◢ ミトコンドリアの果たす役割

● ミトコンドリアの起源とその役割

エイジングは細胞内のあらゆる部分に起こる．核は細胞機能の司令塔であり，ほとんどの遺伝情報が格納されているため，ここに何らかの異常が発生すると細胞全体が大きなダメージを受けることはいうまでもない．しかし，核の異常をメンテナンスすることは CRISPR/Cas9 などを駆使して遺伝子編集を行う必要があり，倫理的にもきわめて困難で現時点では有効な手段がない．

一方，エイジングが大きく関係している細胞内小器官として先に述べた小胞体とミトコンドリアがある．なかでもミトコンドリアに関する研究は最近進んでおり，その恒常性維持のためのメカニズムが明らかにされている．すなわち，核と比較するとアプローチしやすいのがミトコンドリアなのである．逆に，ミトコンドリアを知らずに生殖医療を行うことは，患者に計り知れない時間と努力のロスを強いることになるだろう．

5億年前のカンブリア紀には，元来リケッチア程度の大きさの原核生物がいた．当時，光合成が始まっていて，多くの酸素が排出されるようになったが，酸素は有害であるので，その原核生物が私たち（真核生物）の細胞の中に逃避侵入して定着したのがミトコンドリアの起源といわれている．

ミトコンドリアは，電子伝達系という大変巧妙にできた ATP 合成装置をもっていて，一度に 38 分子の ATP を合成することができる．これは，従来の解糖系による 2 分子の ATP 産生量と比べると格段に効率がよいのである．したがって，ミトコンドリア病に代表されるようにミトコンドリアに何らかの機能障害が起きると，たちどころに生命維持が危なくなるほどの異常が起こるのである．

● 生殖におけるミトコンドリアの役割

　生殖においてもミトコンドリアは大きな役割を果たしている．卵子のミトコンドリアは卵子成熟，受精，胚発育，着床に不可欠である．精子は頸部にミトコンドリアを格納していて，このエネルギーで精子は運動して卵子に侵入できるのである．さらに，胚が子宮内膜に侵入するとき，胚側そして子宮内膜側双方のミトコンドリアの働きが重要となる．

　卵子のミトコンドリアの形態は，他の臓器のものと比較すると地味である．サイズも小さく，円形または楕円形をしている．ミトコンドリアはその由来からも理解できるように，固有の遺伝情報（ミトコンドリア DNA）を有している．この DNA は環状で 16 kb しかなく，呼吸鎖関連の遺伝子 13 個，転移 RNA 22 個，そしてリボゾーム RNA 2 個で合計 37 個の遺伝子をコードしている．そして，ミトコンドリアの大部分の機能は核 DNA の支配を受けているのである．

　また，ミトコンドリアは細胞骨格を利用してかなりの速度で移動している．もし，卵子内に機能不全のミトコンドリアが蓄積すると，卵子成熟，受精，胚発育に甚大な影響が生じることが考えられるが，ミトコンドリアは独自の品質維持管理システムで劣化を防いでいる．その代表的例がボトルネック現象である．これは，一時的にミトコンドリアの数を減らして，品質の高いミトコンドリアのみを残し増殖することができる非常に巧妙なシステムである．これが一次卵母細胞の時期と胚盤胞期に起こるといわれている．それ以外に，分離，融合の機能なども品質維持に寄与している．

◀ 自家ミトコンドリア移植

● 卵子幹細胞

　卵子の老化に対するきわめて有望な方法として，われわれは成熟卵子に対する自家ミトコンドリア移植法を導入することにした．2004 年，Tilly らのチームは，卵子幹細胞（oogonial stem cell）の存在を明らかにした[6]．それまでの通常概念としては，卵子は出生時にすでにその数が決まっていて，その後排卵やアポトーシスという自然減少メカニズムによって徐々に減少していくというものであった．しかし，彼らはこの定説を否定し，卵巣内にも他の臓器と同様に幹細胞が存在することを明らかにしたのである．これはそれまでの概念を根底から覆す epoch making な出来事であった．White らは Ddx4 抗原を標的として抗体を作製して，フローサイトメトリー技術を用いて卵子幹細胞を抽出している[7]．そして，その細胞が *Prdm1*，*Dppa3*，*Ifitm3* などの生殖細胞としての遺伝子を発現しており，かつ卵子の指標である *Nobox*，*Zp3*，*Gdf9* などの遺伝子を発現していることを示した．また，多くの種の動物において，この細胞が卵子を形成することが報告されている．

　われわれはこの幹細胞の卵子形成能力ではなく，その中にあるミトコンドリアの特性について注目した．この幹細胞は卵子形成（oogenesis）を開始せず卵巣内に留まるので，活性酸素の影響を受けない．したがってミトコンドリアの ATP 産生能力が高く，遺伝子変異が少ないことが知られている．そこで，このミトコンドリアを利用して卵子の質の改善を図った．

● 自家ミトコンドリア移植法の概要

　以下，自家ミトコンドリアの卵子内移植法に関してその概要を述べる．まず，対象患者はき

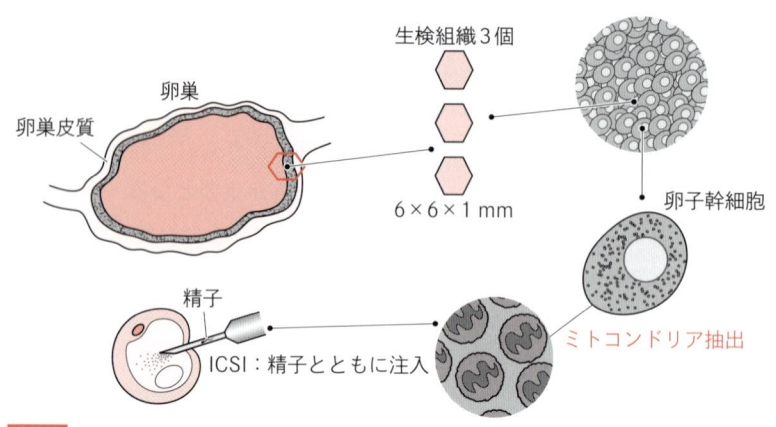

生検組織3個

卵巣

卵巣皮質

6×6×1 mm

卵子幹細胞

精子

ICSI：精子とともに注入

ミトコンドリア抽出

図2 自家ミトコンドリア移植法の手順

わめて卵子の質が悪く妊娠に至らない患者である．これらの患者は複数回 IVF を繰り返しても，胚分割が4細胞や8細胞で停止してしまったり，細胞質にフラグメントと呼ばれる細胞のかけらが多く出現する．したがって，胚盤胞形成は起こらず着床もしないのである．こういった患者は，従来の方法では，たいていは見込みのない治療を繰り返すしかなかった．

　まず患者は腹腔鏡手術を受け，卵巣皮質から 6×6×1 mm の組織片を3個採取する．次に，フローサイトメトリー技術で卵子幹細胞を採取，さらにその細胞群からミトコンドリアを抽出するのである．これを，顕微授精に際して精子とともに卵子細胞質内に注入するのである（図2）．

　現時点で，60名の患者から卵巣組織採取を行い，採取できた卵子幹細胞数は 11,327〜664,000 個であった．そしてそのうち19名の患者が妊娠している．分娩数は7件で10名の児が誕生しており，すべて正常児であった．なかでも特筆すべきは，ホジキンリンパ腫で化学療法を受け，卵子の質にダメージを受けた患者がこの方法によって妊娠したことである．現在，われわれはこの方法によって生まれた児の精神的発育状態，肉体的発達そして親子関係，さらには母児のミトコンドリア DNA の調査を行っている．これらの努力が，この素晴らしい技術の安全性と有効性を証明するものと考えている．

文献

1）Gougeon A：Dynamics of human follicular growth：morphologic, dynamic, and functional aspects. In Leung P, Adashi E：The Ovary 2nd edition. pp25-43, Elsevier Academic Press, 2004
2）Dekel N, Kraicer P, Phillips D, et al：Cellular associations in the rat oocyte cumulus cell complex：morphology and ovulatory changes. Gamete Research 1：47-57, 1978
3）Lord T, Nixon B, Jones KT, et al：Melatonin prevents postovulatory oocyte aging in the mouse and extends the window for optimal fertilization in vitro. Biol Reprod 88：67, 2013
4）Sánchez-Rodríguez MA, Castrejón-Delgado L, Zacarias-Flores M, et al：Quality of life among post-menopausal women due to oxidative stress boosted by dysthymia and anxiety. BMC Womens Health 17：1, 2017
5）Bleil ME, Adler NE, Pasch LA, et al：Depressive symptomatology, psychological stress and ovarian reserve：a role for psychological factors in ovarian aging？. Menopause 19：1176-1185, 2012
6）Johnson J, Canning J, Kaneko T, et al：Germline stem cells and follicular renewal in the postnatal mammalian ovary. Nature 428：145-150, 2004
7）White YA, Woods DC, Takai Y, et al：Oocyte formation by mitotically active germ cells purified from ovaries of reproductive-age women. Nat Med 18：413-421, 2012

（森本　義晴）

精子のアンチエイジング

|ポ|イ|ン|ト|
- ☑ 男性においても，晩婚化による妊孕性低下が問題となっている．
- ☑ 精子の加齢変化は児のない男性で著明である．
- ☑ 精子のアンチエイジングは，全身のアンチエイジングの一環である．

◢ はじめに

　最近のわが国の期待余命の延長につれて，10年前であれば不妊症の治療対象として遭遇することがなかった患者カップルの診療を行う機会が増加している．表1は，2008年に獨協医科大学埼玉医療センターで1年間に治療対象になった，男性パートナーの年齢が初診時60歳以上である12症例の詳細とその転帰についてまとめたものである．

　一般的に考えられているように，再婚でパートナーが非常に若い（年齢差が大きい）カップルばかりではなく，初婚でありパートナーも一般的には妊娠が困難であろうと推定される44歳以上のケースも存在している．この後，毎年同様のカップルの受診数は急速に増加している．この背景には，厚生労働省の集計にあるとおり，初婚年齢の高齢化の問題があると考えられる（表2）[1]．

　本稿では，現在の晩婚化に伴う挙児活動の高齢化がもたらす精子への影響（精子のエイジング）とその対策（精子のアンチエイジング）について，当センターでの症例を中心に概説するとともに，文献的考察を行う．

◢ 精子のエイジング

● 精子力（＝次世代を作っていく精子の能力）の危機（クライシス）

　2018年にNHKで取り上げられて以来，精子力の低下への関心が高まっている．精液検査の世界各地での集計から，1970年代から比較して，2010年代には精子濃度が52.4％，総精子数が59.3％減少したとの報告があるが[2]，国内では同様の研究は大規模なものはこれまでに行われておらず，唯一札幌医大の熊本悦明が2005年に報告した，1975〜1980年の253人と1998年の457人を比較して20年間で変化がないとの文献のみである[3]．

　児のある男性，児のない男性を問わず，年代別集計では集団として精液所見の悪化の傾向があり，加齢による精液所見の悪化につながっている．

● 精子力の評価法

　精子力の指標として広く用いられているのは，一般精液検査に該当する精液検査所見の精子

表1 男性パートナーが初診時 60 歳以上の挙児希望カップル

症例	男性の年齢（歳）	初婚(F)と再婚(S)	結婚年数	パートナーの年齢（歳）	EDスコア(IIEF-5)	精子濃度(×10⁶/mL)	精子運動率（%）	正常形態精子率（%）	精液量(mL)	挙児手段	妊娠
1	61	F	2	35	18	35	33	25	2.2	IUI	Yes
2	65	S	1	42	20	1.2	5	5	1.1	ICSI	No
3	72	F	0.5	49	4	nd	nd	nd	nd	No sperm by TESE	No
4	60	F	15	44	12	22	40	30	2.5	ICSI	Yes
5	62	F	21	50	15	33	50	50	2	ICSI	No
6	67	S	1	39	11	14	25	25	2	IUI	Yes
7	60	F	0.5	38	16	6	30	30	3.5	ICSI	No
8	69	S	1	35	14	0.5	0	0	0.5	ICSI	No
9	63	S	1	42	19	15	20	33	2	ICSI	No
10	64	S	2	40	13	20	15	20	1.5	ICSI	No
11	71	S	3	42	8	15	15	10	1	ICSI	No
12	69	S	2	39	12	25	25	25	2	ICSI	Yes

（獨協医科大学埼玉医療センター，2008 年）

表2 平均初婚年齢の年次推移

	1995 年	2005 年	2011 年	2012 年	2013 年	2014 年	2015 年
夫年齢（歳）	28.5	29.8	30.7	30.8	30.9	31.1	31.1
妻年齢（歳）	26.3	28	29	29.2	29.3	29.4	29.4

〔厚生労働省：平均初婚年齢　https://www.mhlw.go.jp/toukei/saikin/hw/jinkou/geppo/nengai15/dl/kekka.pdf をもとに作成〕

濃度，精子運動率，正常形態精子率である．しかし，これらは精子機能を直接反映しているわけではないため，精子力の新たな指標として精子 DNA 断片化指数（DNA fragmentation index：DFI）や，マウス卵活性化試験（mouse oocyte activation test：MOAT）が導入されている．

　DFI は sperm chromatin structure assay（SCSA）ともいわれ，精子 DNA の二重鎖構造が保たれているか否かを，アクリジンオレンジで染色した後にフローサイトメトリーで測定するものである[4]．

　MOAT は，マウス卵にヒト精子を顕微授精した後に，活性化された卵の割合を求めるバイオアッセイである[5]．

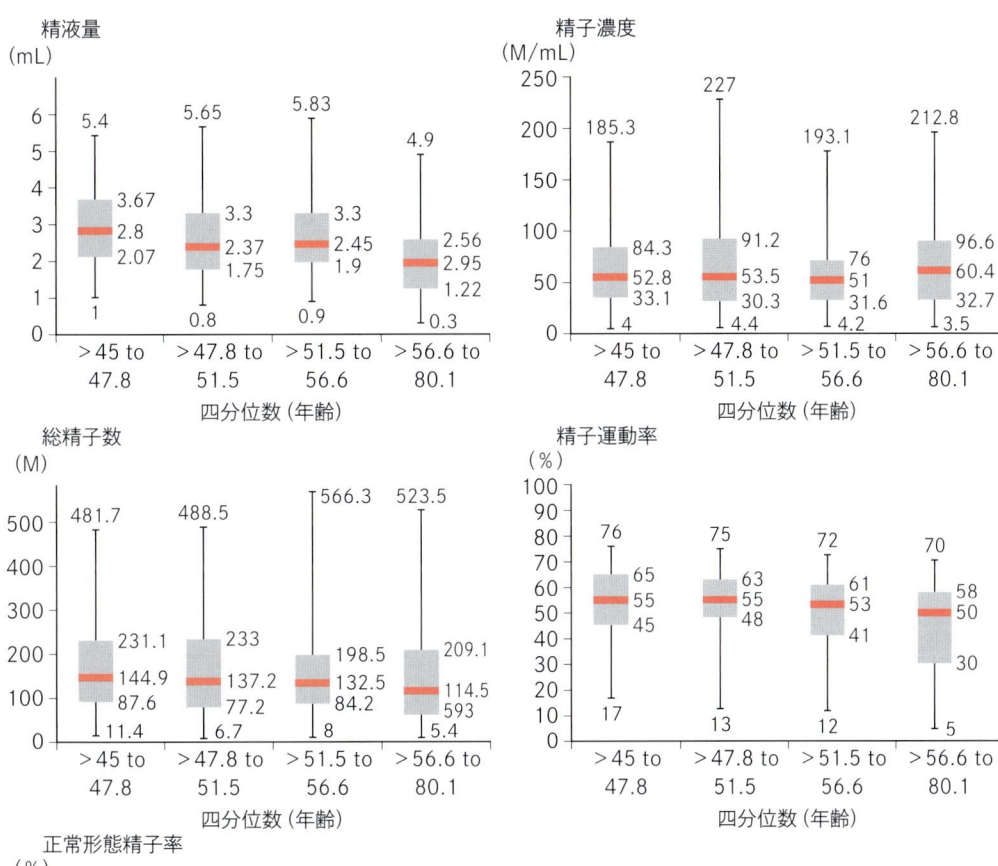

図1 一般精液所見と加齢

(Hellstrom WJG, et al：J Androl 27：421-428, 2006)

● 精子力の加齢変化

一般精液検査結果と加齢の関係

　精液検査所見の加齢による悪化は，個体差がかなり大きいものであるが，男性不妊外来に通院中の児のない男性に限って集計すると著明な傾向が現れ，精液量，精子濃度，総精子数，精子運動率，直進運動精子率，総運動精子数のいずれも加齢とともに低下すると報告されている[6]．これらに加えて正常形態精子率も加齢とともに低下すると報告されている（図1）[7]．

　これまでのランダムサンプリングによる大規模なコホート研究をまとめて表3に示した[8～10]．

表3 精液検査所見の加齢変化に関するレビュー

	精液量	精子濃度	運動率	正常形態精子率	総精子数
Kidd SA, et al[8]	↓	→	↓	↓	↓
Dain L, et al[9]	↓	→	→	→	↓
Whitcomb BW, et al[10]	↓	→	↓	↓	↓

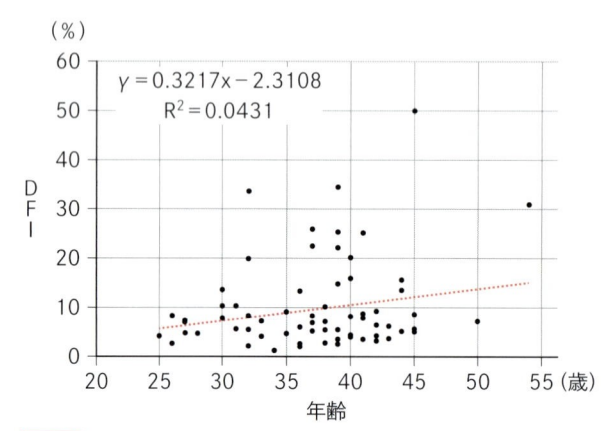

図2 精子 DFI と加齢

DFI と加齢

　精子力の指標である DFI の加齢変化に関しては，報告が少ないが，加齢に従って DFI が増加する（悪化する）と報告されている[11]．自験例での検討でも同様に加齢とともに DFI は増加する（図2）．

MOAT と加齢

　一般精液検査で基準値以内と評価されたものを対象とした検討では，児のない男性の精子のMOAT による活性化率の推移は，20〜34歳で 71%，35〜39歳で 63%，40〜44歳で 56%，45〜50歳で 41% と 35 歳以降加齢に伴い著明に低下することが示された（Shin ら，投稿中データ）．

　以上から，精子力は加齢に従い低下するが，この傾向は児のない男性でより顕著であることが示された．

◢ 精子のアンチアイジング

　精子のみでなく，抗加齢（アンチエイジング）の基本は抗酸化にあるとされている．

● 体重管理

肥満や痩せは精子力低下につながるため，適正な体重管理を行う．

● 生活習慣

　定期的な運動習慣を維持する．極端に激しい運動（トライアスロンなどやオリンピック出場レベルの訓練）は，酸化ストレスの増加のために精子力低下の原因となる．

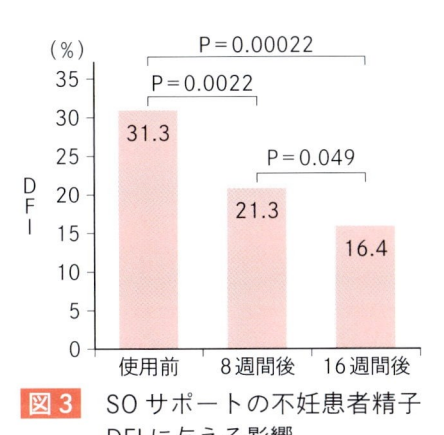

図3 SOサポートの不妊患者精子DFIに与える影響

（岩端威之，他：日本泌尿器科学会総会2018）

● 精巣（陰嚢）の冷却

精巣温度の上昇を招く高温のサウナや長時間のバスタブ浴は精子形成能を低下させるため，挙児希望であればこれらを避ける．

精巣静脈への静脈血の逆流により，陰嚢内の血流のうっ滞で精巣温度の上昇する精索静脈瘤では，手術療法（顕微鏡下内精静脈低位結紮術）や，陰嚢冷却シート（KIBOH Cooling Sheet®：http://www.ninkatsupower.jp/coolingsheet/）により，精子DFIを低下させることが可能である．

● 抗酸化療法

現在，無作為化比較試験により精子に対する抗酸化力が明らかにされているのはCoQ10であり，これを含有するサプリメントは数多く商品化されている．われわれは，CoQ10とビタミンCとEの合剤であるSOサポート®を投与した場合，16週後にDFIは著明に低下することを明らかにした（図3）．

● 適齢期の意識

年を重ねる（加齢）は避けて通れないものであり，上述するように児のない男性（男性不妊患者）では，精子力の加齢変化が顕著であることを考えれば，早期に自分の精子の状態を把握して，加齢変化が起こる前に挙児を目指すことも今後考慮すべき点である．このために，自身で精液の状態をある程度把握できる道具が発売されている．国内では，リクルートライフスタイル社のSeem®[12]とTENGAヘルスケア社のメンズルーペ[13]がある．Seemを用いた男性のうち，38％が医療機関を受診したとの集計結果（リクルートライフスタイル社 内部資料）がある．すなわち，自分の精子の状態の早期の認識が，早期受診に直結すると考えられる．

◢ 今後の研究・治療の展望

雄性配偶子の精子のアンチエイジングは，常にターンオーバーを繰り返している，人そのもののアンチエイジングにほかならないため，今後の抗加齢医学の進歩とともに新しい治療法・治療概念を採用していくことが期待される．

また，精子は凍結保存が容易な細胞であることから，現在は主に癌患者の妊孕性温存に限られている精子凍結保存や精巣組織凍結保存が，アンチエイジングの一手段として受け入れられてくる可能性があると考えられる．

文献

1）厚生労働省：平均初婚年齢 https://www.mhlw.go.jp/toukei/saikin/hw/jinkou/geppo/nengai15/dl/kekka.pdf（2019 年 9 月閲覧）
2）Levine H, Jorgensen N, Martino-Andrade A, et al：Temporal trends in sperm count：a systematic review and meta-analysis. Hum Reprod Update 23：646-659, 2017
3）熊本悦明：男はいつまで父たりうるか．Geriat Med 43：295-307, 2005
4）Evenson DP, Jost LK：Sperm chromatin structure assay：DNA denaturability. Methods Cell Biol 42：159-176, 1994
5）Araki Y, Yoshizawa M, Abe H, et al：Use of mouse oocyte to evaluate the ability of human sperm to activate oocytes after failure of activation by intracytoplasmic sperm injection. Zygote 12：111-116, 2004
6）Eskenaazi B, Wyrobek AJ, Sloter E, et al：The association of age and semen quality in healthy men. Hum Reprod 18：447-454, 2003
7）Hellstrom WJG, Overstreet JW, Sikka SC, et al：Semen and sperm reference range for men 45 years of age and older. J Androl 27：421-428, 2006
8）Kidd SA, Eskenazi B, Wyrobek AJ：Effects of male age on semen quality：a review of the literature. Fertil Steril 75：237-248, 2001
9）Dain L, Auslander R, Dirnfeld M：The effect of paternal age on assisted reproduction outcome. Fertil Steril 95：1-8, 2011
10）Whitcomb BW, Turzanski-Fortner R, Richter KS, et al：Contribution of male age to outcomes in assisted reproductive technologies. Fertil Steril 95：147-151, 2011
11）Vagnini L, Baruffi RL, Mauri AL, et al：The effects of male age on sperm DNA damage in an infertile population. Reprod Biomed Online 15：514-519, 2007
12）https://www.recruit-lifestyle.co.jp/service/seem.html（2019 年 9 月閲覧）
13）https://www.tengahealthcare.com/products/mensloupe/（2019 年 9 月閲覧）

（岡田　弘，田中　貴士，小野塚　さえ，久保田　麻衣，
栗原　恵，岩端　威之，小堀　善友，杉本　公平）

第2章

高齢不妊診療の実際

AMH と加齢

> **ポイント**
>
> ☑ AMH は現在最も信頼できる卵巣予備能の検査であり，2017 年に体外診断用医薬品として承認され，研究用試薬から臨床検査薬になった．
> ☑ この 10 年の間に AMH の測定法はめまぐるしく変化し，臨床的有用性を検討するうえで大きな混乱を招いた．
> ☑ 高齢不妊患者においても AMH は治療法の選択に有用である．
> ☑ 高齢低卵巣予備能患者において，FSH 基礎値がすでに上昇していても，エストロゲンのフィードバックを利用して，FSH・LH を適切なレベルにコントロールすることによって採卵が可能になる．

■ AMH 検査の概要

　AMH 検査は，現在生殖医療領域で卵巣予備能のマーカーとして使われている．しかし，「卵巣予備能」，「生殖年齢」という用語はいまだに正式に定義されていない．簡単に定義できるものではないが，本稿では「卵巣に残っている卵子の目安」という意味で卵巣予備能という用語を使用する．

　AMH は TGFβ スーパーファミリーに属し，2 つの 72 kDa ポリマーがジスルフィド結合した糖蛋白ダイマーである．当院では 2008 年 6 月より 96 穴のプレートを用いた ELISA 法（EIA AMH/MIS KIT：MBL 社）での AMH 測定を院内で開始した．2011 年 6 月からは Beckman Coulter 社の測定キットが GENⅡ（AMH GenⅡ ELISA KIT）に変更になり，AMH の測定単位も pM（ピコモル）から ng/mL に変わった．EIA キットが AMH の 2 本鎖の pro-region と mature-region をはさんで測定していたのに対し，GENⅡでは mature-region だけを測定するため，より生物活性に近い値が得られるはずであった．しかし，実際に測定してみると前キットの測定値との乖離が非常に大きく，混乱を招いた．2013 年に入ると，GENⅡの測定において，血漿中の補体が大きく干渉し，大きな測定誤差が生じていたことが判明したため測定手順が変更になった．その後，測定値は以前より安定したものの，その間 2 年余りは，大きく変化する AMH の測定結果に悩まされた．

　2015 年 1 月からは Beckman Coulter 社のアクセス AMH の自動測定機による測定が可能になり，測定誤差の縮小および測定時間・人的負担の大幅な軽減が実現した．2017 年 5 月からは，ホルモン検査機器としてすでに広く使用されている Roche Diagnostics 社の自動測定機で，エクルーシス®AMH Plus を使って AMH の測定が可能になった[1]．各測定法間では概して良好な相関があり，測定値を理解するうえでは大きな混乱はなかった．エクルーシス®AMH Plus は，2017 年には AMH の国内初の体外診断用医薬品として承認を受け，臨床診断検査として用いられることとなった．また，2018 年にはアクセス AMH も承認され，AMH 検査が広

く認められる形となった.

▰ AMH 検査を行う意義（特に高齢不妊患者に対して）

AMH は，女性においては妊娠 32 週頃から胎児の卵巣に発現する．前胞状卵胞，小胞状卵胞の顆粒膜細胞から分泌され，原始卵胞から一次卵胞への卵胞の発育を調整していることがわかってきた[2]．マウスの実験では AMH をノックアウトすると卵胞が一斉に育ち，早く原始卵胞が枯渇するという報告もある[3]．

原始卵胞は女児が生まれる前，胎内で 500 万〜700 万個に一度だけ増加する．出生時には約 200 万個にまで減り，初経時にはさらに減少し約 30 万個になる．毎月 1 個ずつ卵子は排卵されるのではなく，1 か月に約 1,000 個の割合で減少していく．恒常的に卵子は消失し，排卵・月経・不妊治療などにかかわらず減少する．どうして卵子が早くなくなるのか，どうしたら卵子の減少を防げるのかはわかっていない．

原始卵胞から一定の割合で常に卵胞が発育を始めると仮定すると，AMH 値が高ければ前胞状卵胞も小胞状卵胞も多く，卵巣内に残っている原始卵胞も多いと推察されることから近年注目され，女性にとっても重要なホルモンとなった．また，小さな卵胞のほうが高濃度の AMH を分泌し，卵胞が大きくなるにつれ分泌が減っていくため，月経周期に大きく左右されないことが明らかになっている．また，AMH には FSH によるアロマターゼ誘導作用を抑制し，卵胞の成熟を抑制する作用があることも報告されている[4]．以上のような理由により AMH は現在最も信頼できる卵巣予備能のマーカーとして普及してきた．

高齢不妊患者においては一般的にすでに卵巣予備能は低下しているので，不妊治療の選択の判断には有用であるが，高齢になればなるほど治療は限られる．AMH は，若年者では，早発卵巣不全の早期診断や多嚢胞性卵巣症候群（PCOS）の診断にきわめて有用である．

▰ 適応と実施法

当院は不妊治療専門であり，2008 年より，初診時にほとんどの患者に AMH 検査を実施し，年齢と AMH 値で基本的な治療方針を立てている　再検査するのは通常はステップアップ時ぐらいで，半年から 1 年ぐらいの間隔で実施する．早発卵巣不全や PCOS などの異常低値，あるいは異常高値である場合は 1〜2 か月余りで再検査することもある．高齢不妊患者においてすでに AMH 値が低ければ，再検査して大きく変わることはなく，AMH の再検査は実際あまりない．

▰ AMH による卵巣刺激法の選択

AMH の測定結果は図 1 に示すようにばらつきが非常に大きく，本来卵巣の老化とは別物で，30 代では AMH と年齢は相関せず個人差しかない．したがって，「卵子の老化」と「卵巣予備能」を混同した，巷で使われる「卵巣年齢」という言いかたには賛同できない．また図 2 のように，AMH は調節卵巣刺激で採取される卵子の数とよく相関する．当院では年齢と AMH 値で治療方針を決定している．

概して言えば，AMH 値が約 2.0 ng/mL 以上であれば，どの年代の患者においても調節卵巣

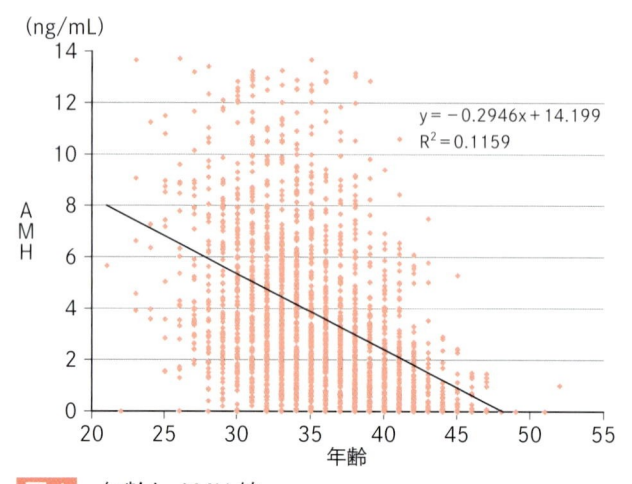

図1 年齢と AMH 値
AMH<14.0 ng/mL, n=2,077.

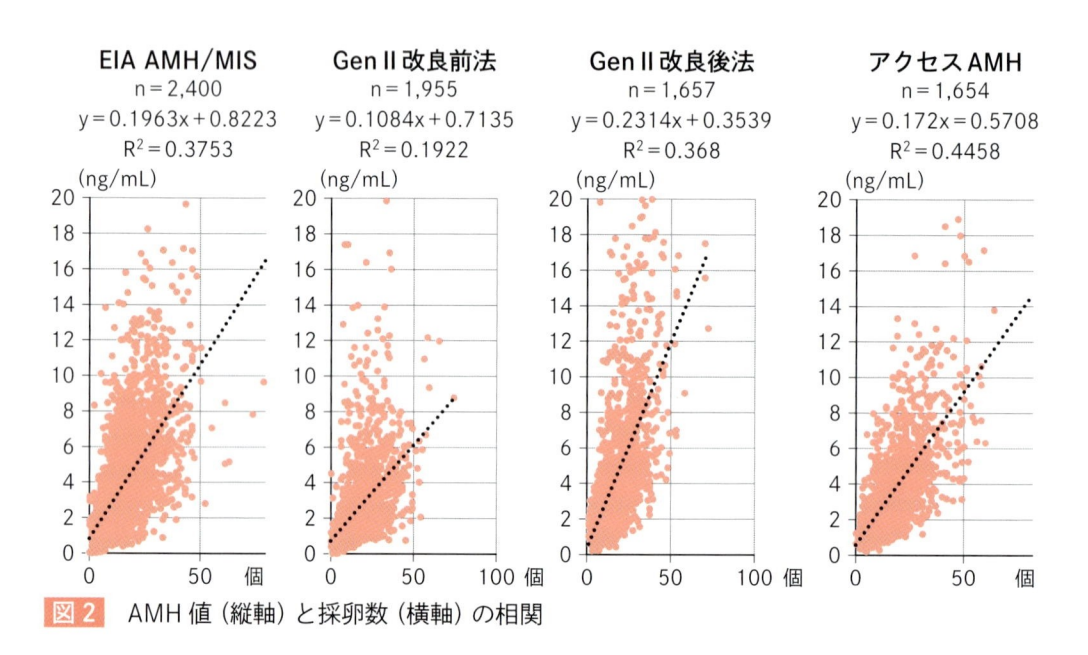

EIA AMH/MIS
n = 2,400
y = 0.1963x + 0.8223
R² = 0.3753

Gen II 改良前法
n = 1,955
y = 0.1084x + 0.7135
R² = 0.1922

Gen II 改良後法
n = 1,657
y = 0.2314x + 0.3539
R² = 0.368

アクセス AMH
n = 1,654
y = 0.172x = 0.5708
R² = 0.4458

図2 AMH 値（縦軸）と採卵数（横軸）の相関

刺激を施行し，ある程度の卵子数を確保することができる．AMH 値が約 1.0 ng/mL 以下の場合は，約半年前から育ち始めている卵子がもともと少ないので卵子の獲得数は非常に少ないことが予想される．

　当院では AMH 値と年齢で体外受精時にどのような卵巣刺激をすべきかを図3を参考に決定するようになった．測定法の変遷と臨床経験からこの図自体も何回も改変を重ねてきた結果，現在の形になった．AMH 値が約 2.0 ng/mL 以上であれば，基本的にはアンタゴニスト法で調節卵巣刺激を施行する．アンタゴニスト法を選択する理由は，hCG トリガーではなく，GnRH アゴニストトリガーで卵巣過剰刺激症候群（OHSS）はほとんど発症せず，非常に安全に多くの成熟卵を採取することができるからである．AMH 値が約 1.0 ng/mL 以下の場合は，連日調節卵巣刺激で注射を打っても，卵子の獲得数は非常に少ないと予想され，原則クロミ

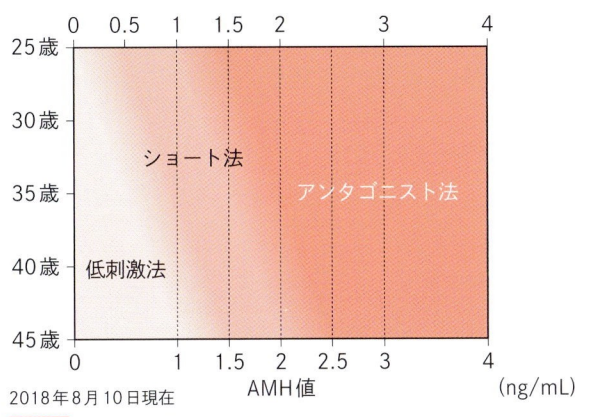

2018年8月10日現在

図3 調節卵巣刺激選択の目安

フェン内服あるいはクロミフェン＋hMG 製剤という低刺激の方針をとっている．アンタゴニスト法の症例と低刺激症例のその狭間である AMH 値が約 1.0〜2.0 ng/mL の症例においては，GnRH アゴニストのフレアアップを利用したショート法の選択を残している．もともと卵巣予備能のやや低い症例なので卵子の数は多くなく，OHSS の心配なく hCG 製剤投与で採卵ができる．

　調節卵巣刺激に対する反応，採れる卵の数は，卵巣予備能だけではなく年齢にももちろん依存する．そのため図3 に示すように，AMH だけでなく年齢の要因も，グラフでは考慮している．また，AMH は毎回必ず同じ値を示すわけではなく，一つの目安である．そのため，境界の値は必ずしも明瞭でなく，図ではぼかして表現している．

　高齢不妊患者では多くは AMH 値が 1.5 ng/mL 以下であり，低刺激となる．しかし，低刺激においても AMH 値が 0.5 ng/mL 以上ぐらいあれば，クロミフェン内服あるいはクロミフェン＋hMG 製剤で複数の採卵が可能である．

◢ 治療への活用法

　調節卵単刺激あるいは低刺激ができる患者はよいが，すでに AMH 値がほぼ 0 で FSH，LH が上昇している，あるいは初診時にすでに FSH，LH が更年期レベルに達している場合が問題である．従来であれば，このような患者にはカウフマン療法を行い，月経周期 3 日目に FSH を再検，高ければ再度カウフマン療法を行う，ということを繰り返していた．閉経になっても，卵子の質は劣化していると思われるが，1,000 個余りの卵子が残っているというデータもある[5]．卵子がある程度少なくなり，エストラジオール（E2）が低くなった時点で FSH，LH が上昇してくると，卵子が少しあるにもかかわらず，FSH，LH が高いために卵子が十分発育できないフェーズがあると考えられる．そこで，当院ではそのような患者には基本的に E2 を投与し，そのフィードバックで FSH，LH をコントロールしている．

　カウフマン療法を行うと FSH，LH は一時的に低下するが，次の月経を待つと FSH は短期間に異常高値になる．そのため，消退出血を起こさせるためのエストロゲン，プロゲステロンの投与終了時の月経前から E2 を投与すると，FSH，LH が上昇することなく月経になり，FSH，LH をコントロールしやすくなる．

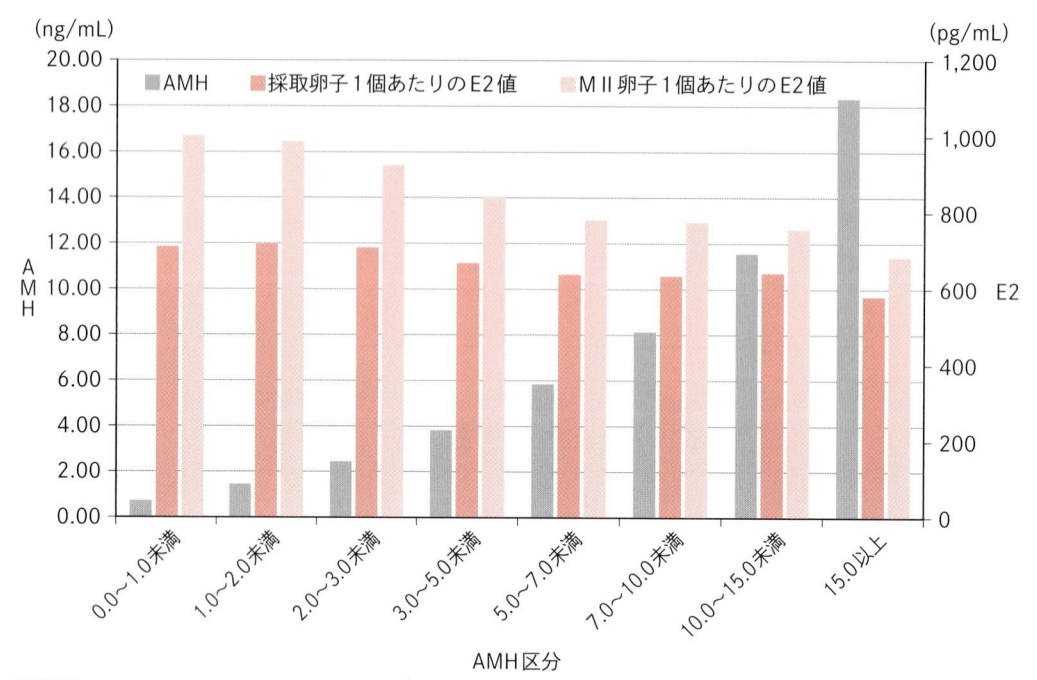

図4 AMH 数値別にみた採取卵子 1 個あたりの E2 値
2015 年 1 月〜2017 年 6 月，IVF 周期　n=3,463.

　図 4 に，AMH を横軸に卵巣刺激にて採取された卵子 1 個あたりのトリガー時の E2 値を示す．通常，教科書的には E2 値が 250〜300 pg/mL ぐらいで卵子は成熟し排卵するとされている．しかし，高齢低卵巣予備能症例においては，E2 値が高い値にならなければ成熟卵として採取できないと考える．たとえば，卵胞 1 個あたり 600 や 800，1,000 pg/mL ということも，図 4 に示すように十分ありうる．逆に，卵胞径が 14 mm しかないにもかかわらず E2 値が 1,000 pg/mL であれば，それは採卵の対象となる．

　原始卵胞から成熟卵胞に成長するのには約半年，あるいはそれ以上かかるといわれているが，その後半の 3 周期あまりはホルモン依存で卵子は育つといわれている．そのため，短期的にホルモンの状態を良くして 3 か月程度で育つ卵胞があれば，育つものと考えられる．一方，約半年かけてホルモン状態を良くしたにもかかわらず一個も卵胞が育たなければ，もう育つべき原始卵胞が卵巣にほとんどないと判断し，患者にも説明したうえで治療の終焉を考える．

■ 今後の展望

　当院で 2008 年に AMH 測定を開始してから約 10 年間，測定法が目まぐるしく変わり，一時は補体の影響で測定値に大きな変動がみられた．測定値の理解に苦しむ時期も長かったが，現在ようやく AMH の測定自体が落ち着いたと感じられる．

　AMH 測定は自動化により測定感度が良くなったが，従来の説とは違い，AMH の測定値は，卵胞期，黄体期といった月経周期，妊娠，出産，授乳期において，かなり大きく変化することもわかってきた[6〜9]．測定誤差が小さくなることによって，また新しい AMH の利用の仕方，考えかたが必要になってきた．

今後，生殖医療分野だけでなく，AMH が広く産婦人科の検査となること，あるいは癌と妊孕性温存における癌治療の卵巣予備能に及ぼす影響を評価する検査となることを期待する．AMH は単に生殖に関わっているだけでなく，まだまだ未知の役割・働きがあると思われる．

文献

1）浅田義正，立木　都，船ケ山友里，他：電気化学発光免疫測定法（ECLIA 法）を用いたアンチミューラリアンホルモン測定キット「Elecsys　AMH」の基本性能評価．医学と薬学 72：109-118，2015
2）La Marca A, Broekmans FJ, Volpe A, et al：Anti-Müllerian hormone（AMH）：what do we still need to know？ Hum Reprod 24：2264-2275, 2009
3）Myers M, Middlebrook BS, Matzuk MM, et al：Loss of inhibin alpha uncouples oocyte-granulosa cell dynamics and disrupts postnatal folliculogenesis. Dev Biol 334：458-467, 2009
4）La Marca A, Sighinolfi G, Radi D, et al：Anti-Mullerian hormone（AMH）as a predictive marker in assisted reproductive technology（ART）. Hum Reprod Update 16：113-130, 2010
5）American College of Obstetricians and Gynecologists Committee on Gynecologic Practice；Practice Committee of the American Society for Reproductive Medicine：Female age-related fertility decline. Committee Opinion No.589. Obstet Gynecol 123：719-721, 2014
6）Broer SL, Dólleman M, Opmeer BC, et al：AMH and AFC as predictors of excessive response in controlled ovarian hyperstimulation：a meta-analysis. Hum Reprod Update 17：46-54, 2011
7）Ferraretti AP, La Marca A, Fauser BC, et al：ESHRE consensus on the definition of 'poor response' to ovarian stimulation for *in vitro* fertilization：the Bologna criteria. Hum Reprod 26：1616-1624, 2011
8）Riggs RM, Duran EH, Baker MW, et al：Assessment of ovarian reserve with anti-Müllerian hormone：a comparison of the predictive value of anti-Müllerian hormone, follicle-stimulating hormone, inhibin B, and age. Am J Obstet Gynecol 199：202.e1-e8, 2008
9）Arce JC, La Marca A, Mirner Klein B, et al：Antimüllerian hormone in gonadotropin releasing-hormone antagonist cycles：prediction of ovarian response and cumulative treatment outcome in good-prognosis patients. Fertil Steril 99：1644-1653, 2013

（浅田　義正）

AMH よもやま話

2007年頃，海外の学会や論文ではAMHの話題が増えていた．大学の先生がたにはどんどん研究を進めてほしかったが，保険適用のない検査の研究を大学で進めることは難しい時代になっていたようだ．一開業医である私は，臨床にすぐ使っていきたいと考えていた．当時はFSHの基礎値，LH/FSH比などで卵巣刺激を決めていたが，実際注射を打ってみないと卵胞数の予想はつかなかった．AMHの前には，インヒビンBが卵巣予備能のマーカーとして期待されたときもあった．

AMHを測りたいと大手検査メーカーに掛け合い，二度にわたり交渉したが需要がないと断られた．請け負うという某社は高価すぎた．というわけで，機器を購入し院内で測定を始めたのが2008年であった．検体数が少ない頃はよかったが，数が増えると標準偏差がどんどん大きくなり，全く正規分布しなかった．何か間違っているのではないかと悩み続けた．セミナーなどでは偉い先生がたからは正常値やカットオフ値をよく聞かれた．海外の論文のグラフをみたとき，自分の測定は間違っていなかったことがわかり安堵した．GenIIキットには，より測定値が正確になると期待した．しかし，またまた裏切られ，一時「GenIIは別物だった」という講演をしたことすらあった．現在は自動化により測定時間も早く正確になったが，従来あまり変化しないとされてきたAMHの測定値は，精度が上がったことでかえってその変動が目立つこととなった．悩みは尽きない．

ところで，AMH（anti Müllerian hormone）は胎生初期の男児の精巣に発現し，男性ホルモンとともにミュラー管の退行を促してウォルフ管中心の男性生殖器を形成する．このため，当初MIS（Müllerian inhibiting substance）という呼ばれかたもした．従来の日本語訳が抗ミュラー管ホルモンとなっているのは，このためである．しかし，抗ミュラー管ホルモンを英訳するとanti Müllerian ducts hormoneとなり，男児のためには意訳ではあるが，女性の卵巣予備能で注目される現在では違和感がある．AMH，アンチミューラリアンホルモンと素直に呼べる時代になってほしいし，研究成果とともに学術用語も進化してほしい．

（浅田　義正）

胞状卵胞数計測（AFC）

| ポ | イ | ン | ト |

- ☑ 卵巣予備能を反映する指標として AFC は重要である.
- ☑ 年齢 35〜38 歳ぐらいから AFC は急激に減少していく.
- ☑ 周期によって AFC は変化するので，毎周期観察して良い周期を逃さないようにする！

◢ 胞状卵胞数計測

卵巣予備能を反映する指標として胞状卵胞数計測（antral follicle count：AFC）がある. 卵胞発育過程において二次卵胞を経て前胞状卵胞になるときからゴナドトロピン感受性の発育を示し，AMH を分泌しているとされる（図 1）.

前胞状卵胞は本来直径 2 mm 以下の卵胞を指すため，エコーで正確に数を計測しにくい. そのため卵巣予備能の指標として，通常 2〜8 または 10 mm の卵胞を計測するため，海外では一般に胞状卵胞数 AFC と称される. 体外受精を行う場合には，卵巣刺激を開始する周期の 3 日目までに計測することが多い.

◢ 高齢不妊患者に AFC 計測を行う意義

卵巣予備能を評価する方法として，卵胞期初期の FSH，インヒビン B，クロミフェンチャレンジテスト，外因性 FSH 卵巣予備能試験，AFC，AMH などがある. このなかで AFC は，エコーを使えば瞬時に計測でき，発育卵胞数を正確に予測することが示されている.

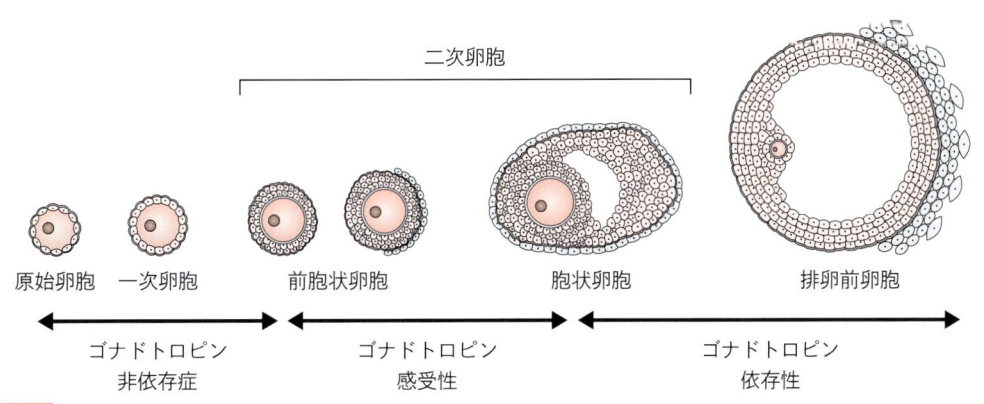

図 1 卵胞の構造と卵胞発育

〔久慈直昭, 他（編）：今すぐ知りたい！不妊治療 Q&A. p35, 医学書院, 2019〕

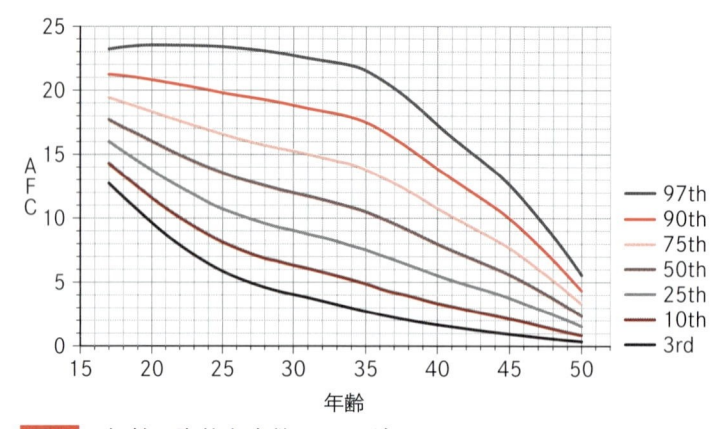

図2 年齢と胞状卵胞数のノモグラム

（Almog B, et al：Fertil Steril 95：664, 2011）

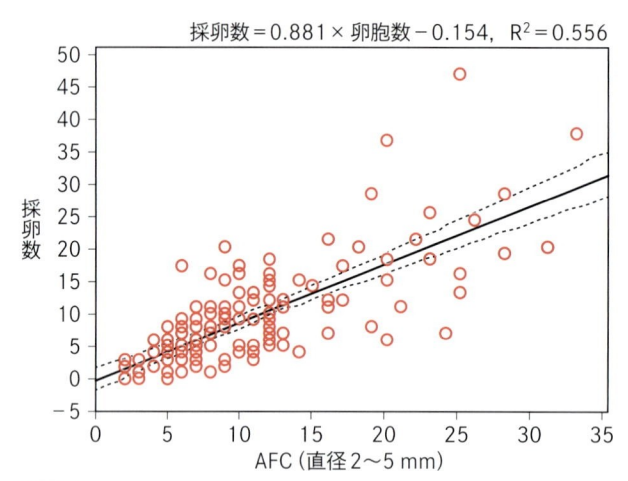

図3 胞状卵胞数（直径 2～5 mm）と採卵数との関係

（Chang MY, et al：Fertil Steril 69：507, 1998）

　Scheffer らは，25～46 歳の不妊でない女性 162 人に対して AFC を計測し，年齢に伴う推移を示した[1]．AFC 下降の速度は 25～38 歳までは年率 4.8%，38 歳を過ぎると 12%であり，高齢になるほど卵巣予備能が低下し AFC の下降が急峻であった．最近では Almog らは，1,866 例の女性の AFC 計測をもとに，36～38 歳で AFC がそれまでより急に下降することを示した（図 2）[2]．ただし，AFC が少ない（3rd，10th，25th パーセント）群では，すでに 30 歳以前に急に下降していることがわかる（図 2）．

　そして Chang らは，ロング法では Day 1 に，ショート法では Day 2 に 2～5 mm の卵胞数を調べたうえで，AFC と採卵数は正の相関を示していることを証明した（図 3）[3]．

　このように，近年 AFC と体外受精時の採卵数との関連が示され，AFC の高値が卵巣の過剰反応を反映し，AFC の低値が卵巣の反応不良を示すことがほぼ認知されている．

◢ AFC の値と妊娠率に関連はあるのか？

AFC の値により採卵数やキャンセル率について予測ができる一方，妊娠率への関連には議論がある．Hsu らは，AFC が排卵誘発法や hMG 製剤投与量の選択には有効であるが，妊娠率や流産率，生児獲得率に差がなかったことから胚の質は予測できないとした[4]．このことは，AMH と妊娠率との関係でも同様なことがいわれている．また流産率に関しても，Bishop らは，FSH の基礎値レベルや AFC によって卵巣予備能の低下が示された場合でも，35 歳以下の女性では流産率が変わらなかったと報告した[5]．しかし 35 歳以上では卵巣予備能が低下した女性では流産率が高かった．

日常診療では，例えば採卵数が 1 個より 5 個のほうが妊娠の期待値が高い．今や日本の不妊治療を受ける女性の平均年齢は 40 歳を超えることを考えると，高齢女性に絞った検討が待たれる．

◢ 適応と実施法

AFC を適切に計測するための方法が Broekmans らによって提言されている[6]．

● 臨床的側面
・子宮内膜症や外科的卵巣手術の有無がないか情報を集める．
・自然の月経もしくはピル（OC）服用後の月経開始 2〜4 日目に卵胞を計測する．
・直径 2〜10 mm の胞状卵胞を計測する．

● 技術的側面
・きちんとトレーニングされた医師もしくは臨床検査技師が行う．
・2 方向計測が望ましい．
・経腟エコーで検査する．
・直径 2 mm の卵胞が計測できるよう，最低 7 MHz のプローブを使用する．
・順序は，卵巣を同定し，適切な断面で卵胞の端から端まで計測，最大 10 mm 以下の卵胞を数える．また 10 mm を超えている卵胞も別記する（図 4）．

◢ 評価法

AFC の計測は，直径 2〜10 mm の卵胞を計測することが多いが，論文によってサイズは一致していない．排卵誘発のスタート時に 10 mm の卵胞が揃って並んでいることは少なく，10 mm の卵胞が存在するときは大きさが揃っていないことが多い．Jayaprakasan らは，直径 2〜6 mm の胞状卵胞数を指標にしたほうがよいと述べている[7]．また Lai らは，直径 6〜7 mm の卵胞数が最も良好な成功率をもたらすとしている[8]．

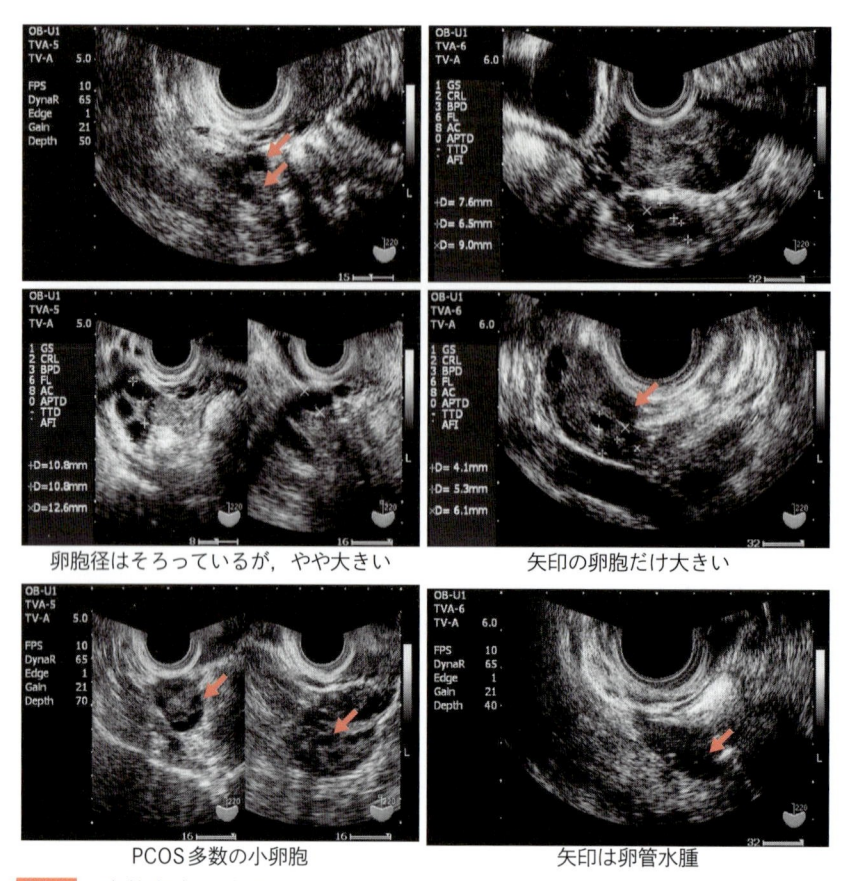

卵胞径はそろっているが，やや大きい　　　　　　矢印の卵胞だけ大きい

PCOS多数の小卵胞　　　　　　　　　　　　矢印は卵管水腫

図4　胞状卵胞の計測

卵胞のサイズが揃っているか計測する．他にチョコレート嚢胞の有無，副卵巣嚢腫や卵管水腫の有無を確認する．

◢ 治療への活用法

　排卵誘発周期に入る前に OC を使うことがあるが，短期間でも胞状卵胞数，採卵数は減少する．Tran らによれば，卵巣刺激前の GnRH アゴニスト，OC の投与あるいは OC＋GnRH アゴニストの短期間の投与で，AFC はそれぞれ 0.9 個，2.2 個，3.0 個の減少をみている[9]．特に高齢女性の場合には，卵胞の大きさを揃えることが望ましいが，基礎レベルの AFC を確認し，AMH，年齢も考慮に入れ対策を練らなければならない．長期の OC 服用で AMH と AFC は20％減少するとの報告があり，中止した場合は回復していた[10]．

　AFC は月経周期ごと，そして内分泌動態の変動で変わる可能性がある[11]．逆に毎周期観察して良い周期を逃さないことが大切である．高齢女性は限られた治療期間であるため，治療周期に進むかどうかは自己都合ではなく卵巣に合わせて進めるようコミュニケーションをとっていくことも大切である．

◢ 今後の展望

　卵巣予備能を評価するうえで，AMH が現在最も有用とされているが，その理由は施設間格

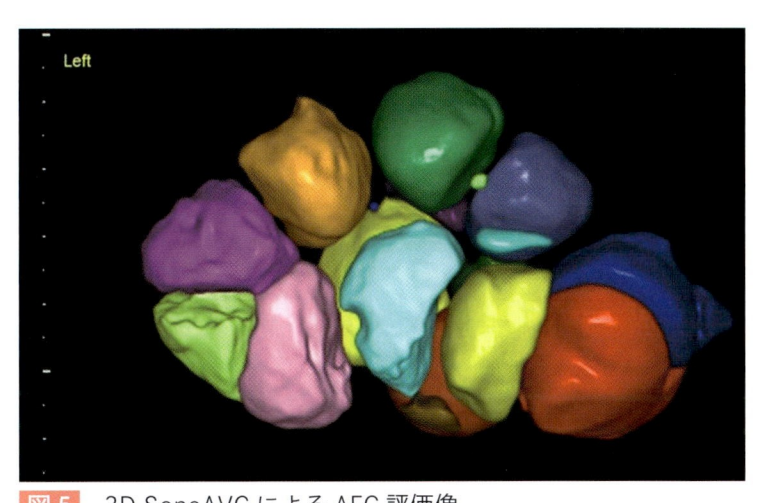

図5 3D SonoAVC による AFC 評価像
(Peres Fagundes PA, et al : Reprod Biol Endocrinol 15 : 96, 2017)

差がないことと AMH のほうが採卵数への予測として精度が高いためである．AFC は，正確な計測には経験と優れた超音波診断装置が必要である．Anderson らは，AFC の計測にセンター間で有意な差異が認められたとしている[12]．また高齢女性や肥満女性では，時に AFC を正確に測れないこともある．現在 3D SonoAVC エコーを使った AFC が測定されつつある（図5）[13]．今後，直径 2 mm 前後の前胞状卵胞を含めて正確に自動計測ができる装置が開発されると，AFC の重要性はますます高まってくるであろう．

文献

1) Scheffer GJ, Broekmans FJ, Dorland M, et al : Antral follicle counts by transvaginal ultrasonography are related to age in women with proven natural fertility. Fertil Steril 72 : 845-851, 1999
2) Almog B, Shehata F, Shalom-Paz E, et al : Age-related normogram for antral follicle count. Fertil Steril 95 : 663-666, 2011
3) Chang MY, Chiang CH, Hsieh TT, et al : Use of the antral follicle count to predict the outcome of assisted reproduction technologies. Fertil Steril 69 : 505-510, 1998
4) Hsu A, Arny M, Knee AB, et al : Antral follicle count in clinical practice : analyzing clinical relevance. Fertil Steril 95 : 474-479, 2011
5) Bishop LA, Richter KS, Patounakis G, et al : Diminished ovarian reserve as measured by means of baseline follicle-stimulating hormone and antral follicle count is not associated with pregnancy loss in younger in vitro fertilization patients. Fertil Steril 108 : 980-987, 2017
6) Broekmans FJ, de Ziegler D, Howles CM, et al : The antral follicle count : practical recommendations for better standardization. Fertil Steril 94 : 1044-1051, 2010
7) Jayaprakasan K, Deb S, Batcha M, et al : The cohort of antral follicles measuring 2-6 mm reflects the quantitative status levels of ovarian reserve as assessed by serum levels of anti-Müllerian hormone and response to controlled ovarian stimulation. Fertil Steril 94 : 1775-1781, 2010
8) Lai Q, Chen C, Zhang Z, et al : The significance of antral follicle size prior to stimulation in predicting ovarian response in a multiple dose GnRH antagonist protocol. Int J Clin Exp Pathol 6 : 258-266, 2013
9) Tran ND, Aghajanova L, Kao CN, et al : Impact of pituitary suppression on antral follicle count and oocyte recovery after ovarian stimulation. Fertil Steril 105 : 690-696, 2016
10) Lambalk CB : Anti-Müllerian hormone, the holy grail for fertility counselling in the general population? Hum Reprod 30 : 2257-2258, 2015
11) Nahum R, Shifren JL, Chang Y, et al : Antral follicle assessment as a tool for predicting outcome in IVF – is it a better predictor than age and FSH? J Assist Reprod Genet 18 : 151-155, 2001
12) Anderson RA, Anckaert E, Bosch E, et al : Prospective study into the value of the automated Elecsys

antimüllerian hormone assay for the assessment of the ovarian growing follicle pool. Fertil Steril 103：1074-1080, 2015

13) Peres Fagundes PA, Chapon R, Olsen PR, et al：Evaluation of three-dimensional SonoAVC ultrasound for antral follicle count in infertile women：its agreement with conventional two-dimensional ultrasound and serum levels of anti-Müllerian hormone. Reprod Biol Endocrinol 15：96, 2017

（古賀　文敏）

FSH の捉えかた

|ポ|イ|ン|ト|

☑ 卵胞期早期の FSH 値を FSH 基礎値として用いる.
☑ FSH 基礎値が上昇している場合，卵巣予備能の低下を示す 1 つの指標となるが，AMH 値や AFC も合わせて評価する.
☑ 高齢不妊患者において FSH 基礎値の上昇がみられた場合の不妊治療は，きわめて低い妊娠率しか期待できない.

◢ FSH 検査の概要

● FSH の産生，調節

卵胞刺激ホルモン（FSH）は黄体化ホルモン（LH）と並んで下垂体前葉で合成分泌されるゴナドトロピン（性腺刺激ホルモン）である. その合成，分泌は，視床下部からのゴナドトロピン放出ホルモン（GnRH）刺激により維持される. GnRH の分泌はパルス状に生じ，高頻度パルスでは LH，低頻度パルスでは FSH 優位の分泌が起こるとされている.

FSH の分泌は視床下部へのエストロゲンのネガティブフィードバックを受けることにより抑制される. また，下垂体ゴナドトロピン産生細胞に局在するアクチビン，卵巣および下垂体から分泌されるインヒビンによる調節も受ける. オートクラインに作用して，FSH の産生を促すアクチビンに対してインヒビンは主として卵巣から産生され，アクチビン受容体に対し競合的結合することでアクチビンの作用を遮断し，FSH の産生を抑制する（図 1）.

● FSH の機能

顆粒膜細胞への作用

FSH は FSH 受容体をもつ卵胞の顆粒膜細胞に作用することで，卵胞発育とエストラジオール（E2）の分泌を促す. 卵胞期初期には FSH 値は上昇し，顆粒膜細胞数および莢膜細胞数を増加させ，さらに顆粒膜細胞でアロマターゼ活性の増加を誘導する.

一方，LH は LH 受容体をもつ卵胞の莢膜細胞に作用し，アンドロゲン合成を促進する. さらに産生されたアンドロゲンは顆粒膜細胞へと移動し，アロマターゼにより芳香化されエストロゲンへと転換される.

卵胞発育への作用

卵胞の発育は原始卵胞から一次卵胞ではゴナドトロピン非依存性であるが，前胞状卵胞以降ではゴナドトロピン依存性となる. 前胞状卵胞が FSH 受容体を発現すると胞状卵胞以降へと発育していくが，FSH 感受性を獲得できなかった卵胞は卵胞閉鎖に至る. 主席卵胞の顆粒膜細胞には FSH の作用によりさらに LH 受容体が発現し，FSH と LH が協調的に作用すること

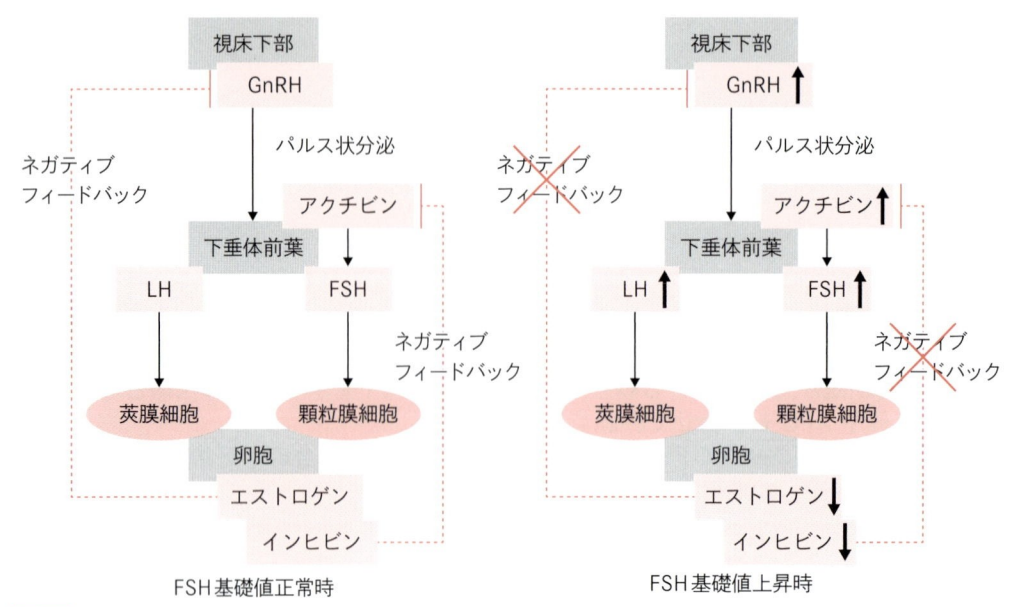

FSH基礎値正常時　　　　　　　　　FSH基礎値上昇時

図1 視床下部−下垂体−卵巣におけるホルモン制御

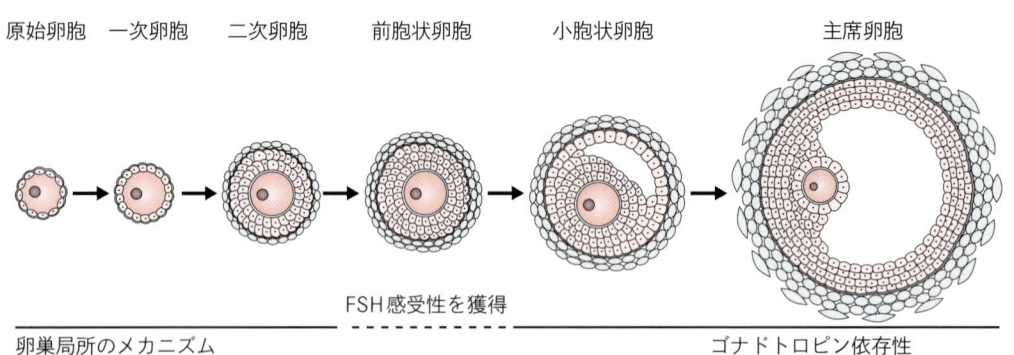

原始卵胞　一次卵胞　二次卵胞　　前胞状卵胞　　小胞状卵胞　　　　主席卵胞

FSH感受性を獲得

卵巣局所のメカニズム　　　　　　　　　　　　　　　　ゴナドトロピン依存性
（ゴナドトロピン非依存性卵胞発育）

図2 卵胞発育過程におけるゴナドトロピン依存性の変化

で卵の成熟が進み成熟卵胞（グラーフ卵胞）となる（図2）．そしてLHサージが起こることにより排卵が起こる．

●FSH の検査法

FSH 値は月経周期により変動するので，卵胞期早期の FSH 値を FSH 基礎値として用いる．また周期間変動にも留意し，複数の周期で測定する．FSH 基礎値の上昇は卵巣予備能を予測する1つの指標となるが，FSH 値の上昇は卵巣予備能が真に低下してきた場合に起こるため，AMH 値や AFC も合わせて評価する．

◀ FSH 検査を行う意義（特に高齢不妊患者に対して）

胎児期に形成された原始卵胞は胎生 20 週に 500 万〜700 万個とピークを迎え，出生後に新

たに形成されることはなく，加齢とともに減少し出生時に約 200 万個，思春期には 30 万個となり，その後も緩徐に減少していく．さらに加齢に伴う卵胞数の減少は 40 代に入ると急激に進行するとされ，40〜41 歳の 2 年間に残りの 70% の卵胞が消失し，さらに 45 歳までに 90% が消失するとされる．残存卵胞数が 1,000 個以下になると，原始卵胞の活性化が起きず，発育卵胞のリクルートが停止して閉経に至る．

加齢に伴い胞状卵胞数が減少すると FSH 感受性を獲得する卵胞が減少することにより，顆粒膜細胞の増殖が制限されることになるため，顆粒膜細胞での E2 産生が減少する．そこで視床下部への E2 のネガティブフィードバックがかからなくなること，同様にインヒビンの分泌低下が起こることから，結果として FSH 値が上昇する．

FSH 基礎値が上昇している場合，いわゆる卵巣予備能の低下を示す 1 つの指標となり，卵巣刺激への反応が悪い（poor responder）とされる．卵巣予備能の評価については FSH を用いるだけでは不十分であり，AMH 値や AFC も合わせて評価する．前胞状卵胞および小胞状卵胞の顆粒膜細胞から分泌される AMH は，AFC 同様に直接それらの卵胞の数を反映する点で卵巣予備能の評価において優れており，AMH が低くても FSH 基礎値が正常範囲にあるということが起こりうるが，FSH 値の上昇がみられた時点では AMH 値はほとんどの症例でほぼ感度以下である．FSH 値の上昇は閉経の約 2 年前から生じるとされ，卵巣予備能が真に低下してきた場合に起こるので，不妊患者において FSH 値の上昇がみられた場合には治療は難渋することが予想される．

◢ 適応と実施法

卵巣予備能の指標の 1 つとしてスクリーニングする．FSH 値は月経周期により変動するので，基礎値として正常排卵周期を有する女性であれば，月経周期の 3〜5 日目に測定する．無排卵や無月経症例であれば，来院時に随時採血を行う．また，同時に E2 値も測定する．周期間変動も存在するため，複数の周期で測定し判断する必要がある．測定の際，ホルモン製剤を使用している場合は中止 1 か月以後に測定する．機能性卵巣嚢胞の存在により E2 高値が認められる場合や多嚢胞性卵巣症候群の患者では FSH 値は抑制されている場合があるので留意する．

◢ 評価法

おおむね FSH の基礎値は 8 もしくは 10 mIU/mL までが正常であるとされ，それ以上の値では卵巣予備能が低下しているとされる．FSH の値は月経周期で変動するため，通常最低値となる月経周期 3 日目の値を基礎値として用いる．各月経周期における FSH の基準値を図 3 に示す．ここで用いられる卵胞期の値は卵胞期後期も含まれるため，基礎値として示されているものではない．FSH 基礎値が 10 mIU/mL 以上の場合には AFC や AMH 値の測定を行い卵巣予備能の評価を行う．

卵巣機能低下の判断として FSH の基礎値が上昇していると判断するカットオフ値については諸説存在するが，12〜13 mIU/mL としている報告が多い[1,2]．Luna らは 2,708 名の患者について，年齢階層別に FSH 基礎値の上昇の有無により IVF のキャンセル率，妊娠率を検討し，

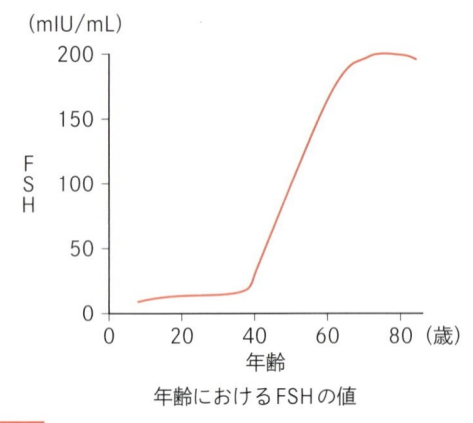

	FSH (mIU/mL)	E2 (pg/mL)
卵胞期	5.2〜14.4	13〜70
排卵期	5.6〜14.8	70〜240
黄体期	2.0〜8.4	70〜160
閉経期	26.2〜113.3	10以下

月経周期別のFSH値の基準値
（スパック-Sを用いての測定）

年齢におけるFSHの値

図3 FSHの基準値

表1 年齢別FSH基礎値に基づくIVFキャンセル率および妊娠率

	35歳未満		35〜37歳		38〜39歳		40歳以上	
FSH基礎値	正常	上昇	正常	上昇	正常	上昇	正常	上昇
平均FSH値 (mIU/mL)	6.5± 2.3	14.9± 2.1	7.4± 2.4	15.4± 3.2	7.8± 2.5	16.4± 3.9	8.2± 2.4	16.1± 6.8
IVFキャンセル率（%）	11.4*	35.1*	19.8*	44.2*	23.9*	56.8*	25.9*	60.0*
ET実施者の妊娠率（%）	67.0	62.5	60.8	58.3	53.4	42.9	40.1*	14.3*
流産率（%）	12.9	13.3	13.9	28.6	24.8	26.6	45.4	2.4

FSH基礎値13.03 mIU/mL以上を上昇とする．*p＜0.05
（Luna M, et al：Fertil Steril 87：782-787, 2007より作成）

いずれの年齢層でもFSH基礎値の上昇により，IVFキャンセル率が上昇した．また，FSH基礎値の上昇がみられた場合にETを実施した場合の妊娠率は，40歳未満の階層ではFSH基礎値正常群と比し変わらなかったが，40歳以上では有意に低下したと報告している（表1）[2]．またIVFの際，FSH基礎値が20 mIU/mL以上の45歳未満の患者291名を対象とした別の検討では，全体の妊娠率は8.6%であり，35歳未満で17.2%であったのに対し，42歳以上の患者においては1.9%であった．また，妊娠が成立した患者のFSH値は20〜30 mIU/mLが半数であったと報告されている[3]．このように，高齢不妊患者ではFSH基礎値の上昇はpoor responderを予測する重要な因子であるといえる．

さらに40 mIU/mL以上に上昇している場合は早発卵巣不全（POI）である．POIの定義通り，40歳未満で無月経を呈し，FSHが40 mIU/mL以上となりPOIと診断された患者が生涯にわたり自然妊娠する率は5〜10%とされるが[4]，40歳以上の高齢不妊患者における妊娠成績は，いわゆる"卵の質"の低下も加わるため，これよりも低くなるものと予想される．358名のPOI患者を多変量解析にて検討した報告では，POIの家族歴，続発性無月経，エコーで卵胞がみえること，インヒビンB値，E2値を卵巣機能回復の予測因子としてあげている[4]．また，

POI患者が卵胞発育を認めた周期のE2基礎値は有意に高値であり，ROC解析にて血中E2基礎値が15.5 pg/mL以上の周期では卵胞発育が期待できるとの報告もあり[5]，FSH基礎値と同時にE2の評価を行うことも重要である．

これらの報告においては，いずれもPOIと診断された患者であってもintermittent ovarian activityと呼ばれる卵巣機能の一時的な回復がみられ，FSH値が13 mIU/mL以下に低下し，卵胞発育や排卵，妊娠がエストロゲンを投与しない周期においても観察されている．40歳未満の患者における報告ではあるものの，FSH値の継続的な観察により，intermittent ovarian activityを捉えうる可能性がある．また，FSHは卵巣予備能低下の過程において比較的遅く上昇してくるので，FSH基礎値が正常値であっても，poor responderを否定できるわけではない．一方で，正常な月経周期を有していても，FSH基礎値が上昇していることはよく経験される．

◢ 治療への活用法

FSH基礎値の高値を認めた場合には，卵胞はゴナドトロピンに対し脱感作状態となり，卵巣刺激への反応の低下が予想される．エストロゲンを外因性に投与することによりFSHを低下させてから卵巣刺激を開始することで，ゴナドトロピンに対する反応性の回復が期待できる．そのメカニズムとして，エストロゲンによりFSHのFSH受容体に対する刺激作用が促進されること[6]や高ゴナドトロピン環境の改善により残存卵胞におけるFSH受容体を誘導し，FSHに対する卵巣の反応性が改善すること[7]などが報告されている．

実際の一例として，FSH基礎値が高値であった場合，FSH値がおおむね10 mIU/mL以下になるように周期的なカウフマン療法もしくはE2連続投与を行ったのちに，poor responderに対する排卵誘発を調節卵巣刺激にて行う．GnRHアゴニストを併用し高用量のhMG製剤またはリコンビナントFSH製剤（300〜450 IU/日）を連日投与し，卵胞発育を誘発する．卵胞発育を認めた場合にはhCG製剤を投与し，採卵，受精を行い，凍結胚を得たのちにホルモン補充周期で胚移植を行う．内因性のエストロゲンおよびプロゲステロンの分泌がみられないため，胚移植後には黄体補充を十分に行う必要がある．

留意すべき事項として，POI患者に対するエストロゲン補充後のゴナドトロピン療法による排卵誘発には多量のゴナドトロピンを必要とし，無効なことも多い．卵胞発育過程を考慮すると，FSH値の上昇がみられた発育可能卵胞が減少している患者に対して，ゴナドトロピン刺激が無効となりやすいことは当然である．エストロゲン投与のみを用いた自然周期や，クロミフェンを併用した低刺激周期を用いたほうが，通院・薬剤投与回数の点で患者負担が軽減される場合があり，実際にどの治療法が優れているのかという点においては結論づけられてない．

いずれにせよ，高齢不妊患者においてFSH基礎値の上昇がみられた場合の不妊治療は，きわめて低い妊娠率しか期待できないことから，実施に際しては患者に十分な説明が必要である．

◢ 今後の展望

POI患者に対しin vitro activation（IVA）治療の可能性が報告されている[8〜11]．IVAは，腹

表2 IVA による妊娠例

著者，報告年	文献	患者数	IVA 法	卵胞発育がみられた患者数	総採卵数	妊娠数
Kawamura, et al 2013 Suzuki, et al 2015	8, 9)	37	PI3K 活性化 PTEN 抑制＋Hippo シグナル抑制	9	24	3
Zhai, et al 2016	10)	14	PI3K 活性化 PTEN 抑制＋Hippo シグナル抑制	6	6	1
Fabregues, et al	11)	1	Hippo シグナル抑制	1	2	1

（Fabregues F, et al：J Ovarian Res 11：76, 2018 より引用改変）

腔鏡下に卵巣摘出を行い残存卵胞を含む卵巣皮質を単離細切し，卵巣の活性化に必要な PTEN 抑制薬および PI3K 活性化薬を用いて体外組織培養を行ったのち，再び体内に移植し，排卵誘発を含むホルモン療法を施行し，採卵，体外受精を可能にするものである．近年では薬剤を用いない IVA での妊娠例も報告されており[11]，今後の展開が期待される（表2）．

文献

1）Akande VA, Keay SD, Hunt LP, et al：The practical implications of a raised serum FSH and age on the risk of IVF treatment cancellation due to a poor ovarian response. J Assist Reprod Genet 21：257-262, 2004
2）Luna M, Grunfeld L, Mukherjee T, et al：Moderately elevated levels of basal follicle-stimulating hormone in young patients predict low ovarian response, but should not be used to disqualify patients from attempting *in vitro* fertilization. Fertil Steril 87：782-787, 2007
3）Kushnir VA, Safdie M, Darmon SK, et al：Age-specific IVF outcomes in infertile women with baseline FSH levels ≥ 20 mIU/mL.Reprod Sci 25：893-898, 2018
4）Bidet M, Bachelot A, Bissauge E, et al：Resumption of ovarian function and pregnancies in 358 patients with premature ovarian failure. J Clin Endocrinol Metab 96：3864-3872, 2011
5）Miyazaki K, Miki F, Uchida S, et al：Serum estradiol level during withdrawal bleeding as a predictive factor for intermittent ovarian function in women with primary ovarian insufficiency. Endocr J 62：93-99, 2015
6）Ireland JJ, Richards JS：Acute effects of estradiol and follicle-stimulating hormone on specific binding of human ^{125}I iodofollicle-stimulating hormone to rat ovarian granulosa cells *in vivo* and *in vitro*. Endocrinology 102：876-883, 1978
7）Tartagni M, Cicinelli E, De Pergola G, et al：Effects of pretreatment with estrogens on ovarian stimulation with gonadotropins in women with premature ovarian failure：a randomized, placebo-controlled trial. Fertil Steril 87：858-861, 2007
8）Kawamura K, Cheng Y, Suzuki N, et al：Hippo signaling disruption and Akt stimulation of ovarian follicles for infertility treatment. Proc Natl Acad Sci U S A 110：17474-17479, 2013
9）Suzuki N, Yoshioka N, Takae S, et al：Successful fertility preservation following ovarian tissue vitrification in patients with primary ovarian insufficiency. Hum Reprod 30：608-615, 2015
10）Zhai J, Yao G, Dong F, et al：*In vitro* activation of follicles and fresh tissue autotransplantation in primary ovarian insufficiency patients. J Clin Endocrinol Metab 101：4405-4412, 2016
11）Fabregues F, Ferreri J, Calafell JM, et al：Pregnancy after drug-free *in vitro* activation of follicles and fresh tissue autotransplantation in primary ovarian insufficiency patient：a case report and literature review. J Ovarian Res 11：76, 2018

（小芝　明美，北脇　城）

酸化ストレスと抗酸化力測定

|ポ|イ|ン|ト|

- ☑ フリーラジカル解析装置 FREE は，血液の酸化度（d-ROMs テスト），還元度測定（BAP テスト）などを専用の試薬で，一項目約 5 分で簡単・正確に測定できる装置である.
- ☑ 男性および女性の不妊症と酸化ストレスは関連が深いため，酸化ストレス度と抗酸化力検査は意義がある.
- ☑ 酸化ストレスが高い，または抗酸化力が低い患者には積極的に生活習慣の改善，適度な運動，抗酸化剤投与をすべきである.

◢ FREE 検査の概要

　活性酸素・フリーラジカルは，短い寿命と高い反応性のために測定は難しく，血液の酸化度および抗酸化力の測定は困難であった.

　フリーラジカル解析装置 FREE（図 1）は，血液の酸化度（d-ROMs テスト），呼気凝集液の酸化度（d-ROMs 呼気テスト），還元度測定（BAP テスト），チオール基の抗酸化バリア（-SHp テスト），血液や有機液体の抗酸化力（OXY 吸着テスト）などを専用の試薬で，一項目約 5 分で簡単・正確に測定できる装置である.

　酸化度測定（d-ROMs テスト）は，図 2 のように活性酸素・フリーラジカルによる代謝物であるヒドロペルオキシド：R-OOH（過酸化された脂質，蛋白質，アミノ酸，核酸など）の量を呈色液クロモゲンにより測定するテストである[1].

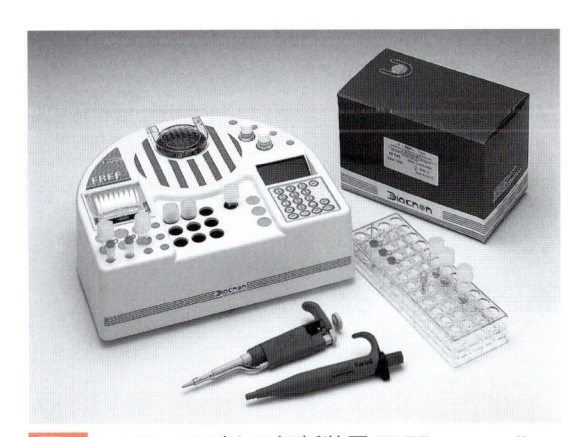

図1 フリーラジカル解析装置FREE carpe diem
〔株式会社ウイスマー：フリーラジカル解析装置 FREE carpe diem 製品サイトより転載．http://www.wismerll.co.jp/products/free_carpediem/index.html（2019 年 9 月閲覧）〕

$$R\text{-}OOH + Fe^{2+} \rightarrow R\text{-}O^{\bullet} + Fe^{3+}OH^{-}$$
$$O^{\bullet} + A\text{-}NH_2 \rightarrow R\text{-}O^{-} + [A\text{-}NH_2{}^{\bullet}]^{+}$$
$$R\text{-}OOH + Fe^{3+} \rightarrow R\text{-}OO^{\bullet} + Fe^{2+} + H^{+}$$
$$R\text{-}OO^{\bullet} + A\text{-}NH_2 \rightarrow R\text{-}OO^{-} + [A\text{-}NH_2{}^{\bullet}]^{+}$$

図2 d-ROMs テストにおける反応

R-OOH：ヒドロペルオキシド全般，R-O$^{\bullet}$：アルコキシラジカル，R-OO$^{\bullet}$：ペルオキシラジカル，A-NH$_2$：N,N ジエチルパラフェニレンジアミン（d-ROMs テストのクロモゲン基質），[A-NH$_2{}^{\bullet}$]$^{+}$：クロモゲン基質の呈色したラジカル陽イオン
〔株式会社ウイスマー：フリーラジカル解析装置 FREE Carrio Duo 製品サイトより転載．http://www.wismerll.co.jp/products/free_carrioduo/index.html（2019 年 9 月閲覧）〕

1. $FeCl_3 + AT$（無色）$\rightarrow$ [$FeCl_3$-AT（着色）]
2. [$FeCl_3 + AT$（着色）] $+ BP(e^{-}) \rightarrow FeCl_2 + AT$（無色）$+ BP$

図3 BAP テストにおける反応

AT（無色）：無色のチオシアン酸塩，FeCl$_3$：三価鉄塩（塩化第二鉄），[FeCl$_3$-AT（着色）]：三価鉄塩とチオシアン酸塩の着色した化合物，BP（e^{-}）：三価鉄イオンを還元する，つまり電子を与え，抗酸化能をもつ血漿分子，BP：BP（e^{-}）の酸化した状態の血漿分子，FeCl$_2$：BP（e^{-}）の還元反応によって得られた二価鉄塩（塩化第一鉄）
〔株式会社ウイスマー：フリーラジカル解析装置 FREE Carrio Duo 製品サイトより転載．http://www.wismerll.co.jp/products/free_carrioduo/index.html（2019 年 9 月閲覧）〕

図3 のように三価鉄塩 $FeCl_3$ は，ある特定のチオシアン酸塩誘導物を含む無色の溶液に溶解すると三価鉄 Fe^{3+} イオンの機能として赤く呈色する．そこにサンプルを添加すると，サンプル中の抗酸化物質の作用で二価鉄 Fe^{2+} イオンに還元され，脱色される．BAP テストは色の変化を光度計で計測して，サンプルの還元力を評価する方法である[1]．

◼ FREE 検査を行う意義

われわれの体では，喫煙やアルコールの過剰摂取，生活習慣の乱れなどにより活性酸素が過剰に発生する．過剰な活性酸素は細胞を傷害する．これが酸化ストレスである．酸化ストレスは，癌をはじめとするさまざまな病気や老化の原因として注目されている．男性および女性の不妊症も酸化ストレスと深く関連している．

男性不妊症は，生活習慣にも関連した複合的な疾患であるが，酸化ストレスは精子の構造や機能に悪影響を及ぼす．酸化ストレスは，精子のミトコンドリア，精子核，精子のエピゲノムに障害を与えるため，男性不妊症，習慣流産，分娩率低下，子どもの病気とも関連していると報告されている．精子は酸化ストレスに対して弱い細胞で障害を受けやすく，DNA の修復酵素ももっていない．

一方，女性に対しては，酸化ストレスは卵子の発達，成熟，変性，黄体機能に影響を与える．

体外受精や顕微授精などの培養液中の活性酸素は，受精率，良好胚獲得率，胚盤胞率に悪影響を与える．

以上より，不妊治療を実施するうえで，FREE 検査を実施することは必須であるといえる．

◼ FREE 検査の適応と測定法

● 適応

FREE 検査の適応は，すべての不妊症患者および将来的に子どもを作ろうとしているかたである．試料は主に血清であるが，卵胞液でも測定は可能である．

酸化ストレス度の指標である d-ROMs 値と抗酸化力を示す BAP 値は，いずれも血清を用いて測定する．d-ROMs 値および BAP 値を測定する患者から採血後，速やかに遠心分離し，血

清のみを回収，直ちに冷蔵保存する.

●測定法

d-ROMs 値と BAP 値の測定の実際は次の通りである．測定に先立ち，両値を測定する試薬入りキュベットをそれぞれ，37℃にて加温する．d-ROMs 値の測定は血清中の活性酸素種（ROS）により生じた活性酸素代謝物（reactive oxygen metabolites：ROM）が呈色液を変色させ，その変色の度合いを光度計にて測定することで行う．試薬入りキュベットに 20 μL の血清と呈色液（20 μL）を加え撹拌する．その後，FREE の光度計部分にキュベットを挿入し，5分間反応させ，反応前後におけるキュベット内容液の比色定量を行う．この溶液の発色強度はROM 濃度に直接比例する．d-ROMs 値は U.CARR という単位で表され，200～300 U.CARRが正常範囲で，400 U.CARR 以上であれば強度の酸化ストレスが生じていることとなる．

BAP 値は血清中の抗酸化化合物質（アスコルビン酸や GSH など）が有する抗酸化力（還元力）を表す値である．BAP 試験では，鉄（Ⅲ）イオン（Fe^{3+}）を含む有色溶液に対し，血清中の抗酸化化合物質により，Fe^{3+} が Fe^{2+} に還元されることで無色化する性質を用いて BAP 値を測定している．その実際は，あらかじめキュベットに作製した鉄（Ⅲ）イオン溶液の発色強度を測定し，次いで 10 μL の血清を添加，FREE の光度計部分にて反応させ，5分後の溶液の発色強度を測定し，反応前後の比色定量を行う．血清による鉄（Ⅲ）イオン溶液の脱色強度は，血清中の抗酸化力（還元力）に直接比例する．BAP 値は，2,200 μmol/L 以上が正常範囲であり，1,600 μmol/L 以下では抗酸化力が大きく不足していることを表す．

●測定時の注意点

FREE を用いた d-ROMs 値と BAP 値測定の注意点として，溶血した場合には測定値が不安定かつ信頼度が低くなるため，採血後直ちに血清のみを回収し，保存している．また，採血後は可能な限り早く（遅くとも採血後 3 日以内）d-ROMs 値および BAP 値の測定を実施している．測定時の血清や試薬添加のタイミング，添加量や撹拌の確認を徹底し，再現性高く検査が行えるよう心がけている．

◢ FREE 検査の評価法

d ROMs 検査では，活性酸素によって酸化反応を受けた血液中の物質を測定し，酸化ストレス度を総合的に評価する．表 1 のように，d-ROMs 検査の数値が高いほど酸化ストレスが進んでいることを意味する．

BAP 検査では，血液中に含まれる抗酸化物質の作用を測定して，抗酸化力を評価する．表 2 のように，BAP 検査の数値が低いほど抗酸化力が低いことを意味する．

次にわれわれの施設での実際の解析結果のデータを述べる．不妊男性では，年齢によって血清 d-ROMs 値は変化しなかったが，血清 BAP 値は年齢が上昇すると低下した（図 4）．血清d-ROMs 値および BAP 値と，精子のフラグメンテーション率，精子濃度，精子運動率とは関連がなかった（図 5，図 6）．不妊女性では，年齢が上昇すると血清 d-ROMs 値が上昇し，血清BAP 値は低下した（図 7）．血清 d-ROMs 値および BAP 値と，AMH 値とは関連がなかった（図 8）．

レトロゾール以外の卵巣刺激法では，血清 d-ROMs 値と卵胞液中 d-ROMs 値の間に有意な

表1	d-ROMs 検査の結果	
d-ROMs 値 (U.CARR)	**酸化ストレス**	
200〜300	正常	
301〜320	ボーダーライン域	
321〜340	軽度	
341〜400	中程度	
401〜500	強度	
501 以上	かなり強度	

表2	BAP 検査の結果	
BAP 値 (μmol/L)	**抗酸化力**	
2,200 以上	適値	
2,200〜2,000	ボーダーライン域	
2,000〜1,800	やや不足	
1,800〜1,600	不足	
1,600〜1,400	かなり不足	
1,400 以下	大幅に不足	

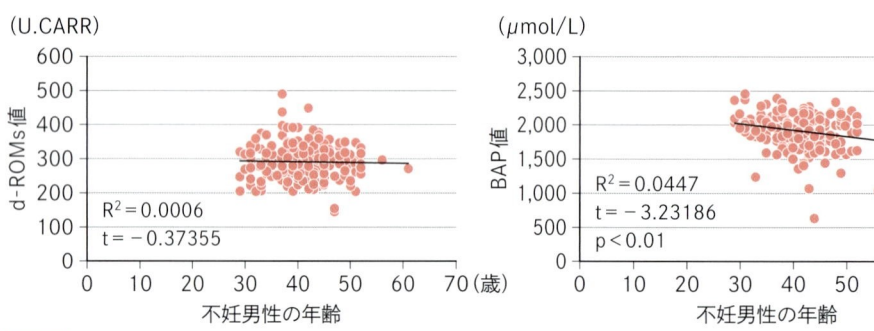

図4 不妊男性における年齢と血清 d-ROMs 値および血清 BAP 値との関係

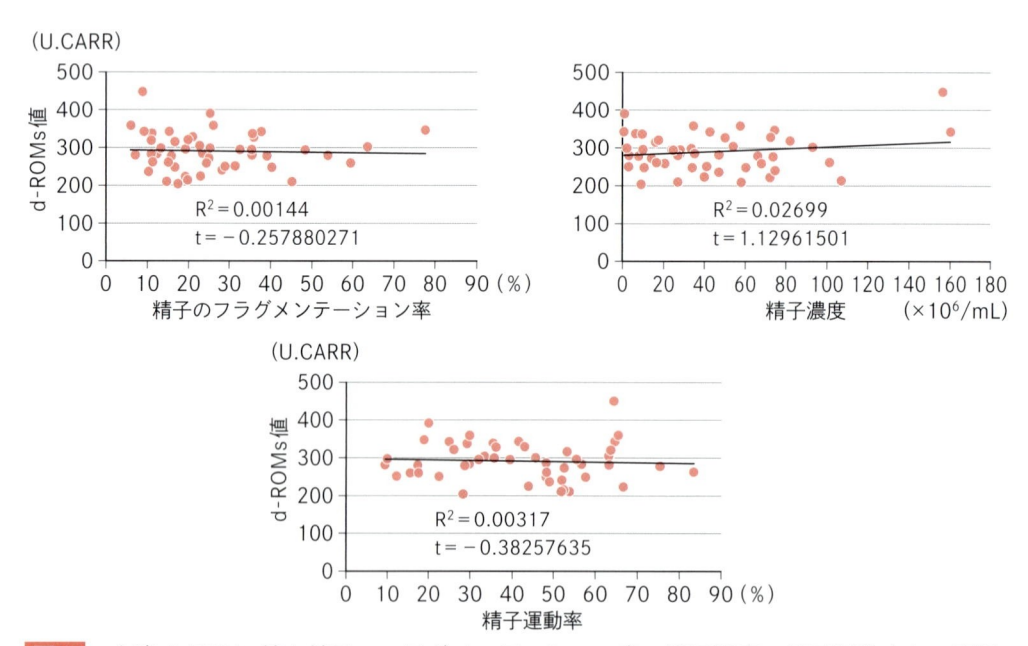

図5 血清 d-ROMs 値と精子のフラグメンテーション率, 精子濃度, 精子運動率との関係

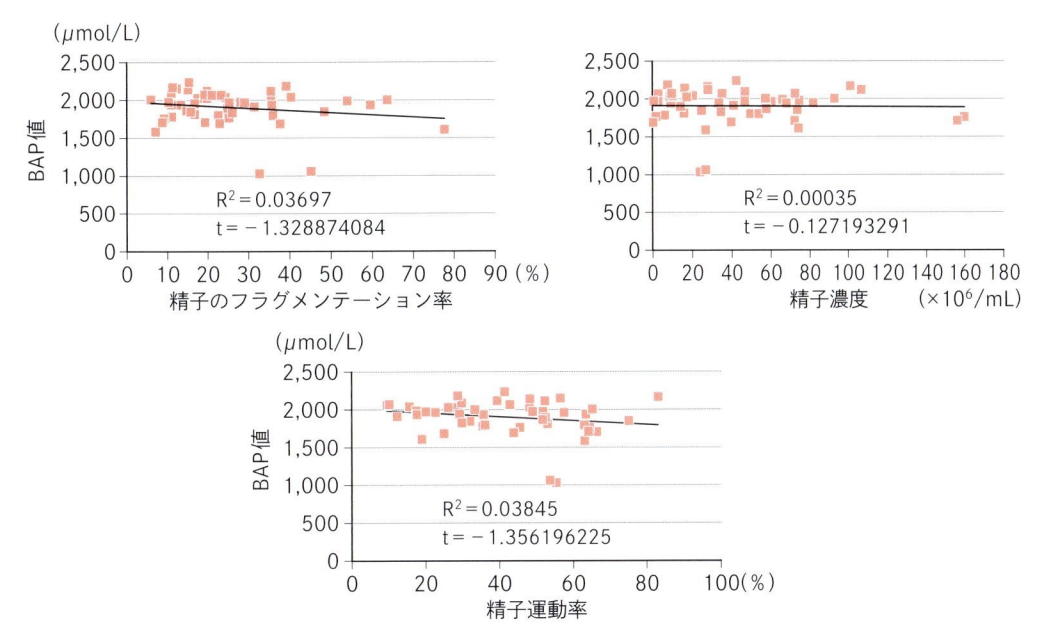

図 6 血清 BAP 値と精子のフラグメンテーション率，精子濃度，精子運動率との関係

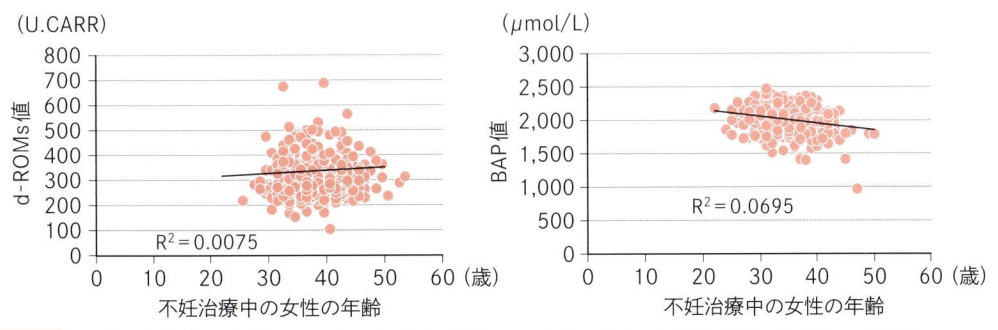

図 7 不妊治療中の女性における年齢と血清 d-ROMs 値および血清 BAP 値との関係

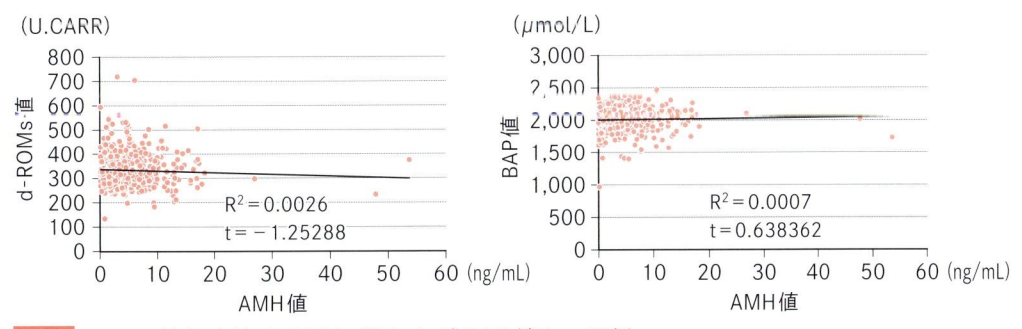

図 8 AMH 値と血清 d-ROMs 値および BAP 値との関係

正の相関関係が認められた．採卵日前日の E2 値と採卵日の血清 d-ROMs 値は有意な正の相関関係があり，採卵日前日の E2 値と採卵日の血清 BAP 値は有意な負の相関関係があった．卵胞液中の BAP 値が低下している群では正常群と比較して Day 3 の良好胚率が低下していた．

◢ FREE 検査の治療への活用法

酸化ストレスが高いまたは抗酸化力が低い患者には，積極的に生活習慣の改善，適度な運動，抗酸化剤投与をすべきである．飲酒や喫煙によって多くの活性酸素が発生するため，いい体作り（良好な精子や卵子作り）のために，生活習慣を夫婦ともに見直すことは重要である．また，酸化ストレスを減少させ，抗酸化力を上昇させるために，適度な運動を行うべきである．

体を動かすためのエネルギーである ATP の合成回路には，TCA 回路，解糖系，ATP-CP系の3つがある．LT 値（乳酸性作業閾値；血中の乳酸が急激に増えはじめる境目の基準値）を超えるような高強度の運動をすると，ATP 産生のためのメインの回路が解糖系になり，多くの活性酸素が発生することになる．

一方，LT 値を下回る，少し汗がにじむようなミトコンドリアに火をつける適度な運動の場合は，ATP 産生のためのメイン回路は TCA 回路となり，体内のエネルギー変換に使用される燃料は，グリコーゲンよりも脂肪の利用割合が多くなる．適度な運動は抗酸化剤を内服するよりも高い効果があるとされている．

ビタミンCや一日一杯の緑茶またはエスプレッソの摂取など，抗酸化作用があるものの摂取も重要である．

◢ 今後の展望

酸化ストレスが低く，抗酸化力が高い体作りを妊娠に向けて行う必要がある．夫婦一緒にライフスタイルを見直して，喫煙は中止，過度なアルコール摂取を控えて，軽めの運動を習慣づけるようにする．スマホの使用時間を減らして，睡眠時間をしっかりと確保して質のよい睡眠をとる．また，男性も女性も肥満などの現在の身体の環境が精子や卵子のエピゲノムに影響して，生まれてきた子どもの健康や病気にも関連しているため，適正体重を維持するようにする．

また，人間の体は口から入ってきた栄養で維持されているため，どのような食品を食べるのか（何を食べたらよいのか，何を食べすぎてはいけないのか），妊娠に向けてどのようなサプリメントを摂取するのかをよく考える必要がある．生活習慣や血液検査データなどから体に不足している栄養素を解析して，足りていないものを選択的に補充する個別のサプリメント療法も有効である．

不妊症の治療を受けている患者のストレスは，癌治療や HIV 治療を受けている患者と同等とされているため，気功や瞑想など心理的なストレスを軽減させるものを実践するべきである．また，日本では体外受精や顕微授精を受けている女性の平均年齢は40歳のため，西洋医学のみに固執して治療するのではなく，漢方薬，鍼灸，LLLT，整体，アロマセラピー，カイロプラクティックなど体によいものはなんでも取り入れる姿勢が重要である．

文献

1）株式会社ウイスマー：フリーラジカル解析装置 FREE Carrio Duo 製品サイト．http://www.wismerll.co.jp/products/free_carrioduo/index.html（2019年9月閲覧）

（吉田　淳）

AGEs（終末糖化産物）と生殖医療

|ポ|イ|ン|ト|
☑ 不妊の原因となる AGEs の測定の実際と，AGEs 軽減をはかるための取り組みについて述べる.

◢ 終末糖化産物（AGEs）の生成

　生きている限りヒトの細胞は酸化ストレスにさらされ，そのストレスにより活性酸素（ROS）が発生し，DNA 損傷，脂質過酸化，蛋白質の酸化損傷による障害を引き起こす．ミトコンドリアで産生される酸化ストレスが加齢を促進するという"酸化ストレス仮説"が 1956 年に米国ネブラスカ大学教授のハーマン博士によって提唱され，現在も，臓器の加齢において重要なメカニズムと考えられている[1]．酸化ストレスによる影響のなかでも，蛋白質の酸化損傷は終末糖化産物（advanced glycation end products：AGEs）の生成につながることがわかっている[2]．

　AGEs は，メイラード反応といわれる非常に多くの素反応からなる過程から生成される物質である．この反応は前期・後期反応に分かれ，まずグルコースなどの還元糖カルボニル基が，蛋白質のアミノ基と非酵素的に反応してシッフ塩基と呼ばれる窒素配糖体を形成することからはじまり，その後，この不安定なシッフ塩基は，分子内電子転移反応を起こしてアマドリ転位生成物を形成し安定化する（前期反応）．グルコース自動酸化によってもアマドリ転位生成物は産生され，この過程で ROS が発生する．その後，アマドリ化合物やその代謝産物は，アミノ基と非酵素的に反応して脱水，縮合，酸化，転位などの複雑な多数の反応によって AGEs が生成される（後期反応）．一度生体内で生成されると容易に分解されずに組織に留まる点が問題とされている[3]．AGEs にはペントシジン，$N\varepsilon$-カルボキシメチルリシン（CML），$N\varepsilon$-カルボキシエチルリシン（CEL）などをはじめとして，数十種類の化合物が同定されており，それぞれが多種多様な化学的性質を有する．

　AGEs は通常，生理的状況の下でゆっくりと生成されるが，高血糖，インスリン抵抗性，低酸素症などでは AGEs 生成を加速させることがわかっている．血管に蓄積すると心筋梗塞や脳梗塞，骨に蓄積すると骨粗鬆症，目に蓄積すると白内障の一因となるなど，特に加齢性疾患との関連が示唆されており[4~7]，ここ数年でみても AGEs と不妊との関連を示す論文が散見されるようになった[8~13]．ART において，少子高齢化，晩婚化が不妊治療にも大きな影響を与え，加齢要因の治療が中心となる現在，AGEs を標的とした新たな治療法の創出が期待される．

◢ AGEs と女性生殖との関係

ヒト顆粒膜細胞を用いた研究では，AGEs がその受容体（receptor for AGEs：RAGE）へ作用すると，MAP キナーゼ経路を介した持続的な異常活性を引き起こすことで，黄体化ホルモン活性が阻害され，その結果 AGEs が卵巣へ蓄積し，卵胞発育や排卵に影響を及ぼすことがわかっている．また，AGEs は顆粒膜細胞へのインスリン作用を阻害し，グルコースを取り込むための受容体 GLUT4 が細胞表面へ発現できず，グルコース取り込みが阻害され，その結果，卵胞発育や排卵障害を起こすことも示されている[14]．ラットを用いた研究でも，高 AGEs 食を与えた群では，卵巣重量，空腹時血糖，空腹時インスリン，テストステロンおよび血清 AGEs が有意に増加し，多嚢胞性卵巣症候群（PCOS）に関与している可能性が示唆されている[15]．糖尿病状態では，AGEs の中間体であるメチルグリオキサールを分解除去するグリオキサラーゼと呼ばれる酵素遺伝子の発現が低下し，体内での AGEs の蓄積が増加し糖尿病合併症が増悪することがわかっている[16]．PCOS の患者では，対照群に比べて 2 型糖尿病を発症する率が高いという報告があることから[17]，PCOS においてもグリオキサラーゼの発現低下や AGEs の蓄積がみられ，それらが疾患のカギを握ることが示唆されている[18]．今後，さらに PCOS 疾患の病態解明のために，この分野の研究が進展することに期待したい．

AGEs のなかでも，毒性 AGEs（toxic AGEs：TAGE）と呼ばれる糖代謝中間体であるグリセルアルデヒドに由来する AGEs は，生体において毒性が高く，細胞表面の RAGE を介して細胞毒性を発揮し，種々の疾患や生活習慣病の発症にかかわっている．IVF-ET においては，若年齢であっても血中 TAGE 濃度が高いと，採卵数や継続妊娠率が不良となることが示されている[19]．

抗加齢医学の発達によって，体内で起こるメイラード反応による糖化が加齢を進行させることが明らかになっており，糖化された老廃物の蓄積が白内障や動脈硬化の進行など，生殖医療以外の分野では加齢の顕著な特徴と直結していることが示されている[20,21]．生殖医療分野においても，糖化による生殖機能への影響を軽減させるための対策が必要となってくるが，現在，女性生殖においての治療法としては確立されていない[22]．しかしながら，食事療法や生活習慣の改善で糖化ストレスを軽減させることは，AGEs とその受容体である RAGE を介した研究で明らかにされていることから[23,24]，高齢不妊に対しては通常の治療に加えて，運動療法，栄養指導など，統合医療的立場からのアプローチによって AGEs の軽減を図っていく必要があると考えられる．

◢ AGEs 測定の実際

前述の通り，AGEs には数十種類の化合物が同定されており，糖化ストレスマーカーとして測定が可能であるが，測定には採血が必要で，また ELISA キットを用いた方法による測定は煩雑であり外部委託には多額の費用もかかる．そこで，皮膚中の蛍光性 AGEs 蓄積量を非侵襲的に測定する方法として非侵襲 AGEs 測定装置があり，すでに世界的に使用されている[25,26]．非侵襲 AGEs 測定装置は，痛みを伴うことなく 3 分以内で皮膚中の蛍光性 AGEs 蓄積量を測定することが可能である．本機器の原理は，コラーゲンの分子間に糖化や酸化で生成された AGEs による架橋によって皮膚組織に蓄積した AGEs が，紫外線照射により励起され

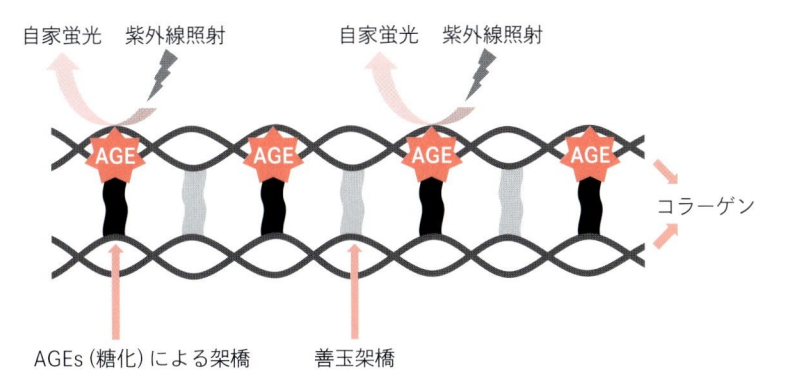

自家蛍光　紫外線照射　　　自家蛍光　紫外線照射

AGE　　AGE　　AGE　　AGE

コラーゲン

AGEs（糖化）による架橋　　　善玉架橋

図1　皮膚組織に蓄積した AGEs 測定の原理
（Cerami A, et al：Sci Am 256：90-96, 1987 より引用改変）

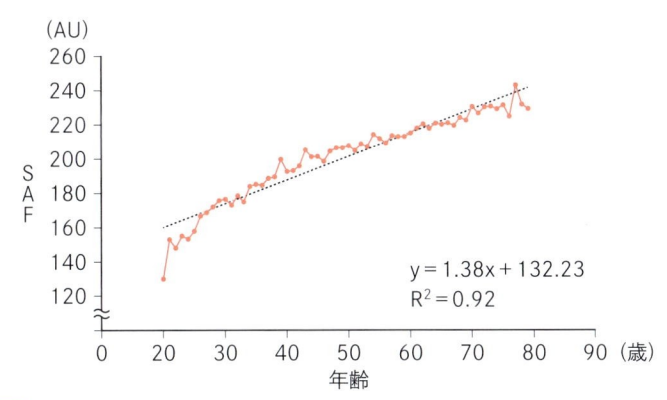

$y = 1.38x + 132.23$
$R^2 = 0.92$

図2　年齢と平均 SAF との相関関係
（Isami F, et al：J Int Med Res 46：1043-1051, 2018）

皮膚自家蛍光（skin autofluorescence：SAF）を発する性質があることを利用している（図1）.

　当院での AGEs の測定には，モリンダ社の TruAge[TM] スキャナーを用いており，皮膚に励起波長（320～420 nm）を照射し，皮膚から発せられる蛍光波長（420～600 nm）を測定して，蛍光強度の積分値を SAF として表している．血中 AGEs と皮膚中 AGEs は正の相関をもつことも示されており[25,27,28]，ペントシジン，CML などの AGEs の皮膚蓄積量と相関関係にあることも示されている[29].

　SAF 値は加齢に伴い増加することがわかっているため，各年齢と平均 SAF の相関関係を加味し，評価をすることが必要である．Isami らは，20～70 歳の健康な日本人男女 10,946 名（男性：2,493 名，女性：8,453 名）を対象とし，TruAge[TM] スキャナーを用いて大規模な調査を行い，年齢が上がるごとに SAF 値が有意に上昇することを見いだしている（図2）[30].たとえば，40 歳での SAF 値が 180 AU の場合は同年齢の平均値よりも低いが，同じ SAF 値が 180 AU であっても 30 歳であれば平均を上回ることになるため，年齢ごとの平均 SAF 値を加味し AGEs の高低を判断する必要がある．TruAge[TM] スキャナーは SAF 値から体内糖化年齢を表示させることができるため，その表示を参考にしてもよい.

　非侵襲 AGEs 測定装置を用いた測定では，日焼けの影響により測定値に影響を及ぼす可能性が高いため，上腕の後ろ側を測定することが勧められる．また，夏場は汗による影響もあるため，測定前にエアコン環境でしばらく待機することが望ましい．日焼け止めのようなクリー

ムを塗布している場合も，測定値が高く出ることがあり注意が必要である．測定を行った後は，腕をいったん機器から離し，同じ上腕部を再び計測，合計3回測定する．当院では3回測定した数値を記録し，その平均値を AGEs 値としている．ただし，本装置は簡便な測定方法である一方，非蛍光性の AGEs の測定ができない点は注意が必要である．

◢ 当院での AGEs 測定の結果

われわれは，測定に同意された228症例228周期を対象に，モリンダ社の TruAge™ スキャナーを用いて SAF の測定を行った．不妊原因別（卵巣因子，子宮因子，卵管因子，不育症，高 PRL 血症）での平均 SAF 値を，対照群（女性側に不妊原因がみられない例）と比較したところ，対照群と比較し子宮因子が不妊原因である群で有意に SAF が高値を示した（198.0 AU vs 207.9 AU，p<0.05）．また，前述の Isami らの男女合計10,946名の SAF 測定データをもとに，SAF 値がそれぞれの年齢の平均値より高い患者を高 AGEs 群，低い患者を低 AGEs 群に分類し，両群でそれぞれ AMH 値，基礎 FSH 値，テストステロン値，DHEA 値を比較したところ，39歳以下の高 AGEs 群では低 AGEs 群と比較し，有意に AMH 値が低値を示した（2.06 ng/mL vs 3.36 ng/mL，p<0.05）．さらに，高 AGEs 群と低 AGEs 群で IVF-ET 成績との相関を検討したが，SAF 値と卵成熟率，受精率，胚発育に差はみられなかった．

有意に SAF が高値を示した子宮因子の不妊原因には，子宮筋腫や子宮内膜症が知られている．子宮筋腫は，子宮を形成している筋肉の一部が変化してできる良性腫瘍で成人女性の4人に1人がもっているといわれるほど頻度の高い疾患であり，合併症として子宮内膜症を引き起こすことも明らかになっている[31]．AGEs と子宮内膜症との相関は，AGEs とその受容体である RAGE を介した研究で明らかにされており，子宮内膜症の発症にかかわっているとの指摘もなされている[32]．

AGEs とホルモン値の相関については，高 AGEs 群では低 AGEs 群と比較し，AMH 値が有意に低値を示した．AGEs の受容体は炎症に関与するもの，AGEs の分解・除去に関与するものに大別されるが，後者の代表として RAGE が存在する[33]．RAGE のなかでも，可溶型 RAGE（soluble receptor for advanced glycation end products：sRAGE）は AGEs との結合部位をもつため，細胞外に存在する AGEs を捕捉し，細胞表面に存在する RAGE との結合を阻害するデコイ受容体として機能すると考えられている[34]．ART における sRAGE に関する研究には，卵胞液中の sRAGE が高値を示すほど AMH 値が高い傾向にあり，卵胞液中の sRAGE は卵巣予備能の指標として使用できる可能性を指摘している[35,36]．また，卵胞液中の sRAGE が高値を示す群では採卵数が多いという報告もあり，AGEs と卵巣予備能との関連が示唆され，卵巣機能の診断に AGEs が有効であることが示唆されている[37]．

今回は症例数が少ないため IVF-ET の成績との相関はみられなかったが，高 AGEs 群では受精率，良好胚率，胚盤胞率，良好胚盤胞率のすべての項目において低 AGEs 群と比較し低値を示していた．高濃度の AGEs への曝露が胚発育を阻害し，妊娠率の低下につながっている可能性が考えられる．284名の妊婦を対象とした血中 sRAGE と妊娠の正常・異常との関連を調査した検討では関連がないとする報告もあるが[38]，血中 sRAGE の増加が子宮の血流を低下させ，習慣性流産のリスクを上昇させるという報告もあることから[39]，今後は症例を増やして AGEs と妊娠率，流産率を含めた IVF-ET の治療成績との相関を調査していく必要がある

と考えられる.

◢ 治療への応用法

　AGEs の女性生殖においての治療法としては確立されていないが，われわれは，食行動に関する 8 項目（ストレス，喫煙，間食の頻度，野菜の摂取，食事摂取量，朝食の有無，アルコール，加工食品の摂取頻度）についてのアンケート調査を行い，AGEs との相関性を検討した．行動に関するアンケート調査から，「ついつい食べ過ぎる」に"はい"と回答した群では，"いいえ"と回答した群と比較し有意に AGEs が高値を示している．また，「アルコールを頻繁にまたは多量に飲む」に"はい"と回答した群でも，"いいえ"と回答した群と比較し有意に高値を示している．それ以外の食行動アンケート項目と AGEs との間に関連性はみられなかったが，乱れた食行動は AGEs の蓄積に悪影響を及ぼし，女性における不妊リスクの増大にかかわることが示唆されている．

　そこで当院では不妊栄養カウンセラーを常駐させ，原因不明の長期不妊症例などに対し，食事の改善で糖化ストレスを軽減させる試みを行っている．普段の生活で食事に気をつけているという患者は多いが，よい食事と思っていても実は間違っていたり，テレビやインターネットなどのさまざまな情報を鵜呑みにしたりすることで，誤った情報をそのまま取り入れているケースが散見される．そこで，栄養カウンセリングでは，個人個人の食生活についてインタビューを行い，それに基づき正しい情報を提供し妊娠しやすい体質に変えていけるサポートを行っている．

　AGEs の蓄積は，体内の蛋白質が糖化する場合と，食事で摂取した AGEs が体内に蓄積する場合とがある．前者の場合は，主に糖質摂取による血糖値上昇が関連している．血糖値が高いほど，また高い状態が持続するほど，摂取した糖質が蛋白質と結合しやすくなり糖化が促進する．暴食をしたり，麺類，菓子パン，お菓子などを単品で食事として摂取したりすることは，血糖値上昇による AGEs 蓄積の一因となるため注意が必要である．まずはバランスの良い食事を心がけて，乱れた食習慣を改善していくことが肝要である．そのようにして体内で AGEs を作らないようにする一方，AGEs を軽減させる食べかたを指導する必要がある．同じ食品や料理であっても，調理方法によって AGEs の蓄積量が変わってくる．たとえば，同じ豚肉 100 g であっても，しゃぶしゃぶで食べる場合と比較し，豚カツや生姜焼きにすることで AGEs の量は約 5 倍に増加する[40]．茹でたり蒸したりする調理方法で AGEs の発生は抑えられるが，焼いたり揚げたりすることで AGEs 量は大幅に増加する．日常的に使用されている電子レンジでの加熱によっても AGEs は増加するので，注意が必要である．しかし，日々の食生活のなかで生ものや蒸し物ばかり食べ続け，電子レンジも使わず，揚げ物や焼き物も食べない食生活を送ることは，かなりの我慢を強いられる．日頃食べている食品や料理の AGEs 値を知り，その値を意識したメニューの選択，また可能な範囲で AGEs をためない調理のコツを意識するよう指導することが必要である．

　Chen らは，非侵襲 AGEs 測定装置を用いて AGEs を測定した結果，ビタミン D が AGEs の蓄積を軽減させる可能性があると報告している[41]．近年，特にビタミン D と不妊との関連を示した報告が多数みられており[42〜44]，正常月経周期を有する 388 名の女性を対象とした AMH 値とビタミン D との相関を年齢ごとに調査したところ，40 歳以上ではビタミン D の低

下が AMH 値の低下と関連しているという興味深い報告もみられる[45]．高年齢ではビタミン D が卵巣機能の維持に何らかの役割を果たしていることも考えられ，AGEs のみならずビタミンなどの栄養素摂取を加味した食事の指導や，生活習慣の改善を促す指導の重要性も高まっていることが考えられる．

◢ おわりに

　AGEs の蓄積は不妊原因や ART の治療成績の悪化と相関があり，その AGEs の蓄積は食生活の乱れが一因となっていることが明らかとなった．卵巣への AGEs 蓄積は血清テストステロン値上昇，卵胞発育障害，排卵障害の原因となり，PCOS にも関与している可能性が示唆されている．また，卵胞液中の AGEs 蓄積は若年齢であっても採卵数や継続妊娠率が減少し，卵巣機能の指標となる可能性が示唆されている．

　これらのことより，AGEs の測定は，不妊原因や卵巣機能の診断，不妊治療の有効性を評価することのできる有望なバイオマーカーであり，AGEs 蓄積を抑えることは ART においての新たな治療法の一つとして考えられる．高齢不妊に対しては通常の治療に加えて，食生活を中心としたライフスタイルを見直すことで AGEs 蓄積の低下を促すなど，統合医療的な立場からのアプローチより AGEs の軽減を図っていく必要があると考えられる．

文献

1) Harman D：Aging：a theory based on free radical and radiation chemistry. J Gerontol 11：298-300, 1956
2) Salganik RI：The benefits and hazards of antioxidants：controlling apoptosis and other protective mechanisms in cancer patients and the human population. J Am Coll Nutr 20：464S-472S, 2001
3) Verzijl N, DeGroot J, Thorpe SR, et al：Effect of collagen turnover on the accumulation of advanced glycation end products. J Biol Chem 275：39027-39031, 2000
4) Byun K, Bayarsaikhan E, Kim D, et al：Activated microglial cells synthesize and secrete AGE-albumin. Anat Cell Biol 45：47-52, 2012
5) Simm A, Wagner J, Gursinsky T, et al：Advanced glycation endproducts：a biomarker for age as an outcome predictor after cardiac surgery？Exp Gerontol 42：668-675, 2007
6) Srikanth V, Maczurek A, Phan T, et al：Advanced glycation endproducts and their receptor RAGE in Alzheimer's disease. Neurobiol Aging 32：763-777, 2011
7) Li SY, Du M, Dolence EK, et al：Aging induces cardiac diastolic dysfunction, oxidative stress, accumulation of advanced glycation endproducts and protein modification. Aging Cell 4：57-64, 2005
8) Yao Q, Liang Y, Shao Y, et al：Advanced glycation end product concentrations in follicular fluid of women undergoing IVF/ICSI with a GnRH agonist protocol. Reprod Biomed Online 36：20-25, 2018
9) Li YJ, Chen JH, Sun P, et al：Intrafollicular soluble RAGE benefits embryo development and predicts clinical pregnancy in infertile patients of advanced maternal age undergoing *in vitro* fertilization. J Huazhong Univ Sci Technolog Med Sci 37：243-247, 2017
10) Wang B, Li J, Yang Q, et al：Decreased levels of sRAGE in follicular fluid from patients with PCOS. Reproduction 153：285-292, 2017
11) Antoniotti GS, Coughlan M, Salamonsen LA, et al：Obesity associated advanced glycation end products within the human uterine cavity adversely impact endometrial function and embryo implantation competence. Hum Reprod 33：654-665, 2018
12) Pertynska-Marczewska M, Diamanti-Kandarakis E：Aging ovary and the role for advanced glycation end products. Menopause 24：345-351, 2017
13) Merhi Z, Buyuk E, Cipolla MJ：Advanced glycation end products alter steroidogenic gene expression by granulosa cells：an effect partially reversible by vitamin D. Mol Hum Reprod 24：318-326, 2018
14) Garg D, Merhi Z：Relationship between advanced glycation end products and steroidogenesis in PCOS. Reprod Biol Endocrinol 14：71, 2016

15) Diamanti-Kandarakis E, Piperi C, Korkolopoulou P, et al : Accumulation of dietary glycotoxins in the reproductive system of normal female rats. J Mol Med (Berl) 85 : 1413-1420, 2007

16) Shinohara M, Thornalley PJ, Giardino I, et al : Overexpression of glyoxalase-I in bovine endothelial cells inhibits intracellular advanced glycation endproduct formation and prevents hyperglycemia- induced increases in macromolecular endocytosis. J Clin Invest 101 : 1142-1147, 1998

17) Rubin KH, Glintborg D, Nybo M, et al : Development and risk factors of type 2 diabetes in a nationwide population of women with polycystic ovary syndrome. J Clin Endocrinol Metab 102 : 3848-3857, 2017

18) Tatone C, Eichenlaub-Ritter U, Amicarelli F : Dicarbonyl stress and glyoxalases in ovarian function. Biochem Soc Trans 42 : 433-438, 2014

19) Jinno M, Takeuchi M, Watanabe A, et al : Advanced glycation end-products accumulation compromises embryonic development and achievement of pregnancy by assisted reproductive technology. Hum Reprod 26 : 604-610, 2011

20) Willett TL, Kandel R, De Croos JN, et al : Enhanced levels of nonenzymatic glycation and pentosidine crosslinking in spontaneous osteoarthritis progression. Osteoarthritis Cartilage 20 : 736-744, 2012

21) Uribarri J, Woodruff S, Goodman S, et al : Advanced glycation end products in foods and a practical guide to their reduction in the diet. J Am Diet Assoc 110 : 911-916, 2010

22) Yamagishi S, Ueda S, Okuda S : Food-derived advanced glycation end products（AGEs）: a novel therapeutic target for various disorders. Curr Pharm Des 13 : 2832-2836, 2007

23) Yamagishi S, Matsui T, Nakamura K : Possible link of food-derived advanced glycation end products（AGEs）to the development of diabetes. Med Hypotheses 71 : 876-878, 2008

24) Yamagishi S, Fukami K, Matsui T : Crosstalk between advanced glycation end products（AGEs）-receptor RAGE axis and dipeptidyl peptidase-4-incretin system in diabetic vascular complications. Cardiovasc Diabetol 14 : 2, 2015

25) Meerwaldt R, Graaff R, Oomen PHN, et al : Simple non-invasive assessment of advanced glycation endproduct accumulation. Diabetologia 47 : 1324-1330, 2004

26) Meerwaldt R, Hartog JW, Graaff R, et al : Skin autofluorescence, a measure of cumulative metabolic stress and advanced glycation end products, predicts mortality in hemodialysis patients. J Am Soc Nephrol 16 : 3687-3693, 2005

27) Nomoto K, Yagi M, Hamada U, et al : Identification of advanced glycation endproducts derived fluorescence spectrum *in vitro* and human skin. Anti-Aging Medicine 10 : 92-100, 2013

28) Mulder DJ, Water TV, Lutgers HL, et al : Skin autofluorescence, a novel marker for glycemic and oxidative stress-derived advanced glycation endproducts : an overview of current clinical studies, evidence, and limitations. Diabetes Technol Ther 8 : 523-535, 2006

29) Lutgers HL, Graaff R, Links TP, et al : Skin autofluorescence as a noninvasive marker of vascular damage in patients with type 2 diabetes. Diabetes Care 29 : 2654-2659, 2006

30) Isami F, West BJ, Nakajima S, et al : Association of advanced glycation end products, evaluated by skin autofluorescence, with lifestyle habits in a general Japanese population. J Int Med Res 46 : 1043-1051, 2018

31) Bendifallah S, Brun JL, Fernandez H : Myomectomy for infertile women : the role of surgery. J Gynecol Obstet Biol Reprod（Paris）40 : 885-901, 2011

32) Sharma I, Dhawan V, Saha SC, et al : Implication of the RAGE-EN-RAGE axis in endometriosis. Int J Gynaecol Obstet 110 : 199-202, 2010

33) Katakami N, Matsuhisa M, Kaneto H, et al : Endogenous secretory RAGE but not soluble RAGE is associated with carotid atherosclerosis in type 1 diabetes patients. Diab Vasc Dis Res 5 : 190-197, 2008

34) Yonekura H, Yamamoto Y, Sakurai S, et al : Novel splice variants of the receptor for advanced glycation end-products expressed in human vascular endothelial cells and pericytes, and their putative roles in diabetes-induced vascular injury. Biochem J 370 : 1097-1109, 2003

35) Merhi Z, Irani M, Doswell AD, et al : Follicular fluid soluble receptor for advanced glycation end-products（sRAGE）: a potential indicator of ovarian reserve. J Clin Endocrinol Metab 99 : E226-E233, 2014

36) Nejabati HR, Mota A, Farzadi L, et al : Follicular fluid PlGF/sFlt-1 ratio and soluble receptor for advanced glycation end-products correlate with ovarian sensitivity index in women undergoing A.R.T. J Endocrinol Invest 40 : 207-215, 2017

37) Fujii EY, Nakayama M, Nakagawa A : Concentrations of receptor for advanced glycation end products, VEGF and CML in plasma, follicular fluid, and peritoneal fluid in women with and without endometriosis. Reprod Sci 15 : 1066-1074, 2008

38) Germanová A, Muravská A, Jáchymová M, et al : Receptor for advanced glycation end products（RAGE）and glyoxalase I gene polymorphisms in pathological pregnancy. Clin Biochem 45 : 1409-1414, 2012

39) Ota K, Yamagishi S, Kim M, et al：Elevation of soluble form of receptor for advanced glycation end products (sRAGE) in recurrent pregnancy losses (RPL)：possible participation of RAGE in RPL. Fertil Steril 102：782-789, 2014

40) 山岸昌一, 一般社団法人 AGE 研究協会（編）：exAGE ハンドブック. 一般社団法人 AGE 研究協会, 2015

41) Chen J, van der Duin D, Campos-Obando N, et al：Serum 25-hydroxyvitamin D3 is associated with advanced glycation end products (AGEs) measured as skin autofluorescence：The Rotterdam Study. Eur J Epidemiol 34：67-77, 2019

42) Mahmoudi T, Gourabi H, Ashrafi M, et al：Calciotropic hormones, insulin resistance, and the polycystic ovary syndrome. Fertil Steril 93：1208-1214, 2010

43) Anifandis GM, Dafopoulos K, Messini CI, et al：Prognostic value of follicular fluid 25-OH vitamin D and glucose levels in the IVF outcome. Reprod Biol Endocrinol 8：91, 2010

44) Lerchbaum E, Obermayer-Pietsch B：Vitamin D and fertility：a systematic review. Eur J Endocrinol 166：765-778, 2012

45) Merhi ZO, Seifer DB, Weedon J, et al：Circulating vitamin D correlates with serum antimüllerian hormone levels in late-reproductive-aged women：Women's Interagency HIV Study. Fertil Steril 98：228-234, 2012

（西原　卓志）

ERA® (子宮内膜着床能検査)

|ポ|イ|ン|ト|

☑ ERA® 検査は子宮内膜の着床能に関連する 248 個の発現遺伝子を次世代シークエンサーで分析することで子宮内膜の着床能のタイミングを評価する検査である.

☑ ERA® 検査によって個人の着床ウインドウを知ることができるため，個別化した胚移植が可能となり，妊娠率の向上が期待できる.

◢ ERA® 検査の概要

ヒト子宮内膜は，卵巣より分泌されるエストロゲンおよびプロゲステロンの作用を受けて，機能的かつ形態的にダイナミックな周期性変化をきたす．そして着床成立には，胚と子宮内膜との相互同調が不可欠である．ヒト子宮内膜が着床能の感受性をもつ期間は window of implantation（着床ウインドウ）として知られており，分泌中期の月経周期 19～22 日頃とされている．1953 年に Noyes は，月経周期中の子宮内膜組織像を詳細に検討し，子宮内膜組織像より排卵から周期日数を推定する子宮内膜日付診を確立した[1]．子宮内膜感受性の診断としては，従来，子宮内膜日付診によって行われてきたが，主観的で客観性に欠ける面があり臨床的意義は疑問視されるようになった[2]．

一方，近年マイクロアレイの技術が発達し，子宮内膜の発現遺伝子を解析することが可能となった．そこで組織学的評価に関わらず，子宮内膜の着床能の有無を，子宮内膜に特異的な発現遺伝子を分析することで診断できる画期的な検査方法として Endometrial Receptivity Analysis（ERA®）検査がスペインの IGENOMIX 社から 2009 年に報告された[3,4]．感度 99.75%，特異度 88.57% と精度も高く，BMI が変わらなければ，同一症例での 1 回の検査結果が 3～4 年間有効である．現在はさらに改良され次世代シークエンサー（NGS）を用いて 248 個の遺伝子を分析している．

◢ ERA® 検査を行う意義

2014 年に原因不明の反復着床不全（良質な胚を複数回移植しても妊娠に至らない状態）の原因として胚移植のタイミングと子宮内膜の着床ウインドウが一致していないことが報告された[4,5]．この文献では原因不明の反復着床不全の症例では約 1/4 に着床ウインドウのズレがあり，個別化した胚移植により着床率を改善させることができたと報告している．つまり子宮内膜に受精卵が着床できる時期には個体差があり，適切な時期に移植することで妊娠可能になるというものである．ERA® 検査では，採取された子宮内膜組織が receptive あるいは non-receptive であるかを評価でき，さらに non-receptive であれば，個体差に応じて個別化した

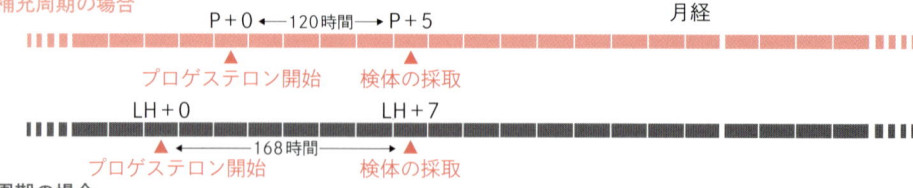

図1 検体の採取タイミング

P＋0：プロゲステロン投与開始日，LH＋0：LH サージ確認日.
（アイジェノミクス・ジャパンのパンフレットを参考に作成）

胚移植を行うことができるため，妊娠率の向上が期待できる.

◢ 適応と実施法

● 適応

・反復着床不全：2 回以上良好胚を移植しているにもかかわらず着床不全となる症例.
・高年齢で移植できる胚の少ない症例.
・子宮内膜厚が 7.0 mm 以上あり，子宮側に特に問題を認めないにもかかわらず着床に至らない症例.

● 実施法

まず，患者に十分なインフォームドコンセントを行う.

検体の採取タイミング（図1）

子宮内膜組織の採取はホルモン補充周期でも自然周期でも可能である. 組織採取に際しては，子宮底部付近から Pipelle® 型カテーテルまたは類似したもので行う.

①ホルモン補充周期の場合

エストロゲン投与開始し，月経 14 日頃に経腟エコーでの子宮内膜厚の評価を行う. 子宮内膜厚が 7.0 mm 以上を確認後，プロゲステロン投与を開始する. プロゲステロン補充開始日を P＋0 とし，5 日間（約 120 時間）のプロゲステロン投与を行った後，P＋5 で子宮内膜組織を採取する. たとえば，プロゲステロン投与開始が水曜日であった場合，子宮内膜採取は翌週の月曜となる.

②自然周期の場合

LH サージの検出は月経 11 日目ごろに経腟エコーにて卵胞径を測定し，15 mm 以上であれば，尿テステープまたは採血などから LH サージを測定する. LH サージと考えられた日（または hCG 製剤を投与した日）を LH＋0 とし，LH＋7 日に子宮内膜組織を採取する. たとえば，LH＋0 が月曜日の場合，内膜採取は翌週の月曜日となる.

検体の回収，送付

IGENOMIX 社の ERA® キットには専用の検体回収クライオチューブが入っており，チューブには 1.5 mL の RNA 安定化溶液が含まれている. チューブに日付と採取時間，患者氏名，ID などを記入する.

検体は Pillere® 型カテーテルによって子宮底部付近から全周性に組織を採取する. なお，組

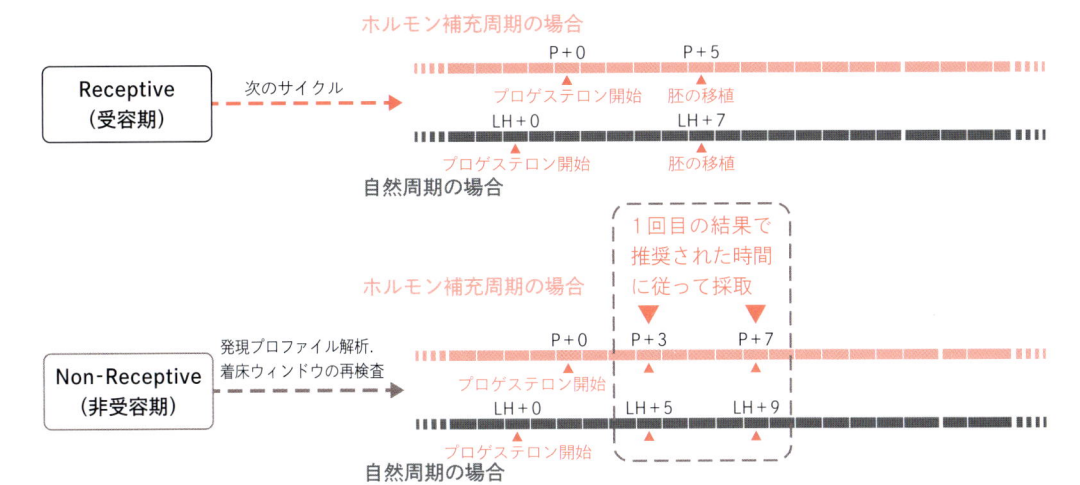

図2 評価方法と対応
P＋0：プロゲステロン投与開始日，LH＋0：LH サージ確認日．
結果が non-receptive（非受容期）の場合，正確な着床ウインドウを検証するため，再生検が推奨される．
（アイジェノミクス・ジャパンのパンフレットを参考に作成）

2

高齢不妊診療の実際

織は約 30 mg 以上あれば検査可能である．採取の際には，カテーテルが帯下や血液などに付着しないように留意する．採取できたら，速やかにチューブ内に入れて，約 10 秒間チューブを振ることで内容物を十分に撹拌させる．

　検体はその後に速やかに冷蔵庫（4〜8℃）に移し，最低 4 時間冷却する．その後，常温でIGENOMIX 社に送付する．すぐに検体を送ることができない場合は，冷蔵庫で最大約 1 週間，または 4 時間の冷蔵庫での冷却後に −20℃ で冷凍保管しておき，いずれにしても原則常温で検体を送付する．しかし夏場などで外気温 35℃ 以上の際には検体の劣化が懸念されるため，保冷剤を梱包するかクール宅急便で送付する．送付の際は ERA® キットに含まれる検査申込書および同意書も忘れずに同封する．

◢ 評価方法（図2）

　結果は検体発送から約 2〜3 週間程度で報告される．結果の解釈は以下に示す通りである．
Receptive：感受性をもつ子宮内膜と一致する所見．
Early receptive：感受性期早期の内膜と一致する所見．
Late receptive：感受性期晩期の内膜と一致する所見．
Pre-receptive：着床ウインドウのズレのため，感受性期以前の内膜と一致する所見．時期を遅らせた再生検が推奨される．
Post-receptive：着床ウインドウのズレのため，感受性期以後の内膜と一致する所見．時期を早めた再生検が推奨される．
Proliferative：増殖期内膜に一致する所見．再度採取した周期についての再評価が必要．
Non informative：分析された遺伝子プロファイルが，対照の ERA® の遺伝子プロファイルと一致しない．プロトコールを再評価し，再生検が推奨される．
Insufficient RNA：検体量が不十分のため評価できない．再生検が必要．

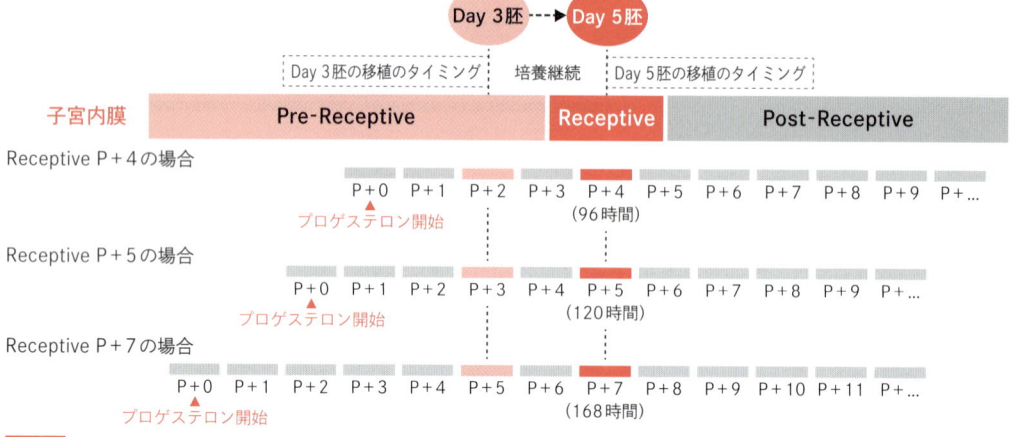

図3 治療への活用方法（個別化した胚移植方法）

P+0：プロゲステロン投与開始日.
（アイジェノミクス・ジャパンのパンフレットを参考に作成）

Invalid RNA：検体の質の劣化のため評価できない．再生検が必要．送付までに時間がかかった，あるいは検体が35℃以上の高い温度にさらされた場合に起こる．

◼ 治療への活用法（図3）

　Receptive であれば，子宮内膜採取を行った周期と同条件で胚移植を行うことが推奨される．Day 3胚を移植する場合は，子宮内膜採取した条件から2日早く移植を行う．

　Non-receptive で再生検が推奨される場合は，その旨が結果報告書に記載されている．そして1回目，2回目の結果を総合評価し理想的な胚移植時期が推定できる．また non-receptive でも receptive に近い場合は，late pre-receptive（あるいは early post-receptive）と記載され，プロゲステロン補充を12時間追加し（または減らし）移植を行うか，プロゲステロン開始を12時間早める（または遅らせる）よう記載されている．これらにより個別化した胚移植が可能となる．

◼ 今後の展望

　近年，着床不全の原因として子宮内膜の着床ウインドウのズレ以外に，慢性子宮内膜炎や子宮内腔の異常細菌叢が関与していることが報告された[6]．2018 年に次世代検査として ERA® 検査に加えて，EMMA（子宮内マイクロバイオーム）検査，ALICE（感染性慢性子宮内膜炎）検査が加わった．子宮内腔において乳酸菌の割合が9割以上を占めることにより妊娠率，継続妊娠率および生児出産率が良好な成績を示していることが報告されている[7]．そこで EMMA 検査では，子宮内の常在菌を調べ，そのなかの乳酸菌の割合を調べる．ALICE 検査では，子宮内における炎症性の感染症に関連する菌がいないかどうかを調べる．いずれも子宮内環境を調べる検査である．ERA® 検査，EMMA 検査，ALICE 検査は1回の子宮内膜採取で同時解析が可能であり，今後の選択肢が増えることが期待される．

　高齢不妊患者においては，卵巣機能の低下により1回の採卵あたりの回収個数が少なくなる

ことが多いため，あらかじめ子宮内環境を調べておくことが着床成立に有益になると考えられる．

文献

1）Noyes RW, Haman JO：Accuracy of endometrial dating；correlation of endometrial dating with basal body temperature and menses. Fertil Steril 4：504-517, 1953
2）Coutifaris C, Myers ER, Guzick DS, et al：Histological dating of timed endometrial biopsy tissue is not related to fertility status. Fertil Steril 82：1264-1272, 2004
3）Diaz-Gimeno P, Ruiz-Alonso M, Blesa D, et al：The accuracy and reproducibility of the endometrial receptivity array is superior to histology as a diagnostic method for endometrial receptivity. Fertil Steril 99：508-517, 2013
4）Ruiz-Alonso M, Blesa D, Diaz-Gimeno P, et al：The endometrial receptivity array for diagnosis and personalized embryo transfer as a treatment for patients with repeated implantation failure. Fertil Steril 100：818-824, 2013
5）Blesa D, Ruiz-Alonso M, Simon C：Clinical management of endometrial receptivity. Semin Reprod Med 32：410-413, 2014
6）Bellver J, Simon C：Implantation failure of endometrial origin：what is new？ Curr Opin Obstet Gynecol 30：229-236, 2018
7）Moreno I, Codoñer FM, Vilella F, et al：Evidence that the endometrial microbiota has an effect on implantation success or failure. Am J Obstet Gynecol 215：684-703, 2016

（木田　尚子，岡田　英孝）

2

高齢不妊診療の実際

子宮内フローラ

|ポ|イ|ン|ト|

- ☑ 子宮内フローラの異常は着床障害の原因となる可能性があり，鑑別診断および生殖予後の向上を目指した治療を行ううえで本検査を考慮すべきである．
- ☑ 加齢に伴い子宮内フローラは変化することを念頭に，検査結果の評価を行うべきである．
- ☑ 子宮内フローラの異常は悪性腫瘍発生のバイオマーカーともなりうるため，生殖医療の観点だけでなく，女性のトータルヘルスケアを視野に入れて診療にあたるべきである．

■ はじめに

　人類と細菌の関係性は歴史的に長きに渡り注目されている．実際，人体に存在する常在細菌数はわれわれの体細胞数と同等であり，さらに遺伝子数でいえばヒトゲノムよりも遥かに多いという事実もあることから，人体に対して細菌が与える影響に関する研究は大きな注目を浴びてしかるべき分野であると考えられる[1]．時代が進むにつれ，ヘリコバクターピロリ感染による胃癌の発症も明らかにされるなど，細菌は単に可逆性の感染症を引き起こすだけの存在ではないという知見は，すでに科学者だけにとどまらない一般常識となってきた．そして21世紀になり，アメリカのNIHにおいて行われた Human Microbiome Project（HMP）により，本分野における技術革新が大きく推進され，近年では常在細菌と健康・疾患との関連性がホットトピックとなっている[2]．

　細菌に関する研究で用いられるフローラ（flora）という用語は，特定の部位における細菌叢のことを指す．細菌は以前，植物に分類されていたという背景もありフローラという表現が用いられていたが，近年ではその分類の変化に伴い "microbiota" と表現されるようになってきている．細菌叢に関して着目している研究では多くの難解な用語が用いられており，取り組みづらい印象をもつことが想像に難くない．本稿では生殖医療と細菌との関係の理解のため，特にわれわれが日常臨床でアプローチする "microbiota"，つまり「分子生物学的手法により明らかにされた，環境に関連する細菌叢」にスポットを当てて述べることとする[3,4]．関連する用語の詳細な定義に関しては，Garcia-Velasco らによるレビューを参考にされたい[5]．

　細菌叢と疾患との関連は多くの医療分野において世の注目を集めており，本分野に関する研究開発の発展は目覚ましい．たとえば炎症性腸疾患，糖尿病などの疾患との関連が指摘されており，世界各国から多くの研究が報告されている[6~8]．産婦人科領域でいえば，妊娠予後や子宮体癌に対する影響が注目されており，プロバイオティクスの経口投与を行っていた患者では妊娠32週未満の早産が少なかったとする後方視的研究や，腟内 pH が4.5を超え，かつ *Atopobium vaginae* と *Porphyromona* 種が検出されることは子宮体癌と有意に相関するといっ

た報告がある[9,10]．さらに生殖医療に着目すると，卵胞発育やゴナドトロピン感受性に対して影響を与える可能性や体外受精における着床率への影響について報告されている[11]．

さて，本稿で着目する子宮内フローラであるが，近年に至るまで子宮内腔は無菌状態であると考えられていた．しかし，次世代シークエンサーを用いた 16S リボソーム RNA 遺伝子の解析技術の進歩により，子宮内フローラの存在が明らかになった[12~14]．そして近年では子宮内腔における細菌叢の異常（dysbiosis）が生殖予後に影響を与えると考えられており，すでに日常診療の場には，複数の企業によるコマーシャルベースでの細菌叢の検査が登場してきている[15,16]．

本稿では，子宮内フローラの検査について，明日からの日常診療に応用できる形で具体的に述べるとともに，本書において着目している高齢不妊診療における役割および今後の展望を交えて解説する．

◼ 検査の概要

子宮内フローラ検査は大きく2つのステップに分かれる．第1段階は検体の採取であり，具体的な採取方法と注意事項に関して後に詳述する．第2段階は採取した検体を用いた解析である．細菌叢へのアプローチ法として当初は培養ベースの探索や，特定の細菌種をターゲットとした PCR 法が用いられていた[12]．その後，分子生物学的解析技術の進歩に伴い，次世代シークエンサーによる 16S リボソーム RNA 遺伝子のなかの hypervariable regions に着目したシークエンスが行われるようになった[2,17]．この解析手法により，採取検体にどのような細菌がどのような割合で存在するかを把握することができる．次世代シークエンサーを用いた近年の子宮内フローラに関する研究によれば，子宮内腔には 108 種類の細菌が存在し，このなかの乳酸菌（*Lactobacillus*）が占める割合が生殖予後に影響するとされている[15]．

◼ 検査の意義

本検査により患者の子宮内フローラの状態を把握することができる．子宮内フローラは着床率，妊娠率，妊娠継続率，流産率といった生殖予後に影響を与えることが報告されており，本検査は着床障害に対する鑑別診断の一助となる[15]．子宮内フローラの異常が認められた場合，後述の治療により生殖予後の改善が期待できる．

◼ 適応と検査の実際

● 適応

着床障害の診断が一義的でないため，子宮内フローラ検査の適応を一律に定めることは不可能であるが，検査の性質上，胚移植の不成功が子宮内環境の不良に起因すると考えられる場合や，慢性子宮内膜炎が疑われる場合に本検査が考慮される[18]．具体的には，形態良好胚の移植にも関わらず妊娠予後が不良であった場合や，いわゆる反復着床不全（RIF）と考えられる臨床経過を示した場合に施行される．なお RIF に関しての詳細は成書を参照されたい．

検査の実際に関して，月経周期による細菌叢の状態変化に関しては2つの報告がある．Chen らによる報告によれば，増殖期では分泌期と比して腟および子宮において細菌の増殖が

増加することが，活性化されている代謝経路の違いに着目して述べられている[14]．一方Morenoらの報告によれば，子宮内膜が着床能を獲得する時期（分泌期）において，IGENOMIX社のERA®（Endometrial Receptivity Analysis：子宮内膜着床能検査）における pre-receptive phase と receptive phase の間では細菌叢のプロファイルは有意な変化を示さないとされている[15]．子宮内フローラ検査は着床時の子宮内環境の精査を目的として行われるため，胚移植を行いうるタイミングにおいて，その周辺時期における細菌叢は安定しているとする Moreno らの報告による知見は重要である．さらに増殖期と分泌期で結果が異なることも考慮するに，子宮内フローラ検査は分泌期に行うことが望ましいと考えられる．

●検体採取

検体採取に関しては，処置としては婦人科診療における子宮内膜吸引組織診とほぼ同様であり，子宮内膜組織や子宮内腔液を吸引し検査に供する．わが国では，現時点でコマーシャルベースの検査として Varinos 株式会社の子宮内フローラ検査および IGENOMIX 社の EMMA（Endometrial Microbiome Metagenomic Analysis：子宮内マイクロバイオーム検査）がある．検査手技としては，検査キット内の専用カテーテルを子宮内腔に愛護的に挿入し，吸引圧をかけることで子宮内腔に存在する細菌を回収する．検査施行から結果判明には 3〜4 週間を要する．検体採取において重要なことは，子宮内腔以外に由来する細菌のコンタミネーションを回避することである．そのためには，検体採取の際に頸管粘液を可能な限り除去し，カテーテルが腟壁や会陰に触れないように慎重に操作を行う．

●注意点

検査に伴う注意事項として，本検査は細菌培養検査ではないため，viability のない死菌に関してもその構成状態が検査結果に反映されることが挙げられる．そのため，消毒を行ってもコンタミネーションを避けられないことに留意する必要がある．また，経頸管的に子宮内腔にアプローチするため，子宮頸管内の細菌叢のコンタミネーションは避けられないということも検査の限界として把握しておくべきである．合併症としては，子宮内操作による感染が発症する可能性があるため，本検査を施行する前に十分な説明とインフォームドコンセントを得る必要がある．

◾ 評価法

検査結果としては，総括的な結果（正常細菌叢か否かなど），乳酸菌の割合や特に多く検出された他細菌種の割合などが報告される．正常のカットオフ値としては，Moreno らによる報告では，乳酸菌が占める割合が 90％以上（*Lactobacillus*-dominated microbiota：LDM）を正常の基準とし，一方 LDM の条件を満たさない場合を non-*Lactobacillus*-dominated microbiota（NLDM）と診断している[15]．また，われわれの施設で日本人を対象に行った研究結果によると，子宮内に乳酸菌が占める割合が 80％以上の症例では，80％未満の症例と比較して有意に妊娠率が良好であったため，われわれは 80％以上で良好な妊娠予後が期待できうると考えている[16]．*Lactobacillus* 以外の菌については，*Bifidobacterium* が優位であった場合は妊娠予後に影響しないと考えており，細菌性腟症の原因菌（*Gardnerella*，*Atopobium* など）や慢性子宮

内膜炎の原因菌とされる *Enterococcus*, *Enterobacteriaceae*, *Streptococcus*, *Staphylococcus*, *Mycoplasma*, *Ureaplasma*, *Chlamydia*, *Neisseria* などが優位に検出された場合，治療対象と考えられる[16,18]．Moreno らは，NLDM のなかでも *Gardnerella* や *Streptococcus* が優位に検出された場合，より妊娠に悪影響したと報告している[15]．

　加齢に関する影響としては，一般的に人体における細菌叢は加齢により変化することが報告されている[19,20]．子宮内膜に関する報告はまだまだ乏しいが，同じ女性生殖器である腟内細菌叢に関しては，加齢により乳酸菌の減少を示し，外陰腟萎縮と関連するとされている[21]．生殖年齢という短い期間で，年齢による細菌叢の変化を見いだすのは現段階では困難であると推察されるが，加齢による変化が存在するという事実については留意しておくべきある．

◢ 治療への活用法

　今日の診療においては，子宮内フローラの異常が明らかになった場合，細菌性腟症の治療に準じた抗菌薬の投与や，プレバイオティクスないしプロバイオティクスを投与する[22]．われわれの施設ではまず，pathogen が検出された場合，それに応じた抗菌薬（アモキシシリン，レボフロキサシン，メトロニダゾールなど）を1週間投与し，引き続きプレバイオティクスないしプロバイオティクスを用いている[16]．プレバイオティクスとしては，ラクトフェリン GX（NRL ファーマ）を経口投与する（300〜600 mg/日）．プレバイオティクスとは細菌自体ではなく，栄養源として細菌叢の正常化に寄与する食品成分を指す．ラクトフェリンはわが国の産婦人科診療において使用実績がある鉄結合性糖蛋白であり，難治性腟炎に起因する早産・新生児死亡を繰り返した症例に対して妊娠中に継続投与することにより，新生児合併症なしに正期産に至った報告がある[23]．一方，細菌自体であるプロバイオティクスとしては，海外から probiotic vaginal suppository を輸入し用いており，月経終了後から1日1錠で投与している．これらの介入により細菌叢が乳酸菌優位な状態に改善することを，以前報告した[16]．投与期間についてはまだ検証中であり，10〜20日間程度で改善がみられる症例も認める一方，長期間の投与を必要とする症例も存在するため，今後の課題である．また他の報告では，プロバイオティクスの投与だけでなく，更年期障害に対して施行したホルモン補充療法によっても細菌叢の改善が得られることが示されており，症例によっては治療選択肢の一つとなる可能性がある[24]．

◢ 今後の展望 — 高齢不妊診療における役割

　生殖医療において取り扱う女性生殖器において，腟内細菌叢は病原性細菌の感染からの生体防御機構となっていることは古くから知られていることであり，細菌との良好な関係性なくして良好な生殖予後が得られないことは想像に難くない．オミックスの進歩に伴い細菌叢に対する理解がより深まってきているが，機械学習や人工知能の医学への応用が進んでいる今，これらの技術も組み合わせてさらなる知見が集積されていくことが期待される．一方で，細菌叢の違いがなぜ表現型の違いにつながるかについて，molecular biology に着目した基礎研究はまだ少ない．今後，基礎研究とコンピュータ技術革新のコラボレーションが進み，患者ごとに個別化した molecular targeted reproductive medicine の時代が到来することを望む．

そして時代が進むにつれて，近代にみられる社会構造の変化が今後も加速していくとした場合，生殖医療の対象となる患者層はこれまで以上に高齢化していく可能性がある．子宮内フローラの加齢による変化に関して，現状ではまだ知見の集積が乏しいが，すでに消化管においては新生児から成人に至るまでの変化が示されており，その変化は，生涯において罹患した疾患や生活環境の影響により形成されると報告されている[19]．また，消化管の細菌叢は樹状細胞を介して全身へ波及していくとされており，子宮内膜にもその加齢の影響は及びうると推察される[25,26]．一方，子宮に近接する腟内細菌叢に関しては，周閉経期の腟内細菌叢の変化がパートナーの前立腺肥大を前立腺癌に変化させてしまうという報告もあり，加齢に伴う女性生殖器の細菌叢の変化は着目すべきバイオマーカーであると考えられる[27]．さらには，前述した特定の細菌種の存在と腟内 pH の組み合わせが子宮体癌と関連するという報告もあり，やはり悪性腫瘍との関連については留意する必要がある[10]．対応策として，現段階で有効性が示された方法が存在しないために speculation とはなるが，加齢により乳酸菌が減少することを考慮するに，プレバイオティクスないしプロバイオティクスの投与により乳酸菌の回復を目指すことは一つの方策と考えられよう[21]．しかし一方で，炎症性腸疾患などにおいて腸管上皮のバリア機能が損傷されている状態では，プロバイオティクスの使用により炎症性サイトカインの産生増加および免疫細胞のリクルートが起こり，むしろ有害に働くとする報告もあり，状況に応じた適切な使用が望ましいと考えられる[28]．

　高齢不妊診療を行う際には，妊娠を目指したより良い生殖医療を目指すだけでなく，加齢に伴い悪性腫瘍を含むさまざまな疾患の好発年齢に該当するようになるという視点を忘れることなく，女性のトータルヘルスケアという大きな視野で診療を行うべきである．

文献

1) Sender R, Fuchs S, Milo R：Are we really vastly outnumbered？ revisiting the ratio of bacterial to host cells in humans. Cell 164：337-340, 2016
2) Eckburg PB, Bik EM, Bernstein CN, et al：Diversity of the human intestinal microbial flora. Science 308：1635-1638. 2005
3) Ursell LK, Metcalf JL, Parfrey LW, et al：Defining the human microbiome. Nutr Rev 70（Suppl 1）：S38-S44, 2012
4) Cho I, Blaser MJ：The human microbiome：at the interface of health and disease. Nat Rev Genet 13：260-270, 2012
5) Garcia-Velasco JA, Menabrito M, Catalan IB：What fertility specialists should know about the vaginal microbiome：a review. Reproductive Biomedicine Online 35：103-112, 2017
6) Knights D, Silverberg MS, Weersma RK, et al：Complex host genetics influence the microbiome in inflammatory bowel disease. Genome Med 6：107, 2014
7) Halfvarson J, Brislawn CJ, Lamendella R, et al：Dynamics of the human gut microbiome in inflammatory bowel disease. Nat Microbiol 2：17004, 2017
8) Livanos AE, Greiner TU, Vangay P, et al：Antibiotic-mediated gut microbiome perturbation accelerates development of type 1 diabetes in mice. Nat Microbiol 1：16140, 2016
9) Kirihara N, Kamitomo M, Tabira T, et al：Effect of probiotics on perinatal outcome in patients at high risk of preterm birth. J Obstet Gynaecol Res 44：241-247, 2018
10) Walther-Antonio MR, Chen J, Multinu F, et al：Potential contribution of the uterine microbiome in the development of endometrial cancer. Genome Med 8：122, 2016
11) Franasiak JM, Scott RT, Jr：Reproductive tract microbiome in assisted reproductive technologies. Fertil Steril 104：1364-1371, 2015
12) Mitchell CM, Haick A, Nkwopara E, et al：Colonization of the upper genital tract by vaginal bacterial species in nonpregnant women. Am J Obstet Gynecol 212：611.e1-e9, 2015
13) Franasiak JM, Werner MD, Juneau CR, et al：Endometrial microbiome at the time of embryo transfer：

next-generation sequencing of the 16S ribosomal subunit. J Assist Reprod Genet 33 : 129-136, 2016

14) Chen C, Song X, Wei W, et al : The microbiota continuum along the female reproductive tract and its relation to uterine-related diseases. Nat Commun 8 : 875, 2017

15) Moreno I, Codoñer FM, Vilella F, et al : Evidence that the endometrial microbiota has an effect on implantation success or failure. Am J Obstet Gynecol 215 : 684-703, 2016

16) Kyono K, Hashimoto T, Kikuchi S, et al : A pilot study and case reports on endometrial microbiota and pregnancy outcome : An analysis using 16S rRNA gene sequencing among IVF patients, and trial therapeutic intervention for dysbiotic endometrium. Reprod Med Biol 18 : 72-82, 2019

17) Hyman RW, Fukushima M, Diamond L, et al : Microbes on the human vaginal epithelium. Proc Natl Acad Sci U S A 102 : 7952-7957, 2005

18) Moreno I, Cicinelli E, Garcia-Grau I, et al : The diagnosis of chronic endometritis in infertile asymptomatic women : a comparative study of histology, microbial cultures, hysteroscopy, and molecular microbiology. Am J Obstet Gynecol 218 : 602.e1-e16, 2018

19) Nagpal R, Mainali R, Ahmadi S, et al : Gut microbiome and aging : Physiological and mechanistic insights. Nutr Healthy Aging 4 : 267-285, 2018

20) Rodriguez JM, Murphy K, Stanton C, et al : The composition of the gut microbiota throughout life, with an emphasis on early life. Microb Ecol Health Dis 26 : 26050, 2015

21) Brotman RM, Shardell MD, Gajer P, et al : Association between the vaginal microbiota, menopause status, and signs of vulvovaginal atrophy. Menopause 25 : 1321-1330, 2018

22) Otsuki K, Imai N : Effects of lactoferrin in 6 patients with refractory bacterial vaginosis. Biochem Cell Biol 95 : 31-33, 2017

23) Otsuki K, Tokunaka M, Oba T, et al : Administration of oral and vaginal prebiotic lactoferrin for a woman with a refractory vaginitis recurring preterm delivery : appearance of lactobacillus in vaginal flora followed by term delivery. J Obstet Gynaecol Res 40 : 583-585, 2014

24) Muhleisen AL, Herbst-Kralovetz MM : Menopause and the vaginal microbiome. Maturitas 91 : 42-50, 2016

25) Vazquez-Torres A, Jones-Carson J, Baumler AJ, et al : Extraintestinal dissemination of Salmonella by CD18-expressing phagocytes. Nature 401 : 804-808, 1999

26) Rescigno M, Urbano M, Valzasina B, et al : Dendritic cells express tight junction proteins and penetrate gut epithelial monolayers to sample bacteria. Nat Immunol 2 : 361-367, 2001

27) Reece AS : Dying for love : Perimenopausal degeneration of vaginal microbiome drives the chronic inflammation-malignant transformation of benign prostatic hyperplasia to prostatic adenocarcinoma. Med Hypotheses 101 : 44-47, 2017

28) Shin W, Kim HJ. Intestinal barrier dysfunction orchestrates the onset of inflammatory host-microbiome cross-talk in a human gut inflammation-on-a-chip. Proc Natl Acad Sci U S A 115 : E10539-E10547, 2018

（横溝　陵，橋本　朋子，京野　廣一）

精液の酸化ストレス

|ポ|イ|ン|ト|

☑ MiOXSYS® は電気化学的原理を利用し精液の酸化ストレスを測定する検査である.
☑ 女性が高齢の場合,特に精子の質が治療の結果へ及ぼす影響が大きくなる.
☑ 精子核 DNA 検査法は複数あるが,なかでも MiOXSYS® は有用である.
☑ MiOXSYS® で得られる sORP 値と体外受精の結果との関係性については今後の検証が待たれる.

◢ MiOXSYS® の概要

　MiOXSYS® 検査は精液の酸化ストレス度を測定する検査である.酸化ストレスは細胞にダメージを与える活性酸素種などがもつ酸化力と,それを除去する抗酸化剤などの還元力の総和として評価できる.細胞が酸化剤からダメージを受けるとは,分子レベルでみれば,酸化剤により細胞を構成する分子が電子を奪われて不安定化されたと言い換えることができる(図1).電荷バランスによって安定な分子を不安定にする主役となるのが,分子を構成する電子である(図1).電子は原子を構成する最小単位であり,個々の原子がもつ電気的陰性により原子同士が結合し分子が構成されている.さらに細胞は分子同士の結合により構成され,酸化剤は他分子から原子を奪い,分子中の電子のバランスを壊すことで細胞の構造を不安定化させる(図

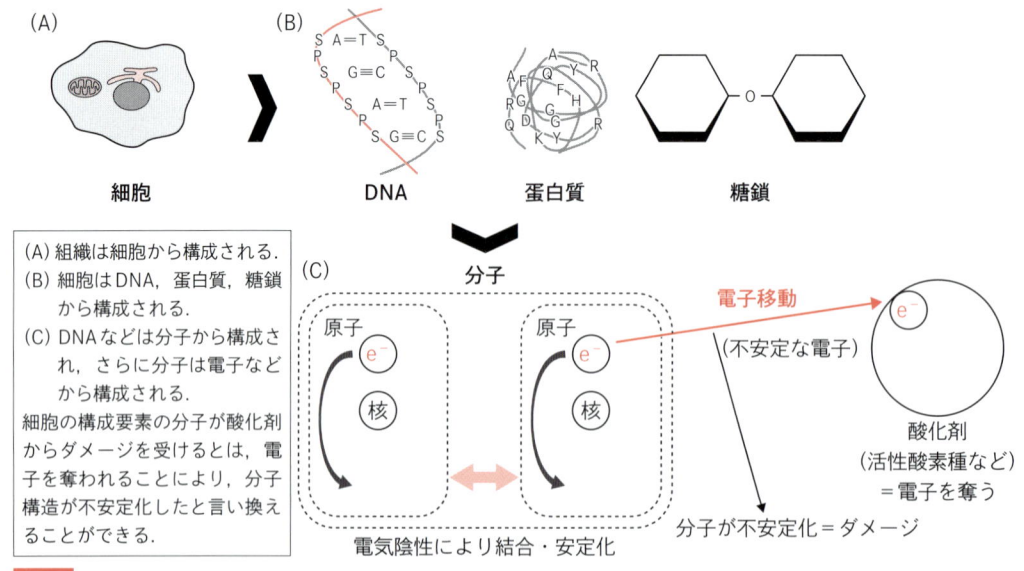

(A) 組織は細胞から構成される.
(B) 細胞はDNA,蛋白質,糖鎖から構成される.
(C) DNAなどは分子から構成され,さらに分子は電子などから構成される.
細胞の構成要素の分子が酸化剤からダメージを受けるとは,電子を奪われることにより,分子構造が不安定化したと言い換えることができる.

図1 細胞の構成単位と酸化剤との関係

1）. MiOXSYS® は電気化学的原理を利用し，精液中の分子間を動く不安定な電子の量を酸化力と還元力の総合的バランスとして評価することにより，酸化ストレス度を数値化する装置である．

■ 本検査を行う意義

● 精子核 DNA の正常性の評価を行う意味

妊娠成立における精子の主要な役割とは，卵子との受精の起点となること，また，男性側の遺伝情報を卵子に送り届けることである．ART における精液検査は，従来から精液中の精子の数や運動性，形態などのマクロレベルの評価を行ってきた．しかし，近年の分子生物学的技術の発展により，細胞の中身の正常性を評価することが可能となっている．なかでも精子核の DNA の正常性の評価は，受精後の胚の発育や着床後の流産の有無と関係があると考えられている[1~4]．完全分化型の精子の場合は，卵子や他の体細胞とは異なり，傷ついた DNA を自ら修復する機能をもっていない[5,6]．そのため，一度，精子の核 DNA が受けたダメージは卵子と受精後の胚発育の状態に影響することになる[2,7,8]．一方で，卵子には精子核 DNA の損傷を修復する機構が備わっており，受精後，第一卵割前までに，DNA 切断に対する修復機構である DNA 末端連結修復か相同的組み換え修復という機構が働くとされている[5]．また，この卵子による精子の核 DNA 修復に関連して，卵子が修復をかけた場合には，受精後の胚の発育速度が遅延するということも証明されている[1,2]．着床後の流産の有無に対する影響に関しては，臨床結果との相関について証明されているのみで，そのメカニズムははっきりとわかっていない．不妊治療において，女性側が高齢の場合の治療で最も重要な点は，卵子側の精子核 DNA の修復機構を担う分子の細胞内で発現量が加齢とともに減少していくという点である[9]．つまり，高齢由来の卵子ほど，精子核 DNA の修復能力が低いために，核 DNA の損傷の程度が大きい精子が卵子と受精した場合はその影響が大きく体外受精の結果に反映される可能性がある．精液検査において精子核 DNA の損傷の程度を検査することは，男性側の妊孕力の主要部分を評価することに等しいといえる．

● 精子核 DNA 検査の種類

これまでに報告されている精子核 DNA の検査について表 1 に示した．検査法には精子核を色素などで染色する直接法と，精漿中に放出される分子を測定する間接法がある．これらの測定法の有効性を臨床的観点でみたとき，試薬混合などの作業工程が少なく，かつ安価で信頼性の高いものが有効だといえる．

表 1 中の方法のうち，sperm chromatin structure assay（SCSA）法は比較的多くの臨床結果に関する報告がある．SCSA 法は DNA 中に染色色素が入り込むインターカレーターで染色し，測定器はフローサイトメーターを用い，数万以上の細胞数の精子を短時間で測定する方法である．他の顕微鏡下における検査が数百の細胞数の観察が限界であることを考えれば，信頼性は高い方法といえる．また，カットオフ値に関する報告も比較的多く，診断に必要な情報が揃っている．しかし，欠点としてフローサイトメーターが高価である点や，装置の維持や解析にはフローサイトメーターの複雑な原理をしっかり理解する必要があることが挙げられる．これらの点で，多くの小規模クリニック内で独自で装置を購入し測定するには不向きであり，専

表1 精子核 DNA 正常性検査とその特性について

検査方法	測定可能細胞数	測定器	作業工程	カットオフ値報告数	文献
sperm chromatin structure assay (SCSA)	数万以上	フローサイトメーター	少	多	10〜14)
TUNEL assay*	数百〜数千	蛍光顕微鏡/フローサイトメーター	多	中	14〜18)
single cell gel electrophoresis assay	数百〜数千	蛍光顕微鏡	中	少	14, 19〜21)
sperm chromatin dispersion (SCD) assay	数百〜数千	光学顕微鏡	中	少	14, 17)
8-OHdG assay**	精液	分光光度計/フローサイトメーターなど	多	無	22〜24)
ROS/TAC score	精漿	分光光度計ルミノメーター	多	無	25〜27)

作業工程：試薬調製や反応時間など考慮し "少-中-多" の3段階に分類した.
カットオフ値報告数：既報の論文でカットオフ値を調べている論文数により "少-中-多" の3段階に分類した.
* : terminal deoxynucleotidyl transferase mediated deoxyuridine triphosphate nick end labelling
** : 8-hydroxyl-2′-deoxyguanosine
ROS : reactive oxygen species, TAC : total antioxidant capacity

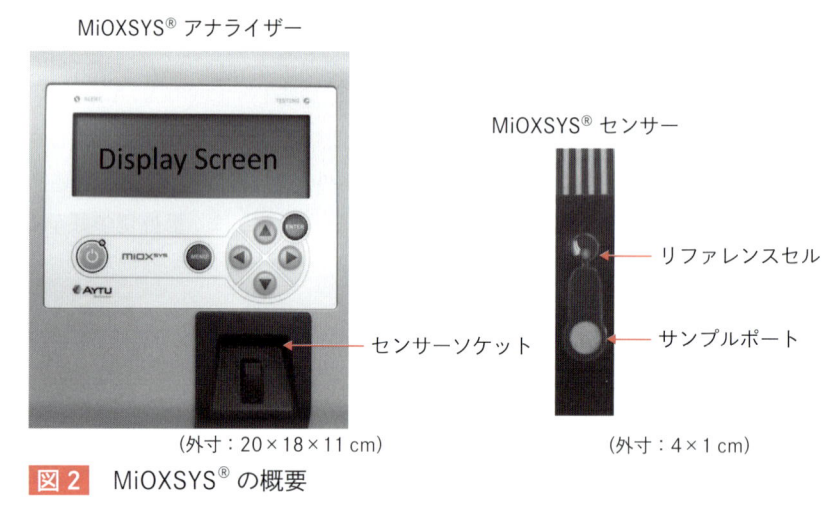

MiOXSYS® アナライザー

MiOXSYS® センサー

Display Screen

センサーソケット

リファレンスセル

サンプルポート

（外寸：20×18×11 cm）

（外寸：4×1 cm）

図2 MiOXSYS® の概要

任のオペレーターを雇用できるような大学で行うのがよいと思われる.

　MiOXSYS® は精漿中の酸化ストレス度を測定し，間接的に精子核 DNA の状態を評価する. この方法のメリットは試薬の調製などの工程がなく，サンプルをセンサー上のサンプルポートに滴下すると数分で精液中の酸化ストレスを数値化できる点である（図2）. また，本器自体も数十万円と比較的安価で，煩雑なメンテナンスもほとんど必要ないことから，施設の規模に関わらず導入しやすいことなども挙げられる. 欧州生殖医学会のガイドラインでは，精漿中の酸化ストレスを精液検査の段階で評価することが望ましいと指摘されていることから，

MiOXSYS® による酸化還元電位の評価が臨床上の都合に適した有効な方法となる可能性がある[28].

◢ 本検査の適応と実施法

当院では，初診時の精液検査で全症例に対して精液酸化ストレス度の検査を行っている．図2 に示した通り，MiOXSYS® は精液をローディングするサンプルセンサーとアナライザーから構成されている．測定時にはサンプルセンサーをアナライザーのセンサーソケットに挿入した後，センサーのサンプルポートに液化された 30 μL の原精液をローディングする．その後，最短 2 分で酸化還元電位（static oxidative reduction potential：sORP）が得られる．sORP は正負の符号付きの数値として得られる．正の値は精液が酸化傾向にあること，負の値は抗酸化力が優位であることを示す．sORP を原精液濃度（10^6）で割った値を最終の数値とする．開発元の推奨する基準値を採用し，最終の値が 1.38〔ORP（mV）/10^6 sperm/mL〕以上であれば高酸化ストレス状態と診断される．

◢ 治療への活用法

精液検査にて高酸化ストレス状態と判定された場合は，抗酸化作用がある成分を含むサプリメントを処方する．精液の状態の改善を目的とする場合，精子の元となる幹細胞から完全分化した精子が形成されるには約 80 日を要するため，その期間サプリメントを服用してから次の治療に進むのが理想である．しかし，当院の場合，高年齢で受診されるケースが多く採卵-胚移植を実施することを急がれている患者がほとんどであることや，精液の高酸化ストレス状態が不妊症の主因であると断言できない点などから，3 か月間の服用期間を設けるのは難しいのが現状である．

当院では高酸化ストレス状態と診断された患者に，抗酸化作用がある成分を含む当院独自開発のサプリメントを平均 70 日服用していただいた結果，sORP 値が半減するという結果を得ている．このことは，抗酸化力を高める治療を行えば精液中の酸化ストレス度を改善できることを示唆している．さらに今後 sORP 値と体外受精の結果との関係性が証明されれば，精液中の酸化ストレス度の改善を主軸とした治療戦略も一つの選択肢となる可能性がある．

◢ 今後の展望

MiOXSYS® による酸化ストレスの評価は新規性の高い方法であって，現段階では sORP 値と古典的な精液所見との関係性に関する報告は多くあるものの，体外受精の結果との相関性に関する報告はなく，臨床的意義は十分に証明されていない[29~31]．この検査を多くの施設で実施される検査法とするためには，従来の精子核 DNA の検査法と体外受精の結果と同様の関係性が得られるかどうかが重要となる．すなわち，主に流産と sORP 値との関係について同様の結果が得られるかが課題となる．そこで，次に，当院における体外受精の結果と sORP 値との関係性について後方視的研究を行ったので紹介する．

当院の精液検査において sORP 値を測定し，新鮮周期もしくはホルモン補充周期において

表2 患者背景と体外受精の結果

女性年齢（歳）	37.5±5.1	(mean±SD)
男性年齢（歳）	39.6±7.1	(mean±SD)
sORP 〔ORP (mV) /10^6 sperm/mL〕	1.0±2.8	(mean±SD)
hCG 陽性率（%）	46.8 (32/79)	(/ET)
胎嚢（GS）陽性率（%）	34.2 (27/79)	(/ET)
胎児心拍陽性率（%）	27.8 (22/79)	(/ET)
流産率（%）	29.6 (8/27)	(/GS 陽性)

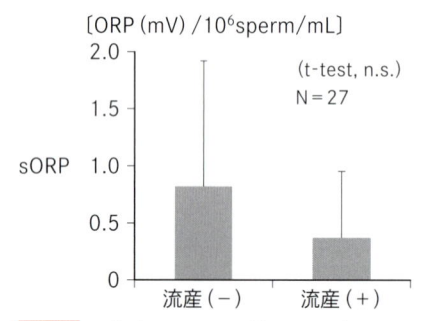

図3 流産と sORP 値との関係

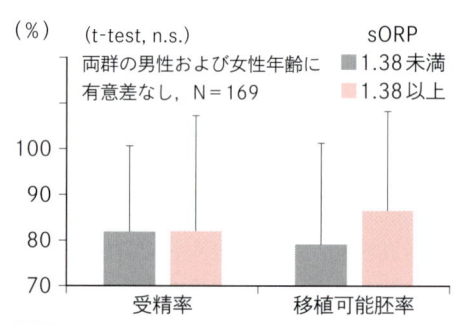

図4 sORP 値と受精率，移植可能胚率との関係

Day 3 単一分割期胚移植を実施した 79 症例について，胎嚢確認後流産となった症例と妊娠継続した症例の 2 群について sORP 値を比較した（表2，図3）．この結果，両群の平均値に有意差はなく，sORP 値は流産の要因とならないと考えられた．次に，新鮮周期にて Day 3 まで胚培養した 169 症例について，sORP 値のカットオフ値 1.38〔ORP (mV) /10^6 sperm/mL〕以上の群と未満の群で受精率（conventional IVF or ICSI 施行）と移植可能胚率（G3-5 分割以上）について比較した．この結果，各項目の両群の値に有意差は認められなかった（図4）．

　以上より，当院のデータでは sORP 値と体外受精の各パラメーターとの間に有意な関係性は認められなかった．現時点でのデータ数は十分ではなく，さらに追跡調査が必要と考えられた．また，開発元が定めた sORP 値のカットオフ値は海外のデータから算出されたものである．当院における平均 sORP 値と海外の報告における平均値を比較すると，わが国における値は比較的低い傾向があり，将来的な課題として sORP 値の設定がわが国の現状に適したものかどうかも検証していく必要がある[32,33]．

文献

1) Xiao J, Lui Y, Li Z, et al：Effects of the insemination of hydrogen peroxide-treated epididymal mouse spermatozoa on γH2AX repair and embryo development. PLoS One 7：e38742, 2012
2) Gawecka JE, Marth J, Ortega M, et al：Mouse zygotes respond to severe sperm DNA damage by delaying paternal DNA replication and embryonic development. PLoS One 8：e56385, 2013
3) Robinson L, Gallos ID, Conner SJ, et al：The effect of sperm DNA fragmentation on miscarriage rates：

a systematic review and meta-analysis. Hum Reprod 27 : 2908-2917, 2012

4) Zhao J, Zhang Q, Wang Y, et al : Whether sperm deoxyribonucleic acid fragmentation has an effect on pregnancy and miscarriage after *in vitro* fertilization/intracytoplasmic sperm injection : a systematic review and meta-analysis. Fertil Steril 102 : 998-1005, 2014

5) González-Marin C, Gosálvez J, Roy R : Types, causes, detection and repair of DNA fragmentation in animal and human sperm cells. Int J Mol Sci 13 : 14026-14052, 2012

6) Aitken RJ, Smith TB, Jobling MS, et al : Oxidative stress and male reproductive health. Asian J Androl 16 : 31-38, 2014

7) Fernández-Gonzalez R, Moreira PN, Pérez-Crespo M, et al : Long-term effects of mouse intracytoplasmic sperm injection with DNA-fragmented sperm on health and behavior of adult offspring. Biol Reprod 78 : 761-772, 2008

8) Meseguer M, Martínez-Conejero JA, O'Connor JE, et al : The significance of sperm DNA oxidation in embryo development and reproductive outcome in an oocyte donation program : a new model to study a male infertility prognostic factor. Fertil Steril 89 : 1191-1199, 2008

9) Titus S, Li F, Stobezki R, et al : Impairment of BRCA1-related DNA double-strand break repair leads to ovarian aging in mice and humans. Sci Transl Med 5 : 172ra21, 2013

10) Virro MR, Larson-Cook KL, Evenson DP : Sperm chromatin structure assay（SCSA）parameters are related to fertilization, blastocyst development, and ongoing pregnancy in *in vitro* fertilization and intracytoplasmic sperm injection cycles. Fertil Steril 81 : 1289-1295, 2004

11) Speyer BE, Pizzey AR, Ranieri M, et al : Fall in implantation rates following ICSI with sperm with high DNA fragmentation. Hum Reprod 25 : 1609-1618, 2010

12) Boe-Hansen GB, Fedder J, Ersboll AK, et al : The sperm chromatin structure assay as a diagnostic tool in the human fertility clinic. Hum Reprod 21 : 1576-1582, 2006

13) Oleszczuk K, Giwercman A, Bungum M : Sperm chromatin structure assay in prediction of *in vitro* fertilization outcome. Andrology 4 : 290-296, 2016

14) Ribas-Maynou J, Garcia-Perió A, Fernández-Encianas A, et al : Comprehensive analysis of sperm DNA fragmentation by five different assays : TUNEL assay, SCSA, SCD test and alkaline and neutral Comet assay. Andrology 1 : 715-722, 2013

15) Henkel R, Hajimohammad M, Stalf T, et al : Influence of deoxyribonucleic acid damage on fertilization and pregnancy. Fertil Steril 81 : 965-972, 2004

16) Huang CC, Lin DP, Tsao HM, et al : Sperm DNA fragmentation negatively correlates with velocity and fertilization rates but might not affect pregnancy rates. Fertil Steril 84 : 130-140, 2005

17) Ni W, Xiao S, Qiu X, et al : Effect of sperm DNA fragmentation on clinical outcome of frozen-thawed embryo transfer and on blastocyst formation. PLoS One 9 : e94956, 2014

18) Benchaib M, Lornage J, Mazoyer C, et al : Sperm deoxyribonucleic acid fragmentation as a prognostic indicator of assisted reproductive technology outcome. Fertil Steril 87 : 93-100, 2007

19) Simon L, Lutton D, McManus J, et al : Sperm DNA damage measured by the alkaline Comet assay as an independent predictor of male infertility and *in vitro* fertilization success. Fertil Steril 95 : 652-657, 2011

20) Simon L, Brunborg G, Stevenson M, et al : Clinical significance of sperm DNA damage in assisted reproduction outcome. Hum Reprod 25 : 1594-1608, 2010

21) Ribas-Maynou J, Garcia-Perió A, Fernández-Encianas, A et al : Double stranded sperm DNA breaks, measured by Comet assay, are associated with unexplained recurrent miscarriage in couples without a female factor. PLoS One 7 : e44679, 2012

22) De Iuliis GN, Thomson LK, Mitchell LA, et al : DNA damage in human spermatozoa is highly correlated with the efficiency of chromatin remodeling and the formation of 8-hydroxy-2'-deoxyguanosine, a marker of oxidative stress. Biol Reprod 81 : 517-524, 2009

23) Shen HM, Chia SE, Ong CN : Evaluation of oxidative DNA damage in human sperm and its association with male fertility. J Androl 20 : 718-723, 1999

24) Cambi M, Tamburrino L, Marchiani S, et al : Development of a specific method to evaluate 8-hydroxy 2-deoxyguanosine in sperm nuclei : relationship with semen quality in a cohort of 94 subjects. Reproduction 145 : 227-235, 2013

25) Saleh RA, Agarwal A, Sharma RK, et al : Effect of cigarette smoking on levels of seminal oxidative stress in infertile men : a prospective study. Fertil Steril 78 : 491-499, 2002

26) Sharma RK, Pasqualotto FF, Nelson DR, et al : The reactive oxygen species-total antioxidant capacity score is a new measure of oxidative stress to predict male infertility. Hum Reprod 14 : 2801-2807, 1999

27) Pasqualotto FF, Sundaram A, Sharma RK, et al : Semen quality and oxidative stress scores in fertile

and infertile patients with varicocele. Fertil Steril 89 : 602-607, 2008

28）ESHRE Early Pregnancy Guideline Development Group : Recurrent Pregnancy Loss. 2017

29）Agarwal A, Sharma R, Roychoudhury S, et al : MiOXSYS : a novel method of measuring oxidation reduction potential in semen and seminal plasma. Fertil Steril 106 : 566-573, 2016

30）Agarwal A, Arafa M, Chandrakumar R, et al : A multicenter study to evaluate oxidative stress by oxidation-reduction potential, a reliable and reproducible method. Andrology 5 : 939-945, 2017

31）Majzoub A, Arafa M, Mahdi M, et al : Oxidation-reduction potential and sperm DNA fragmentation, and their associations with sperm morphological anomalies amongst fertile and infertile men. Arab J Urol 16 : 87-95, 2018

32）Arafa M, Agarwal A, Al Said S, et al : Semen quality and infertility status can be identified through measures of oxidation-reduction potential. Andrologia 50 : e12881, 2018

33）Agarwal A, Roychoudhury S, Sharma R, et al : Diagnostic application of oxidation-reduction potential assay for measurement of oxidative stress : clinical utility in male factor infertility. Reprod Biomed Online 34 : 48-57, 2017

（冨田　和尚）

PGT-A の有効性

|ポ|イ|ン|ト|

- ☑ PGT-A の適応は，女性の高年齢，反復流産，着床障害，重度の男性不妊，卵巣機能低下，癌治療後，染色体異常の妊娠の既往などである.
- ☑ PGT-A が最も有効な高齢不妊患者は，年齢が高いが卵巣機能が保たれていて，胚盤胞が多数できる症例である.
- ☑ 高年齢の女性が PGT-A を受けると，着床率が上昇，流産率が低下，分娩率が上昇して，妊娠するまでの期間が短くなる.

■ はじめに

Preimplantation Genetic Diagnosis International Society（PGDIS）が毎年行っている総会に4年連続して参加して得た知識などをもとに，着床前検査について述べる.

胚の遺伝病を調べる着床前診断を PGD（preimplantation genetic diagnosis），異数性の染色体異常を調べる検査を着床前スクリーニング（PGS：preimplantation genetic screening）と呼んでいた．しかし現在は，着床前検査すべてを PGT（preimplantation genetic testing）と呼び，異数性の染色体異常に関する着床前検査を PGT-A（preimplantation genetic testing for aneuploidies），遺伝病に関する着床前検査を PGT-M〔preimplantation genetic testing for monogenic（single gene）defects〕，均衡型の染色体異常に関する着床前検査を PGT-SR（preimplantation genetic testing for structural chromosome rearrangements），HLA に関する着床前検査を PGT-HLA（preimplantation genetic testing for HLA）と呼ぶ.

本邦では，本稿執筆時点では，日本産科婦人科学会による PGT-A 特別臨床研究のパイロット試験が終わったところで，第二期の PGT-A 研究が開始する直前である．生殖医療に関する法律は本邦にはないが，現時点では日本産科婦人科学会のガイドラインでは，PGT-A の実施を認めていない.

本稿では，特に高齢不妊患者における PGT-A の有効性について述べる.

■ PGT-A 検査の概要

● 検査材料

胚盤胞の胎盤になる部分の細胞（TE 細胞）を biopsy で6個ぐらい採取して，胚の染色体検査を実施する．以前は分割期胚の割球を採取して検査を実施していたが，最近は TE 細胞を材料とする場合がほとんどである．胚盤胞の TE 細胞を使用する利点には，①解析する細胞数（DNA 量）が多くなる，② Day 3 の分割期胚と比較するとモザイク率が低くなる，③ biopsy

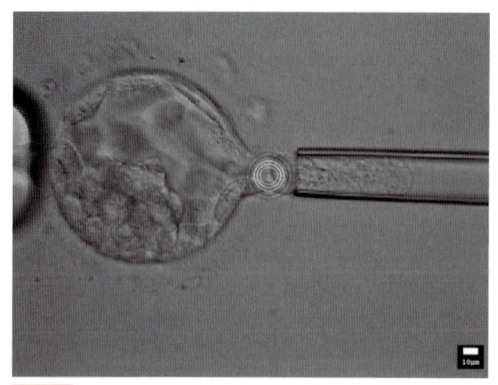

図1 Pulling-stretching 法

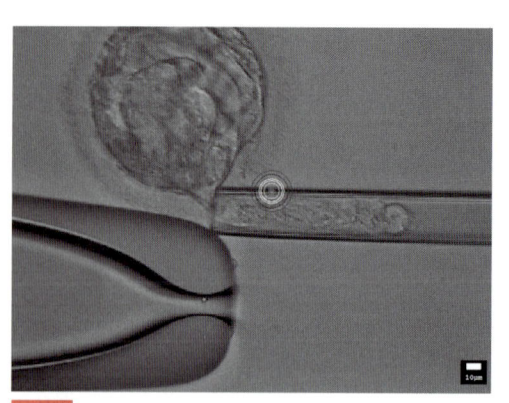

図2 Flicking 法

により胚が受けるダメージが少なくなる[1]，④分析する胚の数が少なくなることが挙げられ，欠点には①良好な胚盤胞にならないと分析できない，② TE 細胞が透明帯から出てきたタイミングで biopsy を行うため胚が複数ある場合には同時に biopsy を行うことができない，などがある．

　Biopsy の方法には，ピペットで吸引しながらレーザーで TE 細胞を切りとる pulling-stretching 法（図1）と，ホールディングピペットに擦りつけて TE 細胞を切りとる flicking 法（図2）と，両者の併用法がある．

　胚の染色体検査の方法は，FISH 法，aCGH（array comparative genomic hybridization）法，NGS（next generation sequencing）法と変遷してきたが，現在最も多く使用されている分析法は NGS 法である．

　Biopsy を実施した胚盤胞本体は直ちにガラス化法で凍結する．採取した TE 細胞を溶かして DNA を抽出する．少量の細胞からの DNA 量は微量のため PCR を使用して全ゲノム増幅（WGA）を行う．WGA で得られた DNA 断片は，電気泳動と DNA 量を計測して，確実に増幅ができているかを確認する．WGA の工程では DNA を約 10^5 倍まで増幅させるため，検体以外の DNA の混入を避ける必要がある．そのため，WGA を行う部屋と NGS に向けての調整を行う部屋は完全に分けることが推奨されている．

　次にシークエンス用 DNA の調整を行う．WGA にて得られた DNA 断片の濃度を測定し，各検体のシークエンスに用いる DNA 量を同じにする．検体 DNA 断片を約 200 Mb に切断し，その末端にシークエンス用の配列（タグ）を付ける．VeriSeq では一回に 24 検体同時にシークエンスを行うことができるため，各検体 DNA を個別に認識するためのインデックス配列（2種類×12種類）を付けた後，PCR にて増幅を行う．磁気ビーズを用いて増幅後の DNA を精製し，再度，各検体間の DNA 濃度を揃える．濃度を調整した検体は 24 検体をまとめて，MiSeq に入れてシークエンス解析をする．

● 解析

　得られたデータは解析ソフトの BlueFuse Multi を用いて解析する．

　上記のシークエンス解析ではゲノムのすべての塩基配列を解析しているわけではなく，実際に配列を解析しているのは，全配列の 0.1～0.2％程度である．

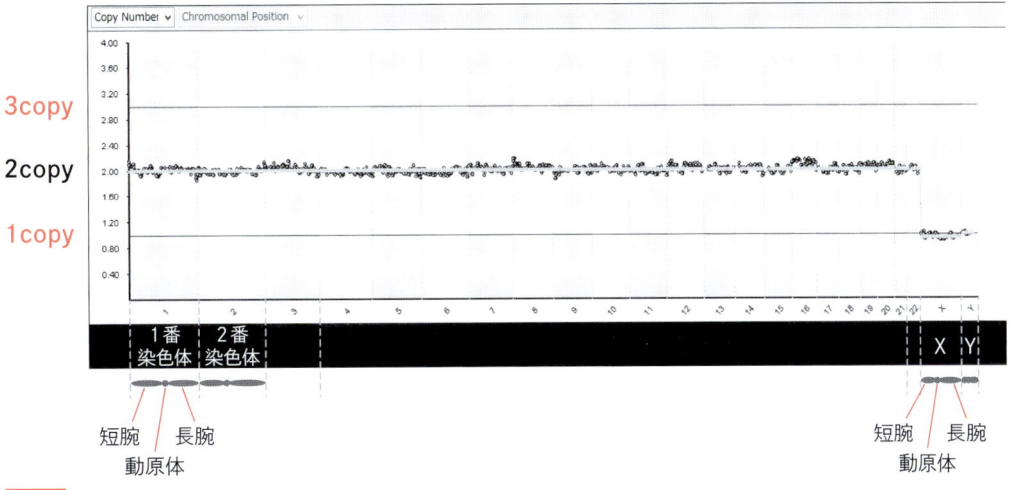

図3 NGS 分析の結果の見かた

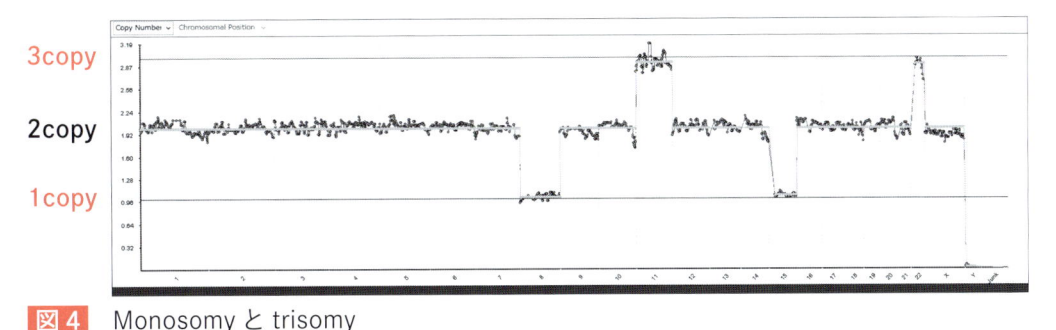

図4 Monosomy と trisomy
8 番と 15 番が monosomy，11 番と 22 番が trisomy.

　染色体の核型の表記には，euploid，aneuploid，triploid，tetraploid などがある．euploid は，染色体の構成が 1 番から 22 番までの染色体が 2 本ずつと X 染色体が 2 本または X 染色体と Y 染色体が 1 本ずつで染色体数が 46 本の 2 倍体（2n）である．aneuploid は異数体で，特定の染色体が 3 本の trisomy と特定の染色体が 1 本の monosomy がある．それ以外に，染色体数が 69 本の triploid（3 倍体，3n）と染色体数が 92 本の tetraploid（4 倍体，4n）がある．

　図 3 のように NGS 解析結果の 2 copy のラインにすべての染色体が揃えば euploid である．また，図 4 のように 3 copy のラインに特定の染色体があれば trisomy，1 copy のラインに特定の染色体があれば monosomy である．trisomy や monosomy の多くは，第一減数分裂または第二減数分裂時の染色体不分離（non-disjunction）または第一減数分裂時の姉妹染色分体早期分離（premature separation of sister chromatids）に起因する．1 copy または 3 copy のラインに結果があるということは，採取したすべての TE 細胞で染色体異常を認めるということである．

● **注意点**

　1 個の胚盤胞から採取した約 6 個の TE 細胞をまとめて検査しているので，採取した細胞の総和が検査結果のラインであることを忘れてはならない．また，TE 細胞の染色体構成と ICM

2

高齢不妊診療の実際

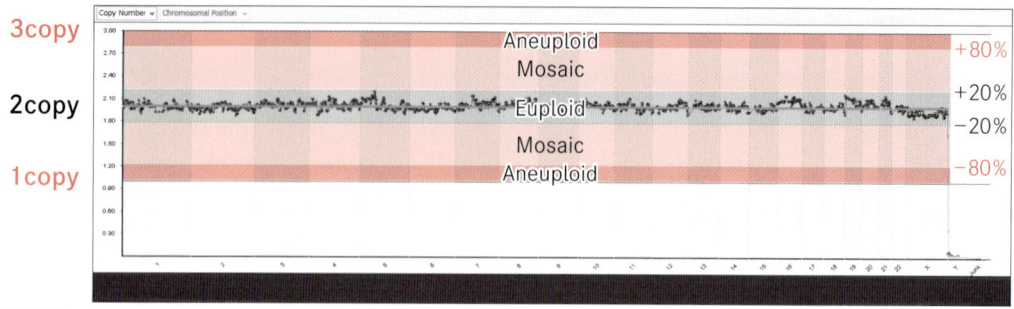

図5 Euploid, aneuploid, mosaic の定義

Euploid：±20％未満, aneuploid：＋80％以上または－80％以下, mosaic：euploid と aneuploid の中間.

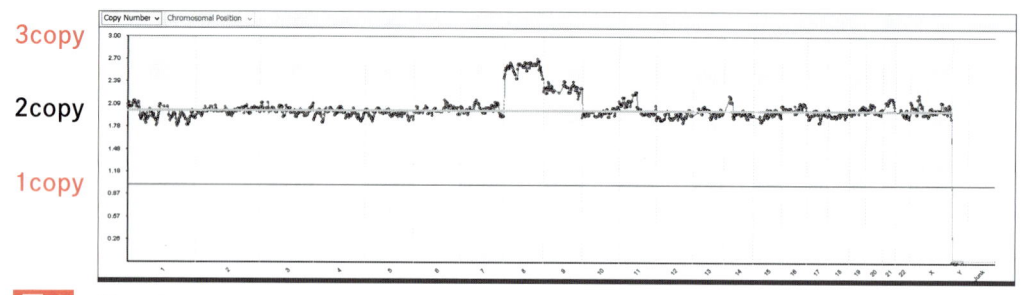

図6 Mosaic

8番（＋60％）と9番（＋30％）の mosaic. 染色体全体が増減している.

細胞（胎児になる細胞）の染色体構成が必ず同じとは限らない．さらに，採取した TE 細胞と採取していない TE 細胞の染色体構成が一致しているとも限らない．3 倍体については，69,XXY の 3 倍体は検出できるが，69,XXX の 3 倍体は検出できない．46,XX の正常な 2 倍体と 69,XXX の 3 倍体はこの解析方法では区別がつかない．

●mosaic と segmental mosaic

　異なる染色体構成を有する細胞が複数存在することを mosaic と呼ぶ．mosaic のほとんどは減数分裂の過程ではなく，受精期早期の体細胞分裂時に発生する．FISH 法を使用した mosaic 胚の解析[2]によると，mosaic の原因は，95％が染色体不分離（non-disjunction），5％が分裂後期遅滞（anaphase lag）とされている．mosaic の発生頻度は女性の年齢には関係がない．NGS を使用した PGT を行うと 1 細胞の mosaic でも検出することができ，胚盤胞の TE 細胞の mosaic の発生頻度は約 30～40％と報告されている．

　図 5 のように 2 copy のラインを 0％，3 copy のラインを＋100％，1 copy を－100％とすると，±20％未満が euploid，＋80％以上または－80％以下が aneuploid，それらの中間が mosaic である．染色体全体が増減していることを mosaic（図 6）と呼び，染色体の一部が増減していることを segmental mosaic（図 7）と呼ぶ．

　mosaic や segmental mosaic は，胚を培養している過程で発生するため，ラボの環境，胚の培養液などによりそれらの発生頻度が影響を受ける．single-step の培養液では，sequential の培養液と比較して，mosaic の発生頻度が高くなったとの報告もある．

　mosaic 胚，segmental mosaic 胚を胚移植するときには[3,4]，mosaic，segmental mosaic につ

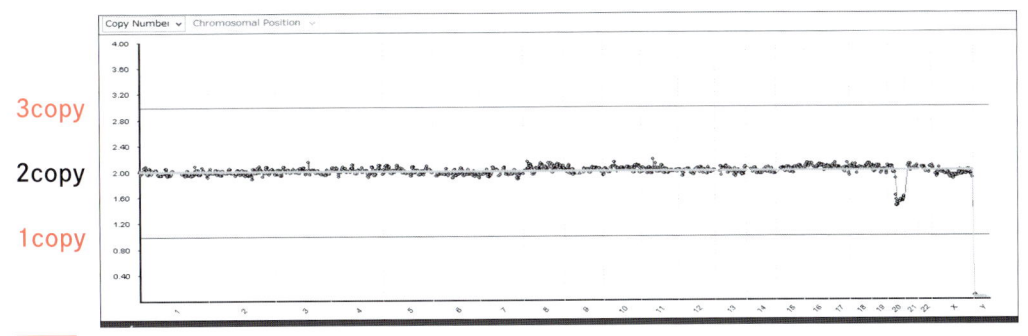

図7 Segmental mosaic

20番の segmental mosaic. 染色体全体の一部が増減している.

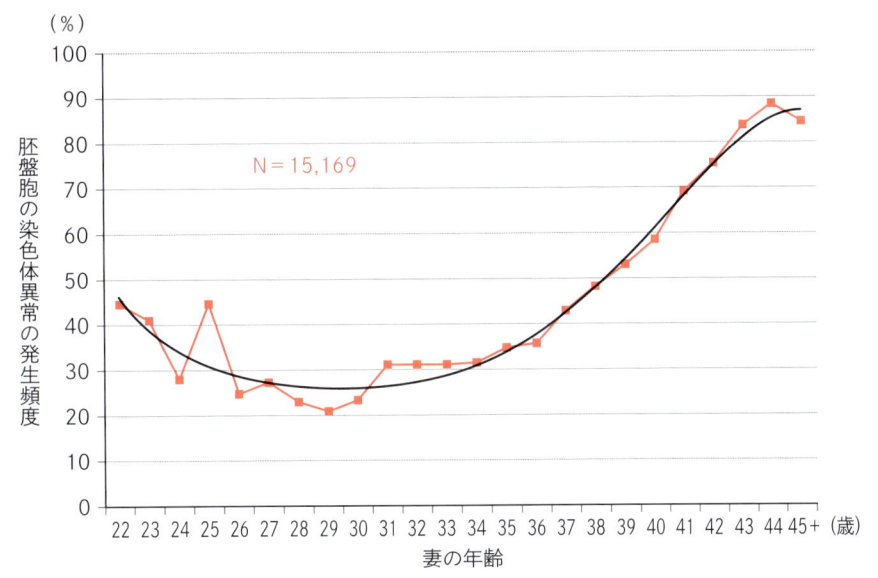

図8 妻年齢別の胚盤胞における染色体異常の発生頻度

(Franasiak JM, et al：Fertil Steril 101：656-663, 2014)

いて十分な説明を患者に行い，絨毛検査，NIPT（13番，18番，21番染色体のみでなく性染色体も含めたすべての染色体検査の結果を報告している国もある），羊水検査，エコーなどの出生前診断についても説明したうえで胚移植を行う必要があると PGDIS では勧告している.

◀ 高齢不妊患者に PGT-A を行う意義

図8 のように，胚盤胞の染色体異常の発生頻度は女性の年齢とともに増加する[5]．また，染色体異常を起こしている染色体数も年齢とともに増加する.

高年齢の女性が PGT-A を受ける利点として，胚の染色体分析を行うことにより，着床率が上昇，流産率が低下，無駄な胚移植や流産を避けることができ妊娠するまでの期間が短くなり精神的なストレスが少なくなる，PGT-A の費用は凍結融解胚移植の費用より安い，などがある.

たとえば，42歳のかたが採卵を受けて3個胚盤胞を凍結，PGT-A を実施して3個ともが染

表1　妻年齢（38〜41 歳）における PGT-A 有無別の成績の比較

	PGT-A 実施群	PGT-A 未実施群	p 値
採卵周期数	100	105	——
採卵当りの胚移植周期数率	68.0％ (68/100)	90.5％ (95/105)	0.0001
胚移植あたりの平均移植胚数	1.3±0.5	1.8±0.4	<0.0001
着床率	52.8％ (47/89)	27.6％ (48/174)	<0.0001
流産率	2.7％	39.0％	0.0007
胚移植あたりの分娩率	52.9％	24.2％	0.0002
生児獲得までの平均胚移植回数	1.8	3.7	——
妊娠までの期間 (週)	7.7	14.9	——

(Rubio C, et al：Fertil Steril 107：1122-1129, 2017 より作成)

色体異常胚であったとする．PGT-A を実施しないで 3 回融解胚移植を実施するのに，約 5 か月かかる．つまり，約 5 か月間無駄な治療をすることになる．流産した場合には，次の採卵はもっと後になる．高年齢の女性にとって 5 か月間を失うことは大変な損失である．

◾ 高齢不妊患者における PGT-A の適応と実施法

　PGT-A が最も有効な患者は，年齢が高いが卵巣機能が保たれていて，胚盤胞が多数できる症例である．卵巣機能が低下している場合，また，なかなか胚盤胞ができない症例は PGT-A の有効性は低くなる．そのような場合には，体外での培養に胚が適さない場合もあるため，PGT-A に固執しないでレトロゾールなどで卵巣刺激をして，PGT-A をしていない初期胚を採卵周期に新鮮胚移植することで児を獲得できるケースもある．

　高齢不妊患者では染色体異常胚の確率が高いため，多くの胚盤胞を作製する必要がある．低刺激法または自然周期法では採取できる卵子数が少なくなり，一回の採卵で PGT-A 分析可能胚を多数獲得できる可能性が低下するため，卵巣機能が良好な場合は通常より強気で高刺激を行って卵子を多数採取して，体外受精または顕微授精を実施する．

　エンブリオスコーププラスなどのタイムラプスシステムで胚を培養したほうが胚盤胞率が高く，またインキュベーターから胚を外に出さなくても biopsy のタイミングが決定できる．タイムラプスシステムは PGT-A を実施するうえで，必須である．

◾ 高齢不妊患者に対する PGT-A の有効性の評価法

　高齢不妊患者に対する PGT-A の有効性は，着床率，流産率，分娩率，生児獲得までの移植回数と妊娠までの期間で評価する．

　Rubio ら[6] は，38〜41 歳の女性を対象に，PGT-A 実施群 100 周期と PGT-A 未実施群 105 周期の成績を比較した．Day 3 の割球を使用した aCGH 法で胚の染色体分析を実施し，胚盤胞移植を行ったものである．表 1 のように，着床率は，PGT-A 実施群 52.8％，PGT-A 未実施

群27.6％で，PGT-A 実施群がPGT-A 未実施群と比較して有意に高かった．流産率は，PGT-A 実施群 2.7％，PGT-A 未実施群が39.0％で，PGT-A 実施群がPGT-A 未実施群と比較して有意に低かった．また胚移植あたりの分娩率は，PGT-A 実施群 52.9％，PGT-A 未実施群 24.2％で，PGT-A 実施群がPGT-A 未実施群と比較して有意に高かった．次に，生児獲得までの平均胚移植回数は，PGT-A 実施群 1.8 回，PGT-A 未実施群 3.7 回，妊娠までの期間は，PGT-A 実施群 7.7 週，PGT-A 未実施群 14.9 週であった．

◢ 治療への活用法

世界では，①女性の高年齢，②反復流産，③着床障害，④重度の男性不妊，⑤卵巣機能低下，⑥抗癌剤や放射線療法などの癌治療後，⑦染色体異常の妊娠の既往などがPGT-A の対象とされているため，日本産科婦人科学会から許可が出れば，患者が希望するなら，少子化対策としても卵巣機能が良好な高齢不妊患者では積極的にPGT-A を実施すべきである．

◢ 今後の展望

質の良い卵子や精子を作るために，軽めの運動など良い体づくりはPGT-A で成績を出すためにも必須である．また，良好な胚盤胞率が維持できているなど，一定水準以上の不妊治療施設でないと，PGT-A を実施することによって逆に妊娠率を落とす可能性がある．

胚の染色体検査における非侵襲的な方法として，biopsy を実施しないで，胚盤胞を培養していた培養液を材料とした分析も精度が上がり，実用化一歩手前まできている．

文献

1) Scott RT Jr, Upham KM, Forman EJ, et al：Cleavage-stage biopsy significantly impairs human embryonic implantation potential while blastocyst biopsy does not：a randomized and paired clinical trial. Fertil Steril 100：624-630, 2013
2) Munné S, Sandalinas M, Escudero T, et al：Chromosome mosaicism in cleavage-stage human embryos：evidence of a maternal age effect. Reprod Biomed Online 4：223-232, 2002
3) Greco E, Minasi MG, Fiorentino F：Healthy babies after intrauterine transfer of mosaic aneuploid blastocysts. N Engl J Med 373：2089-2090, 2015
4) Munné S, Blazek J, Large M, et al：Detailed investigation into the cytogenetic constitution and pregnancy outcome of replacing mosaic blastocysts detected with the use of high-resolution next-generation sequencing. Fertil Steril 108：62-71, 2017
5) Franasiak JM, Forman EJ, Hong KH, et al：The nature of aneuploidy with increasing age of the female partner：a review of 15,169 consecutive trophectoderm biopsies evaluated with comprehensive chromosomal screening. Fertil Steril 101：656-663, 2014
6) Rubio C, Bellver J, Rodrigo L, et al：In vitro fertilization with preimplantation genetic diagnosis for aneuploidies in advanced maternal age：a randomized, controlled study. Fertil Steril 107：1122-1129, 2017

（吉田　淳）

PGT-A（着床前胚染色体異数性検査）

　着床前スクリーニング（preimplantation genetic screening：PGS）と呼ばれていた胚の異数性検査は，スクリーニングという言葉の目的が不明瞭で誤解を招くということからpreimplantation genetic testing for aneuploidy（PGT-A）に変更された．preimplantation genetic diagnosis（PGD）である着床前診断は検査としてのPGTに名称変更され，目的とする対象が単一遺伝子疾患の場合をPGT-M（monogenic），染色体構造異常の場合をPGT-SR（structural rearrangement）と区別されるようになった．

　わが国のPGTは，1998年日本産科婦人科学会（日産婦）により，重篤な遺伝性疾患に対し臨床研究として始まり，2006年に均衡型染色体構造異常に起因する習慣流産が適応に追加された．遺伝的素因のない夫婦に対し，偶発的に生じる異数性胚を診断し，ARTの成績向上を目的とするPGT-Aは，日産婦主導下で特別臨床研究として2014年に開始され，2018年にパイロット試験が終了した．移植あたりの妊娠率上昇と，流産を含むpregnancy loss率の低下を示すパイロット試験結果が得られ，2019年後半に本研究が開始する予定となっている．PGT-Aの適応は，不育症（2回以上の流産），着床障害（2回以上の胚移植不成功）と染色体構造異常を有する症例が予定され，日産婦から認可を受けた着床前診断認可施設が行うことになっている．

　PGT-A実施においては遺伝カウンセリングが重要となる．検査の概要やメリット・デメリットなどの事前説明と，検査後の結果説明と胚の処遇に対するサポートが必要となる．海外で大規模に行われたPGT-Aの無作為化比較試験では，PGT-Aを実施することで35歳以上では妊娠率が改善するが，34歳以下では差が認められず，年齢が低い女性のPGT-Aは有用でないともされている．PGT-A実施施設や解析施設の間で胚の染色体正常率に大きな差が認められており，高度な技術を要するARTや胚生検，染色体解析技術の施設間差があることを示している．また，この検査は侵襲的検査のため，胚へ悪影響を与えることも注意が必要である．

　さらに，遺伝カウンセリングで重要なことには，出生する可能性のある染色体異常や表現型にほとんど異常を示さないXXXなどの性染色体異常，またmosaicや染色体構造異常などの胚の扱いなどがある．たとえば，mosaic胚では，着床障害で妊娠を望む症例に対してはある程度のリスクを取りながら移植する，また反復流産の症例に対しては移植しないなど，夫婦がPGT-Aに何を望んでいるかを見きわめて対応することも必要と考えられる．

　今後，特別臨床研究としてPGT-Aが実施されるようになれば，実施施設から集められたデータが学会などから情報公開され，技術面や倫理面においてさまざまな議論を行うことにより，わが国のPGT-Aは発展していくと考えられる．

（中岡　義晴）

オーバービュー：
高齢不妊治療の現況

■ はじめに

『竹取物語』の最後の章で，かぐや姫が月に帰る際，ときの帝に「不老不死の薬」を渡したと記されている．しかし帝は，かぐや姫のいない世界で悲しみにくれ，その不老不死の薬を日本で一番高い山で燃えさせた伝説が残っている（ちなみに，不死の薬を燃やした山，不死山から転じて「富士山」と呼ばれるようになったという説がある）．このように，古くから人は抗老化・抗加齢の方法を得ようとしている伝説が多くある．しかし，医療技術が進歩した現在においても，暦年齢に反して個体や組織が加齢しないことはない．

■ ART と加齢

一方で，1978 年に Edwards と Steptoe により体外受精児が世界で初めて誕生し，この 40 年間で ART の急速な技術進歩は目覚ましいものがあるが，ART の世界においても女性の加齢による妊孕性低下を防ぐ完全な技術は存在しない．

わが国における女性の初婚平均年齢は，この 40 年間で 24 歳から 29 歳まで上昇し，それに伴い第一子出生時の母体平均年齢も現在は 30 歳を超えている[1]．女性の妊孕能のピークは 20 代から 30 代前半であり，その後は急速に低下することから，わが国において加齢による妊孕性低下で苦しむ患者が増加していることが十分に推測される．実際に 2016 年に ART を施行した年齢別周期数は 40 歳以上が半数を占めている（図 1）[2]．つまり，現在の不妊診療において半数が高齢不妊（本書では 40 歳以上としている）であり，その症例ごとに個別に対応する必要がある．

■ 高齢不妊の抱える問題

さらに高齢不妊の問題をいくつかに分類すると，①高齢子宮の問題，②高齢卵巣の問題，③社会的な問題と分けることが可能と考える．

● 高齢子宮の問題

子宮内膜は卵巣からの周期的なホルモン変化により増生と剥脱を繰り返すため，再生能力が非常に高く，加齢による影響は少ないとされている．その理由としては，提供卵子を用いた ART のデータによると，閉経前後の女性においてもホルモン補充療法で胚移植を行えば，着

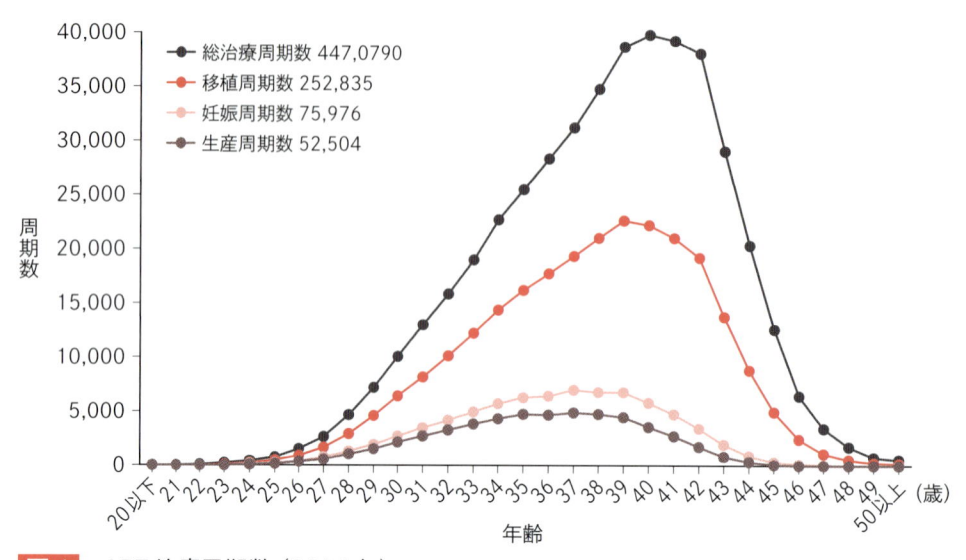

図1 ART 治療周期数 (2016 年)
（日本産科婦人科学会 ART データブック 2016 より）

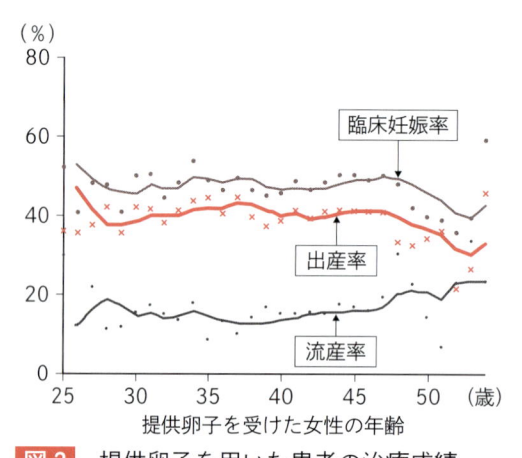

図2 提供卵子を用いた患者の治療成績
（Toner JP, et al：Fertil Steril 78：1038-1045, 2002）

床率は低下しないとされている（図2）[3]．ただし，高齢女性では，加齢により脱落膜化異常，胚と子宮のクロストーク異常，子宮筋腫や子宮腺筋症などによる形態異常，局所炎症，血流低下が着床不全を引き起こす可能性がある[4]．そのため，高齢女性に対しては着床環境をより良い状態にすることが重要であり，本書では主に着床障害へのアプローチを中心に述べている．

● 高齢卵巣の問題

女性は原始卵胞を胎生6か月に500万～700万個，出生時に200万個もっているが，加齢に伴って減少し，思春期には5万～10万個となり，35歳を超えると減少率は加速する．実際には，女性は生涯で約400個の卵子を排卵し，閉経時には0となる[5]．

卵子の数よりも重要なのが卵子の質であり，前者はAMH（詳細は各項参照）に反映されるが，後者のマーカーは存在しない．しかし，加齢に伴い卵子の質は低下すると考えられてお

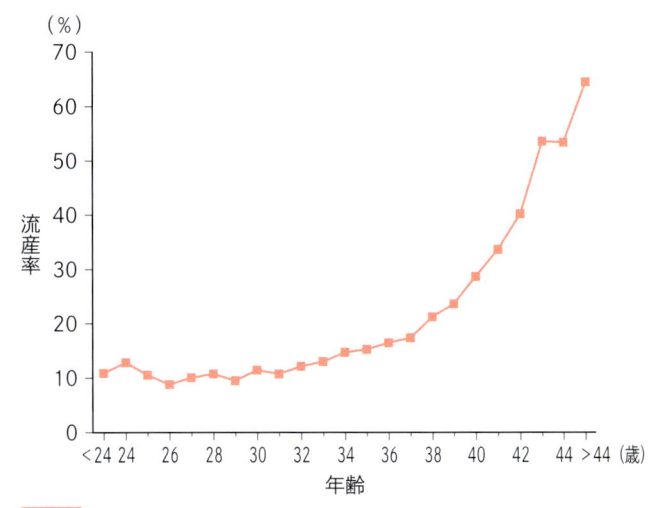

図3 ART による年齢別流産率
（Centers for Disease Control and Prevention：2015 Assisted Reproductive Technology National Summary Report. p23, 2017）

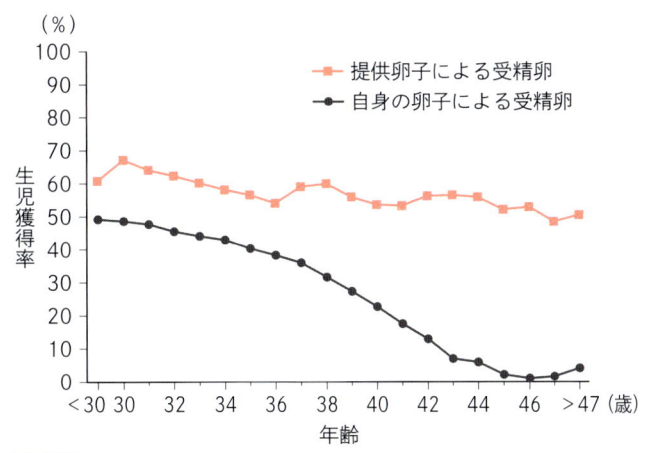

図4 提供卵子を用いた ART による年齢別生児獲得率
（Centers for Disease Control and Prevention：2015 Assisted Reproductive Technology National Summary Report. p47, 2017）

り，それが卵子の染色体異常の原因となり，流産率を増加させる（図3）[6]．さらに，最新の CDC の報告によると，若年健康女性から提供された卵子を用いて ART を行った場合に，母体年齢にかかわらず高い生児獲得率が得られた（図4）[6]．このことは生児獲得へのポイントは卵子の質，つまり女性年齢ということになる．本書では年齢という大きな壁はありつつも，さまざまな工夫を凝らすことで良好胚を獲得する方法について述べている．

● 社会的な問題

　現代社会は多様なパートナーシップ，親子，家族，人生が受容されている時代であり，結婚してから子どもをもつかどうかを考え，子どもを希望しているが自然妊娠に至らない場合は不妊治療をし，その先に「終焉」はもちろんのこと「次善の策」ないし「最後の手段」として養子縁組，あるいは卵子提供といった「非血縁的親子」を積極的に受け入れる必要が今後はあるか

もしれない．本書ではいち早く，不妊治療に伴う社会的な問題に対しての取り組みを述べている．

　以上のように，生殖医療に携わるほとんどのメディカルプロフェッションは高齢不妊を避けては通れないと考え，本書では**高齢不妊という現代 ART の最も難しい問題**に対して積極的に向き合い，実際に診療している日本のトップリプロダクターたちに，高齢不妊に対するさまざまなアプローチについて解説していただいている．

文献

1) 厚生労働省：平成 30 年（2018）人口動態統計月報年計（概数）の概況．https://www.mhlw.go.jp/toukei/saikin/hw/jinkou/geppo/nengai18/index.html（2019 年 9 月閲覧）
2) 日本産科婦人科学会：ART データブック．https://plaza.umin.ac.jp/~jsog-art/（2019 年 9 月閲覧）
3) Toner JP, Grainger DA, Frazier LM：Clinical outcomes among recipients of donated eggs：an analysis of the U.S. national experience, 1996-1998. Fertil Steril 78：1038-1045, 2002
4) Sorger T, Soderwall A：The aging uterus and the role of edema in endometrial function. Biol Reprod 24：1135-1144, 1981
5) Broekmans FJ, Soules MR, Fauser BC：Ovarian aging：mechanisms and clinical consequences. Endocr Rev 30：465-493, 2009
6) Centers for Disease Control and Prevention：2015 Assisted Reproductive Technology National Summary Report. 2017

（太田　邦明）

高齢不妊患者への卵巣刺激法

| ポ | イ | ン | ト |

☑ 高齢不妊患者はすべて低反応症例との前提で刺激法を考えるが，低反応症例の定
義自体がまだ統一されていない．

☑ GnRH アゴニスト法では，前周期に EP 配合剤を投与しミニフレア法を用いる方
法の有効性が高いと思われる．ただし，ミニフレア法が GnRH アンタゴニスト
法に比べ有効かどうかは明らかではない．

☑ GH の有効性は長年唱えられているが，その適応や投与量，投与法についてはま
だ確立されていない．GH を実臨床に用いるには，まだまだ課題がある．

☑ DHEA やテストステロンの投与は有効と考えられるが，他の薬剤や治療法との併
用がほとんどであり，単剤としてのその効果を検証する必要がある．わが国では
テストステロン軟膏の入手困難もあり臨床応用は広まっていない．

☑ クロミフェンは依然として低刺激法には有効な薬剤と考えられ，近年その効果が
見直されている．子宮内膜へのネガティブな作用は胚凍結技術の進歩により回避
可能となっている．

☑ 低反応症例であっても AFC が 4 個以上認められる症例では，まずは通常刺激法
を行う．採卵周期初期に E2 値上昇が認められれば FSH の値に関わらず採卵が
可能な症例は存在する．FSH が 20 mIU/mL 以下であれば，AFC が 1 個でも確
認できれば採卵に進む価値はある．

☑ AMH は低反応の指標としてより，高値の場合に OHSS 発症リスクの指標として
の信頼性が高い．AMH＞10 ng/mL の症例では安全性の面から IVM を第一選択
とすべきと考える．

☑ 通常刺激法，低刺激法，自然周期や IVM により得られた胚を凍結保存し，最適
な着床環境に融解胚移植することで低反応症例の妊娠率向上が期待できる．

◀ はじめに

　ART がわが国で開始され 30 年以上が経過し，わが国は世界一の ART 大国となっている．
社会情勢の変化や晩婚化により，ART に携わる医師にとって卵巣予備能低下（DOR）対策が
最大の課題である．置き換えれば，わが国においてはその多くが高齢不妊患者で占められてい
る．排卵誘発の基本は通常刺激法をまず選択し，3 個以上の卵子が得られなかった症例では，
いわゆる低刺激法を用い，それでも卵子の得られない症例には純粋自然周期（排卵誘発剤を全
く用いない）を用いる．

　ART 臨床において DOR の発生頻度は 9～26％と報告されているが，その臨床成績は必ずし
も低率とは限らない[1]．わが国は 2016 年には 447,790 周期と世界で最多数の ART を実施して
いる．その裏には，諸外国と異なり，卵子提供や着床前胚染色体異数性検査（PGT-A）が認め
られておらず，患者が自分自身の卵子を使って治療を繰り返すしか方法がないという特殊性が

ある．特に近年，高齢不妊患者数の増加は著しく，不妊治療の壁として大きく立ちはだかっている．

本稿では高齢不妊患者を含む，いわゆる DOR に対するさまざまな刺激法の試みを検証するとともに，筆者らの施設で行っている方法を紹介する．

低反応症例の定義

国際的にも低反応症例の定義について統一した見解は出されていない．低反応症例（poor responder）という言葉は 1983 年に初めて使用されたが[2]，現在でもその基準はさまざまである．採卵卵子数，発育卵胞数，卵巣刺激時のピーク E2 値，FSH 基礎値，胞状卵胞数（AFC）や AMH 値などが，個々にまたは組み合わされてその指標として使われている．ある程度統一基準として認められているのが欧州生殖医学会による Bologna criteria である．Bologna criteria では以下の 3 項目，すなわち，①高年齢（40 歳以上）または低反応を起こすようなリスクを有する，②以前の採卵において標準的な刺激において採卵数が 3 個以下，③卵巣予備能の低下（AFC 5〜7 個以下または AMH 0.5〜1.1 ng/mL 以下）のうち，少なくとも 2 項目が満たされれば低反応症例と定義される．

DOR 例の妊娠率および年齢との関係

メタアナリシスによれば全年齢層の DOR 例の妊娠率は 14.8%（7.6〜17.5%）であり，反応正常症例の 34.5%（25.9〜36.7%）に比べ低下した．反応正常例においても年齢の上昇とともに妊娠率は有意に低下する．すなわち，36 歳以下であれば妊娠率 23.0% であるが，37 歳以上では 12.0% と有意に低下する．低反応症例では 37 歳以上の妊娠率は 1.5〜12.7% であり，36 歳以下の 13.0〜35.0% に比べ，その低下は急激である．低反応症例の ART 成績は不良であるが，高年齢となれば顕著になることを認識する必要がある[1]．

高齢不妊患者に対する卵巣予備能の評価法

従来 FSH が長く使われていたが，近年 AMH がより信頼性の高いマーカーとして用いられている．FSH は月経周期 3 日目に採血する必要がある．また FSH は卵巣機能後やや遅れて上昇する．AMH は月経周期による変動が少なく，卵巣予備能の低下を早期に診断することが可能である．また FSH と異なり卵巣過剰刺激症候群（OHSS）のリスク予測にも有用である．臨床的に AMH 値を指標とする卵巣刺激法の選択（表 1）も可能となる．卵巣予備能の評価には FSH，LH/FSH 比，AMH と AFC を総合して評価すべきであるが，現在では AMH と AFC が最も信頼性の高い指標と考えられる[3]．

高齢不妊患者への対策

高齢不妊患者や DOR 例の ART 治療に関してはさまざまな試みが行われている．まずはゴナドトロピン投与量の増量．その他，黄体期からの低用量 GnRH アゴニスト投与法，低用量

表1　AMH 測定値と卵巣刺激法の選択と注意点

AMH 測定値	治療方針概略
AMH≦0.5 ng/mL	3個以上の卵胞発育困難，低妊娠率予測 強い卵巣刺激法もしくは自然周期考慮必要 症例によっては卵子提供，カウンセリング考慮
0.5 ng/mL＜AMH＜1.0 ng/mL	DOR 進行している，治療の早期ステップアップ必要 標準卵巣刺激法可能，強い刺激法推奨，低刺激法考慮
1.0 ng/mL≦AMH≦3.5 ng/mL	標準卵巣刺激法適応
AMH＞3.5 ng/mL	標準卵巣刺激法にて OHSS のリスクあり

GnRH アゴニストフレア法，GnRH アンタゴニスト法，黄体期のエストロゲン投与，黄体期の GnRH アンタゴニスト投与，刺激時の LH 添加，アロマターゼインヒビター法，クロミフェン法，自然周期法など卵巣刺激に修正や修飾を加える方法がある．また男性ホルモンや成長ホルモン（GH）の追加なども試みられている．

● GnRH アゴニスト早期中止法

DOR 例（年齢 42 歳以下，Day 3，9 mIU/mL≦FSH≦12 mIU/mL，前回刺激時 E2≦545 pg/mL）に対して，通常ロング法と同様に黄体期中期より GnRH アゴニスト（1,000 µg/日）を投与し，ゴナドトロピン注射開始前に中止するという方法で RCT が試みられた．初回検討ではロング法に比べ有意な差は認められなかったが，その後の検討では妊娠率に差は認められなかったものの採卵数は有意に増加し，投与ゴナドトロピン量は有意に減少した．比較的卵巣予備能の保たれている高齢患者に試みることが可能であると考えられる[4]．

● GnRH アゴニストによるミニフレア法の有効性

DOR 例（Day 3，FSH≧10 mIU/mL，AFC≦6 個，採卵キャンセル経験症例，前回刺激時 E2≦500 pg/mL または/および採卵数≦5 個）に対して，ミニフレア法群（n＝355）では EP 配合剤終了 3 日目から GnRH アゴニスト 80 µg/日投与し，その 2 日後からゴナドトロピン投与を開始．対照群（n＝179）として EP 配合剤終了後の月経周期 3 日目よりゴナドトロピン（ミニフレア法群と同量）とアロマターゼインヒビター 2.5 mg/日が開始され 5 日間投与．卵胞径が 14 mm に達したところで GnRH アンタゴニスト 0.25 mg/日が開始，卵胞径 18 mm にて hCG 10,000 IU が投与され 35 時間後に採卵へ進んだ．

この両者の比較ではミニフレア法群で妊娠率は有意（52% vs 37%，p＜0.05）に高率であり，着床率も高い傾向にあった．また両群ともに胚移植可能胚数は以前の周期よりも増加していた[5]．このミニフレア法（n＝45）を RCT にて GnRH アンタゴニスト法（n＝45）と比較したところ，投与ゴナドトロピン量はミニフレア法群で少なく，採取卵数，良好胚数，妊娠率（28.6% vs 15.0%），着床率ともに有意にミニフレア法群で良好であった．さらに，高齢不妊患者に嬉しい事項として，ミニフレア法で得られた胚盤胞では異数性染色体異常が少なかった[6]．ミニフレア法は DOR 例に対してロング法やショート法に比べ卵巣の反応性を向上させる．前周期の EP 配合剤の投与は卵胞液中の LH やステロイドホルモン濃度を上昇させず卵子，

胚や子宮内膜の状態に好影響を与える可能性がある．さらにミニフレア法では FSH>LH 分泌を維持しつつ，プレマチュア LH サージを予防することが可能である．

● GnRH アンタゴニスト法とアゴニスト法との比較

低反応症例に GnRH アンタゴニスト法を用いると，アゴニストによるロング法に比べ妊娠率が向上することより，高齢不妊患者では卵巣予備能が良好であればアンタゴニスト法が推奨される．そのメカニズムはゴナドトロピン刺激開始時にアゴニストによる過度の下垂体抑制がかからないためと考えられる[7]．この方法ではアゴニストブーストも可能である．

● アロマターゼインヒビターの有効性

正常反応症例や DOR 例にアロマターゼインヒビター（AI）が排卵誘発に使用される．AI は卵巣の顆粒膜細胞でのアンドロゲンからエストロゲンへの変換を阻害するため，血中のエストロゲンが低下し下垂体へのネガティブフィードバックが妨げられ，血中ゴナドトロピンレベルが上昇し卵胞発育が促進される．そのメカニズムとして，AI により一過性に卵胞内アンドロゲンが上昇するため卵胞の FSH に対する感受性が向上すると考えられている．卵巣の老化とともに卵胞内のアンドロゲン低下が起こるため，AI は高齢不妊女性の卵巣刺激にも有効と考えられる[8]．

また OHSS においてはエストロゲンを低下させるため，血栓のリスク軽減にも役立つ．また子宮内膜症患者の卵巣刺激にも適している．もちろん，乳癌や子宮内膜癌などエストロゲン依存性腫瘍患者の術後の ART には必須の薬剤であることはよく知られている．

● テストステロンの ART への応用

月経周期 3 日目の血中テストステロン（T）値と ART による妊娠率を検討したところ，有意の相関が認められた．Day 3，T 値 20 ng/dL 以上の群では妊娠率 53.1％であったが，20 ng/dL 未満の群では 11.1％と有意に低率であった．また胚移植後 14 日目に T 値が上昇している群では妊娠率が高かったと報告されている．以上の結果をもとにテストステロン投与が低反応症例に臨床応用されている．

最初の報告では，2.5 mg のテストステロン貼付剤がロング法においてダウンレギュレーション完了後，FSH 投与まで 6 日間投与された．その結果，低反応症例の出現率は対照群に比べ有意に低下し（32.2％ vs 71.0％，$p < 0.05$），採卵数も増加した．T ジェル 12.5 mg/日（T として 1.25 mg/日が吸収されると考えられる）が前周期 EP 配合剤投与 6 日目より 21 日間投与された報告では，T ジェル投与群と非投与群の ART 成績の比較で，投与群においてゴナドトロピン必要量は有意に少なく，採卵数，成熟卵数，受精卵数，良好胚数はすべて対照群より多く，着床率（14.3％ vs 7.2％，$p < 0.05$），妊娠率（31.5％ vs 15.1％，$p < 0.05$）ともに有意に高率であった．また副作用は特に認められなかった．最新のメタアナリシスでは経皮テストステロン投与は，低反応症例において臨床妊娠率および生産率向上に効果があることが示されている[9]．テストステロン投与は低反応症例ばかりでなく，高齢不妊患者にも有効である可能性が高い．ただし，わが国では不妊治療用のテストステロンジェル製剤は販売されていないため，この治療法はあまり広がりをみせていない．

● DHEA の低反応症例への効果

DOR 例に対し DHEA 75 mg/日を約 4 週間投与することにより，採卵数の増加，受精率の向上，累積妊娠率の向上，また採卵キャンセル率の低下が得られると Gleicher らが初めて報告した．さらに，FSH>12 mIU/mL または基礎 E2>75 pg/mL の DOR 例に対し DHEA を約 4 か月間投与したところ，対照群に比して臨床妊娠率の向上（28.1% vs 10.9%）と流産率の低下（20% vs 36%）が認められたと報告している．無作為前方視的検討において，33 名の DOR 患者に DHEA 75 mg/日を 16～18 週間投与し，全例ロング法にて ART を実施したところ，E2 値に差は出なかったが，良好胚率と生産率（23.1% vs 4.0%）は有意に向上したと報告されている[10]．DHEA の投与は低反応症例に有効と考えられる．詳しくは「DHEA」の項目を参照されたい（→ 251 頁）．DHEA は医療用医薬品ではなくサプリメントとして販売されているので，その有効性を患者によく説明し同意を得たうえでの投与が望ましい．

● DOR 例に対する GH の効果

GH は卵巣におけるホルモン生合成を刺激し FSH との相乗効果で直接または IGF-1 を介して卵胞発育を促進することが知られている．DOR 例や高齢不妊患者では IGF-1 血中濃度の低いことが明らかとなっている．下垂体性低反応症例に対して GH をゴナドトロピンとともに投与すると，用量依存性にゴナドトロピンの効果が増強され必要ゴナドトロピン量が減少する．低反応症例に対する GH 投与の効果についてのメタアナリシスでは，169 名の患者に卵巣刺激と同時に GH（12～24 IU/日，連日または隔日）が投与され，その結果妊娠率は 16%（95% CI：4～28），生産率も 17%（95% CI：5～30）また胚移植可能率も 22%（95% CI：7～36），それぞれ有意に上昇するという結果であった[11]．

GH は低反応症例に有効とは考えられるが，投与量や投与方法，また卵巣刺激法がさまざまであり，その効果を確定するにはさらなる検討が必要である．詳しくは「成長ホルモン補充療法」の項目を参照されたい（→ 278 頁）．

● その他の試み

DOR 例では採卵数も少なくなるが，必然的に成熟卵数も少なくなる．そこで採取卵数のなかで成熟率の低い症例に対して hCG とともに GnRH アゴニストによるブーストを加えたダブルブースト（英語では dual trigger）を行うことで成熟率が同一症例で 38.5% から 75.0% に上昇したと報告されている[12]．またダブルブーストを DOR 例に実施したところ卵子の数は 2.3 個から 7.0 個に，移植可能胚は 0.9 個から 2.2 個に増加し，継続妊娠率は 0% から 36% にまで上昇した[13]．まさにこの方法は高齢不妊患者にはうってつけである．

AMH が 1.5 ng/mL 以下の DOR 例に対して，癌生殖で行われるランダムスタート法のように同一周期に 2 回の刺激を行ったところ，採卵数（5.1 個 vs 5.7 個），胚盤胞数（0.6 個 vs 0.7 個），染色体正常胚盤胞率（16% vs 15%）のすべてに差がみられなかった[14]．つまり，高齢不妊患者で時間のない患者には同一周期に 2 度の刺激を行うことも考慮すべきである．

◢ 高齢不妊患者には低刺激法が最適？

高齢不妊患者に対しては，刺激法よりも自然周期のほうを第一選択とする施設が多い印象が

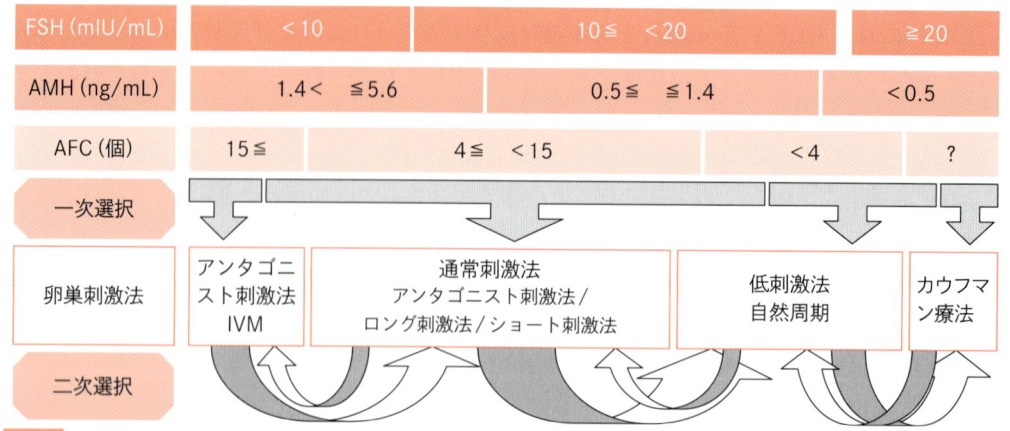

高齢不妊患者の卵巣刺激法選択アルゴリズム

FSH (mIU/mL)		< 10		10≦　< 20			≧ 20
AMH (ng/mL)		1.4<　≦5.6			0.5≦　≦1.4		<0.5
AFC (個)		15≦	4≦　< 15			<4	?
一次選択							
卵巣刺激法	アンタゴニスト刺激法 IVM		通常刺激法 アンタゴニスト刺激法/ ロング刺激法/ショート刺激法			低刺激法 自然周期	カウフマン療法
二次選択							

図1 当院における高齢不妊患者に対する卵巣予備能検査結果に基づく ART 刺激方法選択アルゴリズム

ある．通常刺激法を用いても得られる卵子数が自然周期と差のない場合は，低刺激法のほうが患者に対する経済的負担を軽減するが，低刺激法を用いても妊娠率の向上は望めないと報告されている．ただ，一部の症例はクロミフェンを用いた低刺激法の効果は認められている．低反応症例に対して全くの自然周期を用いることも考慮すべきであろう．また，長く不妊症治療の臨床に用いられているクロミフェンをゴナドトロピンや GnRH アンタゴニストと組み合わせた低刺激法も有効と考えられる．

◢ 筆者らが行う高齢不妊患者に対する卵巣刺激法の選択

初診来院時の患者の年齢や過去の卵巣手術歴や子宮内膜症を中心とした治療歴を加味して図1 に示すようなアルゴリズムをもって卵巣刺激法を決定する．患者年齢，病歴をバックグラウンド情報とし，FSH 基礎値，AMH，AFC を卵巣予備能基本検査項目として測定する．まず FSH 基準値により患者の卵巣反応性を推測する．

● FSH 値による概要分類

FSH≧20 mIU/mL の症例は，その周期をキャンセル周期と分類する．多くの場合，カウフマン療法を実施して FSH の低下を図り，次周期以降に採卵を延期する．ただし，FSH≧20 mIU/mL であっても月経周期3日目に E2 上昇とともにエコーで小卵胞の認められるものは低刺激法の対象周期とする．

FSH が 10 mIU/mL 以上，20 mIU/mL 未満の症例については，AMH が正常範囲内にありAFC が左右合計4個以上認められれば通常刺激法を用いる．AMH が 1.4 ng/mL 以下であっても AFC が4個以上認められれば，まずは通常刺激法を用いる．AMH の値に関わらず AFCが3個以下の場合は低刺激法としているが，図2 に示すように AFC が3個以下の症例に対しても通常刺激法を用いた場合に，統計的には低刺激法より有意に多くの卵子が獲得できているので，症例に応じて通常刺激法を用いることもある．

FSH が 10 mIU/mL 未満であれば通常刺激法で問題ないと考えられる．当院では PCO 状の

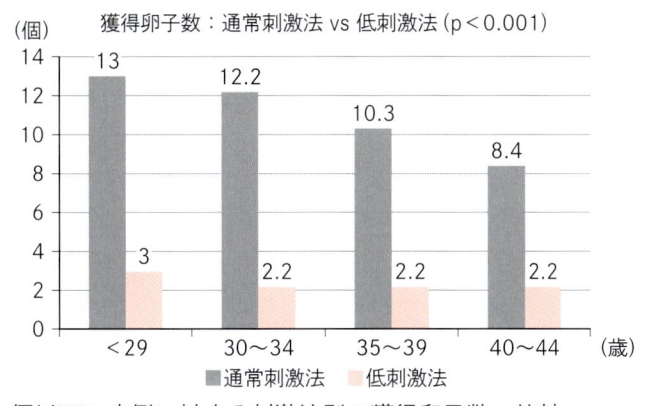

獲得卵子数：通常刺激法 vs 低刺激法 (p＜0.001)

■ 通常刺激法　■ 低刺激法

図2 AFC が 3 個以下の症例に対する刺激法別の獲得卵子数の比較

当院において AFC≦3 個の症例に対し通常刺激法と低刺激法による獲得卵子数を 3 年間の症例について比較. 通常刺激法は低刺激法に比して，年齢のいかんを問わず有意に多くの卵子が得られている（p＜0.001）.

採卵 → 受精 → 胚培養 → 凍結貯胚 →→→ 凍結融解胚移植

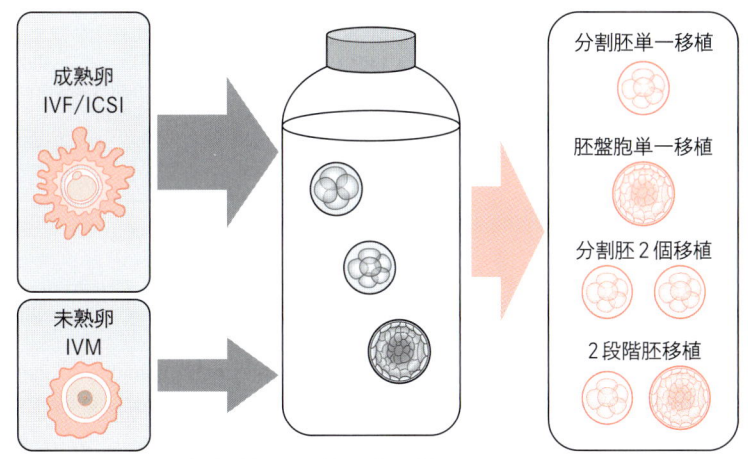

図3 凍結受精卵貯胚後の凍結融解胚移植の有用性

さまざまなプロトコールにより得られた受精卵を凍結保存し，一定個数が凍結された時点で同時に融解し症例に応じた融解胚移植を行う.

卵巣を有する症例や AMH が高値の症例については，第一選択肢として IVM（未熟卵体外受精）を提示している[15,16]. AMII＞10 ng/mL の症例については患者の了解が得られれば，まず最初に IVM を実施し妊娠が得られない場合に限り卵巣刺激を用いた ART としている. また発育卵胞が 10 mm 前後にまでしか成長しない，難治性低反応症例にも IVM を用いている.

　以上のアルゴリズムにより刺激法の一次選択を行う. 初回の臨床結果をもとにして，同様のアルゴリズムに基づき二次選択の刺激法を行う（図 1）. 刺激方法は図 1 最下部の曲線矢印で示すような変更を行う可能性がある.

◾凍結受精卵貯胚後の凍結融解胚移植へ

　日産婦の統計をみてわかるように，2002 年よりわが国では凍結融解胚移植（FET）の妊娠率が新鮮胚移植（ET）の妊娠率を上回っている. 当院の ART 成績でも同様の結果を得ている.

このことから FET を有効に利用することで高齢不妊患者に対しても妊娠成立が可能と考えられる．以上の事実を踏まえ，筆者らは IVM を含めたさまざまなプロトコールで得られた受精卵を症例に応じ分割胚や胚盤胞で貯胚する．患者希望の胚移植法が可能となったところで融解し，個々の症例に応じた凍結融解胚移植法により妊娠率の向上を目指している（図 3）．

文献

1) Oudendijk JF, Yarde F, Eijkemans MJ, et al：The poor responder in IVF：is the prognosis always poor？：a systematic review. Hum Reprod Update 18：1-11, 2012
2) Garcia JE, Jones GS, Acosta AA, et al：Human menopausal gonadotropin/human chorionic gonadotropin follicular maturation of oocyte aspiration：phase I, 1981. Fertil Steril 39：167-173, 1983
3) Toner JP, Seifer DB：Why we may abandon basal follicle-stimulating hormone testing：a sea change in determining ovarian reserve using antimüllerian hormone. Fertil Steril 99：1825-1830, 2013
4) Dirnfeld M, Fruchter O, Yshai D, et al：Cessation of gonadotropin-releasing hormone analogue（GnRH-a）upon down-regulation versus conventional long GnRH-a protocol in poor responders undergoing in vitro fertilization. Fertil Steril 72：406-411, 1999
5) Schoolcraft WB, Surrey ES, Minjarez DA, et al：Management of poor responders：can outcomes be improved with a novel gonadotropin-releasing hormone antagonist/letrozole protocol？ Fertil Steril 89：151-156, 2008
6) Schoolcraft WB, Surrey ES, Minjarez DA, et al：Microdose GnRH agonist flare protocol results in lower incidence of chromosome aneuploid blastocysts. Fertil Steril 96：S255, 2011
7) Craft I, Gorgy A, Hill J, et al：Will GnRH antagonists provide new hope for patients considered "difficult responders" to GnRH agonist protocols？. Hum Reprod 14：2959-2962, 1999
8) Garcia-Velasco JA：The use of aromatase inhibitors in *in vitro* fertilization. Fertil Steril 98：1356-1358, 2012
9) Bosdou JK, Venetis CA, Kolibianakis EM, et al：The use of androgen-modulating agents in poor responders undergoing *in vitro* fertilization：a systematic review and meta-analysis. Hum Reprod Update 18：127-145, 2012
10) Wiser A, Gonen O, Ghetler Y, et al：Addition of dehydroepiandrosterone（DHEA）for poor-responder patients before and during IVF treatment improves the pregnancy rate：A randomized prospective study. Hum Reprod 25：2496-2500, 2010
11) Kolibianakis EM, Venetis CA, Diedrich K, et al：Addition of growth hormone to gonadotrophins in ovarian stimulation of poor responders treated by *in vitro* fertilization：a systematic review and meta-analysis. Hum Reprod Update 15：613-622, 2009
12) Griffin D, Feinn R, Engmann L, et al：Dual trigger with gonadotropin-releasing hormone agonist and standard dose human chorionic gonadotropin to improve oocyte maturity rates. Fertil Steril 102：405-409, 2014
13) Haas J, Zilberberg E, Dar S, et al：Co-administration of GnRH-agonist and hCG for final oocyte maturation（double trigger）in patients with low number of oocytes retrieved per number of preovulatory follicles-a preliminary report. J Ovarian Res 7：77, 2014
14) Ubaldi FM, Capalbo A, Vaiarelli A, et al：Follicular versus luteal phase ovarian stimulation during the same menstrual cycle（DuoStim）in a reduced ovarian reserve population results in a similar euploid blastocyst formation rate：new insight in ovarian reserve exploitation. Fertil Steril 105：1488-1495, 2016
15) 福田愛作，河田淳，富仲正丈，他：非刺激周期婦人よりの未熟卵体外受精の試み．日受精着床会誌 18：1-4, 2001
16) 福田愛作，森本義晴：未熟卵体外成熟顕微授精胚の凍結融解胚移植による妊娠例．産婦人科の実際 50：1871-1876, 2001

（福田　愛作）

高齢不妊患者への採卵法

|ポ|イ|ン|ト|

- ☑ 採取卵数に比例して妊娠率の上昇が明らかとなっている．できるだけ多くの卵子採取を目指し，穿刺可能な卵胞はすべて穿刺吸引する．
- ☑ 採卵は最小限の痛みで，最小限の麻酔で，最短時間で，そして最少量の出血となるよう努力する．
- ☑ 採卵は IVF-ET の唯一の外科的操作である．さまざまな重篤な副作用も報告されており，一般外科手術に臨むのと同様の緊張感をもって実施すべきである．

はじめに

1978 年に Steptoe と Edwards により初めて成功した体外受精胚移植法（IVF-ET）から始まった生殖補助医療（ART）は，いまや不妊治療の主流となっている．ここに至るには 2 つの要因が存在する．1 つ目は 1985 年の経腟プローブの登場であり，2 つ目は 1992 年の顕微授精法（ICSI）の開発である．

1985 年にヨーロッパで開発された経腟プローブは ART を革命的に変化させたといって過言ではない．ART ばかりでなく産婦人科画像診断の精度を画期的に向上させた．ART においては，卵胞発育モニターを正確かつ簡便にすることが可能となった．また子宮内膜の状態を高い精度で観察可能となり，胚移植時期の的確な設定が可能になったといえる．実地臨床での最も大きな功績は，経腟プローブの誕生が外来での採卵を可能としたことである．外来採卵の誕生がわが国での ART 臨床応用を爆発的に拡大した．

採卵は ART における唯一の外科的侵襲を伴う手技であり，ART の最初の一歩でもあり，筆者は採卵が ART の臨床結果の明暗を左右する重要な要素だと考えている．特に高齢不妊患者については穿刺対象となる卵胞数の少ない場合が多く，個々の採卵が希少卵の採卵と考え採卵に臨む必要がある．本稿では筆者自身が行っている採卵法の実際と注意点について解説する．

採卵法

採卵での重要事項

採卵は ART における唯一の外科的操作である．たとえ短時間の外来操作であっても，一般外科手術に臨むのと同等の緊張感と心構えをもって臨むべきである．ART を受ける患者は一つでも多くの卵子が採れることを願っている．特に高齢不妊患者ではその思いが強い．穿刺可能な卵胞は，卵胞の大きさに関わらずすべて穿刺することが妊娠率の上昇につながる．小さな

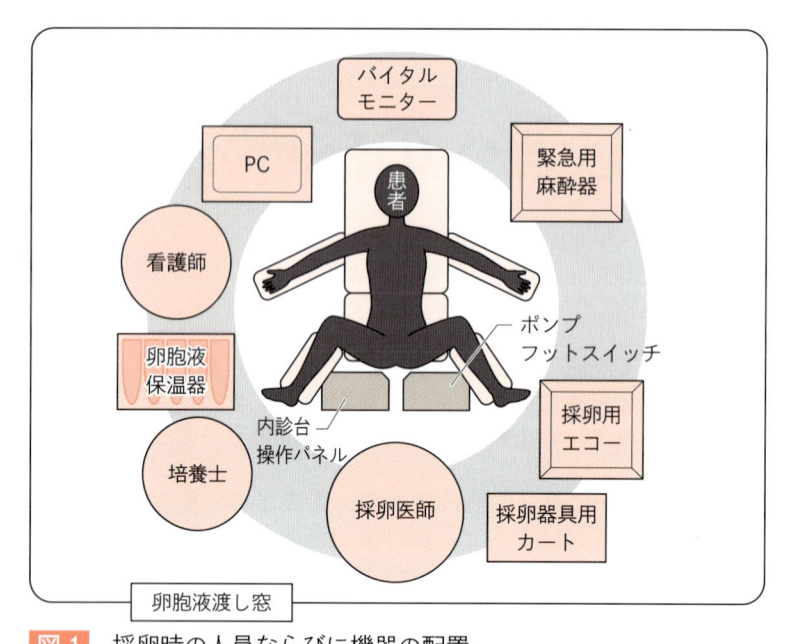

図1 採卵時の人員ならびに機器の配置
採卵時に内診台を中心にして図のように同心円上に医療機器と人員を配置する.

卵胞から成熟卵の取れることも珍しくはない. 目視可能な卵胞をすべて穿刺吸引することは, その後の OHSS の予防にもつながる.

　採卵の3原則は, ①痛みは最小限に, ②出血は少なく, ③速く確実に, である. この3原則が可能となる方法を以下の各項目で具体的に示す.

● 器具の配置

　採卵に必要な物品はカートの上にマニュアル通りに並べる習慣をつける. 当院ではカートに滅菌敷布を置き, その上に消毒済み経腟プローブ, 腟内洗浄用綿球およびガーゼ, 採卵針洗浄用培養液, 採卵針, 医療用コンドーム, 採卵針ガイド〔ガイド装着リング（機器によっては必要）〕, その左右に腟鏡とピンセット（左側に採卵前腟洗浄用そして右側に採卵後出血確認および処置用）を使う順に並べている. 採卵準備に際しては, 目を閉じても次に手に取るべき必要器具を手にできるよう, 器具の配置を常に同一とし, その配置を頭のなかに入れることで, 緊急事態に迅速な対応が可能となる.

● 採卵時の人員ならびに機器の配置

　患者を中心に, 同心円上に必要機器と人員を配置する. 患者の正面に医師が位置し, 患者の右横に看護師が立つ. 医師の右側方にエコーを, 右横に採卵器具用カート（前述）を配置する. 左側には卵胞液保温器ならびに吸引ポンプとチューブ交換を行う培養士が位置する. 医師の前方足もとに吸引ポンプフットスイッチと内診台操作パネルを置く. 人員配置も器具の配置と同様に, 常に同一とすることにより, 採卵を手早くスムーズに, かつ安全に行えるばかりでなく, 不測の事態への対応もより効率的に行うことができる. 図1に略図を, 図2に実際の状況を示している.

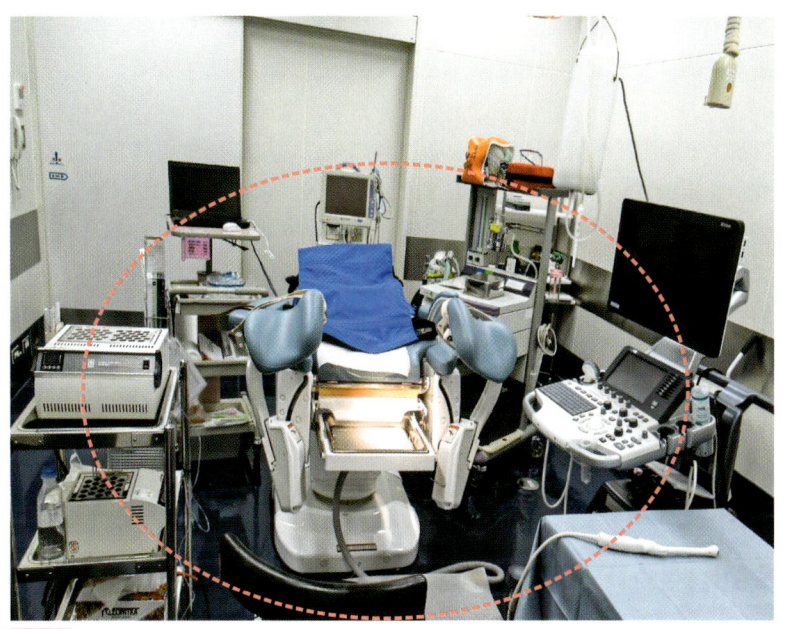

図2 採卵時に内診台を中心に同心円上に配置された医療機器

● 麻酔法

麻酔前準備

　採卵室入室時の麻酔前に必ず患者確認を行う．その後バイタルモニター（血圧，心電図，血中酸素）と酸素マスク（流量5 L/分）を装着し麻酔を開始する．また吸引器およびアンビューバッグと挿管器具および麻酔器，AEDは点検確認した状態で，常時内診台横に備えておく必要がある．

静脈麻酔法

　静脈麻酔はプロポフォール（ディプリバン®）にペンタゾシン（ソセゴン®）を加え実施している．プロポフォールには精製卵黄レシチンおよびダイズ油が使用されているので，卵アレルギーや大豆アレルギーの既往のある患者には用いていない．牛乳由来成分は使用されていないので，牛乳アレルギーの患者には問題ない

　まずペンタゾシンを側管から注入し，続いてプロポフォール7 mLを注入する．注入後40秒経過したところで意識消失を確認してから下記の腟洗浄操作を開始する．採卵中に意識覚醒の徴候があればプロポフォールは3 mLずつ追加していく．

　アレルギーのためにプロポフォールを使えない場合は，NLA変法にケタミン（ケタラール®）を加えた当院独自の麻酔を行っている．この方法では，まずソセゴン® 5 mg（15 mgアンプルを1/3アンプル），次にジアゼパム（セルシン®）1.7 mg（5 mgアンプルを1/3アンプル），最後にケタラール® 2 mL（20 mg）を注入する．ケタラール®注入1分後には意識が消失するので，意識消失確認後に腟洗浄を開始する．なお，ケタラール®は2007年より麻薬指定薬剤となったが，その効果と使いやすさから現在も使用している．ただし，使用にあたっては手続きと管理に注意を要する．

　静脈麻酔ではプロポフォール，ケタミンともに意識消失前に腟洗浄開始すると，麻酔導入が障害され麻酔薬の増量が必要となったり，十分に麻酔の効果が得られなかったりするため，完

全な意識消失を待ってから操作を開始することが肝要である．また意識消失前の処置の開始は，術後に患者が痛みを訴え今後の治療に恐怖心を覚える原因ともなる．

局所麻酔法

自然周期採卵（単卵胞）や刺激周期でも卵胞数の少ない場合，また静脈麻酔で問題のある症例には局所麻酔を用いている．採卵室入室前に鎮痛坐薬を挿入する．まず経腟プローブで卵胞の位置を確認し，プローブの当たる部位を記憶しておく．腟洗浄後に採卵針刺入ポイント付近の腟円蓋と腟壁に膨疹を作るように0.5％リドカイン（キシロカイン®）を10 mL注入する．穿刺開始時には，まず皮内に0.5％キシロカイン®を少量注入してから麻酔薬を本格的に注入すれば，局所麻酔による痛みはほとんど生じない．

局所麻酔での採卵時の痛みの有無は，いかに的確なポイントに麻酔薬を注入したかにかかっている．たとえ子宮の裏側に卵胞が位置する場合でも，子宮頸管および体部にキシロカイン®を注入しておけば，それほど強い痛みを与えることなく採卵は可能である．

局所麻酔薬についてはマウスにおいて胚毒性も示されているので，できるだけ少ない使用量が望まれる[1]．

● 採卵前腟洗浄

採卵前の腟洗浄にはイリゲータに入れた温滅菌水または250 mLの滅菌生理食塩液ボトルを用いている．ポビドンヨード消毒や消毒液の使用は妊娠率の低下をきたす可能性があるため用いていない[2]．腟鏡をかけ分泌物を洗い流した後にガーゼで腟円蓋と腟壁全域の分泌物の除去および腟壁洗浄，次に綿球で腟内を再度洗浄する．高齢不妊患者においては，腟洗浄による衝撃により卵胞破裂を起こすことがあるので，卵胞数が少なく，その大きさが20 mmを超える場合には，その点を留意して洗浄を行う必要がある．最後に外陰部を綿球で洗浄し採卵前洗浄を終了する．術者は洗浄後パウダーフリー滅菌手袋をはめ採卵準備操作に移る．

● 卵胞穿刺法

エコー使用法

まず通常モードで卵胞を観察し穿刺ガイドラインの中央に卵胞を置く．次にカラーモードに切り替え刺入経路上に血管像の有無を確認する（図3）．カラーエコーを用いることで，通常モードでは同じに映る映像でも血管の鑑別が可能となる．刺入経路に血管像の認められない場合は，カラーモードから通常モードに切り替え採卵を開始する．カラーエコーの使用は採卵時の出血予防に必須と考えている．刺入経路に血管の存在する場合の穿刺法は後述する．

高齢不妊患者に限らず，卵胞数が少なく卵胞径が20 mmを超える場合は，観察のために経腟プローブ圧迫するだけでも卵胞が破裂することがあるので注意を要する．特に高齢不妊患者の場合，卵胞壁が脆弱であることも多く，採卵直前のエコー操作に格別の注意を払う．

穿刺法

穿刺前に卵胞の底面（穿刺側の膜）にエコーのフォーカスを合わせた状態で，針で卵胞膜を突き破るように少し勢いよく卵胞内に針を挿入する．卵胞壁の伸展や卵胞が浮遊して逃げるような状態でスムーズに刺入できない場合には，ねじ込むように針を回転させながら卵胞内に針を進めることで，卵胞穿刺が可能となる．卵胞内では針の先端を常にエコーで捉え，卵胞の中心に置くようにプローブ操作を行う．卵胞液を最後の一滴まで吸引するつもりで卵胞の収縮を

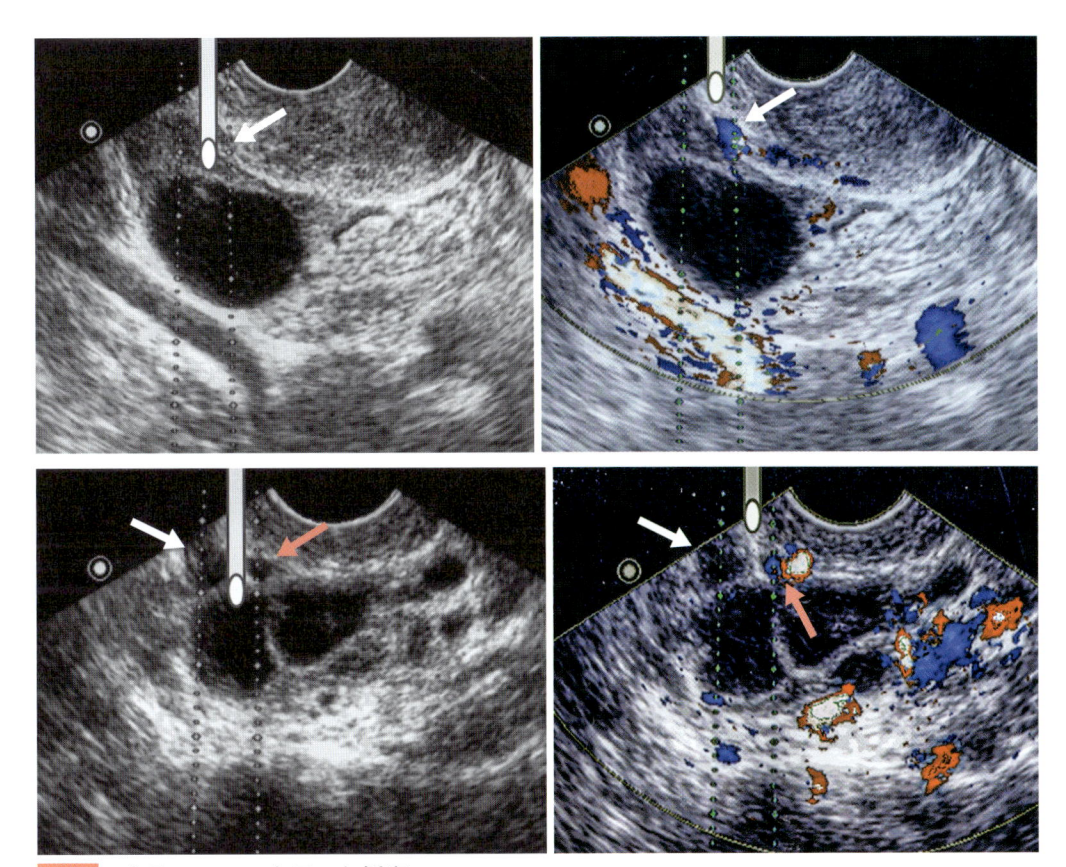

図3　カラーエコーを用いた採卵

上段の矢印部分は血管である．血管を避けて穿刺する．下段では通常エコーでは針の左右が血管のように見えるが，カラーでは白い矢印の方は血管でないことがわかる．カラーエコーを使うことで安全な採卵が可能となる．

最後まで見届け，卵胞から針を抜くまで吸引圧を下げてはいけない．

　針を抜くときには，針の先端をゆっくりと 360 度回転させながら行うと，取り残しが少ない．吸引にフットスイッチのある電動ポンプを用いることで，常に一定の吸引圧（150 mmHg）の持続が可能となるだけでなく，術者による操作も容易となる．筆者は手動吸引は推奨しない．

穿刺経路に血管が存在する場合

　カラーエコーにて穿刺経路に血管がぶつかる場合には，まず針が血管をはずれた位置で腟壁を穿刺し，プローブを元の位置に戻して卵胞を穿刺する．針先を血管外に振る場合，できれば子宮と反対側に振るほうが針先の可動域が広くなり穿刺は容易となる．

穿刺経路に子宮が存在する場合

　子宮はどの部位であっても穿刺しても問題がないので，子宮の裏にある卵胞でもためらわずに穿刺すべきである[3]．穿刺に際しては，針先を勢いよく一気に子宮を通して卵胞にまで達するように行う．穿刺のスピードが遅いと子宮を押し上げるかたちとなり，卵胞の位置が穿刺前と異なりうまく穿刺できなくなることがある．

穿刺経路に腸管が存在する場合

　卵胞とプローブの間に蠕動する腸管が介在するときは，針の先端を子宮壁に沿うようにゆっ

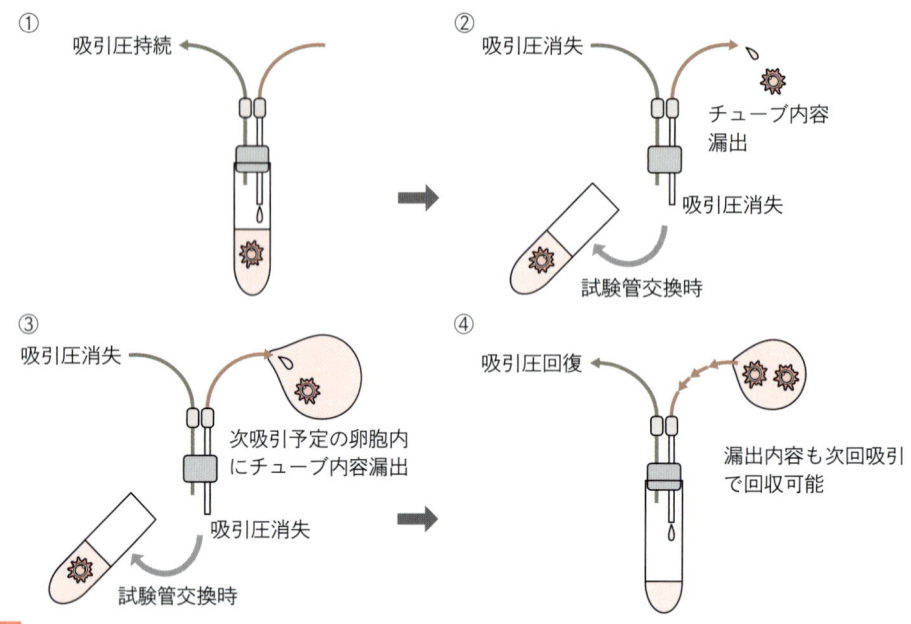

図4 卵胞液吸引用試験管交換時の注意点

採卵中（①）に試験管を交換するときには吸引チューブ内の陰圧が消失するためチューブ内容が漏出する（②）．針先が卵胞内にあるとき（③）に交換すれば，たとえ内容物が漏出しても，次の吸引の時に回収できることになる（④）．

くりと進め，腸管領域を通過したのちに針が卵胞方向となるようプローブを操作し卵胞を穿刺する．

● 卵胞液吸引用試験管交換時の注意点

あまり認識されていない事項であるが，卵胞液吸引用試験管の交換時期は，採卵にとって非常に重要なポイントである．吸引用試験管を交換するときには吸引システム内の陰圧が失われるため，もし吸引経路内に卵子が存在した場合には，針先から腹腔内へ卵子が流出し失われる可能性がある．以上の理由で，吸引用試験管の交換は，針先が卵胞内にあるときか，針先が組織内で塞がれている状態で行われるべきである．針先が次に穿刺予定の卵胞内にあれば，図4に示すように，たとえ卵子がシステム内を逆流し流出しても再回収が可能である．

卵胞液吸引用試験管の交換が必要なときには，培養士が医師に声をかけ，医師が針先を卵胞内に留置していることを確認後に交換を行う．

● 穿刺後腟壁出血処置法

穿刺後は腟内を滅菌水で洗浄し出血点を直視下に観察する．腟壁から拍動性の出血を認める場合は出血点をペアンで数分間挟鉗し，ペアンを外したのちに完全に止血していることが確認できればガーゼ挿入の必要はない．少量でも持続性の出血が認められれば必ず腟内にガーゼを1枚留置し帰宅前に抜去する．ガーゼを留置しないと，少量の出血であっても時に腟腔に凝血塊ができ，それが後になって融解し分泌物として腟外に流出したとき，患者が大出血と考え不安感を覚えることがある．ガーゼ抜去時に，医師が止血を確認してから帰宅させることが望ましい．

● 採卵後の腹腔内出血

採卵後に腹腔内に 500 mL 以上の出血をきたし，帰宅後に入院を要することがある．麻酔からの覚醒不良の訴えや帰宅前にトイレで気分不良を訴えるなどの場合には，腹腔内出血を疑いエコーで腹腔内を注意深く観察する必要がある．時に凝血が腹腔内に充満し，大量の出血を見逃すことがある．採卵後，開復手術による止血を必要とする症例に，稀ではあるが遭遇する可能性のあることを常に頭の片隅に置いておく必要がある[4]．

● 採卵後のその他の合併症

採卵後に腹腔内出血を認めないにもかかわらず貧血症状を呈し，後腹膜腔に大量の出血が発生していた例を筆者自身経験している．開腹手術は要しなかったが，長期の入院を必要とした[5]．その他，チョコレート囊胞や類皮囊腫を合併する場合は，可能な限り囊胞や囊腫を避けて穿刺すべきである．チョコレート囊胞については，囊胞を通過せずに採卵が不能の場合にのみ，穿刺もやむをえない．ただし，採卵後の卵巣膿瘍の可能性があるので，採卵後に患者に十分な説明をし，採卵された卵子は十分に洗浄する必要がある．

やむをえず膀胱を穿刺して採卵した場合は，採卵後の膀胱内出血をチェックする必要がある．膀胱内に凝血があれば尿閉をきたすことがあるので，血塊を取り除いてから，膀胱内への新たな出血がないことを確認してから帰宅させる．

◢ 採卵前後の注意点

筆者が考える採卵前後の注意点は以下の通りである．
・できるだけ多くの卵子を採取する意志をもって採卵に臨む．
・採卵操作は，迅速に，的確に，安全に行う．
・麻酔は可能な限り短時間に，かつ痛みは最低限に．
・採卵針の先端は最後まで卵胞液像の中心に置く．
・可能な限り血管を避けて穿刺する．
・採卵中も患者のバイタルに最大限の注意を払う．
・採卵後に腹痛のある場合は腹腔内出血を念頭に，腹腔内エコーを実施する．
・高齢不妊患者においては，皮膚伸展性低下による止血不良，麻酔覚醒遅延などに注意が必要である．

◢ おわりに

採卵は体外受精の実質的な最初の操作であり，また ART における唯一の外科的操作である．処置のような感覚で実施するのではなく，手術を行うのと同じ心構えで実施すべきである．筆者も採卵後出血により開腹を必要とした症例を一例経験している．採卵後の開腹手術もありうることを念頭に置き，慎重に注意深く臨むべきである．高齢不妊患者においては，毎回の採卵が最後のチャンスとなる可能性があり，より慎重に行うべきである．

高齢不妊診療の実際

文献

1) Schnell VL, Sacco AG, Savoy-Moore RT, et al : Effects of oocyte exposure to local anesthetics on *in vitro* fertilization and embryo development in the mouse. Reprod Toxicol 6 : 323-327, 1992
2) van Os HC, Roozenburg BJ, Janssen-Caspers HA, et al : Vaginal disinfection with povidon iodine and the outcome of *in-vitro* fertilization. Hum Reprod 7 : 349-350, 1992
3) Wisanto A, Bollen N, Camus M, et al : Effect of transuterine puncture during transvaginal oocyte retrieval on the results of human *in-vitro* fertilization. Hum Reprod 4 : 790-793, 1989
4) Nouri K, Walch K, Promberger R, et al : Severe haematoperitoneum caused by ovarian bleeding after transvaginal oocyte retrieval : a retrospective analysis and systematic literature review. Reprod Biomed Online 29 : 699-707, 2014
5) Azem F, Wolf Y, Botchan A, et al : Massive retroperitoneal bleeding : a complication of transvaginal ultrasonography-guided oocyte retrieval for *in vitro* fertilization-embryo transfer. Fertil Steril 74 : 405-406, 2000

（福田　愛作）

高齢不妊患者への胚移植法

|ポ|イ|ン|ト|

☑ 胚移植はIVF-ET最後の操作であり，それまでの過程の総決算となる．すなわち，胚移植の巧拙がそれまでの努力を無にする可能性のあることを肝に銘じて実施する必要がある．

☑ 胚移植前のエコー検査時に子宮内腔の形態や子宮頸管の屈曲状態をよく観察する．屈曲の強い例については事前に適切な処置を行い，できるだけスムーズな移植操作が実施できるよう準備する．また子宮内腔の形態に応じて移植場所を考慮すべきである．

☑ 移植時期については ERA®（子宮内膜着床能検査），子宮内フローラ検査，慢性子宮内膜炎検査などの新しい検査法が試みられている．症例に応じて取捨選択して実施を考慮する．

◢ はじめに

体外受精は 1978 年に Steptoe と Edwards により初めて成功した．その名称からわかるように体外受精胚移植法（IVF-ET），すなわち体外受精治療の最後にくる操作が胚移植法である．「終わり良ければすべて良し」の諺にあるように，体外受精の成否を決めるのが胚移植といっても過言ではない．近年の報告では，胚移植が順調に運んだかどうかがその後の臨床成績に大きな影響を与えることが明らかとなっている[1]．胚移植においては，高齢患者であっても若年者であっても特に違いはない．本稿では，胚移植の背景，凍結胚移植の準備法，移植胚の選別法，胚移植の技術的側面について解説する．

◢ 新鮮胚移植と凍結融解胚移植

卵巣刺激法や自然周期において採卵した周期に胚移植を実施するのが新鮮胚移植法であり，採卵後いったん受精卵や胚を凍結して，その後の周期に胚移植するのが凍結融解胚移植法である．2016 年の日本産科婦人科学会生殖補助医療集計では，ART 総周期数は約 45 万件でありそのうちの約 19 万件（43％）が凍結胚移植周期となっている（図 1）．その年の出生児数をみると，約 54,000 人の出生児のなかの実に 44,678 人（82.6％）が凍結融解胚移植から得られている．妊娠率においても，2003 年を境に凍結融解胚移植が新鮮胚移植を超えるようになっている．

このような成績の違いから，わが国では体外受精の全周期に受精卵を凍結する方針の施設も出現しているが，海外ではまだ新鮮胚移植が主流である．日本でこのように凍結融解胚移植が増加したのには，vitrification 法による凍結技術の進歩が日本発であることがその背景にある．

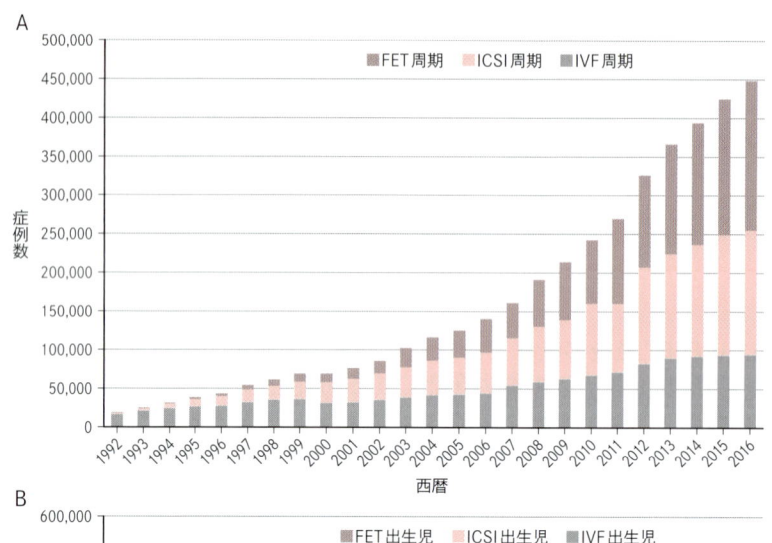

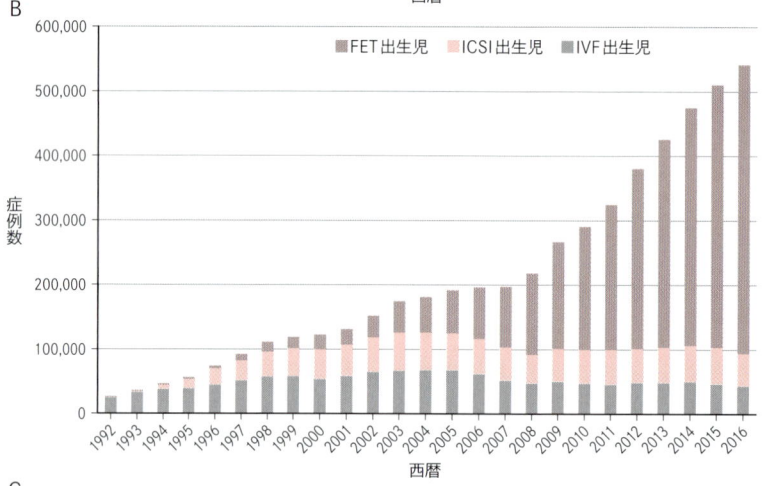

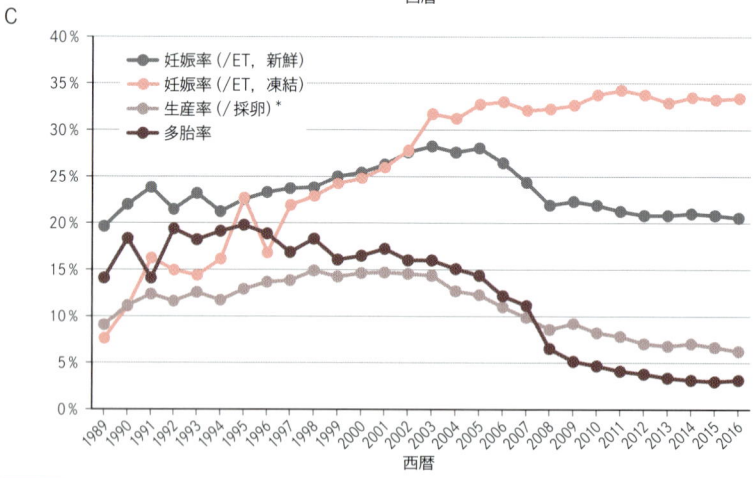

図1 2016 年の日本産科婦人科学会生殖補助医療集計

ART の 43％が凍結胚移植周期であり（A），出生児の 83％が凍結融解胚移植から得られている（B）．2003 年を境に凍結融解胚移植妊娠率が新鮮胚移植妊娠率を超えるようになっている（C）． ＊：2007 年以降は全胚凍結周期を除いて表示．
（日本産科婦人科学会 ART データブック 2016 より）

凍結胚妊娠については先天異常発生率が上昇するのではないかとの懸念があるが，日本産科婦人科学会の統計では両者に差は認められていない．

▪ ホルモン補充周期と自然排卵周期を用いた凍結融解胚移植

　凍結融解胚についてはホルモン補充周期もしくは自然排卵周期で移植される．理論的にはどちらかに優劣はないが，内因性のホルモン分泌が減少している高齢不妊患者については，ホルモン補充周期が使われることも多い．ただし，高齢不妊患者であっても内因性ホルモンにより子宮内膜の十分な厚さと良好な形態（木の葉状パターン）の得られる患者では，自然排卵周期でホルモン補充周期と同等の妊娠率が得られる．凍結融解胚移植においても患者の背景が大きく異なるため，ホルモン補充周期と自然排卵周期を用いた胚移植の優劣はまだ明らかとはなっていない[2,3]．妊娠率に差がなくても，自然排卵周期では投薬が少なくて済むため，われわれは自然排卵周期を凍結融解胚移植の第一選択としている．

● ホルモン補充周期

　ホルモン補充周期の利点は，子宮内膜の調整を外因性のホルモン（内服剤や貼付剤）で行うためスケジュール調整が可能なことである．また子宮内膜の厚さの程度により投与薬剤の増減が可能となる．その反面，自己排卵を抑制しての周期では，内服剤に加え点鼻剤（GnRH アゴニスト製剤）による排卵抑制も必要となるため，約1か月間の薬剤使用が必要となる．

　ホルモン補充周期のプロトコールは施設によって異なるが，基本は内因性の排卵を抑制し，消退出血が始まった日からエストラジオール（内服剤，貼付剤）を投与し，子宮内膜が8 mm

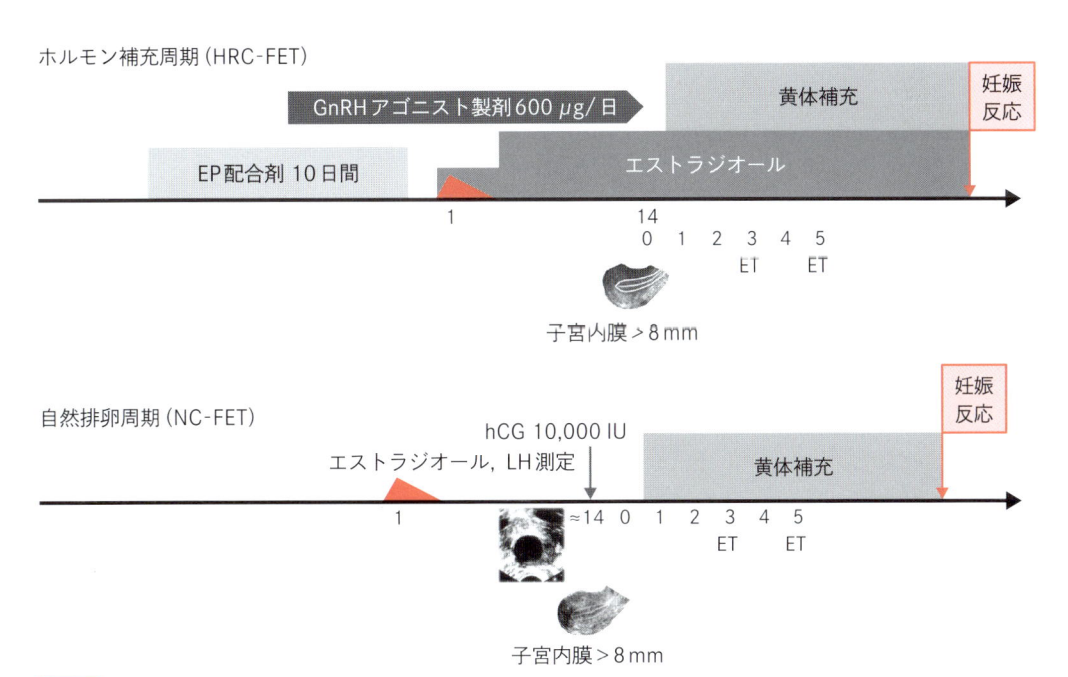

図2　ホルモン補充周期と自然排卵周期
HRC-FET 周期（上段）では約4週間の薬剤使用が必要となる．NC-FET では薬剤を必要としないがエコーによるモニターと胚移植決定のためのホルモン測定が必要となる．EP 配合剤：卵胞ホルモン・黄体ホルモン配合剤.

（施設により異なる）に達したところで黄体ホルモン（内服剤，腟剤）を投与開始し，分割胚であれば2〜3日目に，胚盤胞であれば5〜6日目に胚移植を行う（図2上段）.

● 自然排卵周期

自然排卵周期は患者自身の自然排卵による黄体形成を利用するものであるため，胚移植前の薬剤使用は最小限で可能となる．われわれは，投薬なしで卵胞発育をモニターし卵胞が18 mm近くに達したところで，エストラジオール，LHを測定し排卵日を予測する．hCG 10,000 IU投与後に黄体ホルモンを投与し，分割胚であれば3日目に，胚盤胞であれば5日目に胚移植を行っている（図2下段）.

▪ 胚移植実施の決定

胚移植に進んでよいかどうかの判断は子宮内膜の厚さにかかっている．われわれは子宮内膜の厚さが8 mm以上あれば胚移植に進んでいる．ただし，子宮内膜が厚くならない患者では8 mmに達していない場合でも，子宮内膜の形態が"木の葉状"（英語ではtriple line patternと記載される）であれば胚移植を実施している．排卵が規則的に起こっている患者では自然排卵周期を第一選択としている[4].

▪ 胚移植手技

標準的な胚移植は，膀胱を充満した状態で経腹エコー下に子宮腔内にカテーテルを挿入し，カテーテル内に充填した胚を目視下に子宮腔内の最適な場所に留置する．経腹エコーを用いた胚移植が現在の世界的な標準法である[5]．胚移植法は均一ではなく，図3に示したように子宮

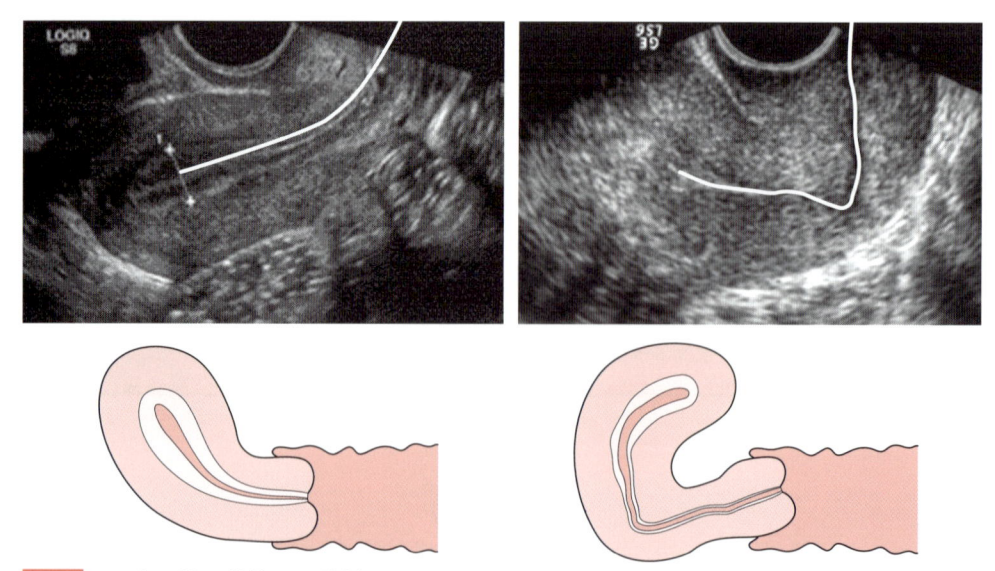

図3　子宮頸管の状態と胚移植法
胚移植時にカテーテルの挿入経路がスムーズである場合（左）と屈曲している場合（右）では胚移植法に違いを要することがある.

頸管の状態は症例により異なるため，子宮頸管の状態によりさまざまな工夫が必要となる．ただ，胚移植がソフトカテーテルで可能であった場合のほうが，硬い外筒を備えたハードカテーテルを必要とした場合より妊娠率が高いことは明らかとなっている[6]．

　胚移植の手技を以下に示しその対応策を解説する．

● 胚移植前の腟内洗浄

　胚移植前には腟内の分泌物を生理食塩液もしくは蒸留水で洗浄する．胚への影響を考え消毒薬の使用は控える〔「高齢不妊患者への採卵法」参照（→ 141 頁）〕．洗浄の後に滅菌ガーゼを腟内で回転させるように転がし，腟内および頸管内の粘液や血液を可能な限り除去する．その後，十分に培養液を含ませた綿球を頸管に押し当て，生理食塩液や蒸留水と置き換えるようにする．もし頸管内に蒸留水が残っていれば，移植カテーテル内の培養液の浸透圧が一瞬で低下し胚の生存性が危ぶまれる．最後に，綿球を用いて腟内と頸管内の遺残培養液や血液を除去し，胚移植準備は完了となる．

● トライアルカテーテルの挿入

　経腹エコー下に子宮頸管から内腔までを描出し，実際に胚移植に用いるカテーテルを外子宮口から挿入する．われわれは第一選択としてシリコン製のソフトカテーテルを用いている．カテーテルの先端が内子宮口を通過することが確認できれば，子宮内腔をできるだけ傷つけないよう，その場所より奥にはカテーテルを押し込まないようにする．子宮頸管が屈曲しソフトカテーテルが挿入できない場合は外筒を備えた Wallace® タイプのハードカテーテルを使用する．ハードカテーテルの場合も同様に内子宮口を通過したことを確認するが，ハードタイプの場合は，そのまま外筒を内子宮口より少し奥に留置した状態で保持し，実際の胚移植に移行する．

　初回の胚移植でトライアルカテーテルの挿入困難であった症例に対して，われわれは次回の胚移植からは胚移植前にあらかじめ子宮頸管拡張術（後述）を実施し，胚移植操作がスムーズに進むよう備えている．

● 胚注入操作

　トライアルカテーテルの挿入がスムーズに実施できれば，本番カテーテルの挿入に移る．胚が充填されたカテーテルを子宮内腔に挿入し，エコー画像で確認しながら子宮底部に向かって進め，底部から 8–10 mm のところでいったん静止する．この状態で連結しているシリンジを押し，胚を子宮腔内に留置する．シリンジを押すと同時にカテーテルを後方にずらし，胚が子宮底部に当たらず想定した部位に静置できるよう注意する．われわれの施設では胚注入のためのシリンジ操作は胚をカテーテルに充填した胚培養士が行う．

　胚の留置位置や注入速度などが臨床成績に影響するとの報告もあるので，胚移植には細心の注意を払う必要がある．

◢ 胚移植に伴う補助治療

● 子宮頸管拡張術

　子宮頸管狭窄や屈曲のために胚移植が困難な症例や，帝王切開瘢痕症候群にて子宮腔内に液

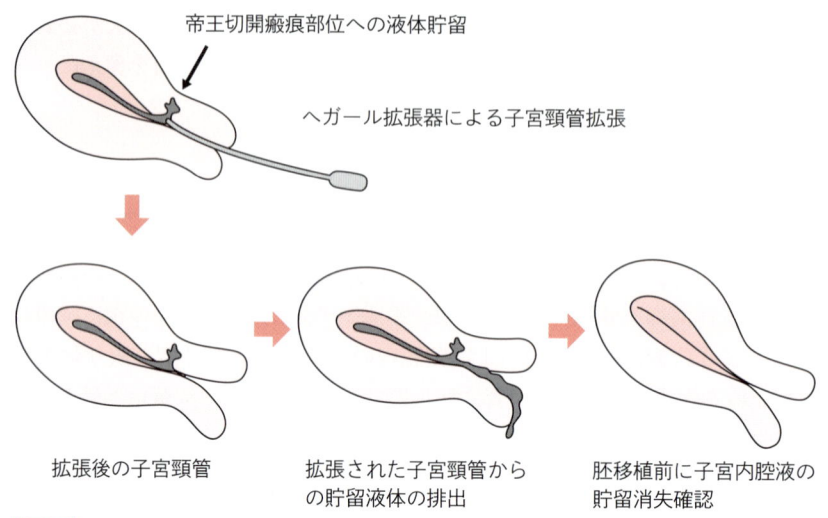

帝王切開瘢痕部位への液体貯留

ヘガール拡張器による子宮頸管拡張

拡張後の子宮頸管

拡張された子宮頸管から
の貯留液体の排出

胚移植前に子宮内腔液の
貯留消失確認

図4 子宮頸管拡張術の有用性

帝王切開瘢痕やその他の原因により子宮腔内に液体貯留のある場合，もしくは子宮頸管の狭窄や
屈曲により胚移植カテーテルの挿入が困難な場合に用いる．

体貯留の認められる症例に対して子宮頸管拡張術を実施している．麻酔にはリドカイン（キシロカイン®）の局所注入による頸管ブロックやプロポフォールによる静脈麻酔を用いる．胚移植の数日前から当日の胚移植数時間前まで実施可能であるが，子宮腔内膜をできるだけ傷つけないよう細心の注意を払う．まずメタルゾンデを用いて子宮頸管の方向を確認する．ゾンデの挿入が困難な場合には，経腹エコーを併用しエコー画像上の内腔に向けゾンデを回転させながらねじ込むように押し込むと必ず頸管を開通することができる．ゾンデの通過が確認できれば，その後にヘガール拡張器を1番から挿入し，少なくとも8番まで内子宮口を通ることを確認する．可能であれば10番以上まで拡張して問題はない．帝王切開瘢痕症候群による液体貯留であれば，図4に示すように子宮頸部の抵抗が消失することにより，子宮腔内の貯留液体が抵抗の減弱した頸管を通り自動的に腔外に排出される．

●卵管水腫液/腹腔内貯留液の吸引除去

卵管水腫や術後の腹腔内液体貯留などにより貯留液体が逆流性に卵管から子宮腔内に流入する症例では，胚移植前数日以内に採卵と同様の操作で貯留液体の除去を実施する．貯留液体の除去または減少により液体逆流を防止でき，妊娠成立に結び付けることが可能となる．

■最新の進歩

胚移植については，反復不成功例に対して着床ウィンドウを合わせることにより妊娠率を上昇させようとの試みが行われている．この方法は子宮内膜の数百の遺伝子を検査（ERA®検査）することにより最適な着床時期を確認し移植日を決定する．ERA®検査では，自然排卵周期の場合はLHサージの7日後（LH+7），またはhCG投与開始7日後（hCG+7），ホルモン補充周期の場合は黄体ホルモン投与開始5日後（P+5）に子宮内膜を生検し，個々の患者に最適な胚移植日を決定しようとするものである[7]．

この他にも，慢性子宮内膜炎，子宮内フローラ，免疫の Th1/Th2 バランス，子宮筋の収縮頻度測定，hCG の子宮内注入，子宮収縮抑制薬投与など，新しい検査や治療が続々と登場しているが，どの治療が有効かは今後の検証に委ねる必要がある．

文献

1) Kava-Braverman A, Martínez F, Rodríguez I, et al：What is a difficult transfer? Analysis of 7,714 embryo transfers：the impact of maneuvers during embryo transfers on pregnancy rate and a proposal of objective assessment. Fertil Steril 107：657-663, 2017
2) Groenewoud ER, Cantineau AE, Kollen BJ, et al：What is the optimal means of preparing the endometrium in frozen-thawed embryo transfer cycles? A systematic review and meta-analysis. Hum Reprod Update 19：458-470, 2013
3) Orvieto R, Feldman N, Lantsberg D, et al：Natural cycle frozen-thawed embryo transfer-can we improve cycle outcome? J Assist Reprod Genet 33：611-615, 2016
4) Shapiro H, Cowell C, and Casper RF：The use of vaginal ultrasound for monitoring endometrial preparation in a donor oocyte program. Fertil Steril 59：1055-1058, 1993
5) Brown J, Buckingham K, Buckett W, et al：Ultrasound versus 'clinical touch' for catheter guidance during embryo transfer in women.Cochrane Database Syst Rev：CD006107, 2016
6) Buckett WM：A review and meta-analysis of prospective trials comparing different catheters used for embryo transfer. Fertil Steril 85：728-734, 2006
7) Ruiz-Alonso M, Blesa D, Díaz-Gimeno P, et al：The endometrial receptivity array for diagnosis and personalized embryo transfer as a treatment for patients with repeated implantation failure. Fertil Steril 100：818-824, 2013

（福田　愛作）

高齢不妊患者への Piezo-ICSI

■ 高齢不妊患者における ICSI

40 歳以上の卵子は若年卵子に比べ，紡錘体による染色体の分配異常の上昇やミトコンドリア機能低下などに代表される細胞内小器官の質低下が顕著に現れる．また，紡錘体の分配異常，もしくは極体の放出異常が原因の多前核形成が生じ，異常受精となる確率は上昇する可能性もあり，正常な受精卵を多く得ることが治療上重要であると考えられる.

ICSI の基本技術についてはすでに確立されており[1]，ICSI を行うことは卵子，特に穿刺時の細胞膜の破膜によるダメージ，精子注入時における細胞質吸引などで生じる細胞内小器官の再配置などの変化を与えることになる．このダメージが大きければ卵細胞の変性に至る．変性に至らなくても細胞膜のダメージが大きい場合は細胞膜修復にエネルギーを大きく割く必要があり，受精に影響を与える可能性もある．卵子の取り扱いをより一層丁寧に行う．卵子にかかる負担は最小限に留めることが重要であると考えられる.

ICSI には，従来法（conventional-ICSI：C-ICSI）と Piezo パルスを用いる Piezo 法（Piezo-ICSI）の大きく 2 種類あり，当院では両方の方法を用いている．従来は C-ICSI のみを採用してきたが，2010 年より Piezo-ICSI を採用開始し，現在の C-ICSI と Piezo-ICSI の実施比率はほぼ 1：1 である．本稿では 2 種の ICSI の実際とメリット，高齢卵子で注意することについて当院の実際を交えて説明する.

■ 実施法

C-ICSI と Piezo-ICSI の実際について，違いを踏まえながらそれぞれ説明する.

● 精子の不動化

C-ICSI での不動化は，精子尾部をインジェクションピペット先端部とディッシュ底面の間に挟み込み圧挫することで尾部細胞膜に損傷を与えることが一般的であり，何度か圧挫処理を加えることで確実性を上げることができる．一方で Piezo-ICSI では，C-ICSI と同様に圧挫し

て不動化もできるが，Piezo パルスを使って不動化を行うほうが確実性は高いと考えている．

　具体的には，インジェクションピペット内に精子を吸引し，精子尾部をピペット先端に引っ掛けるようにして Piezo パルスを発生させることで，インジェクションピペット先端と精子尾部細胞膜の接点に損傷を与える方法となる．インジェクションピペットをずらしながら精子尾部をスライドすることで，連続的に精子尾部細胞膜に損傷を与えることができる．

● 透明帯の貫通と細胞膜の破膜

　C-ICSI は，インジェクションピペットの先端にスパイクが付き鋭利な形状になっており，インジェクションピペットで透明帯を押して穿刺貫通するため，透明帯を含めた卵子の形状が押しつぶされる（図1左）．そのまま細胞膜にインジェクションピペットを押し当てながら細胞へ貫入させ，細胞膜を十分に伸展させてから吸引して破膜する方法を当院では採用している．ほかには，インジェクションピペットの穿刺によって細胞膜の伸展を十分にさせてスパイクで細胞膜を押し破る方法もあり，この方法であれば細胞質吸引の必要がない．

　一方で Piezo-ICSI は，インジェクションピペットホルダー上部に Piezo パルスを発生させるインパクトユニットを装備し，インジェクションピペットは肉薄のピペットを採用し[2)]，先端は平坦で鋭利ではない．インジェクションピペットの先端に複数回 Piezo パルスを発生させて透明帯に穴を開ける．インジェクションピペットを強く押し当てることがないので，透明帯

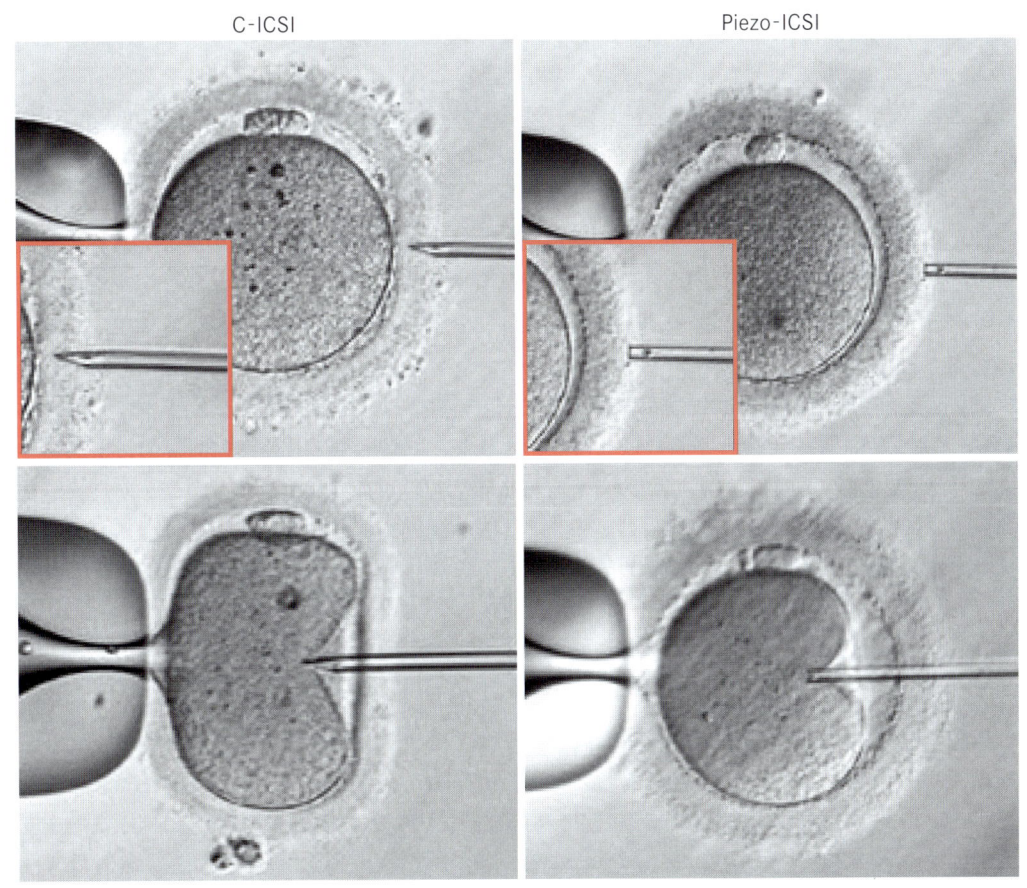

図1 C-ICSI と Piezo-ICSI の穿刺時の違い

と卵子の大きな物理的変形はさせずに透明帯を貫通することができる（図1右）.

● 精子注入

C-ICSI の場合，インジェクションピペットで細胞膜の破膜と同時に細胞質を吸引し，吸引した細胞質と精子を卵細胞質内に排出する．対して Piezo-ICSI の場合は，細胞膜の破膜の際に細胞質の吸引はせずに精子をそのまま排出する．

両法ともに注意すべき点は精子注入後のインジェクションピペットを抜き取る作業で，引き抜く際に細胞質には陰圧がかかる．精子を細胞質に放出する際にインジェクションピペット内のメディウムが多く排出されてしまうと，精子と細胞質との直接的な接触がなくなってしまうので精子が細胞質内に固定されず，抜去するインジェクションピペットとともに逆流してしまう．また，メディウムの注入量自体が増えることで変性率の上昇などの実害が生じる可能性があるので，注入量は最小限に抑えることが常に求められる．Piezo-ICSI の場合には，ホールディングピペットで把持されている側の細胞膜の裏側に精子頭部を接着するように精子注入を行うことで容易に細胞質内に精子を固定できる．

◢ Piezo-ICSI のメリットとデメリット

● メリット

ICSI の基本的ポイントは，確実な精子不動化と確実な細胞質内注入にあると考えている．Piezo パルスを用いて連続的に尾部に損傷を与えることで，尾部細胞膜の破綻を広範囲に起こすことが可能である．カルシウムオシレーションが発生する時間は Piezo-ICSI が C-ICSI に比べ早いと報告[3]されており，不十分な不動化による受精失敗を防ぐことができると思われる．また，Piezo-ICSI の場合，細胞膜の破膜後に細胞膜はインジェクションピペットの外壁をつたって細胞膜がスライドし完全に細胞質内に入る状態になることがほとんどであることから，ほぼ確実に精子を細胞質内に注入する状態にできる．

● デメリット

Piezo パルスの発生範囲は先端部だけではなく，特にパルス設定が強いとピペット周囲に Piezo パルスが波及する．必要回数以上の Piezo パルスを発生すると周囲に間接的に衝撃を与えてしまうことがある．特に透明帯の貫通時には卵細胞膜が近接しているとリスクが高く，ピペットで細胞膜を押し進めるだけで破膜が生じるケースが増える．囲卵腔が十分にある位置を選んで穿刺するほうが安全である．

◢ C-ICSI と Piezo-ICSI の成績

当院における 40 歳以上の顕微授精の成績を表1に示した．結果は，C-ICSI と Piezo-ICSI の成績に有意差はなかった．Piezo-ICSI のほうが卵子に与えるダメージは少ないと予想されたが，C-ICSI の手技が安定している状態であれば差は出てこないと考えられる．次に，40 歳未満の成績を対比として表2に示した．成績に大きな変化はなく，両法による成績の違いはほとんどみられず，当院の成績からは高齢不妊患者であってもなくてもどちらが有利であると

表1 当院における 2018 年の ICSI 成績 (40 歳以上)

	実施周期数	実施卵数	正常受精	異常受精		変性 (%)	平均患者年齢
			2PN (%)	3PN (%)	1PN (%)		
C-ICSI	279	721	80.4	3.1	1.9	2.1	42.3
Piezo-ICSI	357	929	78.5	2.8	1.6	3.8	42.3
総合	636	1,650	79.3	2.9	1.8	3.0	42.3

(TESE 症例, 受精障害症例, 抗セントロメア抗体陽性症例を除く)

表2 当院における 2018 年の ICSI 成績 (40 歳未満)

	実施周期数	実施卵数	正常受精	異常受精		変性 (%)	平均患者年齢
			2PN (%)	3PN (%)	1PN (%)		
C-ICSI	405	1,678	80.5	2.1	1.7	4.0	35.3
Piezo-ICSI	544	2,239	81.5	1.7	1.8	3.8	34.9
総合	949	3,917	81.1	1.9	1.8	3.9	35.0

(TESE 症例, 受精障害症例, 抗セントロメア抗体陽性症例を除く)

いう結果には至らなかった. ただし, 変性しやすい卵子が多い症例については Piezo-ICSI を積極的に採用することで変性リスクを下げる可能性もある.

　今回示した結果からは, 両法の違いについては明らかとはならなかった. 一方が受精率も高く, 優れた成績が出せるという場合には, もう一方に何らか技術的課題があると考えるべきではないかと思われる. Piezo-ICSI は, 機械制御により数値化される部分が多く, 研修期間が短くなり個人差が出にくいメリットも踏まえると, 全例を Piezo-ICSI で実施することも選択肢として十分に成り立つものといえる.

◤ 高齢卵子への対処と留意点

● ヒアルロニダーゼ処理による裸化処理

　使うピペットの内径が透明帯を含む卵子直径よりも小さい場合は卵子の大きな変形を伴うことになり, 透明帯を含めた細胞質の大きな変形, 特に紡錘体周辺の物理的変化が生じる可能性があり, 正常な染色体分配を阻害する可能性もある. 150 μm ぐらいまでの内径のピペットで丁寧に除去することが好ましいと考えられる.

● 精子の状態を事前になるべく改善させる

　精子 DNA の断片化が進んでいると, DNA 修復能が低下している高齢卵子では受精時に精子 DNA 修復が十分にできない可能性もある[4]. 男性も年齢上昇に従って精子 DNA フラグメンテーションの生じる割合が上昇している[5]. DNA フラグメンテーション精子を用いることが高齢卵子の受精卵の発育を妨げる可能性がある. サプリメント服用などを事前に行い, 男性側の治療を進めることも重要であると考えられる. 当院では実施していないが, 精子形態と精

表3 当院におけるカルシウムイオノフォア（Ca-i）処理の実施頻度

	採卵周期数	Ca-i 実施数	Ca-i 実施率	総精子数（$\times 10^6$/mL）	運動率（%）
40 歳以上	3,137	58	1.8	47.3	41.3
40 歳未満	2,456	39	1.6	43.4	42.0

集計期間：2016〜2018 年．2 群間に有意差なし

子 DNA 正常性との関係性の観点から，IMSI (intracytoplasmic morphologically selected sperm injection) による超高倍率での精子選別も有効かもしれない．

● 卵子の人為的活性化

卵子の人為的活性化は受精障害を呈する場合に用いられ，精子がもつ卵子活性化因子（PLC-ζ）の欠損または不足によるものであると考えられるが，一方で卵子側の受精能力の低下の可能性もある．当院で行っているカルシウムイオノフォア（Ca-i）実施の割合を 40 歳以上と 40 歳未満に分けて比較し，表3 にまとめた．Ca-i 実施率には差はなく，採卵周期全体の 2%に満たなかった．また Ca-i 対象患者の精液所見も差はなく，高齢不妊患者での Ca-i 使用率の上昇はなかった．加齢によって卵細胞質のカルシウムストアとなっている滑面小胞体-ミトコンドリア複合体が減る報告[6]もあることから，症例によっては人為的活性化を ICSI と併用することも考慮するべきかもしれない．

◢ おわりに

以上，高齢不妊患者の卵子への ICSI について概説したが，基本的手技は患者年齢を問わず共通である．高齢不妊患者の卵子への配慮は，若年不妊患者の卵子にも同様にされるべきであろう．ICSI の確実性という観点からすると Piezo-ICSI は実効性が高く，技術差を生みにくいのが利点ではないかと考える．決して C-ICSI が方法的に劣るということではなく，C-ICSI の結果が劣る場合には技術的課題が残っていると解釈することも一つの考えかたではないだろうか．

文献

1) Rubino P, Viganò P, Luddi A, et al：The ICSI procedure from past to future：a systematic review of the more controversial aspects Hum Reprod Update 22：194-227, 2016
2) Hiraoka K, Kitamura S：Clinical efficiency of Piezo-ICSI using micropipettes with a wall thickness of 0.625 μm. J Assist Reprod Genet 32：1827-1833, 2015
3) Yanagida K, Katayose H, Hirata S, et al：Influence of sperm immobilization on onset of Ca^{2+} oscillations after ICSI. Hum Reprod 16：148-152, 2001
4) Ménézo Y, Dale B, Cohen M：DNA damage and repair in human oocytes and embryos：a review. Zygote 18：357-365, 2010
5) Petersen CG, Mauri AL, Vagnini LD, et al：The effects of male age on sperm DNA damage：an evaluation of 2,178 semen samples. JBRA Assist Reprod 22：323-330, 2018
6) Bianchi S, Macchiarelli G, Micara G, et al：Ultrastructural markers of quality are impaired in human metaphase II aged oocytes：a comparison between reproductive and *in vitro* aging. J Assist Reprod Genet 32：1343-1358, 2015

（佐藤　学）

高齢不妊患者由来胚の培養法

|ポ|イ|ン|ト|

- ☑ *In vitro* における老化卵子対策：卵子細胞質機能低下（卵子の老化）の予防対策の一つに，培養液組成に細胞賦活剤や抗酸化剤の添加がある．
- ☑ 培養液に添加する細胞賦活剤や抗酸化剤の検討：カフェイン，ピルビン酸，一酸化窒素，DTT，TSA，CoQ10，メラトニン，ジクロロ酢酸，レスベラトロールなどが検討されている．
- ☑ 新たな培養液の開発：日本卵子学会の「培地開発委員会」は，日本独自の培養液の開発に成功した．

はじめに

通常，正常な児の誕生は正常な卵子と正常な精子の受精に始まることは言うまでもない．卵子は老化すれば受精障害を起こすのみならず，受精後の発育にも影響を及ぼす．今日の不妊治療における大きな課題の一つとして，卵子の老化が進んだ高年齢女性を対象にしなければならない現状がある．

IVF を必要とする臨床の現場では，高年齢女性より良質卵子を産生させるため試行錯誤が重ねられている．採取した卵子は IVF-ET の過程を経て子宮へ移植される．移植胚が着床するための子宮内膜の環境づくりも重要であり，これら一連の操作のどこに不具合があっても，最終的な成功へ結びつけることは難しい．

現在，体外培養技術によって卵子の質を人為的に高める試みが進められているが，ヒトでは動物実験のごとく抗老化作用を有する培養液添加剤の研究を自由に進めることはできない．ここでは動物実験の文献からヒントになるような点を述べたい．

老化卵子

一般に老化卵子とは，母体年齢が高まり卵巣機能が低下して産生される，いわゆる質の低下した卵子（aged oocyte）を指す場合と，もともと質は良くても排卵（もしくは採卵）後，受精までに時間がかかり機能低下をきたした卵子（oocyte aging）を指している場合がある．前者の高年齢母体から生じる老化卵子の予防・治療の工夫が本書の主要テーマであるが，本稿では動物実験の結果，両者（aged oocyte/oocyte aging）を区別することなく老化卵子として概説した．

■ 培養液の添加剤による老化卵子対策

患者の高年齢化に伴う卵子の質の低下要因として，卵細胞質内オルガネラの機能低下が考えられる．そこで培養液に細胞賦活剤や抗酸化剤などを添加することで卵細胞質内オルガネラの機能を改善する試みが行われている．

● カフェイン (caffeine)

カフェインを添加することにより，老化卵子の表層顆粒の分布が正常化することが示唆されている．5 mM カフェインで処理した卵子は受精率が高まり，精子が卵細胞内に侵入したときに生じるフラグメンテーションが抑制される．つまり，カフェインが卵細胞質内のオルガネラを安定化させ，受精後の細胞分裂，胚発育に良い影響を与え胚盤胞率が上昇するという[1]．一方，横田らは，不妊患者のカフェイン摂取量と妊娠率の関係をみたところ，毎日コーヒー3杯（カフェイン約300 mg）以上常飲している女性の妊娠率はコーヒーを飲まない女性と比較して有意に低いことを示している[2]．したがって，妊娠率低下の要因を少しでも排除するためには，カフェインの多量摂取は避けたほうが無難と思われる．

● ピルビン酸 (pyruvic acid)

ほとんどの哺乳類卵子は，ピルビン酸を主なエネルギー源とする．これまでの研究で，ピルビン酸や乳酸などの培養液組成の変更によって，受精卵の細胞質における酸化還元状態が変化し，ヒト胚発生，特に老化卵子のように酸化ストレスへの適応能力が低い卵子の発生に影響することが示唆されている[3]．ピルビン酸や乳酸は多くの市販培養液に含有されているが，製品により濃度に差がある．老化卵子の培養成績が思わしくないときは，培養液の変更を検討してみることが有効かもしれない．

● 一酸化窒素 (NO：nitric oxide)

NO は卵子形成の初期から受精後の初期分割期に関わっている．マウス卵子を用いた実験によると，老化卵子を NO に曝露すると紡錘体の異常率が低下する．NO 自体の半減期は短いので，NO を供給する化合物を添加する必要があるものの，培養液に NO を添加することで卵子の老化予防につながる可能性がある[4]．

● ジチオトレイトール (DTT：DL-dithiothreitol)

DTT とβ-メルカプトエタノールはチオール基を有する還元剤で，卵子の老化を抑制する作用が報告されている．受精6時間前のマウス卵子に，0，5，50 および 500 μM の DTT を添加すると，受精後5日目の ICM の細胞数が，TE あたりの比でみると濃度依存的に増加しており，核 DNA フラグメンテーションの割合は減少していた[1]．

ブタ卵子の研究では，システアミンやβ-メルカプトエタノールの添加で，卵子内の還元型グルタチオンレベルが増加し，活性化酵素濃度が低下することが確認されており，酸化ストレスから老化卵子を防御することにつながる[1]．

トリコスタチン A（TSA：trichostatin A）

TSA は抗真菌活性物質として放線菌から発見された化合物である．TSA 100 nM を添加した培養液でブタ卵子を 3 日間処理すると，老化卵子のフラグメンテーションの割合が 30％から 9％に減少した．ところが，マウス卵子では逆効果であったことから，種によって TSA の抗老化作用に差があるようである[1]．

コエンザイム Q10（CoQ10：coenzyme Q10）

CoQ10 は脂溶性の抗酸化物質で，さまざまな生物に存在していることからユビキノンと呼ばれ，アデノシン三リン酸（ATP）の産生に関係している．ウシの受精卵を CoQ10 存在下で培養すると，受精後の分割，胚盤胞形成，拡張胚盤胞の割合や ICM の発育が向上する．また，CoQ10 を培養液に添加することで胚や血球の ATP 含量は上昇することが報告されている[5,6]．

つまり，CoQ10 は動植物の生体に存在し，細胞が適切に機能するために必要な成分と考えれば，*in vitro* の系で抗老化作用を有する物質の候補に加えてよいのではないかと思われる．

メラトニン（melatonin）

メラトニンは脳の松果体から分泌されるホルモンで，抗酸化作用があることが知られている．マウスの実験であるが，排卵後の老化卵子に対してあらかじめ培養液にメラトニンを 1 mM 添加しておくことでアポトーシスを有意に抑制して受精能を高めたという．卵子を酸化ストレスから守ると考えられている[7]．

ジクロロ酢酸（dichloroacetic acid）

McPherson らによると，ジクロロ酢酸はピルビン酸脱水素酵素の活性を高めて，ミトコンドリアの呼吸を亢進する．マウスの実験であるが，1 mM の濃度で培養液に添加すると老化卵子の胚盤胞率と ATP 含量が上昇したという．また胎児の体重が増加した．McPherson らは，ジクロロ酢酸がミトコンドリア賦活剤となり，高齢患者の IVF 成績の改善に有効ではないかと述べている[8]．

リポ酸（lipoic acid）

リポ酸はミトコンドリア内で産生される活性酸素種（ROS）の産生を調節している[9]．リポ酸が卵子の抗老化に作用する可能性は考えられる．市販胚培養液のなかには，抗酸化作用を目的にリポ酸が添加されているものもある．

レスベラトロール（resveratrol）

レスベラトロールはスチルベノイドポリフェノールの一種で，いわゆるブドウの果皮などに含まれる抗酸化物質として馴染み深い．これらを培養液に添加することでミトコンドリア機能を助ける作用があるという[10]．ヒトが摂取すると抗老化作用があるといわれているので，老化卵子の予防につながると思われる．

◢ 酸化ストレス排除の工夫

ROS を介した細胞成分の酸化的修飾は，細胞機能を障害する過程の一つである．ROS はミトコンドリアの機能不全を誘導し，DNA，RNA，蛋白質に障害を与えると考えられている．結局，前述した動物実験から推察するに，抗酸化剤をいかに *in vitro/in vivo* で作用させるかが抗老化の重要な鍵といえそうである．

◢ 新たな培養液の開発

培養液の研究は古く，1882 年，Ringer による無機イオン組成，浸透圧，pH を生理的状態に近づけた平衡塩類溶液の開発に始まり，約 130 年の間に MEM（minimum essential medium），Ham's F10，HTF，G1，G2 などさまざまな培養液が開発され，2002 年以降は Global 培養液をはじめとした単一培養液（single medium）が広く用いられるようになった．この間の培養液開発の変遷，歴史を整理し，培養液の基本知識を理解することは，今後 *in vitro* での老化卵子対策を模索するうえで大いに参考になるだろう[11,12]．

セント・ルカ産婦人科院長の宇津宮隆史によると，2006 年，日本哺乳動物卵子学会（現 日本卵子学会）は，国内での培養液開発の気運の高まりを受け，「培地開発委員会」を発足し，ヒト卵管内液組成の分析結果に基づき新たな培養液を開発した．基礎解析が終了した時点で，学会員にヒト余剰胚による追加試験をよびかけ，膨大な成績が得られ，2017 年 6 月に実用化されたという[13]．筆者は 2018 年欧州生殖医学会（ESHRE）会場で，国内の研究チームが新たな培養液の開発に着手し長年にわたって研究開発した成果[14]を知った．地味な研究を長年にわたり続け，新たな培養液が日本で開発されていたことを誇りに感じた．次いで同年，米国生殖医学会（ASRM）でも Utsunomiya らが臨床成績を報告している[15]．それによれば，前方視的無作為化比較試験の結果，コントロールとして従来使用してきた培養液と比較し，胚利用率（形態的に良好で移植可能胚，または凍結可能胚とされたもの）の割合が 10% 前後高いことが示されている．

この培養液は，従来使用されている MEM，G1，G2 などの公表されている組成と比較し新しい培養液であり，通常の胚培養だけでなく，老化卵子の培養に試みる価値のあるものと思われる．

◢ 培養環境条件を見直す

酸素濃度，pH，温度，培養時間など確立された培養環境についても，今後，老化卵子の観点から研究を進める必要がある．

◢ おわりに

老化卵子を *in vitro* で改良・改善させる技術は，一朝一夕にいくものではない．多くの研究から推論するに，老化卵子の予防策の一つは，抗酸化剤の添加による培養環境の工夫があげられる．今後，抗酸化剤の他，アミノ酸やビタミン類の添加などが検討され，新たな培養液の開

発は続くと思われる.

　なにより，不妊治療では若いうちに妊娠のできる社会的環境を構築し，自然受精が増加できなければ真の不妊症の解決にはならない気がする.

文献

1) Miao Y-L, Kikuchi K, Sun QY, et al：Oocyte aging：Cellular and molecular changes, developmental potential and reversal possibility. Hum Reprod Update 15：573-585, 2009
2) 横田佳昌，荒木康久：カフェイン摂取量が ART 治療に及ぼす影響. 産科と婦人科 81：243-249, 2014
3) Van Blerkom J：Mitochondrial function in the human oocyte and embryo and their role in developmental competence. Mitochondrion 11：797-813, 2011
4) Goud AP, Goud PT, Diamond MP, et al：Microtubule turnover in ooplasm biopsy reflects ageing phenomena in the parent oocyte. Reprod Biomed Online 11：43-52, 2005
5) Bentov Y, Yavorska T, Esfandiari N, et al：The contribution of mitochondrial function to reproductive aging. J Assist Reprod Genet 28：773-783, 2011
6) Marriage BJ, Clandinin MT, Macdonald IM, et al：Cofactor treatment improves ATP synthetic capacity in patients with oxidative phosphorylation disorders. Mol Genet Metab 81：263-272, 2004
7) Lord T, Nixon B, Jones KT, et al：Melatonin prevents postovulatory oocyte aging in the mouse and extends the window for optimal fertilization *in vitro*. Biol Reprod 88：67, 1-9, 2013
8) McPherson NO, Zander-Fox D, Lane M：Stimulation of mitochondrial embryo metabolism by dichloroacetic acid in an aged mouse model improves embryo development and viability. Fertil Steril 101：1458-1466, 2014
9) Yi X, Maeda N：Endogenous production of lipoic acid is essential for mouse development. Mol Cell Biol 25：8387-8392, 2005
10) Bentov Y, Yavorska T, Esfandiari N, et al：The contribution of mitochondrial function to reproductive aging. J Assist Reprod Genet 28：773-783, 2011.
11) Yao T, Asayama Y：Human preimplantation embryo culture media：past, present, and future. J Mamm Ova Res 33：17-34, 2016
12) 八尾竜馬：培養液の基礎理論. 日本卵子学会（編）：生殖補助医療（ART）―胚培養の理論と実際. 200-211, 近代出版, 2017
13) 宇津宮隆史：胚培養液の進歩. 臨床婦人科産科 73：356-364, 2019
14) Yao T, Asayama Y, Sugiyama Y, et al：Embryo culture medium based on the composition of human oviductal fluid contributes to improving the viability of mouse embryo. Hum Reprod 33（Suppl. 1）：i220-i221, 2018
15) Utsunomiya T, Kumasako Y, Kai Y, et al：The new embryo culture medium based on the amino acid concentration of human oviductal fluid enhance the embryo developmental ability；randomized trial. Fertil Steril 110（Suppl.）：e355, 2018

（荒木　康久）

高齢不妊患者の胚凍結法

|ポ|イ|ン|ト|

☑ 高齢不妊患者の凍結融解胚の生存性は低下している傾向があるので，形態不良で着床可能性の低い胚は凍結保存せず，新たな採卵周期に向けるべきであり，それは施設ごとの融解成績で判断すべきである．

☑ ガラス化する前の胞胚腔収縮法（LAS法）や融解後に大きく開口する透明帯補助孵化法（LAH）を加えて着床率を積極的に高める工夫を行う．

☑ 凍結保存胚の融解移植周期の子宮内膜作製は，排卵確認周期とHRT周期の2つがありメリット・デメリットを適切に評価して，患者背景とガラス化胚盤胞の数と状態から両方施行できるようにアレンジする．

■ はじめに

卵巣刺激・排卵誘発を用いて複数個の卵を用いる体外受精を含むARTでは，得られた胚のうち，新鮮な胚を移植した後の余剰胚を低温保存しておくことで，採卵周期に妊娠が成立しなかった場合でも，その後の周期で融解後の生存胚を移植することにより妊娠が可能となる．また，低温保存胚の利用により，採卵を毎回行う必要がないことから，患者の負担が軽減され，採卵1周期あたり累積妊娠率を向上させることができる．そのうえ1回の移植胚数を減らすことで多胎の防止にも役立ち，子宮内環境不良や卵巣過剰刺激症候群（OHSS）の発症・増悪が考慮される場合など新鮮胚を移植することが不適当な場合ではすべての胚を低温保存し，その後の自然周期または子宮内膜作製周期で融解移植することが可能となる．

また子宮内膜症，その他子宮・卵巣に外科的治療が必要な場合，また悪性腫瘍などによる抗癌剤治療が必要で，それにより卵巣機能の低下および廃絶の可能性がある場合，治療に先立って採卵し，得られた卵や胚を凍結保存することで妊孕性を温存し，それらの疾患の治療後に妊娠を試みることができるなどの利点がある．

高齢不妊患者のARTを考えるうえで重要になってくるのは，年齢が進むことで得られる卵・胚の数や質が低下することであり，まず積極的な卵巣刺激を用いてより多くの卵・胚を得るようにし，十分な数の質の保たれた凍結保存胚盤胞を得ておいてから，後述する子宮内膜を適切に調整したのち移植することが妊娠の可能性を高めるアプローチとなりうる．

■ 低温保存（凍結保存）の基本[1]

細胞が生存性を損なうことなく長期間保存されるためには，基本的に液体が結晶化することなく固化した状態のガラス化になる温度（−130℃以下）で保存される必要があり，それには一般的に−196℃である液体窒素（LN_2）が用いられる．

そのために必要なステップとして，低温環境下で起こる氷晶形成を防ぐための細胞内透過型耐凍剤または凍結保護剤（cryoprotective agent：CPA）を用い，細胞内の水分分子を結晶化しないサイズにまで濃縮する脱水過程（de-hydration）と，温度を回復させる（融解時）際に，濃縮された水分分子を細胞内へ戻す加水過程（re-hydration）が必要である．

融解とは，凍結保存胚を−196℃であるLN$_2$から37℃のスクロース溶液のなかへ一気に浸すことで，氷晶形成が起きる瞬間を与えないくらい急激に加温し，その後，徐々に水分を細胞内へ戻していくという脱水過程とは逆の加水過程である．最終的には通常の胚培養の溶液内へ移され，生存性の確認後，移植される．

◢ 低温保存法の実際

現在，卵子や胚の低温保存法は，緩慢凍結法[2~4]とガラス化法[5,6]の2つがあり，2018年時点，わが国においてはほとんどの施設においてガラス化法が用いられているが，欧米ではいまだ緩慢凍結法を用いている施設も少なからずある．わが国においてはガラス化液量を少なくし，冷却速度をきわめて速くした超急速ガラス化法が主流である．

実際のARTでは耐凍剤やスクロース溶液が小分けされた凍結融解キットが複数のメーカーから供給されており，実際のプロトコールや手技・手順は，そのキットに詳細が記載されているので省略し，胚盤胞を低温保存する際の評価法，生存性の向上，着床能力を高める方法を略記する．

● ガラス化・融解胚盤胞の評価法

融解胚盤胞は，融解直後には脱水により収縮し，ほぼ桑実胚と同様な形態をしており，やや褐色にみえることもあるため，その時点で評価は行わず，融解2~4時間後に胞胚腔の再拡大の有無および程度，内部細胞塊（ICM）および栄養外胚葉（TE）の状態を形態的に評価[7]する．胞胚腔の再拡大がみられ，胚盤胞を構成する細胞に変性がみられない場合のみ生存と判定し，原則として融解当日に生存胚盤胞を原則1個移植する．

反復不成功の場合などは，初期胚盤胞をガラス化し，前日の午後融解し，一晩追加培養し翌日の午前中にhatching（孵化）したことを確認して移植する方法もある．

● 胞胚腔穿刺収縮法（LAS法：laser artificial shrinkage of blastocoele法）とその意義[8,9]

広島HARTクリニックでは，2003年末の段階で過去4年間（551周期，1,430個）のガラス化融解胚盤胞移植の成績を胚盤胞の発達段階別に解析したところ，初期胚盤胞の融解後生存率は97.2%であるが拡大胚盤胞では82.2%と有意な低下がみられた[8,9]．これは胞胚腔の大きさが関係していると考えられ，特に拡大した胞胚腔がガラス化過程において胞胚腔からの脱水，耐凍剤の浸透を障害していることが判明した．このため，ガラス化保存直前に，近年ARTで汎用されている半導体レーザーのパルスを外細胞層部分に照射することで胞胚腔の収縮を容易に起こすことができる．本法を用いることで，融解後生存率99.5%を達成できる状態である．

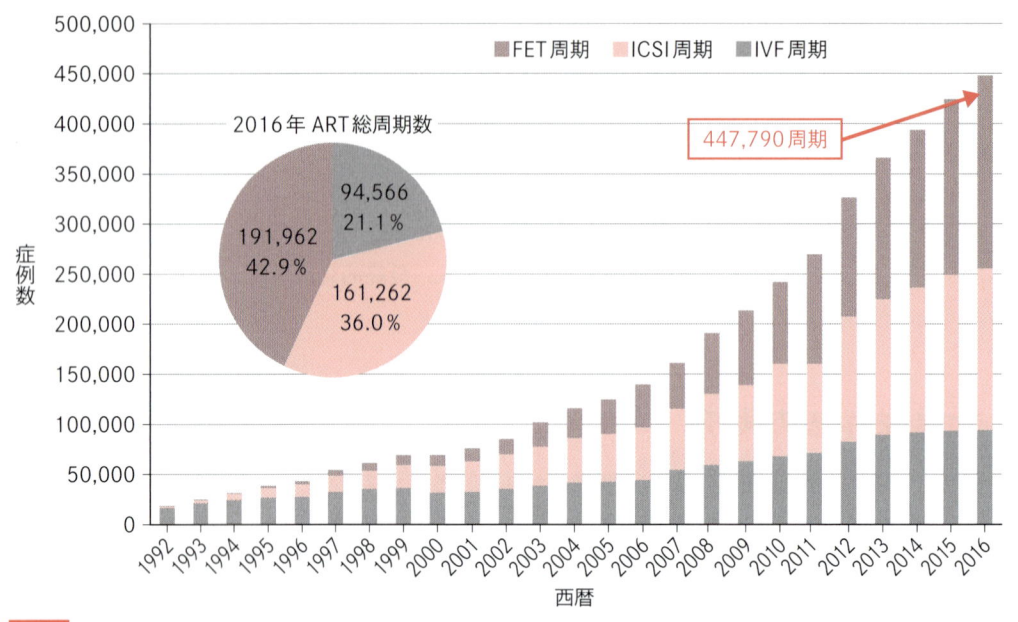

図1 凍結胚移植周期の増加（1992-2016）
（日本産科婦人科学会 ART データブック 2016 より）

● **透明帯補助孵化法（LAH法：laser assisted hatching of vitrified blastocysts 法）**[10]
とその臨床的意義

　胚の透明帯に LN_2 内での保存および凍結・融解の過程で硬化が生じるため，融解移植胚に assisted hatching を施行して移植することで着床率が向上することはすでに知られている[10]．さらに，透明帯の厚さおよび囲卵腔の幅に合わせて，前述した半導体レーザーを用いて透明帯全体の 1/3〜1/2 の部分にレーザーパルスを，照射部周辺への熱による影響を注意しながら照射し，透明帯に十分な開口部を作ることで融解後の胚盤胞が容易に透明帯外へ脱出することが可能となり，着床率の向上につながっている．

　LAH 手技は透明帯に接線方向からレーザーパルスが照射されるため照射平面上 50% の LAH にても開口部はスリットであり，透明帯自体が半分なくなるわけではないため，ただちに hatched out する状態ではない．

◢ 日本における胚凍結法の臨床成績（図1〜3）

　2016 年の日本産科婦人科学会の ART の治療結果集計では，ART 総周期数 447,790 周期の内訳は IVF（通常媒精法）：94,556 周期（21.1%），ICSI（顕微授精法）：161,262 周期（38.0%），FET（凍結胚移植法）：191,962 周期（42.9%）となっており，FET の周期数は総周期数の約 4 割程度となっている（図1）．

　それぞれの治療法による挙児の割合を比べた場合，ART 関連で出生した 54,110 児の治療方法別の集計結果では，IVF：4,266 児（7.9%），ICSI：5,166 児（9.5%），FET：44,678 児（82.6%）となり，日本では FET による挙児数が新鮮胚移植による挙児数を遥かに上回る状況であり，FET により出生に至った児の割合は ART による出生児全体の 4/5 強を占める結果

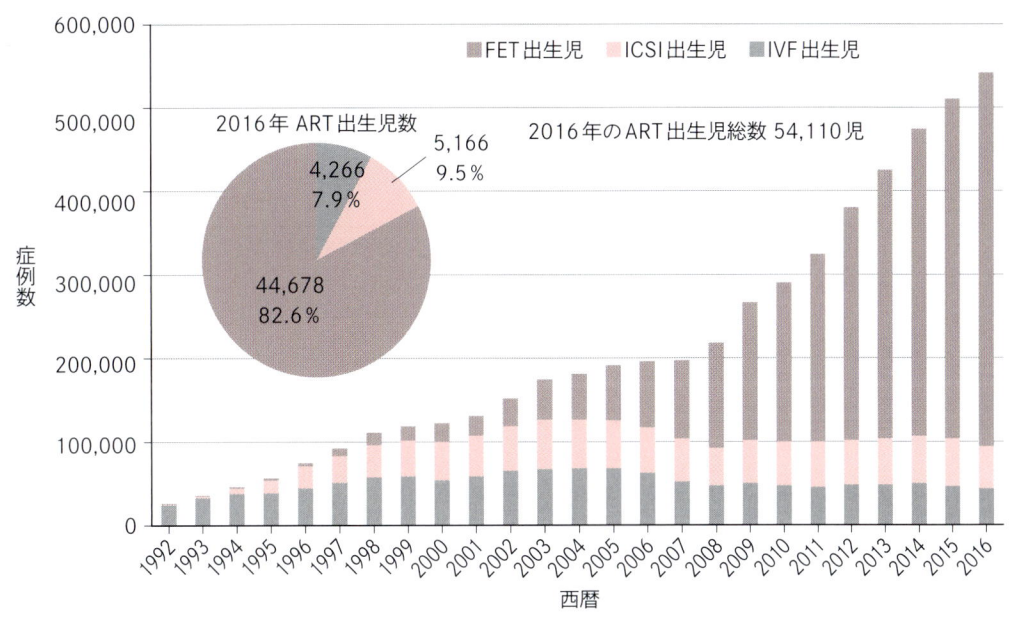

図2 ART 出生児総数における凍結胚移植の割合（1992-2016）
（日本産科婦人科学会 ART データブック 2016 より）

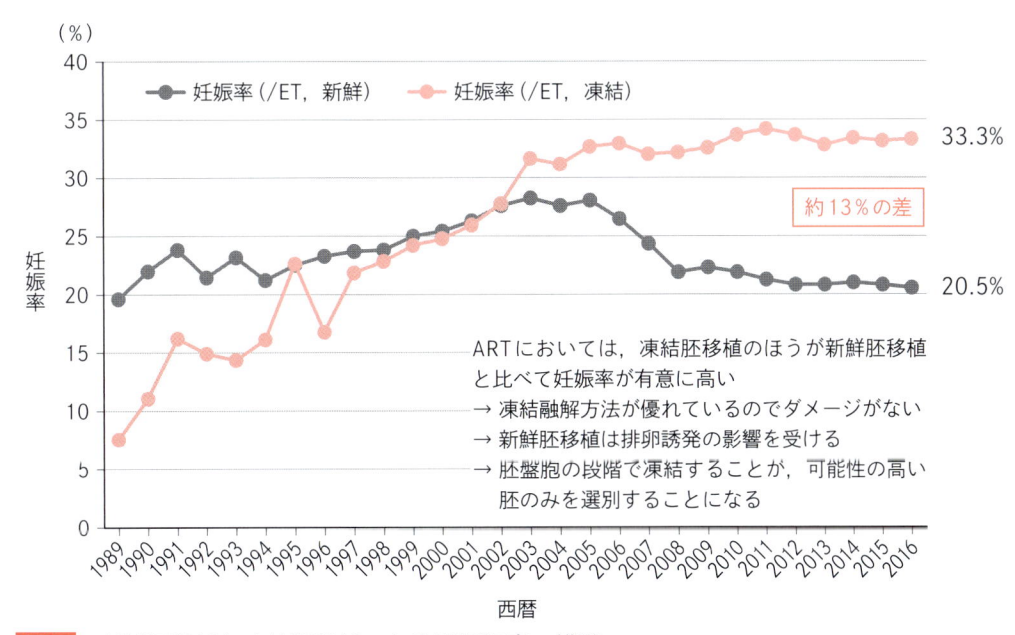

ARTにおいては，凍結胚移植のほうが新鮮胚移植
と比べて妊娠率が有意に高い
→ 凍結融解方法が優れているのでダメージがない
→ 新鮮胚移植は排卵誘発の影響を受ける
→ 胚盤胞の段階で凍結することが，可能性の高い
　 胚のみを選別することになる

図3 新鮮胚移植と凍結胚移植の年次別妊娠率の推移
（日本産科婦人科学会 ART データブック 2016 より）

となっている（図2）．

　このような傾向になった背景は，胚の凍結保存方法が以前の緩慢凍結法からガラス化法に変更され生存性が格段に向上し，2003 年以降，FET による妊娠率が新鮮胚移植の妊娠率と比べて常に高く，2016 年では約 13%の差がみられるためである（図3）．医療者も患者も，この妊娠率の結果からより形態良好な胚を凍結し用いるようになっており，新鮮胚移植を全く行わず，

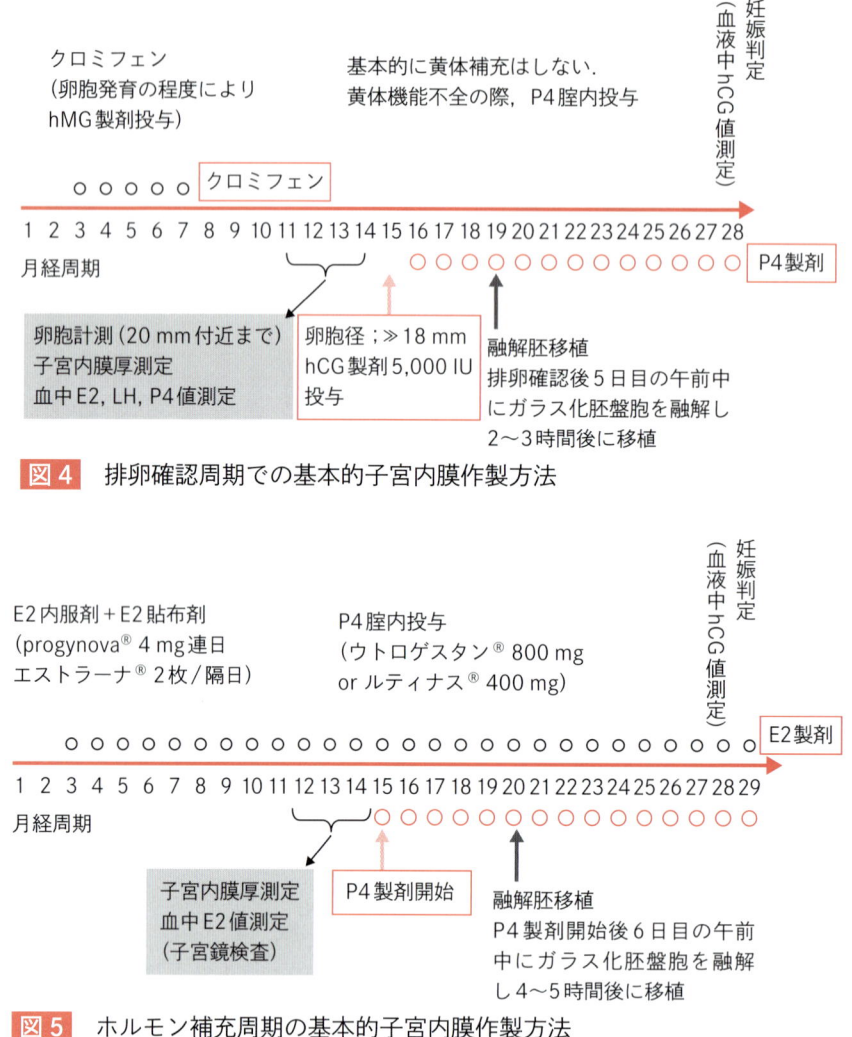

図4 排卵確認周期での基本的子宮内膜作製方法

図5 ホルモン補充周期の基本的子宮内膜作製方法

すべて受精卵を凍結保存してから移植を行うクリニックも数多くみられる現状がある．欧米においても FET 出生児の割合が増加はしているが，ここまで顕著なのは日本だけであり，アメリカにおいてはいまだ新鮮胚移植出生児の割合が ART 出生児全体の 2/3 である．

◢ 凍結胚移植周期の管理

　前述したとおり，日本の ART において凍結融解胚移植法が新鮮胚移植法以上に臨床的に重要であり，妊娠率の点から新鮮胚移植は一切行わない方針のクリニックが数多く存在する現状がある．そのため，凍結融解胚移植（ガラス化胚融解移植）プログラムの子宮内膜作製方法の選択の仕方が妊娠率に関係し，治療施設の臨床成績のレベルを左右することになる．次に子宮内膜の管理法について説明する．

　凍結融解胚移植を行う際の子宮内膜管理としては，排卵確認周期で行う方法（図4）と，外因性に天然エストラジオール（E2）製剤と天然プロゲステロン（P4）製剤を投与し子宮内膜を

調整し移植するホルモン補充方法（図 5）がある.

● 排卵確認周期で行う方法（自然排卵周期）

通常の月経周期において自然な排卵，または主席卵胞が 20 mm 以上のサイズになった際に hCG 製剤を投与して起こす排卵を確認し，その日を採卵日と同じタイミングと設定して，分割期胚の融解移植であれば排卵確認日の 2〜3 日後に，また胚盤胞の融解移植であれば 5〜6 日目に移植を施行する.

定期的な月経周期がある症例でも早発排卵などや黄体機能不全を合併する場合があるため，より適切な子宮内膜環境作製を目指してこのように主席卵胞の発育および未排卵を確認後 hCG 製剤投与により排卵させ，排卵後の黄体形成およびプロゲステロン値上昇を確認し融解胚移植を行い，これを排卵確認周期と定義している.

● 外因ホルモン補充による子宮内膜作製周期で行う方法（ホルモン補充周期）

移植予定の前周期に GnRH アゴニスト（点鼻剤か筋肉内投与）か OC（経口避妊薬）を内因性のゴナドトロピン分泌を抑制するために投与する. その後の月経周期 3 日目または GnRH アゴニスト投与 1 か月後から E2 製剤〔天然型 E2 製剤，内服 E2 製剤（progynova®，本邦未承認）と貼布型 E2 製剤（エストラーナ®）の併用〕を開始し，投与開始 12〜14 日目に血中 E2 値（300〜500 pg/mL を目標）と子宮内膜の厚み（8 mm 以上）を確認後，P4 製剤〔天然型プロゲステロン製剤（ウトロゲスタン® 800 mg/日，ルティナス® 400 mg/日など）〕の投与を開始する.

融解胚移植のタイミングは P4 製剤開始日を採卵日と仮定し，胚発達の段階に合わせて初期胚凍結の融解移植では 2〜3 日後に，胚盤胞期では 5〜6 日後に凍結胚を融解し移植する. 妊娠が確認された場合は卵巣に妊娠黄体形成がないため，胎盤形成が認められるまでホルモン補充（E2 と P4）は続ける必要があり，一般的には 8 週末まで続ける. 実際には，胎盤からの内因性ホルモン分泌を血中の E2 値，P4 値を測定することで確認し薬剤終了とする.

● 排卵確認周期か，ホルモン補充周期かの選択

広島 HART クリニックでは，2013 年 1 月〜2017 年 12 月に凍結融解胚移植を行った自然排卵周期（OV）群 516 例と，ホルモン補充周期（HRT）群 1,467 例を対象として後方視的に検討を行った. ロジスティック回帰モデルに基づく傾向スコアを用いてマッチングを行い，OV 群 516 例に対して HRT 群 516 例を選出し，治療成績を比較した. 結果としては胚移植時の平均エストロゲン値は OV 群 436.4 pg/mL，HRT 群 380.9 pg/mL（p＝0.002），平均 P4 値は OV 群 23.7 ng/mL，HRT 群 11.3 ng/mL（p＜0.001）と有意に OV 群で高値であった. 移植あたりの臨床妊娠率は OV 群が 48.8％，HRT 周期が 50.8％（p＝0.533）と有意差を認めなかったが，妊娠周期あたりの流産率は OV 群が 18.3％，HRT 群が 26.9％（p＝0.020）と OV 群で有意に低値であった.

排卵確認周期を用いた凍結融解胚盤胞移植がホルモン補充周期と比較して流産率が有意に低値であることから，排卵後の黄体形成に伴い，エストロゲン，プロゲステロンが増加することに加えて，さまざまなサイトカインや成長因子・免疫性因子などの着床促進因子が分泌され，自然妊娠と同じ着床，妊娠維持状態になることが流産率の低下に寄与している可能性が示唆された. また排卵確認周期の場合はホルモン補充周期と比較して薬剤投与が少なく患者負担の軽

減になることから，自然排卵がある患者にとって第一選択になりうる．

　多くの施設において計画的な融解胚移植ができるという簡便性から外因性ホルモン補充周期が汎用されているが，生理学的な観点から考察した場合，着床に必要な子宮内膜を作製するうえで E2 と P4 は必要不可欠であるが，それだけで十分とはいえず，排卵周期においては排卵後の黄体からは E2 や P4 以外のさまざまなサイトカインを含めた着床促進因子が分泌されている点が関係していると推察される．

　どちらの方法が良いかについての明確なエビデンスは今のところ出ていないが，難治性症例において融解胚移植を行う際に子宮内膜作製方法の選択は熟慮すべき項目であることを示唆している．

◢ 胚の低温保存のまとめ

　どのような胚の低温保存法が臨床上適しているかを EBM（evidence based medicine）に基づいて考えた場合，胚盤胞培養が一般的になっている現在，余剰胚を胚盤胞まで追加培養し，胚盤胞に達した胚のみをガラス化保存する方法が得られる臨床的効果は高いと考えられ，その理由として次のような点が挙げられる．

①余剰胚の胚盤胞発達の有無の情報は，胚の成長の点からみた胚の質的診断になり，とりわけ 8 分割胚以降の胚発達は精子の質も含めた胚自身の遺伝子発現も関係しているため，胚盤胞の段階でガラス化するのが適切なタイミングと考えられる．

②胚盤胞発達という点に加え，達した胚盤胞の ICM や TE の細胞数からの評価は，従来の分割胚での形態学的評価と比べて，凍結胚選択基準としてはより有用である．

③分割期胚の凍結保存と比べて不必要な胚の凍結を減らし，結果的に分割胚の融解胚移植より有意に高い妊娠率を得ることができる．

④ガラス化法を用いることで短時間で簡単にでき，かつ再現性に富み，高価な機器が必要ではないので，小規模クリニックで実施可能である．

　ヒト胚の低温保存法は，現在ガラス化法を中心に胚だけではなく未受精卵[11]や卵巣組織の保存にも臨床的に確立され用いられてきており，悪性腫瘍患者の妊孕性温存，卵提供プログラムにおいて卵の有効な配分，社会的側面からの挙児時期の延期などに積極的に行われ，臨床的により大きなインパクトを与えるようになると思われる．

◢ 高齢不妊患者に対する工夫

　高齢不妊患者に対する工夫の基本は，卵の質の低下と子宮内膜のホルモン感受性低下の 2 つの観点から考慮する必要がある．そのため実際に広島 HART クリニックで行っている工夫を次に列記する．

①前述した通り，低温保存学的に考えて凍結・融解は，脱水および加水過程が中心であり，加齢に伴う卵・胚の質の低下は細胞膜の水分や耐凍剤の透過性の低下につながるため，ガラス化過程，融解過程も通常より 20〜40% 程度時間をかけて行うほうが融解後の生存性が高い場合が少なからずある．

②ガラス化保存する際，拡大した胞胚腔内の水分が融解後の生存性を低下させるため，平衡化

過程で通常施行するガラス化のときより胞胚腔がより収縮した状態になっている点に考慮する必要がある.

③高齢不妊患者の胚は透明帯の硬化傾向が高度なため，融解後は胚盤胞が hatching out しやすようにより大きく透明帯開孔をすべきである.

④40歳以上の胚盤胞において異数性のない正常染色体背景の胚の割合は一般的に 25% 以下であり，またガラス化融解後の生存性も低下している割合が高いため，1つのガラス化保存容器に2つまたは3つの胚盤胞を一緒に入れて，融解後も積極的に2個胚移植を行って胚移植あたりの妊娠率を改善すべきである.単一胚盤胞移植にこだわる必要はない.

⑤高齢不妊患者の子宮内膜の黄体ホルモンによる分泌期変化，つまり着床受容能も低下し，また着床ウインドウもずれる可能性が高いため，通常は P4 製剤開始6日目（P4 投与開始を1日目として計算）に移植するが，それをあえて7日目に遅らせる工夫や，実際に ERA（子宮内膜着床能検査）を施行して pre-receptive か receptive かのチェックを行うことも考慮する.

⑥前述した通り，胚を2個移植する場合は，着床ウインドウの変異も想定して，われわれは P4 製剤開始6日目と8日目に1個ずつ胚盤胞を移植する二段階胚盤胞移植も反復着床不全対策の一つとして試行している.

このように，高齢不妊患者に対するアプローチは，ART 反復不成功対策として行う方法と基本的に同じであり，それを妊孕性低下の観点から治療早期より導入するのが肝要である.

文献

1) Kasai M : Advances in the cryopreservation of mammalian oocytes and embryos : development of ultrarapid vitrification. Reprod Med Biol 1 : 1-9, 2002
2) Whittingham DG, Leibo SP, and Mazur P : Survival of mouse embryos frozen to −196℃ and −269℃. Science 178 : 411-414, 1972
3) Trounson A, Mohr H : Human pregnancy following cryopreservation, thawing and transfer of an eight-cell embryo. Nature 305 : 707-709, 1983
4) Menezo Y, Nicollet B, Herbaut N, et al : Freezing cocultured human blastocysts. Fertil Steril 58 : 977-980, 1992
5) Rall WF, Fahy GM : Ice-free cryopreservation of mouse embryos at −196℃ by vitrification. Nature 313 : 573-575, 1985
6) Mukaida T, Nakamura S, Tomiyama T, et al : Successful birth after transfer of vitrified human blastocysts with use of a cryoloop containerless technique. Fertil Steril 76 : 618-620, 2001
7) Gardner DK, Schoolcraft WB : In-vitro culture of human blastocyst. In Jansen R, Mortimer D (ed) : Towards Reproductive Certainty : Fertility and Genetics Beyond1999, pp378-388, Parthenon Publishing Group 1999
8) 向田哲規，中村早苗，松原朋子，他：超急速ガラス化法において拡大胚盤胞の胞胚腔を人工的に収縮させること（Artificial Shrinkage 法）で融解後生存率の向上を試みた臨床成績.日受精着床会誌 22 : 85-90, 2005
9) Mukaida T, Oka C, Goto T, et al : Artificial shrinkage of blastocoele using either micro-needle or laser pulse prior to the cooling steps of vitrification improves survival rate and pregnancy outcome of vitrified human blastocysts. Hum Reprod 21 : 3246-3252, 2006
10) 向田哲規，中村早苗，松原朋子，他：超急速ガラス化（Vitrification）法により保存された胚盤胞の融解時に透明帯補助孵化法（AHA 法）を加え着床率の改善を試みた臨床成績.日受精着床会誌 21 : 82-87, 2004
11) Smith GD, Silva E, Silva CA : Developmental consequences of cryopreservation of mammalian oocytes and embryos. Reprod Biomed Online 9 : 171-178, 2004

（向田　哲規）

高齢不妊患者における着床障害へのアプローチ
①スクラッチング

|ポ|イ|ン|ト|
- ☑ スクラッチングは生殖医療医には広く認識されている治療法であるが，着床改善に至るメカニズムは明らかではなく，生産率や妊娠率の向上に寄与するかについても議論の余地がある．
- ☑ 他の着床不全の検査や治療を施行したうえで着床しない患者に対して，スクラッチングの治療成績や合併症などを十分説明し施行する．
- ☑ 施行する場合には，反復着床不全の新鮮胚移植前の黄体期に 1〜2 回スクラッチングを行うことが望ましい．

■ スクラッチングの適応

　妊娠率向上目的の治療としてのスクラッチング（endometrial scratching, endometrial injury）は Barash らにより 2003 年に提唱された[1]．子宮内膜局所への機械刺激を加えることで胚の受容能が向上することが示唆され，原因不明の反復着床不全症例に対する試みとして，生殖医療医に広く認識されている治療法である．

　一番のきっかけは，2015 年 Cochrane Database Systematic Review にて 14 報の無作為化比較試験を解析し，胚移植周期の前周期月経 7 日目から移植周期の月経 7 日目までの間にスクラッチングを行った場合の生児獲得率，あるいは臨床妊娠率がリスク比（RR）1.42（95％信頼区間 1.08〜1.85）となり改善傾向を認め，「2 回以上の反復着床不全女性に対して，臨床妊娠率，生児獲得率の向上に貢献する」（moderate-quality evidence）としたためと考える[2]．スクラッチングの着床改善の機序について，①子宮内膜に対する局所的なスクラッチングが子宮内膜の脱落膜化を引き起こし着床能を改善する，②スクラッチング部分の修復段階で着床に有益な成長因子やサイトカインが分泌される，③子宮内膜の成熟を促進する，などが考えられているが明確なメカニズムはわかっていない．また，対象患者や施行時期・方法についてもさまざまな報告があり，画一化した評価が難しい．

　最近の多施設前向き無作為化比較試験では治療成績の差を認めない報告が続いて報告され[3,4]，2018 年以降のレビュー，メタアナリシスでも以前に比べて否定的な見解も散見する[5,6]．ただし，現段階では反復着床不全患者に対しては選択肢の一つであることは間違いなく，本稿ではスクラッチングの是非を生殖医療医が再考する一助になることを期待する．

■ 適応患者と実施法

　子宮奇形やアッシャーマン症候群，卵管水腫などの着床を阻害する器質的な子宮・卵管因子を認めない反復着床不全（特に 2 回以上）の患者が対象である．

凍結融解胚移植でのスクラッチング効果は無作為化比較試験（Mak ら：排卵周期下凍結融解胚移植，Shahrokh-Tehraninejad ら：ホルモン補充周期下凍結融解胚移植）は有意差を認めておらず，わが国でも松本らが報告しているが同様の結果であった．現在のところ，新鮮胚移植に限定して施行することが望ましい．

　スクラッチングのアプローチの方法，タイミング，回数だが新鮮胚移植の前周期の黄体期に1～2回キュレットや Pipelle® などを用いて複数箇所に施行する．通常の子宮内膜組織診の細胞摂取の場合と操作手順，合併症は変わらないため比較的容易に導入可能である．事前に EP 配合剤や抗菌薬を投与することは治療成績には関係しないが，スクラッチングを行う前に子宮鏡を施行することは子宮内膜表面の接着を阻害するグリコプロテインの除去や頸管の癒着の確認などの観点から IVF の着床率に寄与すると考えられている．

　着床に関しては良好胚であることが前提なので，これまでの無作為化比較試験では高齢女性を対象とした報告は認められず，効果的な女性対象年齢は明確ではない．しかし，良好胚を複数回移植したにもかかわらず妊娠に至らない高齢女性患者に対しては，治療方針の選択肢としてスクラッチングの提示を行うことが，現段階では適切と考える．

◢ 治療成績

　スクラッチングについて，2003 年に治療成績の改善が報告された後，施行時期や回数，実施機材や対象患者についての検討が数多くなされている．当院でも反復着床不全患者に対しスクラッチングを行うことで生児を得た症例を複数例経験しているが，最近のさまざまな着床不全検査（慢性子宮内膜炎，ERA，免疫学的検査）を実施する前の経験のため，本当に効果があったかどうかは定かではない．

　また，スクラッチングの効果に関してもさまざまな報告を認めるため表 1 として臨床報告を記載する．ほとんどの報告でスクラッチングがネガティブに影響することがないことは明確である．反復着床不全患者に対してスクラッチングを選択肢の一つとして提示することは，現段階では患者にとって有益であると考える．

◢ 当該治療のコツ

　スクラッチングによる合併症や治療成績などを患者に事前に伝えておく必要がある．

　合併症については，子宮内膜組織診に準じた処置であるため，患者に同様の説明を行う．疼痛や合併症について記載されている論文は数多くない．Karimzadeh や Baum らは副作用を認めないと報告しているが，Frantz らは，0～10 までの数的ペインスケールを用いスクラッチングを施行した50 名は平均 4.6 の疼痛を訴え，PIP trial ではスクラッチングを施行した 641 名は平均 3.5 の疼痛があり，14 名の患者に有害事象（5 名：過剰な疼痛，2 名：過剰な不正性器出血，7 名：意識消失や気分不快）を認めたと報告している[3,4]．今までに感染を起こした報告は認めていない．

　スクラッチングを行うための追加受診や費用が発生するため，十分な説明を行ったうえで，他の治療法で効果を認めない患者への実施が好ましい．

表1 スクラッチングの臨床妊娠率と生産率の主な無作為化比較試験の報告

報告者	研究デザイン	症例数, 基準, 介入方法	結果
Karimzadeh ら (2009)[7]	単施設RCT イラン	2〜6 回 IVF-ET 不成功, 年齢：20〜40 歳 ESI 群 (n=58)：Day 21〜26 の single ESI pipelle, コントロール群 (n=57)	臨床妊娠率：効果あり ESI 13/58：22.4%, control 4/57：7.0% RR：3.19 95% CI：1.11〜9.21
Narvekarら (2010)[8]	単施設RCT インド	1 回以上 IVF-ET 不成功, 年齢：37 歳以下 ESI 群 (n=49)：Day 7〜10, 24〜25 の double ESI pipelle, コントロール群 (n=51)	臨床妊娠率：効果あり ESI 16/49：32.7%, control 7/51：13.7% RR：2.38 95% CI：1.07〜5.28 生産率：効果なし ESI 11/49：22.4%, control 5/51：9.8% RR：2.29 95% CI：0.86〜6.11
Baumら (2012)[9]	単施設RCT イスラエル	3 回以上 IVF-ET 不成功, 年齢：18〜41 歳 ESI 群 (n=18)：Day 9〜12, 21〜24 の double ESI pipelle, コントロール群 (n=18)	臨床妊娠率：効果なし ESI 1/18：5.6%, control 5/18：27.8% RR：0.2 95% CI：0.03〜1.55 生産率：効果なし ESI 0/18：0.0%, control 4/18：22.2% RR：0.11 95% CI：0.86〜6.11
Inalら (2012)[10]	単施設RCT トルコ	1 回以上 IVF-ET 不成功 ESI 群 (n=50)：黄体期 7 日以内の double ESI pipelle, コントロール群 (n=50)	臨床妊娠率：効果あり ESI 30/50：60.0%, control 17/50：34.0% RR：1.76 95% CI：1.13〜2.76 生産率：効果あり ESI 22/50：44.0%, control 12/50：24.0% RR：1.83 95% CI：1.02〜3.29
Shohayeb, El-Khayatら (2012)[11]	多施設RCT エジプト, サウジアラビア	2 回以上 IVF-ET 不成功, 年齢：39 歳未満 ESI 群 (n=105)：Day 4〜7 の single ESI キュレット, コントロール群 (n=105)	臨床妊娠率：効果あり ESI 32/105：30.5%, control 18/105：17.1% RR：1.78 95% CI：1.07〜2.96 生産率：効果あり ESI 28/105：26.7%, control 14/105：13.3% RR：2 95% CI：1.12〜3.58
Gibreelら (2015)[12]	多施設RCT エジプト, ベルギー	1 回以上 IVF-ET 不成功, 年齢：40 歳未満 ESI 群 (n=193)：Day 21, 23〜24 の double ESI pipelle, コントロール群 (n=194)	臨床妊娠率：効果なし ESI 95/193：49.2%, control 80/194：41.2% RR：1.19 95% CI：0.96〜1.49 生産率：効果なし ESI 91/193：47.2%, control 74/194：38.1% RR：1.24 95% CI：0.98〜1.56
Singhら (2015)[13]	単施設RCT インド	2 回以上 IVF-ET 不成功, 年齢：35 歳未満 ESI 群 (n=30)：Day 14〜21 の single ESI Karman's cannula, コントロール群 (n=30)	臨床妊娠率：効果なし ESI 4/30：13.3%, control 4/30：13.3% RR：1 95% CI：0.28〜3.63 生産率：効果なし ESI 1/30：3.3%, control 3/30：10.0% RR：0.33 95% CI：0.04〜3.03

（つづく）

表1 つづき

報告者	研究デザイン	症例数，基準，介入方法	結果
Shahrokh-Tehraninejad ら (2016)[14]	単施設RCT インド	2回以上 IVF-ET 不成功，年齢：40歳未満 ESI群 (n＝60)：Day 21 の double ESI pipelle，コントロール群 (n＝60)	臨床妊娠率：効果なし ESI 19/60：31.7%, control 20/60：33.3% RR：0.95 95% CI：0.57〜1.59 生産率：効果なし ESI 14/60：23.3%, control 13/60：21.7% RR：1.08 95% CI：0.55〜2.09
Makら (2017)[15]	単施設RCT 香港	1回以上 IVF-ET 不成功 ESI群 (n＝115)：LH＋6/8 の single ESI pipelle，コントロール群 (n＝114)	臨床妊娠率：効果なし ESI 39/115：33.9%, control 35/114：30.7% RR：1.1 95% CI：0.76〜1.61
Aleyamma ら (2017)[16]	単施設RCT インド	1回以上 IVF-ET 不成功，年齢：38歳未満 ESI群 (n＝55)：黄体期2日以内の double ESI pipelle，コントロール群 (n＝56)	臨床妊娠率：効果なし ESI 15/55：27.3%, control 13/56：23.2% RR：1.17 95% CI：0.62〜2.23 生産率：効果なし ESI 14/55：25.5%, control 12/56：21.4% RR：1.19 95% CI：0.60〜2.33
Frantzら (2019)[3]	単施設RCT フランス	年齢：18〜38歳 ESI群 (n＝68)：Day 20〜24 の single ESI pipelle，コントロール群 (n＝64)	臨床継続率：効果なし OR：0.45 95% CI：0.18〜1.12
Lensenら (2019)[4]	多施設RCT ニュージーランド，他5か国	年齢：32〜38歳 ESI群 (n＝690)：Day 3 の single ESI pipelle，コントロール群 (n＝674)	臨床妊娠率：効果なし ESI 217/690：31.4%, control 210/674：31.2% OR：1.01 95% CI：0.80〜1.27 生産率：効果なし ESI 180/690：26.1%, control 176/674：26.1% OR：1 95% CI：0.78〜1.27

RCT：無作為化比較試験，ESI：スクラッチング

◼ 今後の展望

　現在までの報告では，スクラッチングの効果の是非については PGT-A を用いた正常核型胚での移植を踏まえた検討や，最近施行されている慢性子宮内膜炎，ERA，免疫学的検査を含めた報告がない．今後，より質の高い大規模な無作為化比較試験が行われることが重要である．同時にスクラッチングが子宮内膜に及ぼす影響についても引き続き検証することが好ましい．現在では新鮮胚移植より凍結融解胚移植での妊娠・出産例が多いため，凍結融解胚移植での治療効果についても引き続き検討を行っていくことで，患者にとって有益な選択肢になることが期待できる．

文献

1) Barash A, Dekel N, Fieldust S, et al：Local injury to the endometrium doubles the incidence of successful pregnancies in patients undergoing in vitro fertilization. Fertil Steril 79：1317-1322, 2003
2) Nastri CO, Lensen SF, Gibreel A, et al：Endometrial injury in women undergoing assisted reproductive

techniques. Cochrane Database Syst Rev 22：CD009517, 2015

3）Frantz S, Parinaud J, Kret M, et al：Decrease in pregnancy rate after endometrial scratch in women undergoing a first or second in vitro fertilization. A multicenter randomized controlled trial. Hum Reprod 34：92-99, 2019

4）Lensen S, Osavlyuk D, Armstrong S, et al：A randomized trial of endometrial scratching before in vitro fertilization. N Engl J Med 380：325-334, 2019

5）Vitagliano A, Di Spiezio Sardo A, Saccone G, et al：Endometrial scratch injury for women with one or more previous failed embryo transfers：a systematic review and meta-analysis of randomized controlled trials. Fertil Steril 110：687-702, 2018

6）van Hoogenhuijze NE, Kasius JC, Broekmans FJM, et al：Endometrial scratching prior to IVF；does it help and for whom? A systematic review and meta-analysis.Hum Reprod Open 1：hoy025, 2019

7）Karimzadeh MA, Ayazi Rozbahani M, Tabibnejad N：Endometrial local injury improves the pregnancy rate among recurrent implantation failure patients undergoing in vitro fertilisation/intra cytoplasmic sperm injection：a randomized clinical trial. Aust N Z J Obstet Gynaecol 49：677-680, 2009

8）Narvekar SA, Gupta N, Shetty N, et al：Does local endometrial injury in the nontransfer cycle improve the IVF-ET outcome in the subsequent cycle in patients with previous unsuccessful IVF? A randomized controlled pilot study. J Hum Reprod Sci 3：15-19, 2010

9）Baum M, Yerushalmi GM, Maman E, et al：Does local injury to the endometrium before IVF cycle really affect treatment outcome? Results of a randomized placebo controlled trial. Gynecol Endocrinol 28：933-936, 2012

10）Inal ZHO, Görkemli H, Inal HA：The effect of local injury to the endometrium for implantation and pregnancy rates in ICSI-ET cycles with implantation failure：a randomized controlled study. Eur J Gen Med 9：223-229, 2012

11）Shohayeb A, El-Khayat W：Does a single endometrial biopsy regimen (S-EBR) improve ICSI outcome in patients with repeated implantation failure? A randomized controlled trial. Eur J Obstet Gynecol Reprod Biol 164：176-179, 2012

12）Gibreel A, El-Adawi N, Elgindy E, et al：Endometrial scratching for women with previous IVF failure undergoing IVF treatment. Gynecol Endocrinol 31：313-316, 2015

13）Singh N, Toshyan V, Kumar S, et al：Does endometrial injury enhances implantation in recurrent in-vitro fertilization failures? A prospective randomized control study from tertiary care center. J Hum Reprod Sci 8：218-223, 2015

14）Shahrokh-Tehraninejad E, Dashti M, Hossein-Rashidi B, et al：A randomized trial to evaluate the effect of local endometrial injury on the clinical pregnancy rate of frozen embryo transfer cycles in patients with repeated implantation failure. J Family Reprod Health 10：108-114, 2016

15）Mak JSM, Chung CHS, Chung JPW, et al：The effect of endometrial scratch on natural-cycle cryopreserved embryo transfer outcomes：a randomized controlled study. Reprod Biomed Online 35：28-36, 2017

16）Aleyamma TK, Singhal H, S Premkumar P, et al：Local endometrial injury in women with failed IVF undergoing a repeat cycle：a randomized controlled trial. Eur J Obstet Gynecol Reprod Biol 214：109-114, 2017

（川井　清考）

高齢不妊患者における着床障害へのアプローチ
②子宮内膜刺激胚移植法（SEET）

> ポ｜イ｜ン｜ト
> ☑ SEET は胚と子宮内膜のクロストークに基づく移植方法である.
> ☑ 治療期間に余裕がない高齢不妊患者には初回移植から SEET を併用することを検討したい.

■ はじめに

　近年，わが国においては，ART を受ける患者の高齢化が進んできている．当院でも ART 患者の平均年齢は 39～40 歳であり，採卵個数の減少，良好卵子および良好胚の減少による難治症例も少なくない．良好胚の減少の一因としては，高齢化による胚の染色体数的異常の増加が考えられ，染色体数的異常胚を繰り返して移植することによる着床障害が問題となっている．しかし，現在のところわが国では着床前診断にて胚の染色体数的異常を調べることが認められていないため，胚の染色体数に関する情報を得ることができない．高齢不妊患者の場合，染色体数的異常の胚が増加するものの，それを調べることなく移植するため，若年患者と比べて妊娠成立までに時間がかかり，さらに妊娠が成立しても流産率が高く，流産によって不妊治療が一時中断することも多い．不妊治療を中断している間にさらに年齢が上がり，ますます治療に困難をきたしてしまう．40 歳以上では 1 歳年齢が上がると胚移植あたりの妊娠率は約 5% 低下し，流産率は約 10% 増加する．したがって，高齢不妊患者にとっては，より早期に妊娠成立をめざす治療が重要である．

　そのためには，胚に対するアプローチは限られているが，子宮内膜に対する胚の受容能の改善や亢進に導こうとするアプローチはさまざまな工夫がなされている．

　本稿では，胚由来因子の欠如または減少による子宮内膜の胚受容能の低下に起因する着床率低下を改善する方法として，子宮内膜刺激胚移植法（stimulation of endometrium embryo transfer：SEET）について解説をする．

■ SEET のバックグラウンド

　SEET は二段階胚移植を源流にしている胚移植法である．二段階胚移植は 1999 年に滋賀医科大学にて考案された[1,2]．二段階胚移植は，着床周辺期の胚と子宮内膜はシグナル交換（クロストーク）をしており，胚は着床に向けて子宮内膜の局所環境を修飾することを示したマウスを用いた基礎研究に基づいている[3~5]．二段階胚移植法では Day 2 に初期胚を移植し，残りの胚は培養を継続し，引き続き Day 5 に胚盤胞を移植する．初期胚にはクロストークにより子宮内膜の胚受容能を高める働きを期待し，継続培養によって選択された胚盤胞がより高い確率

で着床することを期待している．しかしながら，二段階胚移植法は少なくとも胚を 2 個移植するため多胎の問題を回避することはできない．この問題を克服する新たな移植方法が SEET[6,7] である．

胚培養液中には子宮内膜胚受容能促進に関与する胚由来因子が存在することが報告されている[8,9]．そこで，胚培養液上清を子宮腔内に注入することにより子宮内膜が刺激を受け，胚受容に適した環境に修飾されることを目的とし，胚盤胞移植（BT）に先立ち胚培養液上清を子宮腔内に注入する方法が SEET である．SEET では，二段階胚移植法における一段階目に移植する初期胚の代わりに胚培養液上清を子宮腔内に注入することにより，培養液中の胚由来因子により子宮内膜の分化誘導の促進が期待でき，かつ，移植胚数は胚盤胞 1 個に制限することが可能となり，多胎の問題を克服することができる．

◢ SEET の実施方法

SEET は胚培養液上清を子宮腔内に注入し，その 2〜3 日後に凍結融解胚盤胞移植を行う胚移植法である．ホルモン補充周期での移植に有効である．

● 胚培養液の保存

採卵周期に胚盤胞を凍結保存する．さらに同周期に患者自身の胚を受精後 2〜5 日目まで培養した培養液（初期胚から胚盤胞まで培養した培養液）を −20℃ で凍結保存しておく．保存容器はチューブ内壁への吸着によるサンプルのロスを最小限にするために Low Protein Binding Micro Tubes を使用している．当院では胚は 50 μL のスポットで培養しているので，凍結保存できる培養液量は一症例につき約 20〜30 μL である．

● 胚移植プロトコール

凍結融解胚移植はホルモン補充周期にて行う．エストロゲン貼付剤を月経周期 Day 2 から開始後漸増し，Day 15 よりプロゲステロン腟坐薬を併用して子宮内膜調整を行う．

ホルモン調節した融解胚移植周期の Day 17〜18 に凍結していた培養液を融解し，20 μL を移植用カテーテルを用いて子宮腔内に注入する．注入部位は胚移植部位とできる限り同じ部位に行うようにしている．培養液注入時には，注入速度をできるだけゆっくりとし，カテーテル内に培養液が残らないようにするのがコツである．勢いよく注入すると培養液はカテーテル内に残存し，エア（空気）だけが子宮内に排出されていることがある．培養液注入に引き続き，Day 20 に胚盤胞を融解し移植する．

◢ SEET の成績

● ART 反復不成功症例に対して SEET は BT より妊娠率が高い

ART 反復不成功例に対して SEET を施行し，BT 周期と成績を比較した．その結果，SEET は BT と比較して有意に妊娠率および着床率が高かった（表 1）[6]．

表1

表1 ART 反復不成功例に対する SEET と BT の治療成績

	SEET (n＝23)	BT (control) (n＝25)	p 値
臨床妊娠数	20	12	0.006
単胎妊娠数	17	10	
双胎妊娠数	3	2	
臨床妊娠率 (%)[a]	87.0	48.0	0.006
着床率 (%)[b]	71.9 (23/32)	37.8 (14/37)	0.007
β-hCG (IU/mL) Day 30	248±184	138±163	0.036
エストラジオール (pg/mL) Day 23	370±224	350.5±195	0.764
プロゲステロン (pg/mL) Day 23	6.7±3.6	7.1±2.8	0.682

[a] 臨床妊娠率は胎嚢が確認できたものとした.
[b] 着床率は胎嚢数を移植杯数で割ったものとした.
〔Goto S, et al：Fertil Steril 88：1339-1343, 2007 より一部改変〕

● **初回 ART で high grade 胚盤胞を移植する場合，SEET は BT より妊娠率が高い**

　初回採卵周期に全胚凍結を行い，凍結胚盤胞が得られ，研究に同意した 144 例を対象とし無作為化比較試験を行った．BT 群 48 例，市販培養液を子宮注入後に胚盤胞を移植する ST 群 48 例，SEET 群 48 例の 3 群に無作為に分け前方視的に検討を行った．移植胚数は 1 個とした．high grade な胚盤胞（Gardner 分類で G3AA，G4，G5，G6）を移植した症例での hCG 陽性率（着床率）は，BT 群 64.0%，ST 群 75.9%，SEET 群 92.0%となり，SEET 群は BT 群より有意に高率だった．臨床妊娠率は，BT 群 56.0%，ST 群 69.0%，SEET 群 80.0%となり，SEET 群は BT 群より有意に高率だった（表2）[7]．

◢ 着床能向上に寄与する胚由来因子について

　胚培養液中に存在する着床率を向上させる胚由来因子としてリゾホスファチジン酸（LPA）が挙げられる．子宮内に発現する lysophosphatidic acid receptor 3 （LPA3）が受精卵の着床に重要な役割を果たしていることが報告されている[10]．われわれは，初期胚から胚盤胞まで培養を行い，胚盤胞まで発生した合計 188 個の胚を培養した合計 2,590 μL の胚培養液を用い，ガスクロマトグラフィー−質量分析法にて分析したところ，LPA-C16：0，16：1，18：0，18：1，18：2 が胚培養液中に検出された．標準化 LPA との比較より，培養液中の濃度は LPA-C16：0 は 7.0 nmol/mL，LPA-C16：1 は 0.2 nmol/mL，LPA-C18：0 は 1.0 nmol/mL，LPA-C18：1 は 2.6 nmol/mL，LPA-C18：2 は 2.9 nmol/mL と計算された[11]．

　胚培養液中に着床に密接な関わりがある LPA が検出されたことは，LPA が SEET での妊娠率を向上させる胚由来因子の一つの候補であることを示唆するものと考えられた．

　われわれが検出した LPA 以外にも，胚培養液中にクロストークに関与する物質が存在することが報告されている．近年，ヒト胚盤胞が lipids，microRNA，蛋白を内包するエクソームを分泌していることが明らかにされている[12〜15]．エクソームは細胞間コミュニケーションを

表 2 初回 ART 例に対する SEET，BT，ST の治療成績

	low-grade 胚盤胞			high-grade 胚盤胞			p 値
	BT (n=23)	STᶜ (n=19)	SEET (n=23)	BT (n=25)	ST (n=29)	SEET (n=25)	
患者年齢 (歳)	32.3±3.1	32.1±3.3	33.7±3.2	34.0±3.6	33.6±3.9	32.7±4.0	0.58
不妊期間 (月)	61.3±26.2	61.4±30.5	71.7±40.0	68.5±32.8	59.1±30.2	60.5±34.9	0.61
基礎 FSH 値 (mIU/mL)	5.8±1.4	5.7±2.5	6.3±1.7	5.8±1.7	5.9±1.7	6.1±2.0	0.48
採卵数	14.0±5.6	14.7±4.1	15.7±4.4	14.2±4.9	14.7±6.3	15.2±5.9	0.50
受精卵数	10.5±4.0	10.6±4.1	11.7±3.9	11.6±4.2	10.9±4.3	12.6±5.3	0.38
化学的 妊娠数	15	9	14	16	22	23	0.024
着床率 (%)ᵃ	65.2	47.4	60.9	64.0	75.9	92.0	
臨床 妊娠数	12	8	9	14	20	20	0.032
臨床妊娠率 (%)ᵇ	52.2	42.1	39.1	56.0	69.0	80.0	

ᵃ 着床率は β-hCG が陽性であったものとした.
ᵇ 臨床妊娠率は胎嚢が確認できたものとした.
ᶜ ST 群は胚盤胞移植前に SEET 液の代わりに市販培養液を注入した群
〔Goto S, et al：Fertil Steril 92：1264-1268, 2009 より一部改変〕

担う小胞である[16]．胚盤胞から分泌されたエクソソームが子宮内膜の遺伝子発現および胚受容能に影響を及ぼし，自身の着床をコントロールしていることを示す報告がなされた．また，胚培養液中に分泌される microRNA の種類を調べることにより胚の異数性を推測することができるとする報告もなされている[17]．

　胚培養液中に胚と子宮内膜のクロストークに関与する物質が分泌されていることが多くの論文で報告されるようになってきている現在，移植周期に胚培養液を子宮腔内に注入することは着床率向上に寄与する移植方法と考えられる.

◢ おわりに

　SEET は自身の胚培養液を使用する方法であり，簡便で副作用もない．BT と比較して妊娠率・着床率が高くなり，臨床的に有用な移植法となる．「簡便で副作用がない」ので，治療期間の限られている高齢不妊患者にとっては，反復不成功の後に SEET を行うよりも，初回の胚盤胞移植から積極的に取り入れていくほうがよいと思われる.

文献

1）Goto S, Shiotani M, Kitagawa M, et al：Effectiveness of two-step（consecutive）embryo transfer in patients who have two embryos on day 2：comparison with cleavage-stage embryo transfer. Fertil Steril 83：721-723, 2005

2）Goto S, Takebayashi K, Shiotani M, et al：Effectiveness of 2-step（consecutive）embryo transfer. Comparison with cleavage-stage transfer. J Reprod Med 48：370-374, 2003

3）Shiotani M, Noda Y, Mori T：Embryo-dependent induction of uterine receptivity assessed by an *in vitro* model of implantation in mice. Biol Reprod 49：794-801, 1993

4）石　紅, 後藤　栄, 廣瀬雅哉, 他：*in vitro* マウス着床モデルによる脱落膜細胞・胚相互作用の解析. 産婦人科の進歩 50：180-194, 1998

5）Wakuda K, Takakura K, Nakanishi K, et al：Embryo-dependent induction of embryo receptivity in the mouse endometrium. J Reprod Fertil 115：315-324, 1999

6）Goto S, Kadowaki T, Hashimoto H, et al：Stimulation of endometrium embryo transfer（SEET）：injection of embryo culture supernatant into the uterine cavity before blastocyst transfer can improve implantation and pregnancy rates. Fertil Steril 88：1339-1343, 2007

7）Goto S, Kadowaki T, Hashimoto H, et al：Stimulation of endometrium embryo transfer can improve implantation and pregnancy rates for patients undergoing assisted reproductive technology for the first time with a high-grade blastocyst. Fertil Steril 92：1264-1268, 2009

8）Sheth KV, Roca GL, al-Sedairy ST, et al：Prediction of successful embryo implantation by measuring interleukin-1-alpha and immunosuppressive factor（s）in preimplantation embryo culture fluid. Fertil Steril 55：952-957, 1991

9）Baranao RI, Piazza A, Rumi LS, et al：Determination of IL-1 and IL-6 levels in human embryo culture-conditioned media. Am J Reprod Immunol 37：191-194, 1997

10）Aikawa S, Hashimoto T, Kano K, et al：Lysophosphatidic acid as a lipid mediator with multiple biological actions. J Biochem 157：81-89, 2015

11）Goto S, Shimizu M, Kadowaki T, et al：First report of detection of lysophosphatidic acids（LPAs）and analysis of LPA quantity in a human embryo-conditioned medium. J Mamm Ova Res 32：57-66, 2015

12）Cuman C, Van Sinderen M, Gantier MP, et al：Human blastocyst secreted microRNA regulate endometrial epithelial cell adhesion. EBioMedicine 2：1528-1535, 2015

13）Galliano D, Pellicer A：MicroRNA and implantation. Fertil Steril 101：1531-1544, 2014

14）Homer H, Rice GE, Salomon C：Embryo- and endometrium-derived exosomes and their potential role in assisted reproductive treatments-liquid biopsies for endometrial receptivity. Placenta 54：89-94, 2017

15）Liang J, Wang S, Wang Z：Role of microRNAs in embryo implantation. Reprod Biol Endocrinol 15：90, 2017

16）Nguyen HP, Simpson RJ, Salamonsen LA, et al：Extracellular vesicles in the intrauterine environment：Challenges and potential functions. Biol Reprod 95：109, 2016

17）Rosenbluth EM, Shelton DN, Wells LM, et al：Human embryos secrete microRNAs into culture media—a potential biomarker for implantation. Fertil Steril 101：1493-1500, 2014

（後藤　栄）

高齢不妊患者における着床障害へのアプローチ
③タクロリムス

|ポ|イ|ン|ト|
- ☑ 高齢不妊・不育症例には早めに免疫学的検索を行う.
- ☑ 免疫学的拒絶を認めたら, 免疫療法を選択肢として考慮する.
- ☑ 妊娠成立後も流産や周産期合併症を防ぐため, 投与継続が望ましい.

■ 免疫療法の概要

●妊娠と免疫

　妊娠とは, 免疫学的に非常にユニークなバランスで成立している. それは, 女性が「非自己」である受精卵を自分の臓器(子宮)に受け入れているからである. 受精卵の半分は女性由来のものであるが, 残りの半分は男性由来であるため, 「臓器移植」の面からみれば受精卵はsemi-allograftである. 人間は外部から侵入した異物に対してその異物を排除する機構が備わっており, 移植された臓器や組織, さらには受精卵を排除する機構(拒絶)が働くはずである. しかし, 女性は受精卵を受け入れる場合に限ってこの拒絶機構が働かなくなり, 妊娠が成立するのである.

　わが国ではいまだ行うことができないが, 欧米では受精卵の着床前診断が普及しており, 高齢不妊患者に対しては, 移植効率の向上や流産率を減少させることに, 一定の効果が報告されている[1]. しかしながら, 染色体正常の胚盤胞を移植してもその妊娠率は60〜70%程度であり[2], 母体側の理由で妊娠が成立しない症例が少なからず存在することが示唆され, 免疫学的拒絶もその原因の一つと考えられる. 実際, 当院での着床不全410症例のうち37%は免疫学的拒絶がその原因と考えられた[3]. 「胚移植」を「臓器移植」の一手技と考えた場合, 免疫学的拒絶が予測される症例に対しては免疫療法が有効である[4].

●高齢不妊における免疫療法の意義

　高齢不妊症例では, 良好胚盤胞を得られるチャンスも少ないため, 着床不全症例でなくても移植を行う前に免疫状態をチェックし, 免疫学的拒絶が予測される場合は免疫療法を積極的に行うことも対策の一つと考えられる. さらに, 近年, われわれは免疫学的拒絶が疑われる習慣流産症例に対しても免疫療法が有効であることを報告している[5]. 妊娠が成立しても免疫学的拒絶が強い場合や, 妊娠成立によって通常強くなる免疫寛容が上手く働かない場合, 着床した胚や胎盤が母体のリンパ球によって攻撃を受ける症例が存在することが予測される. このような場合は, 流産となったり, 場合によっては妊娠高血圧症候群(hypertensive disorder of pregnancy:HDP)や常位胎盤早期剝離となったり, 原因不明の子宮内胎児死亡となることがある. 実際, 1型ヘルパーT細胞(Th1)や17型ヘルパーT細胞(Th17)高値と妊娠高血圧腎

症との有意な相関が報告されている[6].

　妊娠している女性が流産した場合，次の妊娠が可能となるまでに数か月の時間を要する．高齢不妊の場合，この「時間」が非常に大切であり，場合によっては取り返しのつかない問題となることもあり，流産を防ぐことは非常に意味のあることである．高齢不妊の流産の場合，受精卵の異常による流産が大きな比重を占めるが[7]，それ以外の原因で流産する症例は対応が可能なこともあり，免疫療法も大きな武器となりうる．

◢ 適応患者と実施法

● 適応患者

　免疫学的拒絶を反映する指標として，女性の末梢血中の CD4 陽性細胞のサブセットで 1 型ヘルパー T 細胞（Th1 細胞：IFN-γ ＋/IL-4 −）と，2 型ヘルパー T 細胞（Th2 細胞：IFN-γ −/IL-4 ＋）との比を用いた．Th1 細胞，Th2 細胞はお互いに抑制し合って調節されている（図1）．Th1/Th2 バランスでは，Th1 優位の場合は細胞性免疫が，Th2 優位の場合は液性免疫が強く働いていることを示唆している．母体は胎児・胎盤という一種の外来抗原を寛容にするために，免疫機構に変化が生じる．脱落膜では Th2 優位の免疫状態が説明されており[8]，これによる相対的な細胞性免疫の低下（Th1/Th2 比の低下）が妊娠維持のために重要な因子と考えられる[9,10]．基準値の設定に関しては，われわれは分娩既往のある続発性不妊症症例 28 名のTh1/Th2 比の平均値＋1 SD ＝10.3 であったことから，この値より高値の場合を免疫学的拒絶ありと判断した[11]．さらに，最近，不妊症ではない妊娠既往を有する女性 28 名の測定値を加えた 56 名の値から上記の基準値と同様の方法で算出すると，やはり「10.3」であったことから，Th1/Th2 比が 10.3 を超える場合は免疫学的拒絶がありと考え，免疫療法の適応とした．

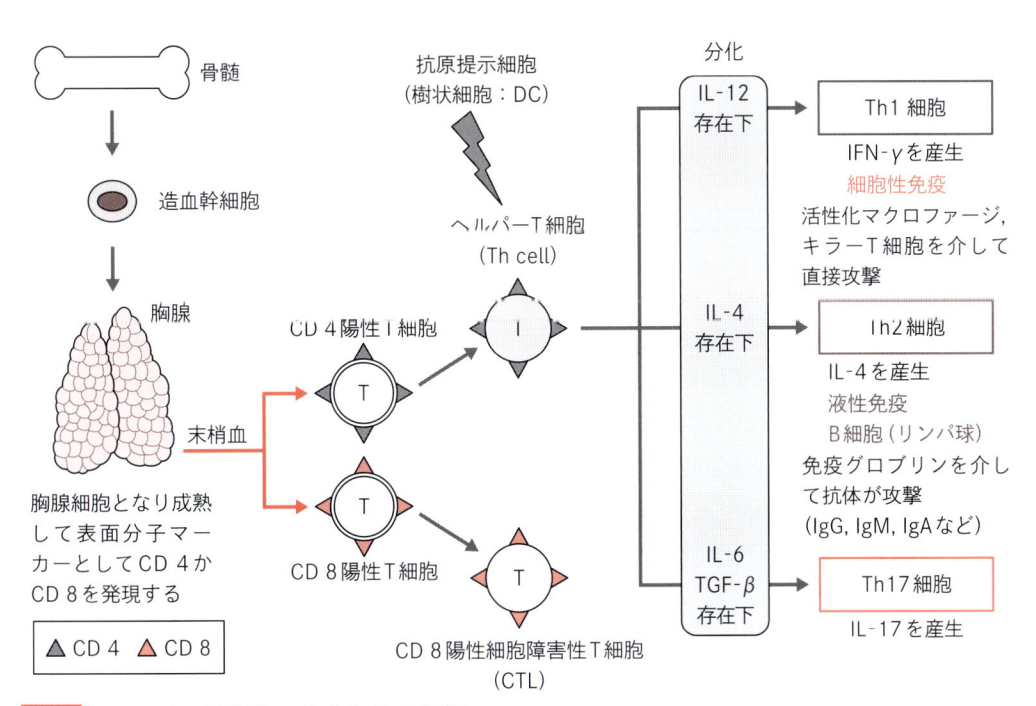

図1　ヘルパー T 細胞の分化とその役割

表1 タクロリムス投与量

Th1/Th2 比	プログラフ® カプセル 1 mg の投与量 (カプセル/日)
10.3≦　<13.0	1
13.0≦　<15.8	2
15.8≦	3

● 投与薬剤および投与量

　免疫学的拒絶があると判断された症例に対して免疫療法を行った．免疫療法としては，わが国で臓器移植の際の拒絶反応を抑制する目的で広く使用されているタクロリムスを用いた．タクロリムスの投与開始時期は，反復着床不全 (RIF) 症例の場合は胚移植日の2日前より，不育症症例の場合は妊娠成立してからの投与を基本としている．タクロリムスの投与量を表1に示す．Th1/Th2 比が 10.3 以上 13.0 未満の場合は 1 mg/日（プログラフ® カプセル 1 mg を 1 カプセル），Th1/Th2 比が 13.0 以上 15.8 未満の場合は 2 mg/日（同 2 カプセル），15.8 以上の場合は 3 mg/日（同 3 カプセル）を投与する．服用する時期に関しては，3 カプセルの場合は 3 回に分けて（朝昼夜），2 カプセルの場合は 2 回に分けて（朝夕），1 カプセルの場合は朝あるいは夕のいずれかに服用するように指示している．服用の時期による有効性に差はないと考えられるので，服用する患者が飲み忘れない時期を選んで服用するよう指導している．

　タクロリムスは，1984 年に茨城県つくば市の土壌で分離された放線菌の代謝産物として発見された免疫調整薬の一種であり，わが国では 1993 年に肝移植における拒絶反応の抑制に用いられて以降，臓器移植の拒絶反応を抑えるのに使用されている．近年では，関節リウマチ，ループス腎炎などの自己免疫性疾患の治療薬としても使用されている[12]．タクロリムスの作用点はカルシニューリンの阻害であり，ヘルパー T リンパ球から IL-2，IFN-γ などのサイトカイン産生を阻害する（図 2）[13]．着床不全の場合は，Th1 リンパ球が胚を攻撃することにより着床阻害していると考えているが，不育症の場合は，妊娠成立後に Th2 が低下し（機序は不明，制御性 T 細胞の関与），相対的に Th1/Th2 比が上昇する．これは，免疫寛容の低下状態と推察でき，免疫抑制薬を用いて Th1 による受精卵への攻撃の手を緩める必要がある[1]．

◤ 治療成績

　当院では，2011 年より免疫学的拒絶が原因と考えられる RIF 症例に対して免疫療法を行っている．免疫療法には，免疫抑制薬であるタクロリムス（プログラフ®）を用いている[4,11]．当初は 40 歳以下の症例に対する検討を行ったが，現在は 40 歳以上の症例に対しても同様の基準で治療を行っている．

　2018 年 4 月〜10 月までの当院での 40 歳以上の RIF 症例ならびに反復流産（RPL）に対するタクロリムスの使用成績を表2に示す．RIF 症例とは，3 回以上胚移植を行っても着床しない症例と定義している[9]．RIF 症例の平均年齢は 42.2 歳，Th1 値，Th2 値，Th1/Th2 比の平均は 23.7％，1.6％および 15.9 であった．タクロリムス 1 mg，2 mg，3 mg 使用症例数は，それぞれ，15，12，6 例であった．33 症例中 15 例（45.5％）で hCG 陽性（hCG>10 IU/L）を認め，

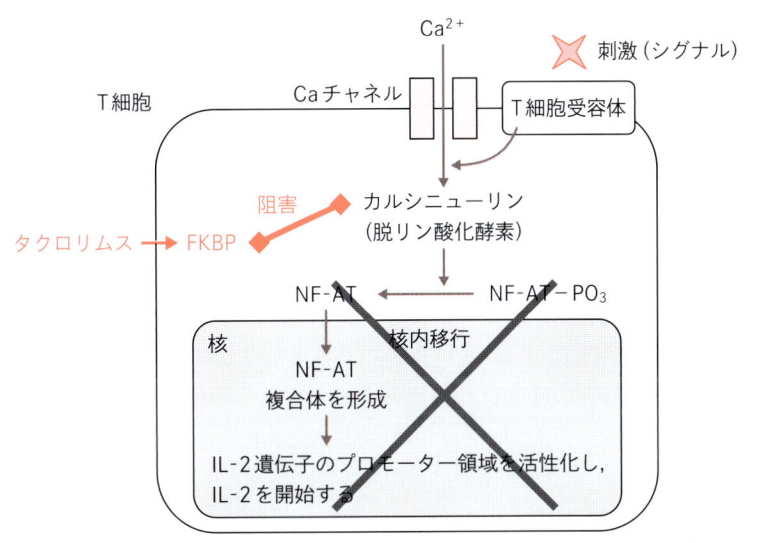

NF-AT：nuclear factor of activated T cell（活性化T細胞核内因子）

図2 タクロリムスの作用機序

タクロリムスは FKBP（FK506 結合蛋白質）と結合して，カルシニューリン活性を阻害する．このことにより NF-AT の脱リン酸化が阻害され，サイトカインの産生を阻害する．
（Yamaguchi K：Am J Reprod Immunol 81：e13097, 2019 より一部改変）

表2 高年齢女性の免疫療法の臨床成績

	RIF	RPL
症例数	33	10
年齢（平均値±標準偏差）	42.2±1.8	42.0±1.6
Th1（%）	23.7±5.9	24.7±2.2
Th2（%）	1.6±0.6	1.5±0.5
Th1/Th2	15.9	18.3
タクロリムス 1 mg（n）	15	2
2 mg（n）	12	4
3 mg（n）	6	4
hCG 陽性（n）	15	10
胎嚢（n）	12	7
継続・分娩（n）	7	4
流産（n）	5	3
流産率（%）	41.7	42.9

RIF：反復着床不全，RPL：反復流産

そのうち 12 例では胎嚢を確認できた（胎嚢率＝36.4%）．12 週以降の継続妊娠は 7 例で継続妊娠率は 21.2% であった．一方，流産率は 41.7%（5/12）であった．RPL 症例では，妊娠判定が陽性となってから 10 例にタクロリムスの使用を開始した．10 例中 7 例で胎嚢が確認でき，そのうち 4 例は妊娠継続中（うち 1 例は健常児を分娩），最終的に流産となったのは 42.9% であった．

■ 免疫療法のコツ

タクロリムスの投与量は Th1/Th2 比によって 1 日あたり 1～3 mg に設定しているが[11]，近年は Th1 値が高値（≧28.8）の場合は，前述の各カテゴリーの投与量に 1 mg 追加して投与している[14]．

■ 今後の展望

● 妊娠成立後のタクロリムス投与

以前，タクロリムスの添付文書には，「妊娠又は妊娠している可能性のある婦人」は禁忌と記載されていた．しかし，2018 年 6 月に厚生労働省はタクロリムスを含む免疫抑制薬（ほかにシクロスポリン，アザチオプリン）の妊娠中の使用制限を緩和し，妊娠中でも「治療による有益性が危険性を上回ると判断された場合に限り使用を認める」とした．それに伴ってタクロリムスの添付文書から「妊娠中使用禁忌」の記載が削除され，タクロリムスの妊娠中の使用に関して，やっと欧米に追い付くことができた．米国の文献ではタクロリムスの妊娠中の使用は「Low Risk」と記載されており[15]，カナダでも臓器移植を受けた女性が妊娠した場合，タクロリムスを使用すべきと記載されている[16]．わが国では，2018 年までは妊娠中使用禁忌の薬剤ではあったが，臓器移植後の女性で妊娠した場合は免疫抑制薬を使用せざるをえないため，妊娠中にタクロリムスを使用しており，明らかな因果関係のある奇形は認めなかったと報告している[17,18]．

われわれの施設ではタクロリムスを使用して妊娠が成立した RIF 症例の場合，約 90% の症例で妊娠成立後もタクロリムスを継続して使用している．妊娠成立後，比較的初期の段階でTh1 値，Th2 値の再検査を行っている．これは，非自己を受け入れた（semi-allograft の受精卵が子宮に寄生した）女性の免疫状態を非妊娠時と比較するためである．もし，Th1/Th2 比が非妊娠時より上昇する場合，特に Th1 値の上昇による Th1/Th2 比の上昇の場合は，タクロリムスの増量を検討する．

2018 年 11 月現在で 78 名の健児を得ているが，先天奇形はファロー四徴症の 1 例のみであった[14]．

■ おわりに

高齢不妊症例では良好胚盤胞を得られるチャンスも少ないため，着床不全と診断される前からでも，積極的に免疫状態をチェックし，免疫学的拒絶が予測される場合は免疫療法を積極的に行うことも対策の一つと考えられる．

1) Simon AL, Kiehl M, Fischer E, et al：Pregnancy outcomes from more than 1,800 *in vitro* fertilization cycles with the use of 24-chromosome single-nucleotide polymorphism-based preimplantation genetic testing for aneuploidy. Fertil Steril 110：113-121, 2018

2) Friedenthal J, Maxwell SM, Munné S, et al：Next generation sequencing for preimplantation genetic screening improves pregnancy outcomes compared with array comparative genomic hybridization in single thawed euploid embryo transfer cycles. Fertil Steril 109：627-632, 2018

3) Nakagawa K, Kwak-Kim J, Moriyama A, et al：T helper I cell is associated with reproductive outcome of women with repeated implantation failures who received tacrolimus treatment. Hum Reprod 33（supp 1）：i117-i118, 2018

4) Nakagawa K, Sugiyama R：Immunomodulating treatment for the patients with repeated implantation failures caused by immunological rejection. In Kuroda K, Brosens J, Quenby S, et al（eds）：Treatment Strategy for Unexplained Infertility and Recurrent Miscarriage. pp45-60, Springer, Singapore, 2018

5) Nakagawa K, Kuroda K, Sugiyama R, et al：After 12 consecutive miscarriage, a patient received immunosuppressive treatment and delivered and intact baby. Reprod Med Biol 16：297-301, 2017

6) Salazar Garcia MD, Mobley Y, Henson J, et al：Early pregnancy immune biomarker in peripheral blood predict preeclampsia. J Reprod Immunol 125：25-31, 2018

7) 平成23年度厚生労働科学研究費補助金（成育疾患克服等次世代育成基盤研究事業）地域における周産期医療システムの充実と医療資源の適正配置に関する研究：反復・習慣流産（いわゆる「不育症」）の相談対応マニュアル. 2012

8) Uemura Y, Suzuki M, Liu TY, et al：Role of human non-invariant NKT lymphocytes in the maintenance of type 2 T helper environment during pregnancy. Int Immunol 20：405-412, 2008

9) Saito S, Nakashima A, Shima T, et al：Th1/Th2/Th17 and regulatory T-cell paradigm in pregnancy. Am J Reprod Immunol 63：601-610, 2010

10) Kwak-Kim JY, Chung-Bang HS, Ng SC, et al：Increased T helper 1 cytokine responses by circulating T cells are present in women with recurrent pregnancy losses and in infertile women with multiple implantation failures after IVF. Hum Reprod 18：767-773, 2003

11) Nakagawa K, Kwak-Kim J, Ota K, et al：Immunosuppression with tacrolimus improved reproductive outcomes of women with repeated implantation failure and elevated peripheral blood Th1/Th2 cell ratios. Am J Reprod Immunol 73：353-361, 2015

12) 山下道雄：タクロリムス（FK506）開発物語. 生物工学会誌 91：141-154, 2013

13) Yamaguchi K：Tacrolimus treatment for infertility related to maternal-fetal immune interactions. Am J Reprod Immunol 81：e13097, 2019

14) Nakagawa K, Kwak-Kim J, Hisano M, et al：Obstetric and perinatal outcome of the women with repeated implantation failures or recurrent pregnancy losses who received pre- and post- conception tacrolimus treatment. Am J Reprod Immunol, 2019（accepted）

15) Briggs GG, Freedman RK（ed）：Drug in Pregnancy and Lactation, 10th ed. pp1305-1309, Lippincott Williams & Wilkins. 2015

16) Nevers W, Pupco A, Koren G, et al：Safety of tacrolimus in Pregnancy. Can Fam Physician 60：905-906, 2014

17) 萩原大二郎, 塩田浩平：プログラフの妊娠時使用経験. 今日の移植 17：451-455, 2004

18) 打田和治：プログラフ多施設間長期成績調査―長期7年間のまとめ. 今日の移植 19：380-389, 2006

（中川　浩次）

高齢不妊患者における着床障害へのアプローチ ④ G-CSF

> **ポイント**
>
> ☑ 着床障害の原因の一つに子宮内膜の菲薄化がある.
> ☑ 子宮内膜菲薄症例や原因不明着床障害症例に対して, G-CSF を胚移植前の子宮内に注入すると有効なことがある.

◢ 子宮内膜の菲薄化と G-CSF 療法

　画期的な不妊治療として体外受精が成功してから 40 年以上が経過し, 多くの新しい命が誕生するとともに, 体外培養における胚や配偶子のデータが積み重ねられ, ヒトの生殖現象に関する新しい知見が得られてきた. 卵巣予備能を考慮した排卵誘発法や, 腟剤などの新しい黄体補充法の導入, 経腟エコー装置の進歩, 胚培養や胚凍結の技術革新, 遺伝子検査を含む胚の評価方法など, その進歩は著しい.

　一方で, これらの技術を用いても ART の成功率には限界があり, 胚移植あたりの平均生産率は 50％ に満たない. 妊娠の成否を決める多くは胚側の因子であると報告されており, 女性の年齢とともに増加する染色体異数性の発生は, 着床を妨げる主要な原因であるとされる. しかしながら, 海外での報告によると近年導入され始めた着床前胚染色体検査で正常胚と診断された胚であっても, 着床に至らないケースが存在することが明らかにされている. 子宮内に移植された胚は, 着床に適した時期の子宮内膜に迎えられ, 胚と子宮内膜の相互作用を経て, 最終的に生着すると考えられている. 子宮内膜の形態だけでなく, 関連遺伝子の発現や, 内分泌・免疫的環境が着床の条件として重要である.

　臨床の場で評価可能な着床環境の指標として, 胚移植前子宮内膜厚があり, 内膜厚が 7 mm 以下であると着床率が低下することが報告されている[1]. 内膜菲薄の原因として, 子宮内操作 (子宮内膜掻爬術や流産手術など) による子宮内腔の癒着や変形, 中隔子宮などの子宮奇形や血流不全があげられており, 日常診療でこうした症例に遭遇することがある.

　このような場合の対応法として, 当院の場合, 新鮮胚移植周期あるいは自然周期凍結融解胚移植であれば, ホルモン補充周期凍結融解胚移植法への変更を提案することが多い. また, ホルモン補充周期凍結融解胚移植であれば, エストロゲン補充の強化, 低用量アスピリン (LDA), ビタミン E, L-アルギニンの処方追加, シルデナフィルの経腟投与, 低出力レーザー治療 (LLLT) などを併用し, 子宮内膜厚の改善を目指している. しかし, これらの治療でも内膜が十分に厚くならない難治症例が存在することも事実である.

　着床時期の子宮内膜には, エストロゲン, プロゲステロンといったホルモンだけではなく, 多くの成長因子やサイトカインが存在していることが報告されている[2]. また, 射出精液内に含まれるさまざまな生理活性物質が, リンパ球, 好中球, マクロファージ, 補体などの免疫系

を介して，女性生殖器内で着床に有利な局所作用をもたらす可能性が指摘されている．顆粒球−マクロファージ−樹状細胞系の炎症類似反応が，着床環境構築に貢献している可能性が高く，これに関連するサイトカインとして，最近 G-CSF（granulocyte colony stimulating factor；顆粒球コロニー刺激因子）が注目されている．

　G-CSF は血管内皮や単球，マクロファージといった免疫細胞，線維芽細胞，間質細胞などから産生される糖蛋白質であり，その受容体は顆粒球系の骨髄前駆細胞に存在している．G-CSF の作用により未熟な顆粒球が成熟好中球へと分化増殖し，異物の貪食作用や殺菌作用が促進される．また，G-CSF は，子宮内膜，卵管液，卵胞液中にも存在[3]し，胚成熟や排卵機構，子宮内膜間質細胞の脱落膜化，栄養膜細胞の母体組織への浸潤をそれぞれ促進する作用など[4]，生殖分野における働きが明らかにされてきた．何らかの理由で子宮内膜の菲薄化が起こっている場合，この G-CSF の作用が不十分であると考えられる．これを補う目的で局所的に投与されたことが，不妊治療における本治療の始まりである．

　特に女性年齢が上昇すると卵巣機能が低下し，エストロゲンの減少による子宮内膜萎縮が生じる．エストロゲン減少期間が長期化した例では，G-CSF を選択する機会がある．

◢ 適応患者と実施法（当院の場合）

主に子宮内膜菲薄症例に対して，G-CSF 子宮内投与を実施している．以下に概要を示す．

● 適応

　当院では，子宮内膜菲薄に対する一般的治療（エストロゲン補充強化，LDA，ビタミン E，L-アルギニン内服，シルデナフィルの経腟投与，LLLT など）を行っても，胚移植前子宮内膜厚が 7 mm 以下から改善傾向を認めない症例を G-CSF 療法の対象としている．

● G-CSF の投与時期

　G-CSF の投与時期については報告者によりさまざまである．新鮮胚移植における RCT では，hCG 製剤投与日，胚移植の 1 時間前，採卵直後（麻酔中）に G-CSF が投与されているが，メタアナリシスにおいて，投与時期の違いによる効果発現への影響は指摘されていない[4]．当院では，新鮮胚移植，自然周期凍結融解胚移植の場合は hCG 製剤投与日に G-CSF を投与しており，ホルモン補充周期凍結融解胚移植の場合は，胚移植決定日に G-CSF を投与している．

● G-CSF の投与量

　G-CSF の投与量についても一定の見解が得られていないが，$300\,\mu g$ とする報告が多く，$100\,\mu g$ を投与する報告もある．メタアナリシスにおいて，G-CSF の用量に依存した効果発現への影響は指摘されていない[4]．当院では，患者の体格や胚移植方法にかかわらず，フィルグラスチム（遺伝子組み換え）$300\,\mu g$ を投与している．

● G-CSF の投与方法

　一部の先行研究では皮下注射としていたが，最近の報告ではほぼ経腟的子宮内投与されている．人工授精用（IUI）チューブを用いた報告と，胚移植用チューブを用いた報告があるが，メ

タアナリシスでは，使用されたチューブによる効果発現への影響は指摘されていない[4]．当院では，IUIチューブを用いてG-CSFを投与している．また，投与の際，経腹エコーを併用することで，より確実にG-CSF投与を確認することができる．

◢ G-CSF療法の有害事象

当院での治療経験の範囲では，明らかな有害事象は確認されていない．文献的には，骨痛，全身倦怠感，頭痛，不眠，神経性無食欲症，悪心，嘔吐などが報告されている．また，呼吸困難，胸痛，過換気，多汗，アナフィラキシー，失神，顔面紅潮などをきたす可能性がある．なお，G-CSF製剤に対してアレルギー既往がある症例には禁忌である．

◢ G-CSF療法を実施する際の留意点

治療抵抗性の子宮内膜菲薄症例または反復着床不全に対する治療オプションとして，G-CSF療法を提案することができる．ただし，G-CSF療法を行う際には，書面による説明および患者の同意が必要となる点に注意が必要である．また，各施設の倫理委員会の承認が必要な試験的治療であることを忘れてはならない．

◢ 当院におけるG-CSF療法の使用経験

● 難治性子宮内膜菲薄にG-CSFが著効した一例

症例

37歳，G1P0（SA1），不妊期間5年，不妊治療歴（他院）：採卵6回，胚移植8回，流産手術1回．

当院での治療

採卵プロトコル：アンタゴニスト法で採卵し，D3胚2個，胚盤胞2個獲得．

胚移植プロトコル：ホルモン補充周期凍結融解胚移植で二段階胚移植（D3胚1個，胚盤胞1個）．Day 13に経腟エコーで子宮内膜菲薄（5.8 mm）を認めたため，Day 17までエストロゲン増量，LDA，ビタミンEを追加した．Day 17の経腟エコーでも子宮内膜厚はほとんど増加しなかった（6.1 mm）ため，書面による説明と患者の同意を得た後にG-CSF 300 μgを子宮内に投与した．Day 20にD3胚1個，Day 22に胚盤胞1個を移植した．子宮内膜の推移を図1に示す．

結果

判定陽性．その後も周産期異常所見を認めず，正期産に至った．

● 反復着床不全にG-CSFが著効した一例

症例

36歳，G1P0（SA1），不妊期間3年，不妊治療歴（他院）：採卵21回，胚移植10回，流産手術1回．

当院での治療

採卵プロトコル：ロング法で採卵し，D3胚2個，胚盤胞1個獲得．

胚移植プロトコル：ホルモン補充周期凍結融解胚移植でD3胚1個移植．反復着床不全のため，書面による説明と患者の同意を得た後にDay 14の胚移植決定日（子宮内膜厚14 mm）に

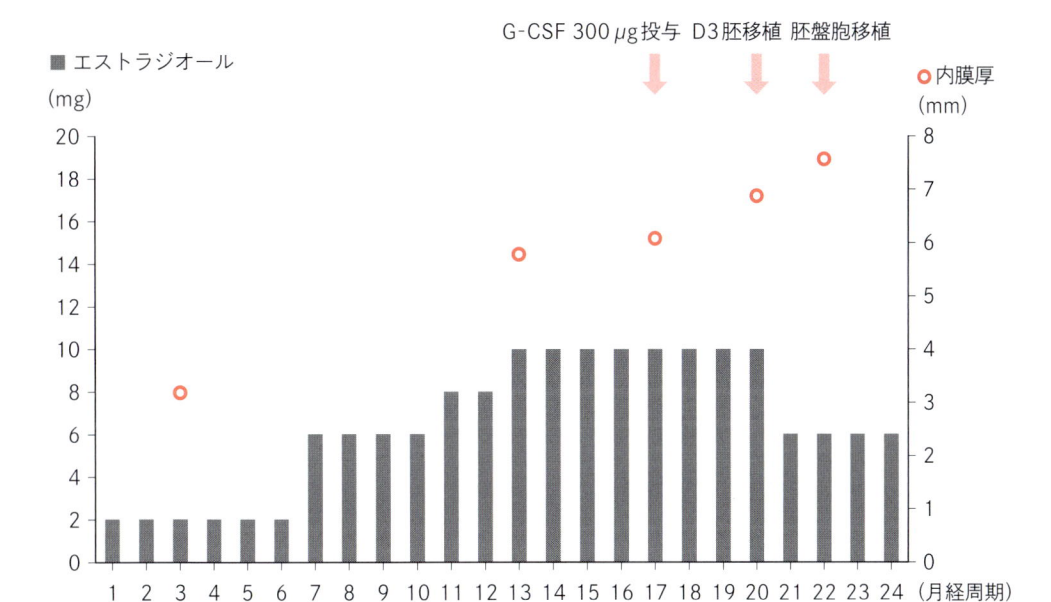

図1 子宮内膜菲薄症例に対する G-CSF 治療の効果

月経周期に合わせてエストラジオールを漸増し，月経13日目に子宮内膜測定したが5.8mmと十分な内膜厚が確保できなかったため，エストラジオールを追加した．子宮内膜エコー所見は木の葉状であったため，月経17日目にG-CSFを投与し，月経20日目にD3胚1個，月経22日目に胚盤胞1個を移植した．

G-CSF 300μg を子宮内投与した後，Day 17 に胚移植を行った．

結果

判定陽性．その後も周産期異常所見を認めず，正期産に至った．

◢ 今後の展望

これまでの先行研究から，G-CSF は「薄い子宮内膜を厚くする」だけでなく，「薄い子宮内膜でも着床できるように内膜を変化させる」ことが示唆されている．子宮内膜菲薄症例だけでなく，反復着床不全例に対する G-CSF 療法の効果が明らかになれば，着床障害治療の選択肢を増やすことができる．

今後の課題として，大規模かつ，よく検討された RCT を実施し，子宮内膜菲薄症例および，子宮内膜厚正常の着床不全症例に対するエビデンスの蓄積が求められる．

文献

1) Revel A：Defective endometrial receptivity. Fertil Steril **97**：1028-1032, 2012
2) Zanotta N, Monasta L, Skerk K, et al：Cervico-vaginal secretion cytokine profile：A non-invasive approach to study the endometrial receptivity in IVF cycles. Am J Reprod Immunol **81**：e13064, 2019
3) Roberts AW：G-CSF：A key regulator of neutrophil production, but that's not all！Growth Factors **23**：33-41, 2005
4) Xie Y, Zhang T, Tian Z, et al：Efficacy of intrauterine perfusion of granulocyte colony-stimulating factor （G-CSF）for Infertile women with thin endometrium：A systematic review and meta-analysis. Am J Reprod Immunol **78**：e12701, 2017

（小宮 慎之介）

高齢不妊患者における着床障害へのアプローチ
⑤シルデナフィル

|ポ|イ|ン|ト|

☑ 子宮内膜菲薄症例に対して，シルデナフィルの経口もしくは経腟投与が試みられ
ている．

☑ シルデナフィルは子宮動脈ならびに子宮筋層の血流を改善する効果が見込まれて
いる．

☑ シルデナフィルによる子宮内膜発育促進に関するエビデンスは限定的であり，他
の治療法との組み合わせによる使用が検討される．

■ シルデナフィルの概要

　妊娠の成立には，着床のために十分な子宮内膜の発育が必要であり，子宮内膜の厚みがきわ
めて重要な判断材料となる．文献上の報告に多少のばらつきがあるものの，着床時の子宮内膜
が 9 mm よりも厚い場合に妊娠率が高く，7 mm よりも薄い場合に妊娠率が低いといわれてい
る[1,2]．子宮内膜の発育にはエストロゲンやプロゲステロンなどのホルモンによる調整だけで
はなく，VEGF (vascular endothelial growth factor) などの成長因子による調整が関与してい
る[3]．これらの成長因子は，局所もしくはパラクラインの機構によって子宮内膜の発育に寄与
するが，エストロゲンなどのホルモンは血流に乗って子宮内膜へ運ばれる結果，その増殖に寄
与する[4]．そのため，子宮動脈の血流は子宮内膜の発育に関与する重要な因子であることが報
告されており[5,6]，子宮筋層の放射状動脈のインピーダンス（いわゆる抵抗値）が高くなること
により子宮内膜の腺上皮の発育が阻害される結果，VEGF の分泌が減少し，子宮内膜の発育
不良を起こすと考えられている[2,7]．そのため，子宮動脈の PI (pulsatility index) が 3.0 未満で
あることが，子宮内膜の受容性が高くなるための条件であるとされている[6,8,9]．

　シルデナフィルは選択的ホスホジエステラーゼ 5 (phosphodiesterase 5：PDE-5) 阻害薬で
あり，当初狭心症の治療薬として開発が進められてきたものであるが，英国の Morriston
Hospital にて実施された第Ⅰ相試験では，むしろ陰茎の勃起に関する作用のほうが強いという
結果であった[10]．その結果を受け，結果的にシルデナフィルは勃起障害の治療薬としての商品
化が進められ，1998 年に米国の FDA より認可されたという経緯がある[11]．

　本薬剤の効果発現メカニズムのなかで重要なものとして，一酸化窒素が挙げられる．一酸化
窒素はグアニル酸シクラーゼ（guanylate cyclase：GC）に作用してグアノシン三リン酸（gua-
nosine triphosphate：GTP）を環状グアノシン一リン酸（cyclic guanosine monophosphate：
cGMP）へ変化させ，ミオシン軽鎖の脱リン酸化を促進し，平滑筋の弛緩作用によって血流増
加を促進する作用をもつ[12]．シルデナフィルは，cGMP が GMP へと分解する作用を担う
PDE-5 を選択的に阻害し，一酸化窒素の作用を増強する働きをもち，結果として血流の増加

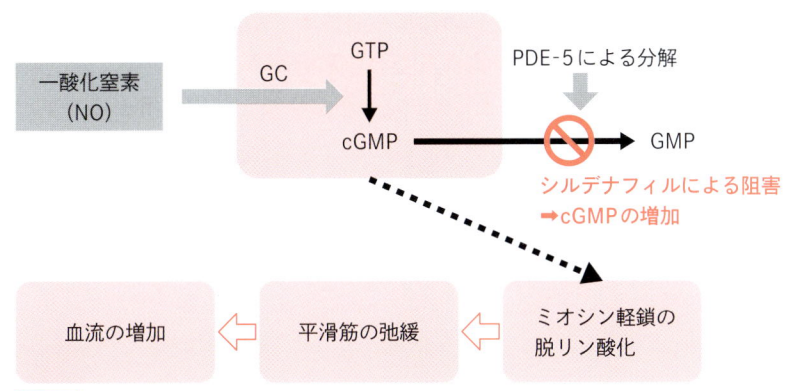

図1 シルデナフィルによる血流増加のメカニズム

表1 シルデナフィルの投与方法例

報告者	投与方法	投与期間
Mangal, et al	25 mg 4 回 / 日 経腟投与	移植周期 8〜12 日目
Dehghani, et al	50 mg 1 回 / 日 投与方法不明	移植周期 1 日目〜移植 72〜48 時間前
Takasaki, et al	25 mg 4 回 / 日 経腟投与	体外受精周期 1 日目〜採卵前の hCG 投与日
Jerzak, et al	25 mg 4 回 / 日 経腟投与	36 日間
Sher, et al	25 mg 4 回 / 日 経腟投与	移植周期 7 日間 + プラセボ 7 日間，その後 8 日間（エストロゲン併用）
Sher, et al	25 mg 4 回 / 日 経腟投与	体外受精周期 3〜10 日目
Kortam, et al	25 mg 3 回 / 日 経口投与	タイミング周期 2 日目〜hCG 投与日

に寄与する[13]（図1）.

　以上のことから，子宮内膜菲薄化による着床障害症例に対してシルデナフィルを使用することにより子宮動脈の血流増加が起こり，子宮内膜の発育が促進されるという考えが着想され，2000 年頃より子宮内膜菲薄症例に対する本剤の使用が試みられるようになった[14]．その結果，シルデナフィルの使用により，子宮内膜に分布するらせん動脈および子宮動脈の血流を増加させ，子宮内膜の受容性が改善することが示されている[15]．

▪ 適応患者と実施法

　一般的に，本治療は子宮内膜菲薄症例に対して実施される．調査した限りでは，高齢不妊患者（40 歳以上）において子宮内膜菲薄症例が多いという知見はない．加齢とともに子宮内膜がアポトーシスを起こす割合が増加することが指摘されているが[16]，卵子提供患者においてレシピエントの年齢は妊娠率に影響を及ぼさないという報告からも[17,18]，子宮内膜の菲薄化と加齢は無関係である可能性が高い．

　また，本治療の実施法は現時点において一定のものはなく，シルデナフィルの投与量，投与日数，投与経路など，報告によって大きなばらつきがある（表1）[4,7,14,15,19〜21]．本剤の一般的投

与方法は経口投与であるが，子宮内膜への作用を期待する場合には，半減期が3〜4時間であることからも，複数回の経腟的な投与方法を用いる場合が多く[4,7,14,15,19,20,22,23]，経口投与の例は少数である[21,24]．また，経腟投与によって頭痛や低血圧などの副作用を減少させる可能性が指摘されており，標的臓器が近いことからも経腟投与を選択していると考えられる[14]．なお，多くの臨床研究において冠動脈疾患および肝腎機能障害，低血圧，脳卒中や心筋梗塞の既往などが除外されていることからも，これらの患者への投与は原則的に禁忌であるといえる[15]．

◢ 治療成績

本治療の治療成績に関しては，現時点において確立された知見はなく，エビデンスレベルの高い報告も多いとはいえない．多数の臨床研究において子宮内膜の発育ないしは質の改善に伴う妊娠成績の改善が報告されてはいるものの，本治療の有効性に関して懐疑的な報告があることも知っておくべきである[25]．表2に，本治療を用いた臨床研究の結果のまとめを示す[4,7,14,15,19〜21]．

◢ 当該治療のコツ

臨床上，子宮内膜菲薄症例に対する治療は難渋することが多い．これまで，エストロゲン製剤の投与のみならず，ペントキシフィリンおよびビタミンE[26]やバイアスピリンなどの有効性に関して報告されてきたが[27]，本治療と同様に決定的な効果を実証するには至っていない[28,29]．したがって，臨床の現場においては，これまで挙げた臨床研究のプロトコールと同様に，複数の治療を同時に行うことにより，少しでも子宮内膜の発育を促し，妊娠率の向上を目指すべきと考えられる．

◢ 今後の展望

現在，シルデナフィルが子宮内膜菲薄症例において子宮内膜発育を促すか否かについては，限られたエビデンスといえる．そのため，本治療の有効性を検証するために大規模な無作為化比較試験の実施が望まれる．また，シルデナフィル投与の副効用として子宮のみならず卵巣などへの影響も検討されている．例として，シスプラチンの卵巣毒性を軽減するという報告や[30]，卵巣機能低下症例において調節卵巣刺激の効果を増強するという報告もある[31]．しかしながら，これらについても推測の域にとどまっており[7]，今後の詳細な検証が必要であろう．

シルデナフィルは，子宮内膜の発育のみにとどまらず，卵巣機能低下症例において調節卵巣刺激を増強する可能性が示唆されている．そのため，卵巣機能低下によって血流が低下していることが予測される高齢不妊患者に対する生殖医療において，シルデナフィルは補助的治療法の候補になりうると考えられる．

文献

1) Kovacs P, Matyas S, Boda K, et al：The effect of endometrial thickness on IVF/ICSI outcome. Hum Reprod 18：2337-2341, 2003
2) Miwa I, Tamura H, Takasaki A, et al：Pathophysiologic features of "thin" endometrium. Fertil Steril 91：998-1004, 2009

表2 シルデナフィルを用いた臨床研究の結果

報告者	対象患者数（人）	対象年齢（歳）	結果
Mangal, et al	S群：50 E群：50	26.8 28.2	内膜菲薄症例に投与し，74％で内膜の三層構造を認めた． S群の64％で血流増加．3回の人工授精後，E群よりも高い妊娠率を示した（臨床妊娠率20％，p＝0.042）．
Dehghani, et al	S＋E群：40 E群：40	29 28	内膜菲薄症例に対して投与し，E群に比して有意に内膜発育および明瞭な内膜の三層構造を認めた（p＜0.0001） 妊娠率はS＋E群で高い傾向にあったが，有意差は認めず．
Takasaki, et al	S群：12 ビタミンE群：25 ℓ-アルギニン群：9	記載なし	内膜菲薄もしくは子宮筋層放射状動脈のRI≧0.81の症例に対して投与したところ，S群では92％の症例で内膜発育とRI低下を認め，平均3.9周期中に50％が妊娠に至った．
Jerzak, et al	不育症群：38 非不育症群：37	32.7 33.3	不育症群において，S投与によってNK細胞の活性が有意に低下し，体外培養系においても同様であった（p＜0.05）． しかし，子宮動脈血流のPIには有意な変化を認めず，非不育症群とも有意差はなかった．
Sher, et al	内膜菲薄症例：4	34, 37, 31, 34	S投与によって子宮動脈のPIが低下し，E併用で内膜発育を認めた．4症例のうち3例が妊娠した．
Sher, et al	内膜菲薄症例： 105	内膜発育群：35.4 非発育群：36.7	S投与によって，70％（73症例）で内膜発育を認めた． 胚移植による妊娠率は29％と，内膜発育群で有意に高い結果であった（非発育群は2％）．
Kortam, et al	S群：45 対照群：45	27.2 28.7	原因不明妊娠，クロミフェン-タイミング周期に使用． 投与群において有意な内膜肥厚を認めたが（p＜0.001），子宮動脈のRIには有意差を認めず． 妊娠率は投与群で17.8％，対照群で11.1％であった．

S：シルデナフィル，E：エストラジオール，PI：pulsatility index，RI：resistance index，NK：natural killer

3) Sugino N, Kashida S, Karube-Harada A, et al：Expression of vascular endothelial growth factor（VEGF）and its receptors in human endometrium throughout the menstrual cycle and in early pregnancy. Reproduction 123：379-387, 2002

4) Sher G, Fisch JD：Effect of vaginal sildenafil on the outcome of in vitro fertilization（IVF）after multiple IVF failures attributed to poor endometrial development. Fertil Steril 78：1073-1076, 2002

5) Sher G, Herbert C, Maassarani G, et al：Assessment of the late proliferative phase endometrium by ultrasonography in patients undergoing in-vitro fertilization and embryo transfer（IVF/ET）. Hum Reprod 6：232-237, 1991

6) Kelly SM, Sladkevicius P, Campbell S, et al：Investigation of the infertile couple：a one-stop ultrasound-based approach. Hum Reprod 16：2481-2484, 2001

7) Takasaki A, Tamura H, Miwa I, et al：Endometrial growth and uterine blood flow：a pilot study for improving endometrial thickness in the patients with a thin endometrium. Fertil Steril 93：1851-1858, 2010

8) Steer CV, Campbell S, Tan SL, et al：The use of transvaginal color flow imaging after in vitro fertilization to identify optimum uterine conditions before embryo transfer. Fertil Steril 57：372-376, 1992

2
高齢不妊診療の実際

9）Zaidi J, Pittrof R., Shaker A, et al：Assessment of uterine artery blood flow on the day of human chorionic gonadotropin administration by transvaginal color Doppler ultrasound in an in vitro fertilization program. Fertil Steril 65：377-381, 1996

10）Terrett NK, Bell AS, Brown D, et al：Sildenafil (VIAGRA^{TM}), a potent and selective inhibitor of type 5 cGMP phosphodiesterase with utility for the treatment of male erectile dysfunction. Bioorg Med Chem Lett 6：1819-1824, 1996

11）Historical Information on Sildenafil Citrate. FDA (https://www.fda.gov/Drugs/DrugSafety/PostmarketDr ugSafetyInformationforPatientsandProviders/ucm162833.htm)

12）Moncada S, Higgs A：The L-arginine-nitric oxide pathway. N Engl J Med 329：2002-2012, 1993

13）Jackson G, Montorsi P, Cheitlin MD：Cardiovascular safety of sildenafil citrate (Viagra)：an updated perspective. Urology 68 (Suppl.)：47-60, 2006

14）Sher G, Fisch JD：Vaginal sildenafil (Viagra)：a preliminary report of a novel method to improve uterine artery blood flow and endometrial development in patients undergoing IVF. Hum Reprod 15：806-809, 2000

15）Dehghani Firouzabadi R, Davar R, Hojjat F, et al：Effect of sildenafil citrate on endometrial preparation and outcome of frozen-thawed embryo transfer cycles：a randomized clinical trial. Iran J Reprod Med 11：151-158, 2013

16）Erel CT, Aydin Y, Kaleli S, et al：Is endometrial apoptosis evidence of endometrial aging in unexplained infertility? a preliminary report. Eur J Obstet Gynecol Reprod Biol 121：195-201, 2005

17）Noyes N, Hampton BS, Berkeley A, et al：Factors useful in predicting the success of oocyte donation：a 3-year retrospective analysis. Fertil Steril 76：92-97, 2001

18）Mirkin S, Gimeno TG, Bovea C, et al：Factors associated with an optimal pregnancy outcome in an oocyte donation program. J Assist Reprod Genet 20：400-408, 2003

19）Mangal S, Mehrishi S：To study and compare the effect of vaginal sildenafil and estradiol valerate on endometrial thickness, blood flow and pregnancy rates in infertile women undergoing intrauterine insemination. Int J Reprod Contracept Obstet Gynecol 5：2274-2277, 2016

20）Jerzak M, Kniotek M, Mrozek J, et al：Sildenafil citrate decreased natural killer cell activity and enhanced chance of successful pregnancy in women with a history of recurrent miscarriage. Fertil Steril 90：1848-1853, 2008

21）Kortam M, Mohammad H, Mobarak M, et al：The effect of estradiol valerate with and without oral sildenafil on endometrial thickness and pregnancy rates in infertile women：A RCT. Evidence Based Women's Health J 8：306-310, 2018

22）Mishra VV, Choudhary S, Bandwal P, et al：Vaginal sildenafil：Role in improving endometrial blood flow in women undergoing IVF with frozen-Thawed embryo cycles-A study over three cycles. Int J Sci Res 4：292-294, 2015

23）Rae Kim K, Sun Lee H, Ryu EH, et al：Efficacy of luteal supplementation of vaginal sildenafil and oral estrogen on pregnancy rate following IVF-ET in women with a history of thin endometria：A pilot study. J Womens Med 3：155-158, 2010

24）Fahmy AA, Elsokkary M, Sayed S：The value of oral sildenafil in the treatment of female infertility：A randomized clinical trial. Life Sci J 12：78-82, 2015

25）Check JH, Graziano V, Lee G, et al：Neither sildenafil nor vaginal estradiol improves endometrial thickness in women with thin endometria after taking oral estradiol in graduating dosages. Clin Exp Obstet Gynecol 31：99-102, 2004

26）Ledee-Bataille N, Olivennes F, Lefaix JL, et al：Combined treatment by pentoxifylline and tocopherol for recipient women with a thin endometrium enrolled in an oocyte donation programme. Hum Reprod 17, 1249-1253, 2002

27）Wada I, Hsu CC, Williams G, et al：The benefits of low-dose aspirin therapy in women with impaired uterine perfusion during assisted conception. Hum Reprod 9：1954-1957, 1994

28）Hurst BS, Bhojwani JT, Marshburn PB, et al：Low-dose aspirin does not improve ovarian stimulation, endometrial response, or pregnancy rates for in vitro fertilization. J Exp Clin Assist Reprod 2：8, 2005

29）Hsieh YY, Tsai HD, Chang CC, et al：Low-dose aspirin for infertile women with thin endometrium receiving intrauterine insemination：a prospective, randomized study. J Assist Reprod Genet 17：174-177, 2000

30）Taskin MI, Yay A, Adali E, et al：Protective effects of sildenafil citrate administration on cisplatin-induced ovarian damage in rats. Gynecol Endocrinol 31：272-277, 2015

31）Trakakis E, Vaggopoulos V, Sioulas VD, et al：The contribution of sildenafil (Viagra) to ovarian stimulation with gonadotropins in a woman with poor ovarian response. Gynecol Endocrinol 30：478-480, 2014

（高江　正道，鈴木　直）

卵子提供─国内外の現況

> │ポ│イ│ン│ト│
> ☑ 卵子提供は各国で増加傾向にあり，2014年には全生殖医療の6.6％を占めた．
> ☑ わが国では関連法整備が進まず，卵子提供は国際的にみて例外的な状況にある．

◢ ICMARTによる国際統計にみる卵子提供

　世界各国における生殖医療の統計を収集し，解析報告するICMART（International Committee monitoring ART）により公刊された最新報告は2011年のデータである[1]．しかし，ここでは，まだ暫定的集計解析の段階ではあるが，2018年の欧州生殖医学会（ESHRE）においてICMARTが報告した2014年のデータ[2]について述べる．

　2014年データとしてICMARTに報告された生殖医療は，1,647,777周期であったが，このうち108,064周期（6.6％）が提供卵子を用いた治療であった．この数は，前年比29.2％の増加となり，近年の提供卵子使用周期数の世界的増加傾向が続いていることが明確に読み取れる．図1に示すように，10年間で提供卵子を用いる周期数は4倍以上になっており，同期間の全報告周期数が2倍強であることを考えると，卵子提供の重要性が拡大していると考えられる．なお，2014年に世界で行われた提供卵子使用周期のうち，29.8％が分娩に至っており（delivery rate），非提供卵子使用周期における20.2％を大きく上回る．

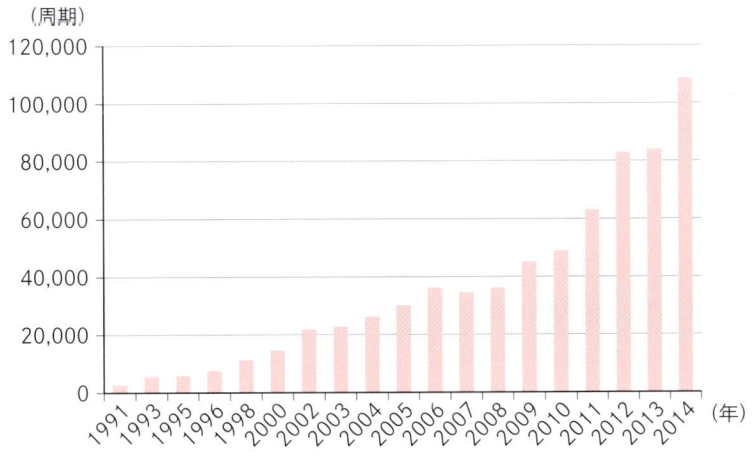

図1 ICMARTに報告された提供卵子を使用する生殖医療の周期数
ICMARTデータから筆者作成，2014年データは暫定．

◢ 米国における卵子提供の現況

　米国では，生殖医療の統計は疾病管理局（Center for Disease Control and prevention：CDC）が収集しており，毎年 annual report を発行している．歴史的に提供卵子を用いた生殖医療が相当数行われており，特に2000年代には，全生殖医療周期のうち11〜12%が提供卵子を用いた治療であった．近年，その比率はやや低下傾向にあるが（表1），実数としては，なお増加している．最新のCDCのデータによれば，2016年に米国で24,300周期の提供卵子を用いた治療が行われ，これは全治療周期の約9%を占めている[3]．また，2016年現在，CDCに報告のある463クリニックのうち，88%のクリニックが提供卵子を用いる治療を提供している．

　提供卵子使用周期のうち，1,869周期は他カップルからの胚（用いられなかった胚）の提供を受けて行われているが，残りは新鮮卵子あるいは凍結卵子の提供を受け，受精胚を作製して移植する治療である．提供胚を用いる周期数は近年著しく減少する一方，卵子提供，特に凍結卵子を用いる周期が増加している．この背景に，卵子バンクから卵子を入手している可能性が推察されるが，その詳細は明らかでない．そして，近年のPGT-Aの拡大を受けて，提供卵子使用周期においても，13,458周期は凍結胚移植周期となっている．

　米国におけるほとんどの卵子提供者は，20代あるいは30代初頭の女性であるため，卵子提供を受ける女性の年齢には無関係に，生児獲得率は50%以上となっている．しかし，2016年の平均胚移植数は1.5程度であるため，多胎率が24%ときわめて高い．

　なお，CDCレポートによれば，米国における48歳以上の女性に対する治療のうち，68%が提供卵子を用いる治療であり，2/3以上は凍結胚移植周期であるという．

表1 米国における提供卵子使用周期

年	全治療周期数	提供卵子使用周期数	比率（%）	年	全治療周期数	提供卵子使用周期数	比率（%）
1996	64,039	5,162	8.1	2007	132,262	15,953	12.1
1997	71,825	6,643	9.2	2008	148,055	18,121	12.2
1998	80,634	7,756	9.6	2009	146,244	17,697	12.1
1999	86,822	9,066	10.4	2010	147,260	16,531	11.2
2000	99,639	10,389	10.4	2011	151,923	18,530	12.2
2001	107,587	12,018	11.2	2012	176,247	19,847	11.3
2002	115,392	13,183	11.4	2013	190,733	19,988	10.5
2003	122,872	14,323	11.7	2014	208,604	20,481	9.8
2004	127,977	15,175	11.9	2015	231,936	21,182	9.1
2005	134,260	16,161	12	2016	263,577	24,300	9.2
2006	138,198	16,976	12.3				

CDCデータから筆者作成

◤ 欧州における卵子提供の現況

欧州諸国の生殖医療の治療成績については，毎年 ESHRE の EIM（European IVF-Monitoring Consortium）から報告されるレポートがあるが，その最新版は 2014 年のデータである[4]．ここでは，筆者がさまざまなルートで入手できた最新のデータから，卵子提供の現況を報告する（表 2）．なお，欧州各国の事情は，それぞれに相当異なるために，ここでは特徴的ないくつかの国々についてとりあげ，そのあらましを述べる．

● 英国

生殖医療の最も長い歴史を誇る英国は，HFEA（Human Fertilisation and Embryology Authority）がデータを収集している．最新の 2016 年レポートによると，この年 68,000 周期の治療が英国で行われ，そのうち 3,924 周期が提供卵子を用いた治療であった（5.8％）[5]．これには，提供精子もともに用いる double donation の 924 周期が含まれる．提供卵子を用いる治療は 2000 年代に卵子提供者不足で停滞していたが，近年になって提供卵子使用周期数は明確に増加傾向にある．2016 年に提供卵子を用いた女性は 29％が 45 歳以上で，35 歳未満は 12％に過ぎなかった．生児獲得率は胚移植あたり約 30％である．

● デンマーク

デンマークは，ヨーロッパのなかで最も頻繁に生殖医療に関連する法令やさまざまな管理システムの整備充実を図ってきた国である．また，出生数のうち，生殖医療により妊娠し出生に至った児の割合が世界で最も高く，約 10％となっていることが最近注目されている[6]．デンマーク生殖医学会の公表資料によれば，2017 年には提供卵子を用いた治療は 1,127 周期行われ，これは全 19,880 周期の 5.7％に相当する[7]．生児獲得率は胚移植あたり約 28％である．

● スペイン

スペインは，欧州各国から提供卵子を求めて渡航治療を受ける女性の集まる国として知られていた．2015 年から生殖医療のレジストリーが義務化され，信頼できるデータが集積されるようになった[8]．2016 年には，138,553 周期の治療が行われ，そのうち 16,133 周期（11.6％）が提供卵子を用いる治療であった．この国際的にみても突出する提供卵子使用周期の割合は，卵子ドナーの確保が比較的容易であることも重要な要素である．しかし，この国で施行される治療のうち 12,939 周期が海外からの越境治療であり，その 53.3％が提供卵子を用いる治療であ

<table>
<tr><td colspan="5">表2 欧州各国における提供卵子使用周期</td></tr>
<tr><th>国</th><th>年</th><th>全治療周期数</th><th>提供卵子使用周期数</th><th>比率（％）</th></tr>
<tr><td>英国</td><td>2016</td><td>68,000</td><td>3,924</td><td>5.8</td></tr>
<tr><td>デンマーク</td><td>2017</td><td>19,880</td><td>1,127</td><td>5.7</td></tr>
<tr><td>スペイン</td><td>2016</td><td>138,553</td><td>16,133</td><td>11.6</td></tr>
<tr><td>ドイツ</td><td>2017</td><td>63,621</td><td>0</td><td>0</td></tr>
</table>

各国データから筆者作成

ることが大きく影響している．なかでも隣接するフランスからの渡航数が最大であるが，イタリア，英国，ドイツなどからの渡航者も数多く，欧州以外からスペインに治療に訪れる例もある．

●その他の国々

一方，欧州諸国のなかで，ドイツとノルウェーは卵子提供を法律で禁止する例外的な国である．その結果，ドイツからは，ベルギー，チェコ，スペインなどへ，ノルウェーからは主にデンマークへ提供卵子を必要とする多くの女性が渡航し治療を受けている．

◢ 日本の現状

わが国では，親子関係に関連する法令が未整備であることから，配偶子提供を禁止する一切の法令が存在しないにもかかわらず，提供卵子を使用する治療を行うことがきわめて困難な状況が続いている．配偶子提供により生まれた子どもたちと両親の親子関係を定義し（出産した女性が母親，そのパートナーが父親），子どもたちと配偶子提供者間の親子関係やさまざまな権利義務関係を完全に消去することを明確にする法律が必要である．

日本生殖補助医療標準化機関（JISART）は，厳重な適応と倫理審査のもとに，主に近親者からの卵子提供治療を国内で行っているが，その数はきわめて少数例にとどまる．わが国の，この異常な状況のなかで提供卵子を必要とする女性は，ドイツやノルウェーの女性と同じように海外渡航による治療を選択しており，すでに台湾を中心に1,000名を超える渡航者があるものと推定されているが，その実態は明らかではない．

妊娠を希望する高年齢女性が増加しているなか，選択肢の一つとして提供卵子を用いる治療を国内で可能にすることが必要で，そのために不可欠な法整備が喫緊の課題であるといえる．

文献

1) Adamson GD, de Mouzon J, Chambers GM, et al：International Committee for Monitoring Assisted Reproductive Technology：world report on assisted reproductive technology, 2011. Fertil Steril 110：1067-1080, 2018
2) Adamson D：ICMART Preliminary World Report 2014 (presented at ESHRE 2018)
3) Center for Disease Control and prevention：2016 Assisted Reproductive Technology National Summary Report. 2018
4) De Geyter C, Calhaz-Jorge C, Kupka MS, et al：ART in Europe, 2014：results generated from European registries by ESHRE：The European IVF-Monitoring Consortium (EIM) for the European Society of Human Reproduction and Embryology (ESHRE). Hum Reprod 33：1586-1601, 2018
5) Human Fertilisation and Embryology Authority：Fertility treatment 2014-2016 Trends and Figures. 2018
6) BBC News, 21 September 2018
7) Sundhedsdatastyrelsen：IVF-registeret (assisteret reproduktion)
8) Registro Nacional de Actividad 2016 (presented at ASRM 2018)

（石原　理）

国外での卵子提供 — 米国での実例

|ポ|イ|ン|ト|
- ☑ 米国での卵子提供は米国生殖医学会や FDA などによるガイドライン，法規制のもとで実施されている．
- ☑ ガイドラインや法規制以外の医療環境も米国と日本とでは大きく異なるため，それらも含めて熟知していないと危険を伴う可能性がある．
- ☑ 日本から渡米して卵子提供プログラムを受ける場合の費用は，諸条件によって異なるが，エージェント料も含めておよそ 40,000 ドル前後となる．

◢ 米国における卵子提供の現状

米国において，卵子提供が不妊治療の一つの選択肢として確立されてから約 40 年が経った．卵子提供プログラムは，一般医療と異なり第三者を介するため，安全性を最優先し，各分野の専門家がフラットな組織として協力して，法律や各学会のガイドラインに沿ってプログラムを進行させていく必要があり，臨床医や心理カウンセラー，感染症の専門医，弁護士など数多くの専門家が関わっている．そのため，あらゆる専門家の観点から，常にガイドラインの見直しが行われ，今日に至るまでの間，米国政府機関や米国生殖医学会で，度重なる法改正が行なわれてきた．

特に米国政府機関である FDA では，2005 年 5 月 25 日に連邦規則集の第 21 章の 1270 項と 1271 項の内容を大幅に変更し，レシピエントの安全面を強化した．

FDA の役割は，「プロダクト」と呼ばれる医薬品や食料品から米国民の健康を守ることである．卵子提供の分野にも FDA が深く関わっており，卵子は医薬品や食料品と同様，「プロダクト」の一種と定義されている．FDA は，プロダクトを通じて感染症や遺伝病などがレシピエントに感染または遺伝する可能性を危惧し，規則集の内容をアップデートするほか，査察を徹底し，年に数回，各クリニックへの抜き打ち検査を行い，正しく規定通りにプログラムを行っているかチェックしている．

CDC によると，2016 年では全米 263,577 周期中，卵子提供の周期は 24,300 と報告されている．比率でいうと，ART 周期総数の 9.2％が卵子提供によるものになり，いかに卵子提供の需要が多いかが伺える．

日本から米国での卵子提供プログラムを希望される場合の医療は，メディカルツーリズムの一つである．メディカルツーリズムとは，自分の住んでいる場所で希望する医療が受けられない場合に，遠距離の移動をして受ける医療行為を指す．日本人が米国で卵子提供を受ける場合，国を越えての医療行為となり，治療先の国の法律を含めた政治や医学会のガイドライン，実際に治療をするクリニック，治安，環境問題などを熟知していないと，場合によっては危険

を伴う可能性がある．本稿では，筆者が代表を務める LA Baby での卵子提供プログラムを例に，卵子提供プログラムの大まかな流れや費用，プログラムの注意事項などをご紹介していきたいと思う．

◢ 一般的な流れ（図 1）

● ファーストコンタクト

LA Baby へのファーストコンタクトは，電話やメールでの問い合わせが大半を占める．まずは患者に，卵子提供で移植した場合の流れやリスク，費用，出自を知る権利に関する情報とお子様への告知の有無や時期の選択肢について，また，卵子提供によりお子様を出産した場合は，実質奥様の遺伝子は伝わらないことなどを説明する．

次に，患者と直接面談が行われる．米国生殖医学会のガイドラインでは，患者にお子様を育てる能力がないとみなされた場合，エージェンシーを含む医療機関でプログラム施行を拒否す

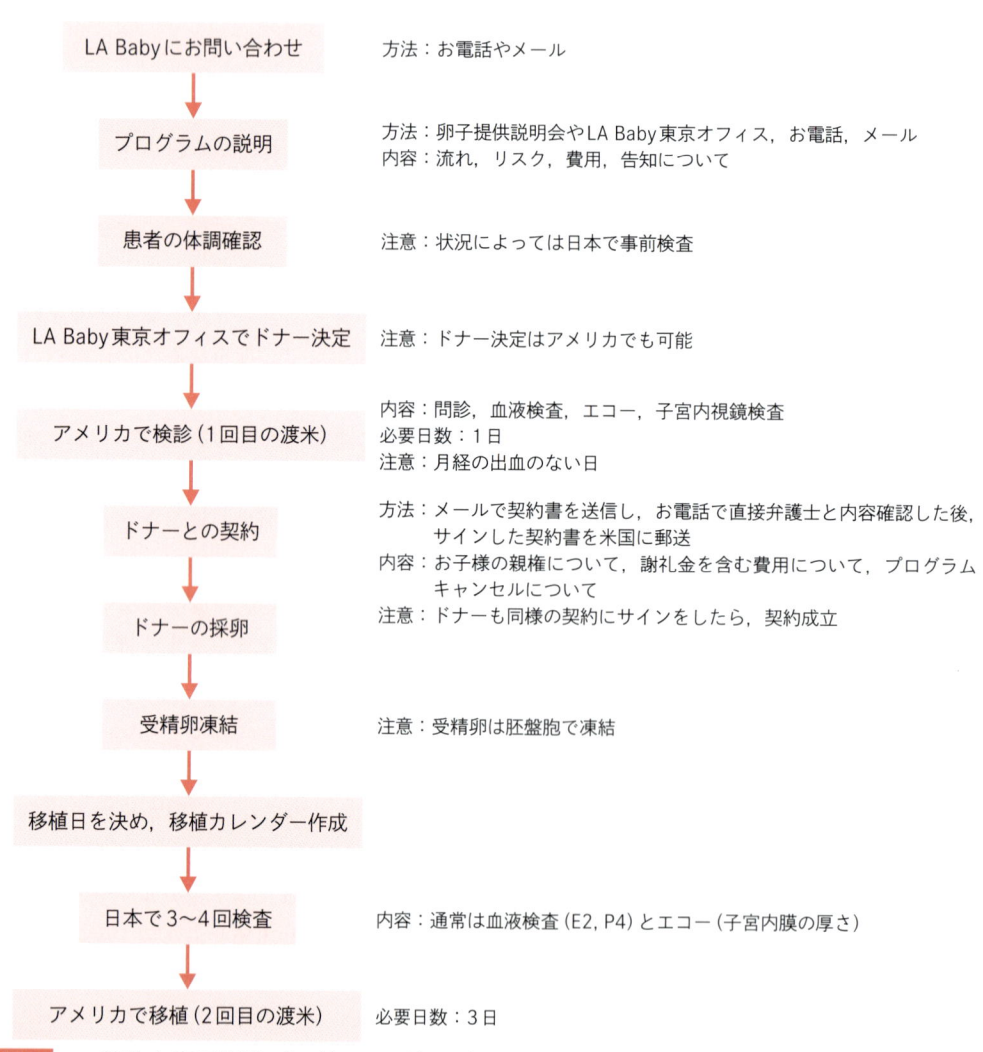

図1 一般的な卵子提供プログラムの流れ（LA Baby の場合）

る権利がある．そのため，われわれは，回数を重ねて患者とコンタクトを取り，患者の生活環境を含む背景を把握し，お互いに納得したうえでプログラムをスタートさせている．

● 卵子ドナーの選択と契約

その後，実際に卵子ドナーの選択に移る．LA Baby に登録されている日本人卵子ドナーは全員 30 歳までと規定されており，その数は現在，ロサンゼルスとハワイ合わせて 150 名ほどに上り，患者の数を上回っている．卵子ドナーは，東京オフィスまたはアメリカ本社まで患者が直接来て相談し，患者のさまざまな条件や要望を聴取したうえで慎重に選択する．

渡米は 2 回必要である．1 回目の渡米時には，問診，血液検査，エコー，子宮内視鏡検査，精子検査を行う．空港からホテル，クリニック間の送迎を手配し，通訳業務も行っている．米国内に住む人と同等の費用で卵子提供プログラムを受けられるよう，送迎や通訳はすべて無料サービスで提供している．ご主人の精子に問題がなければ，ご主人の 2 回目の渡米は必要ない．

卵子ドナーとの契約は，ご夫婦が 1 回目の渡米から日本に帰国された後に行われる．LA Baby からメールで契約書を送付し，契約書が手元に届き次第，ご夫婦から弁護士に電話で連絡いただく．内容を確認して問題がなければ，患者が署名し原本を郵送する．契約書の内容には，出産するお子様の親権や謝礼金を含む費用に関することなどが含まれている．

患者と卵子ドナーが署名した契約書が届くと契約完了となり，患者も卵子ドナーも医師の許可がない限りプログラムのキャンセルはできない．そして，卵子ドナーの薬の服用が開始する．契約により，患者も卵子ドナーも医師の指示通りに薬を服用する義務がある．

● 治療

採卵は卵子ドナーの体調や予定に合わせて行い，胚盤胞となった受精卵を凍結する．着床前診断（PGT）を希望される場合は，着床前診断の結果を受け取ってから移植日を決めていく．

移植日に合わせて患者の月経周期を整え，生活習慣などの改善が必要な場合はアドバイスを行う．移植前に特殊な検査などが必要な場合もある．すべて問題なければ，移植のための投薬カレンダーを作成し患者にメールで送る．薬の服用指示のため，日本では通常，3〜4 回の血液検査（E2，P4）とエコー（子宮内膜の厚さ）を受けていただく．薬はすべて経口薬と腟坐薬で，LA Baby アメリカ本社から FDA 認証済みのものを郵送する．患者によっては，ブセレリン（スプレキュア®）を日本で購入する必要がある場合もある．

次に，患者は移植のために 2 回目の渡米をする．移植後は，最短でも 48 時間はホテルで安静のうえ帰国する．移植から 2 週間後，日本で hCG 検査を受け，着床している場合は移植日から 6〜9 週間後まで薬を継続する．妊娠後もカウンセリングを希望されるかたには継続して行い，育児相談やお子様への告知の相談なども実施している．

◢ 諸手続き

卵子提供プログラムでは，パスポートと事前にメールで送信した問診票への記入と同意書へのサインが必要である．

法的に結婚しているご夫婦なのか，事実婚なのか，シングルマザーでの治療を希望するかなど，カウンセリング内容や契約内容が異なってくるため，事前に明確にしておく必要がある．

米国生殖医学会のガイドラインにより，LGBTの患者も同様に対応する．

◢ 費用と期間

　初回渡米前に手付金1,000ドルが必要となり，初回検査費用は1,875ドルである．日本に帰国後，卵子ドナーが決定し契約が完了したら，卵子提供プログラム医療費14,000ドルとエージェンシー料11,500ドルの支払いが必要となる．その他，着床前診断を希望される場合は7,500ドル，遠方に住んでいて移動費が発生する卵子ドナーを選択された場合は約6,500ドルの追加料金が発生する．移植時には，卵子ドナーへの謝礼金6,000ドル（経験者ドナーの場合は7,000ドル）の費用も必要である．万一，採卵したけれども受精卵が育たなかった場合は，7,500ドル＋次回の卵子ドナーへの謝礼金と薬代で卵子ドナーを選び直し，卵子提供プログラムの再開が可能である．たとえば，ロサンゼルスで移動費がかからない初めての卵子ドナーを選択された場合で，着床前診断をする場合は合計費用が1,000＋1,875＋14,000＋11,500＋7,500＋6,000＝41,875ドルになる．

　前述の通り渡米は2回必要で，それぞれの現地滞在期間は1回目が1日，2回目は3日を推奨している．選択される卵子ドナー次第だが，1回目から2回目までに平均5か月を要する．

◢ 妊娠成功率

　われわれがロサンゼルスとハワイでサポートした卵子提供プログラムでの移植数は2,187件である（2004～2017年末）．統計的には，受精卵を1個移植した場合の妊娠率は48％，2個移植した場合の妊娠率は81.3％で，2個移植した場合の多胎妊娠率は33％である．患者の出産時の平均年齢は48歳，ご主人の平均年齢は52歳である．卵子提供プログラムの場合，どの卵子ドナーを選ぶかによって成功率が大きく異なってくる．

◢ 卵子ドナーへの謝礼金について

　米国生殖医学会では卵子ドナーへの謝礼金は5,000ドル以内とし，理由を説明できれば1万ドル以内なら可能としている．われわれの場合，卵子ドナーへの謝礼金は6,000～8,000ドルである．謝礼金の額を設定した理由を米国生殖医学会に報告し，承認されたためこの金額に設定している．

　米国生殖医学会に登録していなければ，料金は上限なく設定できるので，1万ドル以上に設定している卵子提供エージェンシーは米国生殖医学会に登録されていないことになる．

　なぜ米国生殖医学会で謝礼金の限度額を設定しているかというと，卵子ドナーはあくまでもボランティアである必要があり，謝礼は最低額に設定しなければならないためである．一時間あたりの最低賃金に，最長拘束される可能性がある時間を加えて，謝礼金が割り出されている．最低賃金とは，人として生活していくために最低限必要な費用と考えられる．

　謝礼金の額が最低限に抑えられていなければ，卵子ドナーは自分が選ばれるためにプロフィールに嘘や偽りを記載する可能性があり，伝えなければならない家族の病歴を隠したりする可能性も出てくる．当然，カウンセリングや心理テストによって，卵子ドナーの発言に嘘偽

りがないか調べたり，契約書によってそうした事態を未然に防ぐよう努力はしているが，謝礼金の額を上げれば上げるほど問題が発生する可能性が高くなるというのが学会の見解である．

◢ 注意点

これからは，さらに国際化が加速し，世界中さまざまな国籍の人種が混ざり合っていくと予測される．米国にも発展途上の国々から，あらゆるエージェンシーを介して患者が来ている．先進国に住む患者が発展途上国に行き，発展途上国に住む患者が先進国に行く，不思議な現象が世界で起こっている．

ただし，他国からのエージェンシーの場合，米国の法律をきちんと理解していないケースも多々ある．ボランティア精神で渡米した卵子ドナーが，FDA の規定に沿わず強制帰国させられたケースや，法律のグレーゾーンを見つけ出し，米国での治療をどうにかできないかと希望する患者がいたというケースも頻繁に耳にする．ただ，忘れてはいけないのは，法律はあくまでも患者を守るために作られたものである，ということである．

（岡垣　穰二）

養子縁組

|ポ|イ|ン|ト|

☑ 特別養子縁組の養親の多くは不妊治療経験者であり，その情報提供は生殖医療従事者にとって重要な責務である．

☑ 政府は特別養子縁組の普及を推進しており，厚生労働省のウェブサイトなどから養子縁組あっせん事業者などの情報が得られる．

☑ 特別養子縁組制度はあくまでも保護が必要なお子さんのための制度であるが，養親の候補者となる不妊治療患者には早い段階での情報提供が必要と考えられる．

◢ 日本の特別養子縁組の現状

日本で特別養子縁組制度の議論が始まるきっかけとなったのは，1970年代に起きたいわゆる「菊田医師事件」である[1,2]．子供を育てられる環境にない人工妊娠中絶希望の妊婦を出産するように説得し，赤ちゃんを養育したいと願う夫婦にあっせんするという事件であった．その後の社会的な議論を経て，戸籍上，養子を実子と同様に記載するよう配慮した特別養子縁組制度の法案が1987年に可決された．しかしながら，この制度の普及は欧米先進国に比べて遅れており，要保護児童の家庭養護が20％にも届かないのが現状であり[3]，近年では増加傾向をみせているものの2015年で500件を上回る程度である[4]．特別養子縁組のあっせんに関しては，児童相談所と民間の養子縁組あっせん事業者が携わっている．2016年に特別養子縁組あっせん法案が可決され，政府もその普及を推進しており，民間の養子縁組あっせん事業者は許可制となり，その情報を厚生労働省のウェブサイトで確認することができる[5]．

特別養子縁組を行う養親の多くが不妊治療経験者であるという報告もあり[6]，生殖医療従事者はこの制度についての知識をもち，不妊患者に対する情報提供の準備を行う必要がある．特に不妊治療の成績が不良である高齢不妊患者の診療においては，この情報提供の重要性はさらに高くなるものと考えられる．

◢ 必要な諸手続き

● 委託までの流れ

特別養子縁組の申請から成立までの流れについて説明する．まずは特別養子縁組を希望する夫婦は，民間のあっせん事業者や児童相談所に問い合わせを行う（図1）．そして，必要書類を記入して提出する．その後，犯罪歴がないかなど身辺の調査が行われ，問題なければ委託を受けるまで待機期間となる．その間に，子育ての研修を受講したり，養子の受け入れ状況に問題ないか家庭訪問や職場の受け入れ状況の調査が行われ，必要物品の確認が行われる．

育ての親登録までの過程と登録後の支援

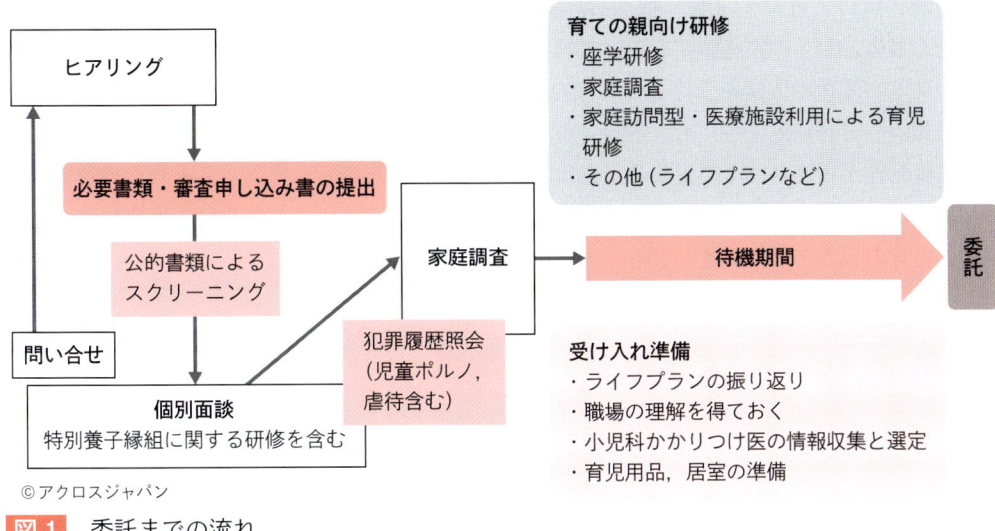

図1 委託までの流れ
（資料提供：アクロスジャパン）

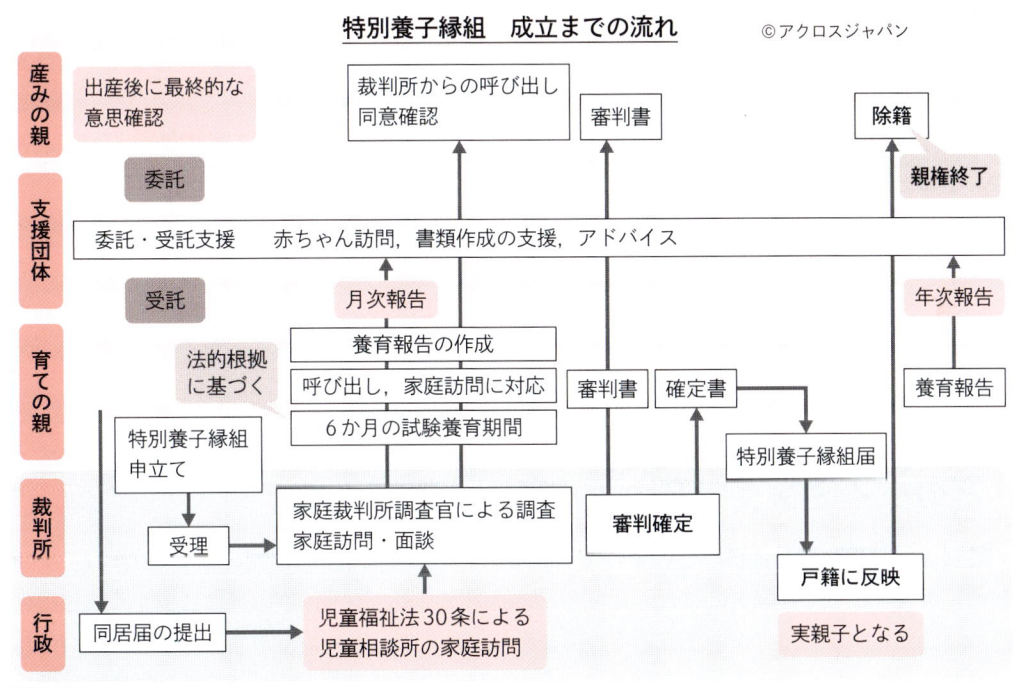

特別養子縁組　成立までの流れ　©アクロスジャパン

図2 委託から成立までの流れ
（資料提供：アクロスジャパン）

●委託から成立までの流れ

　次に委託を受けてからの流れについて説明する（図2）．民間あっせん事業者や児童相談所が実親に出産後の最終的な意思確認を行う．そして，同意が得られてから養親希望者への養子の委託が行われる．委託を受けた養親希望者は行政に対して直ちに同居届を提出することにな

る．裁判所に対しては特別養子縁組の申し立てを行う．6か月の試験養育期間の間に，家庭裁判所の調査官による家庭訪問・面談といった調査を受けることになる．児童相談所や民間のあっせん事業者からの家庭訪問あるいは呼び出しなどに対応し，受託の支援を受けたり，書類作成のアドバイスや支援を受けることになる．その際に養子の状況も観察されることになる．家庭裁判所の審判が確定されると審判書が実親と養親希望者の元に送られる．そして，養親希望者に確定書が届けられると養親希望者は特別養子縁組届を行政に提出し，それが戸籍に反映され養子は実親から除籍されて晴れて実親子となるのである．以後も養親は支援団体などに定期的に養育の報告を行うことになる．

◢ 情報提供において配慮が必要な点

　特別養子縁組の情報提供を行ううえで配慮が必要な点の一つは「真実告知」の問題であると考える．血縁のないことを告知するか否か，あるいはどのタイミングで行うべきか，非常にデリケートな問題である．特に非配偶者間人工授精（AID）によって出生した当事者たちが「出自を知る権利」などについて問題提起するようになってから，この問題は看過できない問題となった．養子縁組先進国の米国では，明らかに違う人種の複数の子どもを養子，あるいは里子として養育する家庭は珍しくない．肌の色で出自について隠しようがないことも普通にありうることであり，早い時期からの真実告知を受けることにより血縁のないことに対する葛藤は大きなものにならないと考えてよいと思われる．日本財団が行ったアンケート調査の当事者のコメントなどを説明することによって[7]，不妊患者の「真実告知」に対する不安を和らげることができると考える．

　大切なことは，養子を一人の独立した人格として認めることであり，養親になることを希望する不妊患者に，自分の所有物などではないことを十分に認識させることであると考える．もちろん，血縁があろうとなかろうと親子関係はさまざまな形があり，完璧な親子関係を築かなくてはならない，と思いつめずに等身大で親子関係を作っていくという心構えが必要であると考える．

◢ どのタイミングでどのように伝えるべきか？

　特別養子縁組の情報提供をどのようなタイミングでどのように伝えるのか？われわれ生殖医療従事者にとって神経質にならざるをえない問題である．不妊治療の終結に関する情報提供をいつ伝えるべきと患者が考えているか調査を行った結果，不妊治療を開始する前あるいは体外受精を行う前に知りたいという回答が多いという報告がある[8]．特別養子縁組の情報提供を行うことは「不妊治療を諦めたほうがよい」と伝えているという誤解を招くのではないかとわれわれ生殖医療従事者は考えがちかもしれないが，それは思い過ごしかもしれない．実際に養親あるいは里親となられたかたから「生殖医療従事者はなぜもっと早い時期に特別養子縁組あるいは里親制度の情報提供をしてくれないのか」という声を聴くことはしばしばある．特別養子縁組が可能な年齢はある程度制限を受けざるをえない．きわめて限られた時間で特別養子縁組の準備を進めざるをえなかった苦労を語られる養親のかたもいる．われわれは勇気をもって早い時期に特別養子縁組などの情報提供も心がけるべきであろう．

その際にどのように伝えるか，それもわれわれの課題の一つである．そこで重要になってくるのが shared decision-making（共有意思決定）という考えかたである[9,10]．よりわかりやすい言葉を使い，少し時間をかけて情報提供を行う．それによって患者もリテラシーを向上させる．そして，意思決定を患者にすべて負わせるという姿勢ではなく，意思決定を行う過程をともに過ごして落としどころをみつける，あるいは折り合いをつける場所にたどり着く，という姿勢が重要である．100点満点の答えのない意思決定をしているのであり，たどり着いた意思決定を変更してもよいことを伝えることも重要である．よく「患者に寄り添う」という漠然とした表現が用いられることがあるが，まさに shared decision-making の姿勢を示しているものと考える．そのような姿勢のもとに患者に特別養子縁組の情報提供を行っていれば，先述したような「不妊治療を諦めたほうがよい」と伝えているという誤解は避けることができるものと思われる．

養親の多くが不妊治療経験者である現状を考えると，生殖医療の領域と特別養子縁組に携わる領域がもっと早くから連携を行うべきであったと思う．しかしながら，不妊治療という領域も養子縁組という領域も，日本の伝統文化のなかでは日の当たらない領域であった．そして，国民性としてそういう領域はみてみないふりをしておかねばならないと忖度してきたのではないだろうか．多くの情報を誰もが共有できるようになり，家族のあり方の多様性が受け入れられつつある今日では，われわれ生殖医療従事者に求められるニーズとその対応も多様化せざるをえない．特に高齢不妊患者の診療を行ううえでは，特別養子縁組という情報提供を行う準備をすることは，われわれにとって必須の責務になっていることを自覚すべきであると考える．

文献

1) 後藤絵里，小川多鶴，駒崎弘樹：養子縁組対談①ある医師の"違法行為"から始まった！https://engumi. florence.or.jp/news/2017/03/1155（2019年9月閲覧）
2) 菊田昇：この赤ちゃんにもしあわせを―菊田医師赤ちゃんあっせん事件の記録．東京，人間と歴史社，1978
3) 後藤絵里：産まなくても育てられます．東京，講談社，2016
4) 厚生労働省：普通養子縁組と特別養子縁組について https://www.mhlw.go.jp/file/06-Seisakujouhou-11900000-Koyoukintoujidoukateikyoku/0000169448_1.pdf（2019年9月閲覧）
5) 厚生労働省：養子縁組あっせん事業者一覧（平成31年3月20日現在）https://www.mhlw.go.jp/stf/ seisakunitsuite/bunya/0000169158.html（2019年9月閲覧）
6) 奥島美香，繁田実，實崎美奈：不妊治療従事者による里親・特別養子縁組についての情報提供のあり方―相談所・事業所へのアンケートからみえたこと．日受精着床会誌 34：362-368，2017
7) 日本財団：子が15歳以上の養子縁組家庭の生活実態調査 報告書．2017 https://happy-yurikago. net/2017/04/4085/（2019年9月閲覧）
8) 杉本公平，泊 亜希，針谷則子，他：治療終結に関する不妊患者の意識調査．日受精着床会誌 27：313-317，2010
9) 藤本修平，今 法子，中山健夫：共有意思決定〈Shared Decision Making〉とは何か？―インフォームドコンセントとの相違．日本医事新報 4825：20-22，2016
10) 杉本公平：がん・生殖医療における情報提供と意思決定の支援．日産婦会誌 70：1297-1303，2018

（白石　絵莉子，杉本　公平）

生殖心理カウンセリング

|ポ|イ|ン|ト|

- ☑ 患者が安心感をもって相談できるようにホスピタリティーを発揮すること：ほとんどの患者は最初にカウンセリングルームに来る際，緊張感や不安を抱えながら来談する．語りが自由に展開していくように受容的で温かな雰囲気づくりが大切である．
- ☑ 職業的倫理観と治療的柔構造 (therapeutic flexible structure) の重要性：患者個人の価値観や存在に対し尊厳をもって患者の語りに耳を傾けること，治療的柔構造の発想をいかし，柔軟に対応することが重要である．
- ☑ 多職種と協働し，患者をサポートする：患者理解のあり方・アプローチは，職種による独自性，専門性によって異なる．プライバシーを尊重すること，患者や家族の了解を得て共有するなどの工夫が必要である．

◼ 生殖心理カウンセリングの概要

生殖医療分野における心理臨床は，各クリニックや病院の方針によって提供しているものが異なるのが大きな特徴である．ART に関わるチームのメンバーとして連携しながら動くのが前提であるが，生殖心理カウンセラーと他職種のありかたの違いについては，患者その人自身の全体を尊重し，子どもを授かる，授からないに関わらず，その人がその人らしく人生を歩んでいくことを支えていく，ともに考えていくというスタンスがあることであろう．本稿では筆者が勤務している生殖医療専門施設で患者に提供している心理援助について具体的に述べる．

● 自発的に来談する患者への心理的援助

患者本人が必要性を感じて自発的に来談してくるケースは，好ましい影響や変化をもたらすことが少なくない．それは，勇気と覚悟をもっていることを意味しているからである．

心理カウンセリングに来談する患者の治療時期や状況に添って，臨床心理学的方法を活かしてテーラーメードの心理的なサポートをしていく．箱庭療法，採卵・胚移植前のイメージ療法，臨床催眠療法，認知行動療法，トラウマケア，妊娠後のケアなどの提供も含まれる．

● 患者本人には受け身のままに提供される心理的援助

患者自身は心理的援助を必要と感じていなかったり，こころの領域に触れることに回避的，拒否的だったりするが，配偶者や家族が必要性を感じ，生殖心理カウンセラーに援助の依頼がなされた場合の心理的援助である．また，患者自身の動機は上記と同様に乏しいが，医療スタッフ側がこころのケアの必要性を感じ，医療者側から提案して心理的援助を提供する場合もある．

● ストレス緩和や予防を目的とした心理的援助

すべての患者を対象にストレスコントロール（集団での自律訓練法）の機会として，あるいは胚移植の当日に，リカバリー室での短時間の心理的援助を提供をしている．

● 患者同士の相互交流の場での心理的援助

誰でも参加できる salon de fleur（サロン・ド・フルール）いう患者同士の交流を目的とした患者会を定期的に開催している（毎月 1 回）．患者が安心して居られること，語り合えるような雰囲気づくりや橋渡しをしている．

● その他の心理的援助

妊娠して不妊治療を離れた場合，妊娠せずに治療を終結した場合など，個々の治療からの卒業の形は異なるが，治療から時間がしばらく経過して，ふと思い出して連絡してくるケースもある．また，患者の置かれている状況や悩みの解決のためには，その人を取り巻く環境との調整を図ったり，その他の専門機関と連携を取ることもある．

◢ 対象患者と実施法

ここでいう生殖心理カウンセリングとは，心理学的理解を基礎とし，患者を援助する生殖心理カウンセラーが生殖医療の臨床現場で必要と思われる心理的援助を患者に提供することを指しており，直接的な心理的援助や患者が意識しているニーズだけではなく，患者が意識できない無意識的なニーズも含めている．

当院での生殖心理カウンセリングは，受診前から治療中，治療を中断・終結した場合も含めて，すべての患者が利用しようと思えばそれが可能である．1 回の所要時間についても治療の状況や，患者の心理的状態や緊急度により 50〜90 分と幅がある．カウンセリングの頻度については，治療の周期に添った活用のされかたが多いが，心理療法としてはオーソドックスな週に 1 回という頻度での活用のされかたや，患者が希望したときに活用されるオンデマンド式の場合もある．カウンセリングの回数については，1〜180 回と患者によって異なり，生殖心理カウンセリングの特殊性が反映されているが，すべての患者が活用しやすいシステムになるように心掛けている．

以下に具体的な生殖心理カウンセリングの臨床の具体的な実例の一場面（ヴィネット）を示していく（プライバシー保護のため，一部改変している）．

◢ 臨床ヴィネット

● 患者プロフィール

妻：A さん，40 代半ば，夫：B さん，40 代半ば．治療期間：4 年半．男性要因と年齢要因あり．

治療歴：これまでに他院（2 か所）での治療経験があり，2 回の流産を経験．流産した後，医療者の言動に傷つき転院を決意し，夫の職場の同僚が勧めてくれた当院への受診に至った．当院では 2 年半の間に，採卵 4 回，移植 5 回の治療を実施．その間，20 回のカウンセリングを

実施（夫婦同席2回）．多くは採卵・胚移植の治療の前後や，夫や家族との関係性に行き詰まった際，および心理的危機に陥ったときに活用された．

● 5回目の胚移植を終えた後のAさんの語り

胚移植を終えた直後にAさんは，「……自然には授かることのできない私たち……ですが，（胚移植までのプロセスに）感動しました．……あまりに多くのかたがたの支えと努力のうえに成り立つ採卵，移植であったと感じています．……結果がどうであれ，本当に心の底からみなさん（医療スタッフ）に感謝しています．こんなに優しく労って支えていただけるのは，後にも先にも人生で今だけかもしれないなあと，それくらい感動し感謝しています．……本当にありがとうございました」と語った．

胚移植当日，そう語っていたAさんは，この胚移植で子どもを授かることは叶わなかった．胚移植から約2週間後の妊娠判定の陰性の結果を受け，「夫と不妊治療を終了することを何度も何度も話し合ってきたが，今回がそのときかもしれない，しばらくお休みします」と語られた．

Aさんのこれまでの人生の大切な体験，考え，情緒が凝縮して語られ，最後は当院で治療を受けることができたことへの感謝の気持ちが語られた．

● Aさんの心理プロセスとサポート

Aさんとの出会いは，Aさんがコーディネーター（看護師）に相談した際に，心理カウンセリングを紹介され来談したことが最初である．

当院を受診する以前に，2か所の不妊治療専門クリニックで治療を受けていたAさんは，受診するまでに，「まさか自分が不妊？」，「夫の要因で妊娠が難しい？ うそでしょう？」，「（子どもが写っている）年賀状を見るのが辛い」，「街中で妊婦マークを見ると涙が出てきて……」，「悪意がないのはわかるけれど，子どもはまだなの？ と聞かれるのが怖くて」，「望めば妊娠はすぐにできると思っていた」，「不妊治療って受ければすぐ妊娠するんじゃないの？」，「何で私がこんな目にあわなければならないの？」，「流産した時期になると……」，「流産した子が育っていれば今頃……」，「（テレビで虐待の報道を見ると）欲しくても（赤ちゃんが）できない私と，望まなくてもできて殺すなんて何で？ って思う」と，不妊である女性が一般的に感じやすい傷つきを，さまざまに体験していたことを語った．

Aさんが当院の受診に至るまでの治療の振り返りや，変化を期待した思考や行動が含まれているため，今後の患者夫婦の選択や意思決定を左右する大切なプロセスなので，安心して語ってもらえるように努めた．

男性因子が大きいことで不妊治療を受けるに至った経緯を語るAさんは，「子どもを授かることは夫だけの責任じゃないし，夫婦二人のことだから」と言いつつも，「検査やホルモン注射，採血だって痛いし，内診だって，毎回毎回本当は恥ずかしい．薬も飲み忘れたら大変だし，通院するにも，どこ行くの？ と近所の目もあって辛い．女性ばっかり負担がかかる」と吐露した．一方，不妊の要因を知らされた夫の落ち込みは凄まじかったため，夫に対してそういったことを口にしたことはこれまで一度もなかったと語った．Aさんからは，夫が抱えているであろう苦悩をそばで感じ取り，夫を傷つけまいという深い思いやりと愛情を感じると同時に，不妊治療で感じていると思われる湧き出るような葛藤を，一人で抱えようともがき苦悩

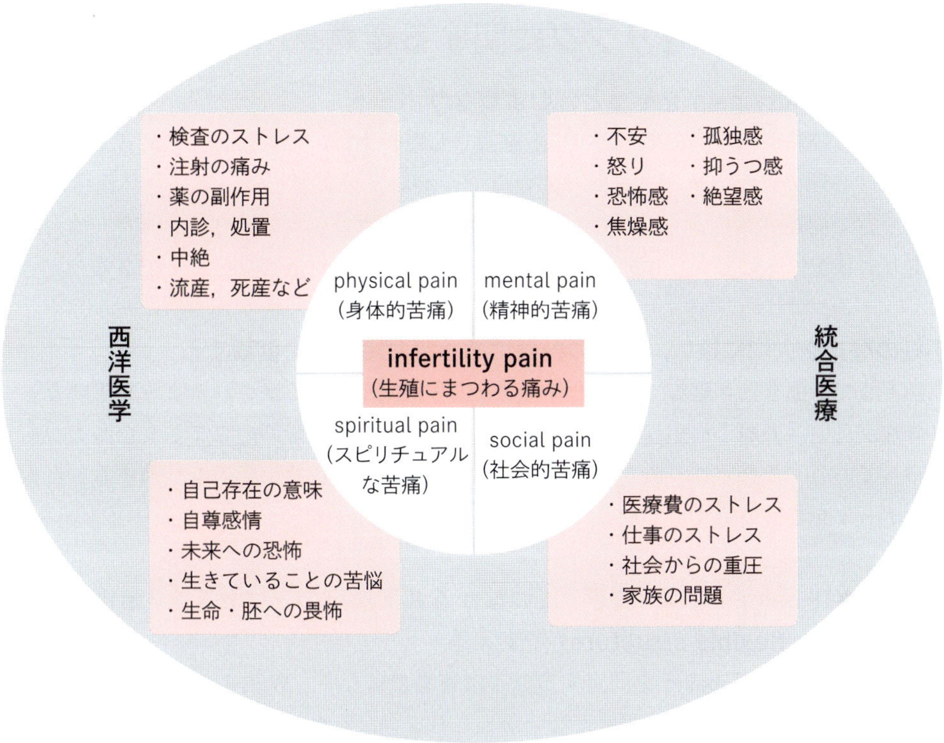

図1 高齢不妊患者を支える治療的柔構造 (therapeutic flexible structure)

している様子が伝わってきた．そんな A さんの様子を夫もまた感じ取っていたようで，A さんを心配した夫がカウンセリングに同席する機会もプロセスのなかで生じた．

A さんと夫は恋愛結婚であり仲がよいということだったが，不妊治療について話し合うことはできても，お互いの気持ちを語り合うことは何となくできないところがあったとのことだった．夫婦でカウンセリングを受けたことを機に話し合うことが増え，夫婦で語り合うことへの恐怖感は低減したと語った．互いの温度差を感じていることに変わりはなかったが，それでも随分と気分が違ってきて閉じこもることが減ったと語った．「いつまで続けられる？」，「子どもがいない人生って？」，「夫が死んだ後は私はひとりぼっち？」，「親に孫を抱かせてあげられない」，「養子縁組は無理」，「卵子提供も興味はあるけれど経済的に難しい」，「夫をパパにしてあげられないのが哀しい」，「自分は女性として欠陥があるのかもしれない」など，人間として存在することから脅かされることが生殖医療の現場では起こってくる．

患者が納得できるための心理的援助は，山極が言うように対面でのコミュニケーションを基礎とした対話が必要不可欠であり[1]，岡野のいう「治療的柔構造」の発想が重要である[2]．「治療的柔構造」とは，五重塔の心柱という構造が地震などからの倒壊を防いでいることにヒントを得，樹木が長い間寒暖や風雨にさらされつつも柔軟性を発揮し，折れることなく立ち続けている姿を心理療法に応用するうえで岡野が唱えている治療概念である．

それを生殖医療の場に応用してみると，患者がさまざまなストレスにもちこたえ，その状況をその人らしいスタイルで乗り越えていけるよう，多職種が協働して患者を支えている構造を整え患者に提供しているものである（図1）．

◢ 生殖心理カウンセリングに関する留意点

● 患者の infertility pain をそっと包むようなサポート

不妊治療の経験があり，NPO 法人 Fine を設立した松本は，患者にとって最も必要なサポートの一つに心理カウンセリングを挙げている[3,4]．高齢不妊患者には，単に身体医学的疼痛があると一言で記述できるような苦痛（pain）があるのではなく，身体的・精神的・社会的な苦痛があり，状況に応じてスピリチュアルな苦痛があることも見逃せないことである．

● 不妊の歴史を大切に扱い，患者の内側にある自然治癒力を信頼する

高齢不妊で治療を繰り返している患者は，人生を根底から揺るがされるような思いをしてきた可能性が高い．夫婦それぞれ個別の体験があり，そして，夫婦間のさまざまな歴史があり治療に至っている．それぞれの個人の尊厳を守り，患者のもつ自然治癒力を信頼することも長期的なサポートをしていくうえで重要である．

● 夫婦の well-being（幸福・安寧）につながる共同決定のプロセスを「治療的柔構造」（therapeutic flexible structure）で支える

夫婦にとっての well-being を同定することは容易ではない．Well-being につながる選択や決定というのも，その時々では実感がないかもしれない．しかし，一見小さなことに思える選択・意思決定を細やかに取り扱い続けていくことで夫婦の合意が積み重なり，その夫婦らしい共同決定のプロセスを支えていくことには意義がある．心理的にさまざまに揺れ動くため，患者のニーズに即して柔軟に対応できることが必要である．

◢ まとめ

生殖心理カウンセリングの目的として，平山は，「治療のストレスを減らし妊娠しやすくする，あるいは治療を受けやすくすること，もう一つは生殖医療を受ける人の自己決定を支えるために適切な情報提供を行えること」と述べ，「結果的に妊娠したり逆に治療の継続を断念したりすることが生じても，子どもを授かる，授からないに関わらず，患者自身が存在している価値を十分に実感でき，充実した人生を送ることが重要である」としている[5]．日野原は，いのちを「あなたが使える時間」と説いている[6]．

生殖心理カウンセリングでは，患者やカップルにとって命を授かることをめぐって，人生の大切な時間を費やしている治療のことのみならず，親世代の価値観や社会背景，患者自身の乳幼児期，そして次世代へといった，さまざまなテーマが凝縮されて語られる．そこに明快な答えはなく，確実なことや正解がでないような問い，曖昧さに耐えることが求められるプロセスに臨まなければならない．患者やカップルが本当に納得でき，希望をもてるようなサポートが重要と考えている．そのためには，夫婦がよりよい人生につながるような決定をできること，そのことで夫婦らしい時間を共有し，幸福感をもってともに歩んでいけることにつながるこころの時間（生殖心理カウンセリング）を提供していきたいと考えている．

引用文献

1) 山極寿一：家族進化論. 東京大学出版会, 2012
2) 岡野憲一郎：治療的柔構造―心理療法の諸理論と実践の架け橋. p33, 岩崎学術出版社, 2008
3) 松本亜希子：不妊当事者が求めるサポートとは. 森崇英, 久保春海, 高橋克彦（編）：コメディカル ART マニュアル, pp315-317, 永井書店, 2006
4) 松本亜希子：不妊治療のやめどき. WAVE 出版. 2015
5) 平山史郎：生殖心理カウンセラーの役割と資格. 森崇英, 久保春海, 高橋克彦（編）：コメディカル ART マニュアル, pp233-236, 永井書店, 2006
6) 日野原重明：いのちのメッセージ―今日また「新しい人生」がはじまる. 三笠書房, 2009

参考文献

・香山リカ：ノンママという生き方―子のない女はダメですか？. 幻冬舎, 2016
・竹内正人：赤ちゃんの死を前にして―流産・死産・新生児死亡への関わり方とこころのケア. 中央法規出版, 2004
・河合隼雄, 斎藤清二：Narrative Based Medicine―医療における「物語と対話」. 週刊医学界新聞 2409 号, 医学書院, 2000
・流産・死産・新生児死で子をなくした親の会：誕生死. 三省堂, 2002
・中井久夫, 山口直彦：看護のための精神医学. 医学書院, 2001
・永森咲希：三色のキャラメル―不妊と向きあったからこそわかったこと. 文芸社, 2014
・Gameiro S, Boivin J, Dancet E, et al：ESHRE guideline：routine psychosocial care in infertility and medically assisted reproduction―a guide for fertility staff. Hum Reprod 30：2476-2485, 2015
・日野原重明：死をどう生きたか―私の心に残る人びと. 中央公論新社, 2015
・岡野憲一郎：快の錬金術―報酬系から見た心. 岩崎学術出版社, 2017

（田中　久美子）

生殖遺伝カウンセリング

◤ 生殖遺伝カウンセリングの概要

　情報過多の現在，高齢不妊患者（以下，患者）は，本人がその情報を得ることを望んでいないにもかかわらず母体年齢が妊娠へ影響することを知ることがある．生殖遺伝カウンセリングでかかわることの多い母体年齢の影響は，卵母細胞が減数分裂時に染色体不分離を生じやすくなることにある[1]．母体の年齢が上がるとともに卵子も老化し，それに伴い染色体数的異常を伴う児の出生頻度が上昇すると報道されることが多くなっている．それは紛れもない事実ではあるが，乱立する情報から患者が自分に合った正確な情報を得ることは非常に難しい．患者は情報を得たことで混乱していたり，検査に過度な期待をしていることも少なくない．遺伝カウンセリングは，曖昧な情報を得たことで不安を抱え，不確かな情報に振り回されがちな患者に寄り添うことから始まる．正確な情報を提供することで患者自身が気持ちを整理し，自律的な方針決定を促し支援することが求められる．

◤ 対象患者と実施法

　患者は，不妊治療開始から妊娠・出産までの間においてさまざまな問題や不安を抱える．加齢とともに上昇する卵子の染色体異数性は治療に影響を及ぼし，移植後の妊娠率低下，妊娠初期の流産率上昇の一因になる.

　妊娠初期の流産率上昇も卵子の染色体異数性に起因し，治療中に複数回の流産を経験することも珍しくない．流産絨毛の染色体検査は今後の治療方針決定を目的に実施するが，流産原因が解明できたことを患者の自責の念の軽減につなげていく必要がある．染色体数的異常が原因の流産は不可抗力であり，患者の妊娠後の生活に左右されるものではないという事実に対する理解を深め，今後の治療に前向きに向き合っていくためにも，流産絨毛染色体検査結果に関連して遺伝カウンセリングを行うことは重要である.

　妊娠が判明した直後から出生前診断を希望するカップルも多い．長い不妊治療の末に授かった待望の児であれば，児に対する思いは深く，期待も大きいため，健常児を希望する気持ちが

強くなる患者の心情は十分理解できる．出生前診断を受ければ健常児を得られると誤解してしまうカップルも少なくない．出生後の児の発育や発達は，出生前診断でわかるものではないのはもちろんである．このような状況下で，患者は，出生前診断に対して過度に期待することがあり，それが妊娠中の不安を増大させる一因にもなっている．遺伝カウンセリングでは，検査でわかること，わからないことを十分理解してもらったうえで，患者の自律的な選択の手助けをする必要がある．

遺伝カウンセリング対象患者として，流産絨毛染色体検査を受けた患者と出生前診断を希望する患者を例に実施法を考える．

2
......
高齢不妊診療の実際

● 流産絨毛染色体検査を受けた患者

実施時期

このセッションは，流産絨毛染色体検査結果開示後に1時間程度で行い，基本的には夫婦で来談することを推奨している．初対面のケースがほとんどであり，情報提供を開始する前に行う患者との間の信頼関係の構築が非常に重要である．またこの時点で，患者に流産，流産絨毛染色体検査についての情報を何らかの手段ですでに得ているかどうかということを必ず問いかける．流産に関する情報はいたるところに氾濫しており，正確な情報から個人の主観に基づいた医学的には根拠のない意見まで実にさまざまである．調べていないことを非難するのではなく，情報を適切に取捨選択することが，今回だけでなく治療のすべての段階において重要であることを患者とともに確認する．

提供する情報と留意点

そのうえで，染色体と妊娠・流産の関係，染色体数的異常の発症原因など結果に応じた情報の提供と整理を行う．染色体数的異常が流産の原因であり，妊娠後の生活が流産へ影響したとは考えにくいことを理解することで「自分が何かしたから流産になったのではないか」という患者の自責の念をまず払拭する必要がある．

図1は当院開院以降に実施したすべての流産絨毛染色体検査結果を集計したものであり，8割以上の患者の流産原因は胎児の染色体数的異常である．染色体数的異常の発症率に母体年齢との負の相関関係があることは否定できないが，科学的事実の情報提供のみを重視すること

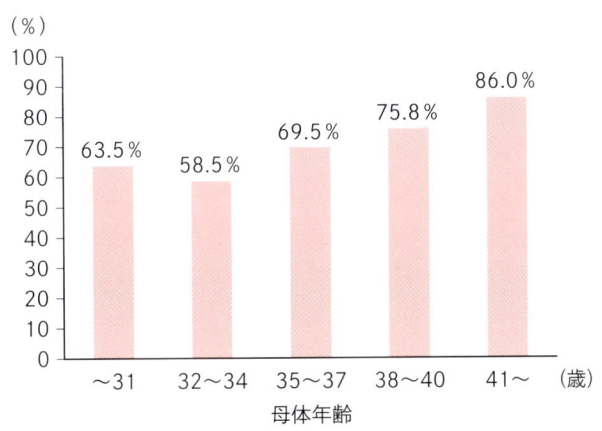

図1 流産絨毛染色体検査結果（胎児染色体数的異常率）
2004～2018年，IVFなんばクリニック（N＝1,141）

で，自分ではどうしようもない年齢要因だけに患者の眼が向いてしまうことは絶対に避けなければならない．

さらに，患者は流産後，「何も治療ができない．時間だけがどんどん過ぎていく」と焦りがつのる．しかし，患者が望むと望まないとにかかわらず，治療と距離を取らなければならないこの時期は，心と体をしっかり休ませることができる時期でもある．流産した事実は変えようがなく記憶から消すこともできないが，流産は妊娠することができたという事実の裏返しでもある．着床という不妊治療の問題を一つ乗り越え，治療のステップは確実に前に進んでいると，ゆっくり患者が気持ちを切り替えていく手助けを行うことが重要である．

●出生前診断を希望する患者

実施時期

このセッションは，当院では胎児心拍確認後の妊娠8〜9週の時期に，原則夫婦で来談することを推奨している．来談時期を胎児心拍確認後としているのは，患者が妊娠判定直後に遺伝カウンセリングに来談し，流産となったケースが複数回続いた苦い経験による．患者は妊娠を待ち望んでおり，妊娠判定当日に出生前診断の遺伝カウンセリングを希望し，胎嚢確認前に遺伝カウンセリングを行ってしまったこともあった．また，複数回の来院が難しいため，診察来院日に遺伝カウンセリングを希望することが多いが，この場合は必ず診察後に遺伝カウンセリングを実施している．患者は，常に妊娠継続に対する不安を抱えており，遺伝カウンセリングは，胎児が元気であることを確認し安心した後で行うことが望ましいからである．さらに，当院では出生前診断は実施しておらず他院での検査となる．遺伝カウンセリング実施後，出生前診断を受けると選択した場合の予約時期を考慮すると，この時期に実施する必要がある．

提供する情報と留意点

すべての患者に来談時最初にかける言葉は，「妊娠おめでとうございます」と決めている．「ありがとうございます．でも，素直に喜べなくて……」という返事が返ってくることも多い．このまま妊娠が継続していくのかという不安をもつかた，高齢妊娠に対して漠然とした不安を抱えて来談するかた，長期間の不妊治療の間に妊娠が治療のゴールにすり替わってしまい妊娠したことに戸惑うかた，出生前診断を受けることは決定事項で検査先を教えてほしいと来談するかた，高齢妊娠だからダウン症候群の子が生まれるという極論に走るかたまで，患者の思いはさまざまである．

患者が遺伝カウンセリングで希望する情報を，現在受けることができる出生前診断の種類と個々の検査の目的，時期，精度，費用，リスクの有無，結果が出るまでの期間など出生前診断の検査のみに限定することは多い．それに加え遺伝カウンセリングでは，①年齢に関係なく全妊娠の3〜5%で胎児異常がみられること，②そのなかで染色体異常症が占める割合は1/4程度であること，③出生前診断でわかることと検査限界，④現時点ではARTが先天異常や出生後の児の健康に明らかな影響を及ぼすとは認められていないこと，⑤倫理的問題などの情報提供を行うことが必要である．検査の選択肢が増え，どれを選んだらよいのかわからないと訴える患者も多く，個々の検査法についての情報提供はもちろん重要である．しかし，前述の①〜⑤の情報提供は，患者夫婦が自分たちにとっての検査の有用性を考えるうえでは欠かすことのできない内容である．さらに，得られた検査結果から考えられるその後の状況や対処は，選択した検査ごとに異なる．確定診断や人工妊娠中絶についての情報提供も重要である．

安心のために検査を受けたいと考え，そう語る患者は多いが，その場合，患者は検査結果が陰性であることを想定している．安心したいという気持ちだけで検査を受け，不安に陥る結果を得ることもある．検査のメリット，デメリットを具体的に考えることは重要であり，その過程において患者の抱える一番の問題が出生前診断でわかることではないという事実に気がつくことや，夫婦間での意見の相違が表出することもある．現在受けることができる出生前診断についての詳細は，先行する文献を参考にしていただきたい[2〜4]．

このセッションの遺伝カウンセリングでは提供すべき情報は非常に多く，生命倫理という重い問題をも抱えている．患者が十分に理解したうえで納得のいく意思決定を行うのに，苦慮するケースも少なくない．当院では，遺伝カウンセリング後に出生前診断受検を選択する患者は多い．不妊治療を乗り切った夫婦が子どもとともに歩む人生の最初のステップともいえる出生前診断を受ける際には，出生前診断実施施設においても，十分な遺伝カウンセリングを受けられるよう体制が整った施設での受検が望まれる．

自律的な意思決定への支援

対象患者として例示したセッション以外にも，遺伝カウンセリングに来談する患者は数多い．どのようなセッションにおいても，遺伝カウンセリングは正確な遺伝学的情報を提供し，患者の自律的な意思決定に寄り添い，心理的な支援を行うとされる．しかし，患者が他人の動向に判断を仰ごうとするケースや指示を求めるケースは少なからずある．遺伝カウンセリングのセッションで，患者が遺伝学的情報をすべて理解し，納得のいく選択を自ら行うことが難しいこともある．最終的に指示を求める患者の心情も理解できるが，後悔のない最善の選択は，自己決定を除いて導き出すことはできない．必要な場合は，いつでもサポートできるという姿勢を示し，自律的な選択ができるよう継続して関わっていくことが大切である．

文献

1) Gardner RJM, Amor DJ：Gardner and Sutherland's Chromosome Abnormalities and Genetic Counseling 5th edition. New York, Oxford University Press, 2018
2) 関沢明彦，佐村　修，四元淳子（編）：周産期遺伝カウンセリングマニュアル改訂２版．東京，中外医学社，2017
3) 佐村　修，岡本愛光（編）：出生前診断と遺伝カウンセリング．産婦人科の実際 66：377-508，2017
4) 佐村　修，岡本愛光（編）：産婦人科医が身につけておくべき遺伝カウンセリング．産婦人科の実際 68：133-185，2019

（庵前　美智子）

治療終結のカウンセリング

> |ポ|イ|ン|ト|
> ☑ 治療終結も含め，さまざまな選択肢を治療開始時から提供することが重要である．
> ☑ 患者の気持ちに寄り添いながら共有意思決定を支援する役割を果たすべきである．
> ☑ さまざまなアプローチを用いて未来への目標が再構築できるよう支援する．

◤ 治療開始時からの情報提供

ARTにおいては，女性年齢の上昇とともに妊娠率は低下し，流産率が上昇し，平均生産率は総治療数の11.7%，40歳では9.0%である[1]．つまり，不妊治療を受けても必ず妊娠するとは限らず，特に40歳以上では9割以上の患者が出産に至らないとの現状を認識したなかでの治療の選択となる．

そのため40歳以上の高年齢患者へは，治療終結が現実に迫ってからではなく，不妊治療開始時から夫婦二人の生活や配偶子提供，養子縁組などの多様な選択を視野に入れた先を見据えたカウンセリングが必要とされる．治療終結を想定した選択肢を含め，将来を見据えた意思決定ができるよう患者支援を行う必要がある．

◤ 悲嘆体験の理解と意思決定支援

個々の患者の背景を理解し，患者の気持ちに寄り添い，医療者とともに考え，共有意思決定ができるよう支援する．

● 患者の気持ちに寄り添う

不妊治療を受ける患者のなかには，妊娠が成立しないことにより自信や自尊心，妊娠するはずだった子どもとの未来，不妊治療の継続に伴う費用や時間など，多くの喪失を体験する場合がある．また，妊娠判定陰性時には，自己の妊孕性低下のおそれからくる焦燥感により早期に治療再開を求めるあまり，その喪失感を自覚することなく蓋をしたまま治療を継続することがある．その結果，悲しみや苦しみを表出することができず，感情の麻痺が起こり悲嘆感情は複雑化する．

医療者は，患者の繰り返された喪失による悲嘆体験を理解したうえで，自ら選択した治療とその過程そのものに意義があり，失敗ではなかったと認識できる支援が必要である．治療プロセスにおいて，パートナーとの間にどのようにコミュニケーションを築き，どのように過ごしたかが，その後の人生において重要な意味をもつ．医療者は，患者が治療中から定期的に治療過程を振り返り，感情を表出でき，現状を正しく確認し，未来像を再構築できるような悲哀の

場を提供する必要がある．医療者は，患者やパートナーとともに考え悩み，そのなかで患者自身が意思決定できる力を養うことを支援し，見守り，必要であれば次の新たなステップに進めるような共有意思決定を支援する役割も果たすべきであると考える．

● 共有意思決定支援

感情表出への支援と思いを整理する

　個人情報を守秘することを約束したうえで，どのような感情でも表出してもよいことを伝え，個室にてカップルまたは個別に面談する．十分な感情表出ができるよう，共感の姿勢で傾聴しながら，患者が思いを整理できるよう関わる．

喪失による悲嘆体験過程に寄り添う

　不妊検査や治療の結果に伴うさまざまな喪失体験過程を医療者とともに振り返る．

正確な情報提供を行う

　今後の選択肢について正確な情報提供を行い，夫婦の価値観やニーズを踏まえた意思決定ができるよう，オタワ個人意思決定ガイドを参考に，共有意思決定を支援する[2]．

①意思決定すべき内容を明確にする：終結するのか，継続するのか，いつまでか．

②誰と決めるのかを明確にする：一人でなのか，カップルで決めるのか，医療者のサポートが必要か．

③本人，カップルの真のニーズを明確にする：血のつながりのある子どもが必要なのか，子どもを養育したいのか．

④選択肢を比較検討する：治療を継続することと終結することのリスクとベネフィット．

⑤次のステップを計画する：計画的な治療継続，社会的親になることや養子縁組への計画．

カップルのパートナシップ再構築に向けて支援する

　カップルが真のニーズに沿って意思決定したいかなる内容をも尊重する．自己の家族像を再構築するためには，カップルのパートナシップを支える支援が必要である．

◢ 治療終結決定前後の支援

　治療の終結を意思決定でき，カップルの未来の目標が再構築できるよう支援するために，個別・集団・パンフレットなどによる介入を行う．当院での実際の早期アプローチ方法を紹介する．

● 治療以外の選択肢に関する早期の情報提供

　患者は治療が長期化すると日常生活のほとんどが不妊治療中心となり，不妊治療をしない自分が想像できなくなる状態に陥る場合がある．また，反復不成功患者のなかには，将来の目標を喪失する予期悲嘆や，終結後の生活についての不安から現実に向き合うことができなくなり，不妊治療以外の情報をあえて収集しないようになってしまう場合もある．患者が不妊治療中から，先を見据えた選択肢についての情報を個別や集団で得て，医療者や他の患者とディスカッションする機会を設けることで，視界を広くもてるように支援する．

● 個別的アプローチ

　個別対応時は，個室にてプライバシー保護の環境が整っていること，面談内容は秘密を厳守

することなどを最初に説明する．そのうえで，カップルが現在の不妊治療や子ども，夫婦，家族について，また未来の家族像などをどのように考え感じているか，などの自己認識の確認を行う．

その後，不妊治療以外の選択肢について考えたことはあるか問いかけ，希望時は卵子提供や養子縁組の概要を情報提供する．また，カップル同席の際には，情報提供だけでなく治療の振り返りなど悲哀の作業を同時に行うことも大切である．

● 集団的アプローチ

高齢の不妊患者は治療の長期化や妊娠不成立の繰り返しによって，自身の不妊治療の殻に閉じこもりがちとなり，その視野が狭まっている傾向があるため，その視界を広げる支援が必要となる．不妊治療に苦しんでいるのは自分達カップルだけでなく，同じように不妊治療を受けている他のカップルの存在を知り，またその声を聴く機会の場となる集団の説明会を開催することも重要な支援と考える．

説明会開始時の確認事項（約束ごと）

説明会の開始時には，参加者に「個人的な内容は会の外では口外しないこと」，「個々の意見を尊重し，相手の意見を否定しないこと」，「話したくない内容を無理に強要しないこと」などの約束事を確認することで，参加者が安心して発言できる環境を整える．

内容

医師や看護師が演者となり，日本の不妊治療の現状，第三者を介した不妊治療である卵子提供や養子縁組，二人の生活，治療終結後の更年期障害への対策など，先を見据えた情報提供を行う．

さらに，卵子提供や養子縁組，二人の人生を選択された元患者を講演者として迎え，不妊治療中の気持ちやストレスへの対応方法，不妊治療以外の新たな選択を決断するまでのプロセスと現在の状況について話してもらい，治療中にはみえてこない不妊治療終了後の未来の一端を伝えていただく．また，講演後はグループディスカッションを行い，自分達カップル以外の状況や考えなどを聞き，他者の考えなどを知る機会を設け，さまざまな選択肢があることや，自分達に最適な選択に思いを巡らせるなど，未来像の再構築を促す機会を提供することとなる．

参加されたかたの感想

集団説明会への参加者は，「みんな同じような悩みを抱えていることがわかって心強く感じた」，「心の整理ができて，治療が無駄ではなかったと思えるようになった」，「自分たちがどんな結論を出すかはわからないが，前向きに考えられそうだ」，「先の見えない不妊治療のなかで勇気と光をもらった」，「治療を辞める心の準備ができた」，「夫婦の絆を改めて感じる機会になった」などの感想がだされている．

このような集団の説明会参加により，患者は治療終結後の選択肢の想定が可能となり，個人やカップルの家族観を深める機会となっている．

● パンフレットなどによるアプローチ

不妊治療の終結に悩んでいるかたを対象としたパンフレットを作成し，院内に設置している．

パンフレット内容

治療経過を振り返ることができない，治療終結後の生活や人生を想像できないなど予期悲嘆

に陥っている患者のために，「不妊治療の努力に対する敬意と労い」，「不妊治療を終結する選択に寄り添う」，「不妊治療後の生活」，「健康管理，更年期障害，ホルモン補充療法」，「夫婦の未来の目標」，「パートナーとの関係性」，「自助グループの紹介」との構成で，最後に「不妊治療を終結した元患者からの手紙」も添えている．元患者からの手紙を加えた理由は，この手紙により患者が自分の状況を見つめ直し，人生の先を歩んでいる元患者からのかけがいのないメッセージを受け取ることで，穏やかな気持ちになれることを期待したものである．

配布方法と設置目的

このパンフレットは，主に，治療終結を宣言したかた，診療にて第三者を介した不妊治療を提案されたかた，治療終結に悩んでいるかたへ看護師が説明室にて直接手渡している．

また一方，できるだけ早期にいつでも気軽に手に取り，持ち帰ることができるよう院内の情報コーナーに並べて，読んでみようと思うときに自分のペースで情報を収集できるようにしている．

● カップルの未来の目標へのアプローチ

不妊治療を受けるカップルの目標は妊娠出産し子どもをもつことである．そのため，とりわけ長期間不妊治療に取り組んだカップルが子どもを断念することは非常に困難である．同時に，今後の人生において新たな共通の目標を見つけだすことが必要となり，最大の課題となるかもしれない．その目標のためには，カップルの出逢い，その後の結婚生活，二人でどのように不妊治療に取り組み乗り越えてきたかなどを振り返り，お互いの努力を労う優しさ，相手への感謝の気持ちなどを改めて言葉にして表現することの大切さをカップルに伝えている．さらに治療終結後にカップルが50歳，60歳，70歳になったときの生活を想像し，夫・妻・夫婦の理想像を伝えあうこと，そのために今から取り組むべき内容などを具体的に書き出し，話し合いを重ね，未来の目標を再構築することを勧めている．

夫婦関係での性生活には，生殖性，連帯性，快楽性の3つの目的があるが，不妊治療中はともすれば生殖性を中心に考えすぎる傾向が強く，他の目的は置き去りになる場合も多い．治療終結により自身の子どもを出産するという生殖性の目的は叶わずとも，さまざまな次世代育成方法があること，二人が治療で培った連帯性をさらに深め，身体的・精神的に夫婦間の愛情表現である快楽性をより大切にするよう話している．

その結果，不妊治療以前の日常生活のなかでは見えていなかった暖かな二人の関係性が生まれ，お互いへの思いやりが溢れ，未来の目標が再構築できる熟年カップルとなれるよう看護支援すべきであると考えている．

文献

1）日本産科婦人科学会：ART データブック 2016　https://plaza.umin.ac.jp/~jsog-art/（2019 年 9 月閲覧）
2）有森直子，大坂和可子，青木裕見：日本語版 オタワ意思決定ガイド（個人用）https://www.clg.niigata-u.ac.jp/~arimori/kaken/？page_id＝99（2019 年 9 月閲覧）

（小松原　千暁）

第3章

統合医療的アプローチ

オーバービュー：高齢不妊治療における統合医療の役割

はじめに

わが国では年間約 45 万件という世界でもトップクラスの体外受精を実施している．体外受精技術は，1978 年に Louise Brown さんが生まれて以来発展を続け，今では当時のシンプルな技術とは違って複雑になり，それに伴って患者の受ける治療ストレスは大きなものとなった．また，体外受精およびその関連技術を受ける患者の年齢をみると，そのピークは 40 歳となっており，年々右方移動している．すなわち，35 歳以降の高齢患者を扱うことが多いのが，わが国の生殖医療の特徴である．しかも，わが国では米国などと異なり容易に卵子提供を受けることができない．そこで，アンチエイジングの知識を蓄積することは生殖医療を実践する者の責務であると考える．

さて，ではどのようにアンチエイジング治療を実践すればよいのか．これには，細胞工学的手法と統合医療的手法の 2 種類があると考えている．細胞工学的手法は，直接細胞内の核や細胞内小器官に何らかのアプローチをするものである．われわれの実施しているミトコンドリア移植はこの一つである．一方，身体を統合体とみて西洋医学，東洋医学，さらには伝統医療や新治療を総合して患者の治療にあたるのが統合医療である．

西洋医学と東洋医学の融合

治療を受ける患者は人間であって，人間は 60 兆個の細胞からなり，神経系，内分泌系，免疫系など種々のシステムが相互に影響しあって統合体の恒常性を保っている．ルネ・デカルトとアイザック・ニュートンらに代表される産業革命に端を発した近代科学は「物心二元論」に基づいているといわれている．すなわち，人間は機械のようなもので，もし部品が壊れたらその部分を入れ替えたら病気は治るという考えかたである．しかし，部品を入れ替えることで病気は本当に治るのだろうか．人間は心と肉体の複合体であって，決して機械ではないのである．統合医療は，心を含めて全人的なアプローチを試みる壮大な治療法なのである．

さて，統合医療は西洋医学と東洋医学を融合するという意味ももつ．西洋医学のなかでも特に生殖医学は精子や卵子などの細胞学から発展してきたため，私たちは常にミクロの面をみることが習慣になっている．そのため，その患者の全体像をみることが疎かになっている可能性がある．反して，東洋医学では全身の気血の流れの調和をみるので，細胞レベルの取り扱いには向いていない．すなわち，西洋医学は木をみるのが得意であり，東洋医学は森をみるのが得意なのである．そこで，この二つを融合してその両方の良い点を利用できれば，患者の治療効率が上がると考えられる．これが統合医療の本質である．

なかでも特筆すべきは心の取り扱いである．脳は全身に指令を出す臓器としてきわめて重要で，心的ストレスは多くの活性酸素発生の源になり，ミトコンドリアの活動に大きな影響を及

ぽすと推定される．患者はさまざまなストレスに苛まれている．どんどん進化する最先端技術による治療ストレス，理解のない周囲との葛藤，時には配偶者との意見のすれ違い，経済的ストレスなど枚挙に暇がない．ストレスをどう発見するのか，そしてどう取り扱うのか，さらにはストレスによって生じた障害をどう取り除くのかは，統合医療における最重要課題といっても過言ではない．さらに，栄養や運動といったライフスタイルに関するアプローチも重要と考えている．なぜなら，時にはライフスタイルの変更も必要だからである．

統合医療のエビデンス

統合医療を実践するためには，できるだけ科学的信憑性，エビデンスの高い技術を使用したいところであるが，残念なことに，確固たるエビデンスをもつ統合医療はほとんど存在しない．なぜなら，まず臨床研究を行おうとしてもコントロール群の設定が困難である．必死な患者を前にして，最善を尽くしたいところを，コントロール群を作るために治療を控えることは人道的にも許されない．第二に，統合医療に用いられる治療技術は全身に影響を及ぼすもので，データも膨大で解析が難しい．おそらく，これはビッグデータと呼ばれる規模のデータで，普通のパソコンレベルでは解析できないものである．今後，スーパーコンピュータを自在に利用できるようになれば，徐々に解析が進むものと思われる．

また，統合医療，特に鍼灸やリフレクソロジーなどは施術者のテクニックの質も大いに影響する．この質の差も分析を妨げる要素になっていると思われる．そして，統合医療を効果的に実践するためには，質の高い施術者の発見が必須である．

統合医療のメリット・デメリット

● メリット

現在のところ，筆者の知る限りでは，統合医療を実施したことによる直接的な有害事象はほとんど報告されていない．適応となる患者層は幅広く，ごく一部を除けば禁忌となる病態などもない．患者の好みに応じて，本人に合った統合医療を選択し，組み合わせて実施できることも大きなメリットである

不妊治療が長引いた場合，患者にかかるストレスは多大なものとなる．その際，複数ある選択肢のなかから本人の希望に沿った統合医療を提供することは，細胞・臓器レベルのみならず，精神面にもプラスの作用をもたらすことは想像にかたくない．

● デメリット

前述の通り，一部の統合医療は施術者の力量によって効果が異なることは大きな課題の一つである．この課題の克服に向け，鍼灸についていえば，日本生殖鍼灸標準化機関（JISRAM）という団体が設立され，生殖鍼灸の標準化，良質な施術法の普及に努めている．また，このような団体が設立されていなくとも，近年，日本生殖医学会や日本受精着床学会の学術集会において統合医療のシンポジウムが組まれ，各種統合医療への取り組みが報告され，適切な情報の共有化が図られていることは，統合医療の今後を占ううえで特筆すべきことであろう．

残念ながら，統合医療に対する公的補助や保険適用はなく，この分野の治療は，不妊治療施

設にとって不採算部門である．しかし，質の高い統合医療実施後の患者が妊娠し，良い情報を広め間接的に施設の患者を増やしてくれることを念頭に置くべきである．

　高齢不妊患者にとっては，統合医療は必須の分野である．私たちは，職域を超えて学際的に情報を収集し，少しでも有用性のある方法を患者に勧めるべきである．そして，一例でも効果のあったものは積極的に導入を検討すべきである．

　本章では，これまで生殖医療に特化した統合医療を実践してきた専門家に，そのノウハウと経験を論じていただく．ぜひ，明日から自施設で可能なものを取り入れていただきたい．

（森本　義晴）

栄養療法

ポイント

- ☑ 栄養療法のみで妊娠が期待できるわけではないが，胚質不良の要因ともなる体重変動や血糖値の改善への有効なアプローチである．
- ☑ 患者が実行可能かどうかを確認しながら，日々の生活習慣に取り入れやすいよう具体的に指導する．
- ☑ 実行可能なことだけを中心に取り組み，着実に実現していくことが重要である．

なぜ栄養療法を行うのですか？

年齢を重ねると栄養素の消化吸収能力，代謝力は落ちるが，体は食物で作られている．卵子や精子，子宮内膜も例外ではなく，食物の影響を受けていると考えられる．食物の栄養素，食べた内容や組み合わせにより，血流をはじめさまざまな体内環境が良くも悪くも変化し，卵子や精子，子宮を取り巻く環境も変わってくるからである．何を食べるかも大事だが，どのように調理すれば効率よく栄養素が摂取できるか，どのような組み合わせで食べると効率が良いか，どのタイミングで食事をとれば良いか，ということも重要であるため，食事指導を含む生活習慣の改善が必要となる．

どのような効果が期待されているのですか？

胚質不良が不妊原因の一つとされているが，対処法として体重コントロール，血糖コントロール，血中ビタミン D 濃度低値の改善，酸化ストレス度高値・抗酸化力低値の改善などが挙げられる．特に体重変動や血糖値などは加齢とともに問題が生じてくる場合が多いため，これらへの対処法として栄養療法は有効なアプローチであると考えられる．

その他の原因不明の不妊症も改善する可能性はあり，栄養療法を含む生活習慣全般を見直すことで，良好胚を移植しているにもかかわらず妊娠に至らなかったかたが妊娠に至ったというケース，無排卵だった状態が改善され妊娠に至ったというケースもある．

ただし，栄養療法の本来の目的は，患者の栄養状態，体内環境を良好に保つことであるため，特にこの部分を改善すれば妊娠が期待できるというものではない．栄養療法は生活習慣全般を変えていく作業になるため，患者側の受け入れや自己の努力ということも大いに関係している．さらに，ここまで改善できれば良い結果が得られるという目安もないため，患者が徐々にストレスなく自律的に改善していくことが望ましい．

どのような患者が適応になりますか?

　不妊のうち，はっきりと原因がわかり医学的な対処ができる不妊症以外はすべて栄養療法の対象になるといっても過言ではない．特に体重や血糖コントロールが必要な患者には，まず医療者から栄養療法を勧めていただきたい．加齢とともに消化吸収能力，代謝力が落ちることにより，このような状態に陥るケースは多い．その原因として，長年の食生活を含む生活習慣が体質に合っていなかったと考えられる．早めに対処しておくことで，妊娠後のさまざまな合併症や生活習慣病の予防に有効となる．

実際どのような指導をするのですか?

　まず，患者に質問票の記入を依頼する．質問票の内容は，仕事の有無，ストレス状況，睡眠状況，運動習慣の有無など，生活習慣全般である．その後，1日のタイムスケジュールベースで食事状況や生活習慣を聞き取り，欠食状況や食事の間隔，運動時間と食事時間のバランスなどの栄養素摂取状況を把握する．聞き取りした内容を文字に起こし，可視化することで，患者自身が状況を把握することができる．たとえば，蛋白質や野菜が不足していることや糖質中心になっていることなどの栄養面，運動のタイミングが良くないことや就寝時間が遅いことなどの生活面の問題点を理解することができる．そのうえで，どこを修正すれば良いかということを具体的に示し，今後実行していけるのかどうかを確認しながらアドバイスを実施する．提示した改善方法を患者が実行に移さなければ状態は何も変わらないため，本当に実行できるかを確認しながら指導を進めることが重要となる．また，患者が献立を考えるときや外食を選ぶときの参考にするため，食品群の分けかた，組み合わせかたなども指導する．

効果を示した臨床データなどはありますか?

　活性酸素から受ける影響として，酸化ストレス度（d-ROMs）と抗酸化力値（BAP）を血液検査にて測定することができる．40歳以上に限定されたものではないが，当院の患者データを基に，受精率，第一卵割正常率およびDay 5での胚盤胞率，良好胚盤胞率を比較したところ，特にd-ROMsが高くBAPが低い状態（高酸化・低抗酸化）では，第一卵割正常率は低く，胚盤胞率・良好胚盤胞率も低かった．d-ROMsが高い状態であってもBAPが高い状態（高酸化・高抗酸化）では，高酸化・低抗酸化と比べて，いずれの数値も上昇していた．

　ホルモン投与でd-ROMsは上昇するため，ホルモン治療を必要とする不妊治療では低酸化ストレス状態にさせることが困難である．高酸化ストレス状態でも抗酸化力を上げることで，胚質を改善する可能性があると考えられる（表1）．

　したがって，食事で抗酸化力を上げていく指導が必要となる．特に年齢を重ねているということは活性酸素に長年さらされているということであるため，活性酸素を無毒化するビタミンE・C・β-カロテン，抗酸化酵素の材料となる蛋白質・ミネラル，細胞をガードする各種ポリフェノールの摂取を勧めている．栄養素の提示だけでは日々の食生活に結びつけることは難しく，管理栄養士は指導の際，食生活に取り入れる食材と調理方法，同じ食材を使ってのアレンジ方法を提示する．たとえば，食材に含まれる栄養素は大きく水溶性と脂溶性にわかれる．こ

表1 酸化ストレス度・抗酸化力値からみた胚盤胞率・良好胚盤胞率

	症例数	胚数	平均年齢	良好胚率 （2b7以上）	Day 5	
					胚盤胞率	良好胚盤胞率 （4BB以上）
正常群	28	151	37.4歳[a]	27.8%	53.1%[a]	18.8%[a]
高酸化・高抗酸化群	11	89	38.5歳[b]	32.7%	46.9%	13.6%
高酸化・低抗酸化群	20	117	38.2歳[b]	27.7%	41.8%[b]	9.1%[b]

ab 間に p<0.05 で有意差あり

の特徴を生かして有効に栄養素を摂取する調理方法の指導や，野菜や果物の皮の部分にポリフェノールが多いため皮ごと食べられるようにするコツなど，すぐに食生活に生かすことができる．日々の生活習慣に取り入れやすいように指導することで，継続的に有効な栄養素を摂取することができ，胚質改善につながっていくと考えられる．食生活は続けることが重要なため，飽きがこないようにアドバイスしていくことが必要となる．

Q 栄養療法を導入する際のコツを教えてください

　現在の40代は団塊ジュニアと呼ばれ，幼少期は母親が家庭におり比較的良好な食生活を送っていたが，親元から離れ自身での食事管理が必要となる頃から食生活が乱れ，現在に至っているという背景もあり，長年積み重ねた生活習慣を変えることは非常に困難である．そのため，意識すればできることを少しずつでも確実に増やしていくこと，この方法なら一生続けられるというものを取り入れることが，最終的に大きな体内環境の変化につながっていくということを理解してもらう必要がある．カウンセリングでは，現状できないことは正直にできないと言ってもらうようにしている．実行可能なことだけに取り組み，着実に実現してくことが重要である．

Q 研究中の話題，今後の展望を教えてください

　d ROMs と BAP について栄養カウンセリングで介入し，栄養療法を実施した後，生活習慣の改善ができたかの有無を年齢別に検討し，そのうえで生活習慣の改善が受精率・胚盤胞率などの胚質改善に影響を与えたのかどうかを検討したいと考えている．その他，インスリン抵抗性の指標である HOMA-R 高値のメトホルミン療法と栄養療法の併用，BMI>30 のかたの減量後，BMI<18.5 のかたへの栄養指導の効果についても，抗加齢の視点から検討していきたいと考えている．

導入事例

● 患者背景

　女性 42 歳，BMI 19.3，X−2 年結婚，X−1 年自然妊娠したが異所性妊娠となり，X 年，

IVF を勧められ当院受診.

● 不妊治療歴

　当院では，ロング法1回，アンタゴニスト法2回，胚移植8回実施し，妊娠反応陽性3回，化学的妊娠1回，FHB 確認後流産1回を経て，現在妊娠継続中.

● 導入の経緯

　治療開始前に栄養カウンセリングの利用があったが，その後2回の IVF，5回の ET，1回の流産後，再度食生活を見直したいと相談に来られた.

● カウンセリングの概要

初回カウンセリング

　d-ROMs と BAP を測定〔d-ROMs 366 U.CARR（中程度の酸化ストレス），BAP 2,622 μmol/L（適値）〕し，結果に基づいてのアドバイスを実施した. 常勤で仕事していることもあり，朝食抜き，昼食（12時30分）菓子パンのみ3個，間食（19時）洋菓子，夕食（20時30分）ご飯・魚 or 肉・生野菜サラダ，夕食後に洋菓子，という食生活で，帰宅時に毎日洋菓子を買う生活がずっと続く状況であった. 食生活を含む生活習慣全般が乱れていたにもかかわらず，BAP が高いのは意外な結果だが，d-ROMs が高値だったのは問題であるため，活性酸素の影響が出る過酸化脂質の摂取を控えること，さらなる抗酸化物質を摂取することが必要であった. 何点か提案したが仕事が忙しいこともあり，①朝食は何でもよいので食べること，②昼食は豆や卵を入れた野菜スープを取り入れること，③夕食にも野菜スープを取り入れること，④夕食後の洋菓子は控えることの4点だけは受け入れ可能であった.

2回目カウンセリング

　1年4か月後に再度相談に来られ，今回は仕事を長期休暇しており，その間の2か月であれば食事に手をかけられそうとのことで，定期的な栄養カウンセリングを希望された. 1回目の IVF 後，HOMA-R 1.85でメトホルミン服用，2回目の IVF 後，L-カルニチンとメラトニン服用，メトホルミンは中止していた.

　前回からほとんど改善なく，朝食抜き，昼食（12時）ご飯のみ or ご飯少々・肉 or 魚 or 野菜のおかず少々，昼食後に洋菓子，夕食（20時）ご飯・魚＜肉・野菜小鉢・野菜みそ汁 or 外食（焼肉多い），就寝前（24時）時々洋菓子を食べるという状況であった. ただし，昼食内容に若干変化あり，夕食後の洋菓子は減少傾向にあった. 再度，①朝食を食べること（フルーツグラノーラ＋ヨーグルト＋蒸し大豆，甘酒）を提案し，加えて②昼食のご飯少々を150～200 g に増やすこと，③昼食に必ず卵を1～2個食べること，④外食はなるべく野菜を多めにとることを実行することとし，毎回4日間の食事記録の記載を依頼した. カウンセリングは2～3週間に1回，4か月間で5回のセッションを実施することとした.

3回目カウンセリング

　2週間後，朝食はやっとヨーグルトだけは食べるようになった，就寝前の洋菓子を止めたとの申告があり，食事記録では昼食の内容が卵や納豆，少量ではあるが野菜の摂取もみられ，就寝前はホットミルクを摂るなど，栄養素の摂取状況が変わってきていることが認められた. カウンセリング3日後に採卵，初期胚2個・胚盤胞2個凍結した.

4 回目カウンセリング

　3 週間後, 朝食の内容が充実し (食パン, ヨーグルト, 卵, 蒸し大豆, 果物), 昼食も夕食も さらに蛋白質, ビタミン, ミネラルの摂取が増え, 就寝前の洋菓子は食べていないが, 16 時 の間食は相変わらずであった.

5 回目カウンセリング

　3 週間後, 朝食, 昼食, 夕食内容のすべてが継続できており, ビタミン D の摂取を意識して 小魚をプラスするようになっていた. しかし, 1 週間後に仕事復帰するため, このままの食事 が継続できるか自信がないとのことであったため, 復帰後の対策として, ①朝食はこのまま継 続, ②昼食は自宅からご飯のみ持参しコンビニで具だくさんスープとゆで卵を購入することを 助言した.

6 回目カウンセリング

　2 週間後, 夕食内容は継続できているが, 朝食はバナナや食パンのみ, 昼食は臭いがあるも のを避けるため菓子パンになることが多くなり, 間食も 19 時頃になりストレスで洋菓子の量 が多くなりがちになっていた. 再度, ①朝食にヨーグルトを加えること, ②昼食はゆで卵など の臭いが少ない蛋白質を加えることを伝え, 加えて③間食はなるべく牛乳や卵で作られたお菓 子を選ぶよう助言した. HRC-FET 周期中であったため, 胚移植前の葉酸服用の継続と, ET 後のこまめな水分摂取を勧めた. 今周期での妊娠には至らなかった.

7 回目カウンセリング

　4 週間後, 朝食はバナナ, ヨーグルト, 時々蒸し大豆もプラス, 昼食はゆで卵を 2 個ずつ摂 るようにしたとのこと. 甘いものは止められそうにないが, 控えるように意識している様子で あった. HRC-FET 周期中であったため, 再度葉酸服用, 水分摂取の確認をし, カウンセリン グはここで終了となった. 今周期も妊娠には至らなかった.

カウンセリング終了後の対応

　カウンセリングには来室されなかったが, 患者会や待合室で声掛けし, 継続できているか確 認していた. 最終カウンセリングから 6 か月後に妊娠, 現在妊娠継続中である.

● 導入後の経過

　初回栄養カウンセリングでは, 糖質過多, 蛋白質, ビタミン, ミネラルの不足が目立ち, 食 事が夕食に偏る状況であったため対策をアドバイスしたが, なかなか実践に至らなかった. 2 回の IVF を実施後, 再度見直したいと来室された際は, 初回に聞き取りした内容とほぼ変 わっていなかったが, 以降は, ご自身が無理せず取り組めるものを着実に取り入れ, 継続して カウンセリングを受けることで, あらたな食生活が身についたようである. その後, 2 度の IVF では妊娠に至らなかったが, 最終的に妊娠継続に至ることができた.

（神徳　美奈江）

サプリメント ①ビタミン D

ポイント

- ☑ ビタミン D の測定は半減期の長い（15 日間）血清 25 (OH) D 濃度を測定する.
- ☑ 日本内分泌学会の判定指針では，20 ng/mL 未満をビタミン D 不足，21～29 ng/mL を不十分，30 ng/mL 以上を十分量と定義している. そのため血清 25 (OH) D が 30 ng/mL 未満となった場合にビタミン D サプリメント摂取の適応となる.
- ☑ ビタミン D サプリメント 1,000 IU/日を積極的に摂取することを推奨している.
- ☑ ビタミン D と不妊症の関連性に決着はついてないが，不妊治療中（妊娠前）に血清 25 (OH) D 濃度を 30 ng/mL 以上にするべきであるというエビデンスは十分にある.

なぜビタミン D を摂取するのですか?

ビタミン D は必須のビタミンであるが，肉類や植物起源の食料は，一部のキノコ類を除いてほとんどビタミン D は含まれていないため，太陽光の紫外線によってビタミン D を生成する必要がある. しかし，近年のオゾン層の破壊により紫外線量が強くなったために，特に紫外線を極端に回避している若年女性はビタミン D 合成が期待できないため，ビタミン D 欠乏症が世界的な問題となっている[1]. そのため，現代女性は経口でビタミン D を積極的に摂取する必要がある.

さらに，ビタミン D は古典的な作用として骨を作るビタミンとして知られてきたが，現在では，抗癌作用や免疫制御作用などさまざまな臓器に対する多彩な作用をもっていることが明らかとなってきた（図 1）. また，ビタミン D は女性の生涯を通して，女性特有に有利に働いており，ビタミン D 不足が幼少期から老年期にかけて多くの疾病の発症に関与している（図 2）.

どのような効果が期待されているのですか?

ビタミン D は古典的作用として骨代謝を司るが，非古典的作用の一つとして免疫制御作用があることが知られている[2]. 活性型ビタミン D である 1,25-ジヒドロキシビタミン D 〔1,25 (OH)$_2$D$_3$〕は，全身または局所的に産生されたマクロファージ，樹状細胞（DC），T および B 細胞を含むいくつかの免疫担当細胞を制御する. 特に T 細胞においては，1,25 (OH)$_2$D$_3$ が，Th1 細胞（Th1）からの pro-inflammatory cytokines 産生を減少させることで Th1 の細胞傷害活性を弱め，Th2 細胞（Th2）からの anti-inflammatory cytokines 産生を増加させる. このことは 1,25 (OH)$_2$D$_3$ が Th2 優位にすることを意味している. さらに制御性 T 細胞（T-reg）の分化を促進し，Th17 細胞（Th17）からの IL-17 産生を減少させることで Th17 細胞の機能を

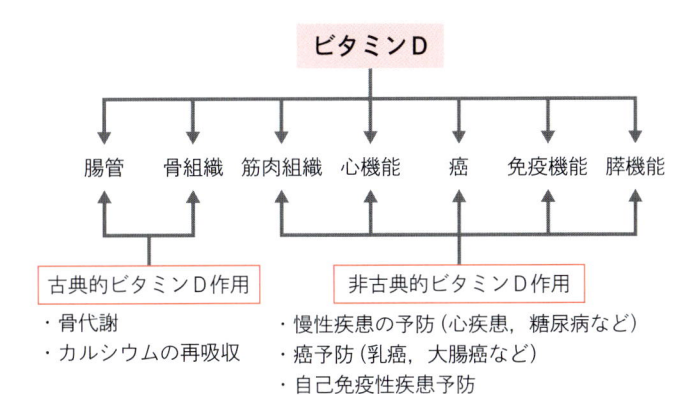

図1 多彩なビタミンD作用

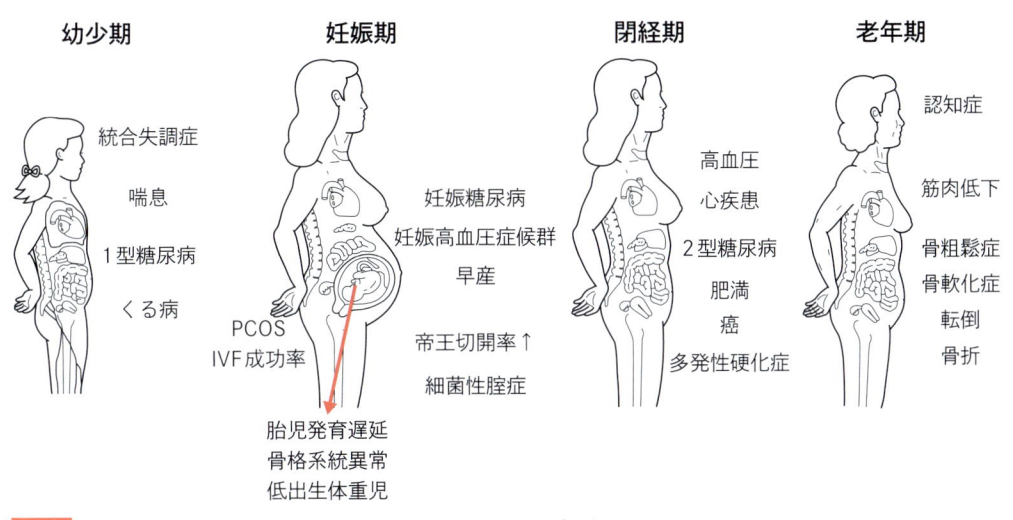

図2 ビタミンDは女性の健康に生涯を通して関与する
（Grundmann M, et al：Reprod Biol Endocrinol 9：146, 2011 より引用改変）

抑制している[3]．つまりビタミンDはTh1＜Th2，T-reg＞Th17という妊娠維持機構にとっては必須の免疫制御能力を有していることがわかってきた

　また，細胞傷害性リンパ球の一種であるnatural killer（NK）細胞は，末梢血ばかりか子宮内膜にも存在し，子宮内膜における免疫機構の維持に重要な機能を果たしている．末梢血NK細胞の主構成成分である$CD16^+CD56^{dim}$細胞は主として細胞傷害性に働き，子宮NK細胞の主構成成分である$CD16^-CD56^{bright}$細胞は主としてサイトカイン産生に働く．NK細胞機能異常は不妊や流産を引き起こすことが知られている[4]．最近，ビタミンDによりNK細胞の細胞傷害活性を抑制することが解明されており[5,6]，ビタミンDのターゲットとしてNK細胞の制御が妊娠維持機構に寄与している可能性がある．

どのような患者が適応になりますか？

　ビタミンDには，ビタミンD_2（エルゴカルシフェロール）とビタミンD_3（コレカルシフェロール）があり，前者は食物性（シイタケなど）に，後者は動物性（魚の肝臓など）に含まれて

表1 ビタミンD不足・欠乏の判定指針（日本内分泌学会 2017 年）

判定基準
1) 血清 25（OH）D 濃度が 30 ng/mL 以上をビタミン D 充足状態と判定する
2) 血清 25（OH）D 濃度が 30 ng/mL 未満をビタミン D 非充足状態と判定する
　　a. 血清 25（OH）D 濃度が 20 ng/mL 以上 30 ng/mL 未満をビタミン D 不足と判定する
　　b. 血清 25（OH）D 濃度が 20 ng/mL 未満をビタミン D 欠乏と判定する
注
1. 血清 25（OH）D 濃度は，判定法によって差異がある．将来的には標準化が求められる
2. 小児，周産期に関しては，異なる基準が必要になる可能性がある．また，小児の栄養性くる病に関しては国際コンセンサス指針がある
3. 本指針は，骨・ミネラル代謝関連事象の観点から作成されたものである
4. ビタミン D 非充足と悪性腫瘍，代謝疾患，心血管疾患，さらに免疫機能などとの関連が数多く報告されている．しかし本邦での検討は少なく，また海外のガイドラインでも非骨・ミネラル代謝関連事象は考慮されていない．したがって本指針でも，これら非骨・ミネラル代謝関連事象については考慮していない

〔日本内分泌学会，他：日内分泌会誌 93（S. March）：1-10，2017〕

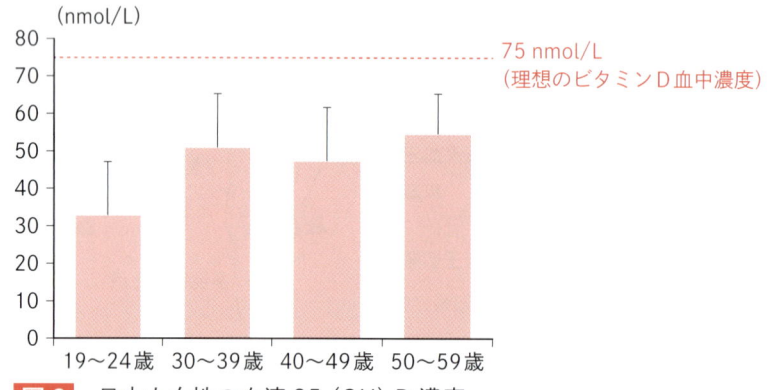

図3 日本人女性の血清 25（OH）D 濃度
（Nakamura K, et al：Nutrition 17：921-925, 2001）

いる．両者とも活性はなく，血中のビタミン D 結合タンパク（VDBP）に結合して肝臓に運ばれ，シトクロム P450 酵素（CYP27A1，CYP3A4，CYP2R1）によって 25-ヒドロキシビタミン D〔カルシジオール：25（OH）D〕に変換される．25（OH）D と VDBP の結合体が血液を介して腎臓で CYP27B1 酵素によって $1,25（OH)_2D_3$ に変換され，核内のビタミン D 受容体（VDR）に結合することで作用する．一般的には，25（OH）D は半減期が 15 日間と長いため，血清 25（OH）D 濃度測定がビタミン D の指標になる．

　WHO ではビタミン D 不足を 25（OH）D＜20 ng/mL としているが，日本内分泌学会の判定指針では，＜20 ng/mL をビタミン D 不足，21〜29 ng/mL を不十分，30 ng/mL 以上を十分量と定義している．そのため血清 25（OH）D が 30 ng/mL 未満となった場合に適応となる（**表1**）．

　図3 は日本人女性の血清 25（OH）D 濃度を示したものである．全年代でビタミン D が不足しているが，40 歳代は 30 歳代よりも低いため，高齢不妊患者にはより積極的な摂取が必要である[7]．

実際，どのように服用するのですか?

厚生労働省による日本人のビタミン D 摂取基準によると，生殖可能な女性の場合は 5.5 µg/日（耐容上限量：100 µg/日）である[8]．一方，米国科学アカデミー医学研究所の食品栄養委員会が設定したビタミン D の推奨栄養所要量は 15 µg/日であり[9]，厚生労働省のものと大きく異なる．この理由としては，平成 27 年国民健康・栄養調査によると，日本人のビタミン D の平均摂取量は 7.5 µg で，平均的には摂取の目安を満たしており，なおかつ日照に恵まれている日本では，健常人が適度な太陽光のもとで通常の生活をしている場合，ビタミン D が不足することは少ないと考えたからである．実際には，若年女性のほとんどが日焼けの観点から太陽光を避けるため，あるいは強い日焼け止めクリームを使用しているため，太陽光によるビタミン D 合成は少ないことが予測される．

2011 年に米国内分泌学会が発行したビタミン D に関する診療ガイドラインによると，カルシウム，骨および筋肉の代謝に対するビタミン D の効果を最適化するために推奨される血清 25 (OH) D 値は >75 nmol/L（>30 ng/mL）とし，血清 25 (OH) D 値が常に 75 nmol/L（30 ng/mL）を上回るようにするには，成人で最低 1,500〜2,000 IU/日，小児および青年で最低 1,000 IU/日のビタミン D を補充する必要があると報告している[10]．そのため，われわれはビタミン D をサプリメントで摂取する場合には，ビタミン D サプリメント 1,000 IU/日を積極的に摂取することを推奨している．

効果を示した臨床データなどはありますか?

ビタミン D 濃度と IVF の成績に関する 11 論文 2,700 名の女性を対象したメタ解析によると，25 (OH) D 濃度が不十分（20〜30 ng/mL）あるいは不足（<20 ng/mL）のかたと比べ，十分（>30 ng/mL）な場合には，出産率のオッズ比 1.33 倍，臨床妊娠率のオッズ比 1.46 倍とビタミン D 不足は IVF の成績に有意に関係していることが報告された[11]．さらに，不育症と 25 (OH) D の関係を検討した 11 論文（観察研究 7 件，前方視的検討 4 件）の文献レビューによると，有意なビタミン D 不足（<30 ng/mL）を認めた．しかし，無作為化比較試験（2 件）ではビタミン D 投与による有意な改善効果を示すことができなかった．

一方で，基礎的研究によると，不育症患者の脱落膜におけるビタミン D 受容体（CYP27B1）の発現が低下しており，ビタミン D 不足による着床・胎盤形成不全の可能性を報告している[12]．同様に，子宮内膜にもビタミン D 受容体が存在しているため，着床局所での直接的なビタミン D 作用が脱落膜化に関与していることも明らかにされている[13]．

また卵巣に対するビタミン D 作用もあり，アカゲザルの二次卵胞を採取し，ビタミン D を添加し 40 日間培養したところ，コントロール群に比べ，前胞状卵胞生存率を有意に増加させ，胞状卵胞サイズを有意に増大させることが明らかになった．このことは，卵胞発育にもビタミン D の直接的な作用が必要である可能性を示している[14]．

最近，妊娠前の栄養状態を前方視的に追跡したところ，妊娠 3 か月前からの血清 25 (OH) D 濃度が十分（>30 ng/mL）な場合，出産率が有意に 10% も高くなることが明らかとなった[15]．PubMed で検索すると，ビタミン D と不妊症の論文は年々増加しており，さまざまなエビデンスが出てきてはいるが（図 4），不妊症患者を対象とした無作為化比較試験を実施すること

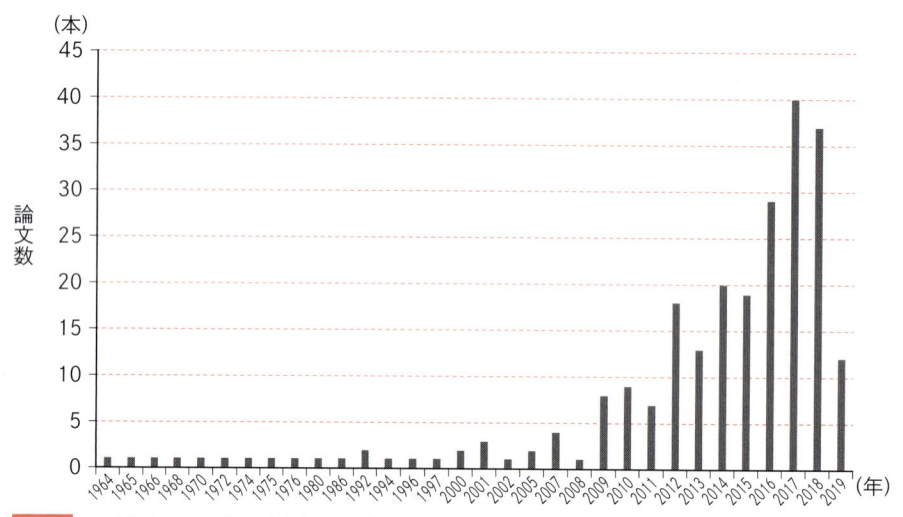

図4 ビタミン D と不妊症に関連する論文の年次推移
PubMed 調べ（2019 年 5 月時点）

が困難であるため，高いエビデンスの論文が少なく，今後の研究が期待される．

Q 研究中の話題，今後の展望を教えてください

　ホモシステインは炎症惹起，血栓形成作用をもつことから悪玉アミノ酸として知られている．最近，ビタミン D とホモシステインが逆相関することが内科領域で話題となっている[16,17]．つまり，免疫制御作用のあるビタミン D と炎症を惹起する作用があるホモシステインが相対して，そのバランス異常により疾患が発症する病態モデルが存在する．実際に，生殖可能女性に対してビタミン D 摂取（50,000 IU/日）群とコントロール群の無作為化比較試験を行ったところ，ビタミン D 摂取によりホモシステインを有意に低下させることが報告された[18]．今後，ビタミン D とホモシステインを絡めた免疫制御機構の解明が新たな病態モデルの基盤となり，新薬開発へのターゲットとなる可能性がある．

導入事例

● 患者背景
　女性 41 歳，G2P0．37，40 歳といずれも自然妊娠したものの，妊娠初期で流産となった．

● 不妊治療歴
　2 回目の流産後に不妊治療クリニックを受診し，不育症検査も併せて不妊症スクリーニング検査を行った．月経期ホルモン値（FSH 7.7 mlU/mL，LH 5.8 mlU/mL）は特に問題なく，AMH 1.67 ng/mL，25 (OH) D 30 ng/mL であった．またプロテイン S 活性が低値であった．

● 導入の経緯
　過去 2 回は自然妊娠しているため，AIH からの治療を行うこととし，ビタミン D サプリメ

ント内服（1,000 IU/日）と，妊娠反応陽性となった時点でアスピリン錠内服（100 mg/日）することとした．

当該療法のプロトコール

ビタミン D_3 1,000 IU/日を内服として，希望があれば三か月後に 25（OH）D を測定する．

導入後の経過

ビタミン D_3 内服 1 か月経過した後，月経 5 日目からクロミフェン 50 mg/日を 5 日間内服して，月経 13 日目に右主席卵胞 19 mm，子宮内膜 9.8 mm であったため，即日 hCG 製剤 5,000 IU を筋肉注射して，翌日 AIH を行い，2 週間後の妊娠判定で陽性となった．現在，妊娠 28 週で妊娠経過は順調である．

本症例に関しては，ケースレポートレベルであるためエビデンスにはならないが，ビタミン D の着床不全や不育症に対する予防効果が報告されており，過去 2 回の流産歴のある患者がビタミン D によって妊娠した可能性がある．ただし，ビタミン D の直接的な作用かどうかは不明であるため，すべての症例に対して同様の結果になるわけではない．内服に関しては十分な患者説明の後に行うべきである．

文献

1) Gois PHF, Ferreira D, Olenski S, et al：Vitamin D and infectious diseases：simple bystander or contributing factor? Nutrients 9：E651, 2017
2) Mora JR, Iwata M, von Andrian UH：Vitamin effects on the immune system：vitamins A and D take centre stage. Nat Rev Immunol 8：685-698, 2008
3) Adams JS, Hewison M：Unexpected actions of vitamin D：new perspectives on the regulation of innate and adaptive immunity. Nat Clin Pract Endocrinol Metab 4：80-90, 2008
4) Fukui A, Yokota M, Funamizu A, et al：Changes of NK cells in preeclampsia. Am Reprod Immunol 67：278-286, 2012
5) Kaur K, Chang HH, Topchyan P, et al：Deficiencies in natural killer cell numbers, expansion, and function at the pre-neoplastic stage of pancreatic cancer by KRAS mutation in the pancreas of obese mice. Front Immunol 9：1229, 2018
6) Lee GY, Park CY, Cha KS, et al：Differential effect of dietary vitamin D supplementation on natural killer cell activity in lean and obese mice. J Nutr Biochem 55：178-184, 2018
7) Nakamura K, Nashimoto M, Matsuyama S, et al：Low serum concentrations of 25-hydroxyvitamin D in young adult Japanese women：a cross sectional study. Nutrition 17：921-925, 2001
8) 厚生労働省：日本人の食事摂取基準（2015 年版）概要. https://www.mhlw.go.jp/stf/seisakunitsuite/bunya/kenkou_iryou/kenkou/eiyou/syokuji_kijyun.html（2019 年 9 月閲覧）
9) Institute of Medicine, Food and Nutrition Board：Dietary Reference Intakes for Calcium and Vitamin D. Washington DC, National Academy Press, 2011
10) Ross AC, Manson JE, Abrams SA, et al：The 2011 report on dietary reference intakes for calcium and vitamin D from the Institute of Medicine：what clinicians need to know. J Clin Endocrinol Metab 96：53-58, 2011
11) Chu J, Gallos I, Tobias A, et al：Vitamin D and assisted reproductive treatment outcome：a systematic review and meta-analysis. Hum Reprod, 33：65-80, 2018
12) Goncalves DR, Braga A, Braga J, et al：Recurrent pregnancy loss and vitamin D：A review of the literature. Am J Reprod Immunol 80：e13022, 2018
13) Ikemoto Y, Kuroda K, Nakagawa K, et al：Vitamin D regulates maternal T-helper cytokine production in infertile women. Nutrients 10：E902, 2018
14) Xu J, Hennebold JD, Seifer DB：Direct vitamin D_3 actions on rhesus macaque follicles in three-dimensional culture：assessment of follicle survival, growth, steroid, and antimullerian hormone production. Fertil Steril 106：1815-1820, 2016

15) Mumford SL, Garbose RA, Kim K, et al : Association of preconception serum 25-hydroxyvitamin D concentrations with livebirth and pregnancy loss : a prospective cohort study. Lancet Diabetes Endocrinol 6 : 725-732, 2018

16) Amer M, Qayyum R : The relationship between 25-hydroxyvitamin D and homocysteine in asymptomatic adults. J Clin Endocrinol Metab 99 : 633-638, 2014

17) Kriebitzsch C, Verlinden L, Eelen G, et al : 1,25-dihydroxyvitamin D_3 influences cellular homocysteine levels in murine preosteoblastic MC3T3-E1 cells by direct regulation of cystathionine beta-synthase. J Bone Miner Res 26 : 2991-3000, 2011

18) Al-Bayyari N, Al-Zeidaneen S, Hailat R, et al : Vitamin D_3 prevents cardiovascular diseases by lowering serum total homocysteine concentrations in overweight reproductive women : A randomized, placebo-controlled clinical trial. Nut Res 59 : 65-71, 2018

（太田　邦明）

サプリメント ②葉酸

ポイント

- ☑ 葉酸はすべての妊娠可能女性に必要な栄養素であり，妊娠 1 か月以上前から摂取することが望ましい．
- ☑ 妊娠時に必要な葉酸の摂取量は 400 μg/日であるが，食事性だけでは不足するためサプリメントの摂取が必要である．
- ☑ 妊娠前からの適切な葉酸摂取は，胎児の神経管閉鎖障害の発生を約 70％低下させる．

なぜ葉酸を摂取するのですか？

葉酸は別名ビタミン B_9 とも呼ばれ，妊娠を計画しているすべての女性が摂取すべき栄養素の一つである．その理由は，葉酸の摂取不足が胎児の神経管閉鎖障害（無脳症，脳瘤，二分脊椎）の発生と関連するからである．妊娠前から十分な葉酸摂取を行うことにより，胎児の神経管閉鎖障害を予防することが明らかにされている．葉酸は食事性に摂取することが可能であるが，妊娠中に必要とされる量を食事だけで摂取することは困難である．積極的に葉酸をサプリメントとして摂取することが必要である．

どのような効果が期待されているのですか？

葉酸の効果について，胎児に対する効果と母体（妊娠中とそれ以外）に対する効果に分けて記述する．

●胎児に対する効果

葉酸の胎児に対する最も重要な効果は，神経管閉鎖障害の予防である．一般妊婦および過去に神経管閉鎖障害の児を出生した既往のある妊婦において，葉酸の投与は胎児の神経管閉鎖障害発症を予防することが知られている．また，本人（母体）のみならず夫が神経管閉鎖障害である場合にも，本人（母体）への葉酸投与は，胎児の神経管閉鎖障害を予防する．神経管閉鎖障害以外の奇形，口唇口蓋裂，心奇形，四肢欠損，尿路系の異常，先天性水頭症に対する葉酸の効果については議論の余地がある．しかしながら，海外での葉酸強化食品介入前後でこれらの神経管閉鎖障害以外の奇形発症数が低下したとの報告がある．母体に対する葉酸投与は，胎児発育遅延や児の自閉症を低下させるとする報告も散見されるが，エビデンスが低いものである．胎児の 21 トリソミーに対する葉酸の効果は報告されていない．

母体への葉酸投与により，妊娠高血圧症候群や早産（34週未満および37週未満）への予防効果はなかったと報告されている．また，母体への葉酸投与により自然流産を予防する効果もないことがメタ解析で明らかにされている．一方，葉酸の生殖機能に与える影響についていくつかの報告がある．葉酸摂取により双胎妊娠が増加するとの報告がなされ，視床下部・下垂体・卵巣系への影響が示唆される．葉酸摂取が排卵に与える影響も報告されている．葉酸摂取量が多いと摂取が少ない場合と比べ，排卵性不妊症になるリスクが半減するとの報告がある．また，体外受精治療周期において，葉酸サプリメント摂取群は非摂取群に比べ調節卵巣刺激における卵巣反応性が改善したとする報告もある．

以上の結果から，葉酸摂取は女性の内分泌環境に好影響を与える可能性が示唆される．体外受精治療において，葉酸サプリメント摂取が治療成績を向上させる直接的なエビデンスは，現在のところ報告されていない．

Q どのような患者が適応になりますか？

葉酸のサプリメントを内服する対象は，妊娠を希望するすべての女性である．以下の女性は葉酸欠乏のハイリスク集団である．神経管閉鎖障害の児を出産した既往，本人または夫が神経管閉鎖障害，さらに，家族歴で神経管閉鎖障害が2～3親等以内に認められる場合も神経管閉鎖障害の発生が高くなることが知られており，今回の妊娠で神経管閉鎖障害の児を出生するリスクが高い．抗てんかん薬（カルバマゼピン，バルプロ酸），葉酸代謝拮抗薬（サラゾスルファピリジン，メトトレキサート）投与，葉酸代謝酵素遺伝子〔メチレンテトラヒドロ葉酸還元酵素（methylenetetrahydrofolate reductase：MTHFR）〕のホモ型，糖尿病などの女性もハイリスク集団である．葉酸サプリメントの摂取は，高齢不妊女性に対して妊娠予後を改善するエビデンスは現在のところない．しかしながら，母体年齢の増加により児の先天異常が増加することを考慮すると，これらの先天異常を減らす可能性のある葉酸サプリメントの内服は，高齢不妊女性には勧めるべきである．

Q 実際，どのように服用されるのですか？

胎児の神経管の閉鎖は受精後26～28日目であり，妊娠6週までに起こる．つまり，妊娠前からの葉酸摂取が神経管閉鎖障害の予防には必要である．一般的には，少なくとも妊娠の1か月前からの葉酸摂取が推奨されている．世界保健機関（WHO）の推奨する葉酸摂取の推奨量は妊娠全期間中1日あたり400 μg である．神経管閉鎖障害の発生に関してのハイリスク集団には1日あたり1～4 mg の葉酸摂取が推奨されている．不妊症患者においても，いつ妊娠が成立するかは不明であることが多く，特に治療を行っていない女性も常に葉酸摂取を忘らないように留意すべきである．

併用薬として注意すべきは，上述した抗てんかん薬，葉酸代謝拮抗薬だけでなく，多嚢胞性卵巣症候群に対して投与されるメトホルミンがある．メトホルミンは葉酸代謝経路に重要であるビタミン B_{12} の吸収を阻害することが知られている．メトホルミンを長期間内服している女性は，特に葉酸摂取不足と同様の障害が発生する可能性があり注意が必要である．

効果を示した臨床データなどはありますか?

　葉酸摂取による神経管閉鎖障害の予防効果に関する臨床研究について紹介する．神経管閉鎖障害児を出産した既往のある女性（2,033 人）とそうでない女性（5,358 人）に関して，葉酸サプリメントの摂取は，児の神経管閉鎖障害の発生率を 70%低下させた（相対危険度 0.31，95%信頼区間 0.17〜0.58）．この結果は 5 つの研究のメタ解析から出されたもので，エビデンスレベルが高い[1]．一方，体外受精治療においては，赤血球中葉酸レベルが高い群がそうでない群に比べ 2.6 倍妊娠しやすいとの報告がある[2]．

研究中の話題，今後の展望を教えてください

　葉酸摂取が ART の治療成績に及ぼす影響に関する興味深い研究がある．葉酸代謝の重要な酵素の一つである MTHFR の 3 つの遺伝子多型と葉酸摂取が体外受精の治療成績に与える影響について研究である[3]．MTHFR 677 C>T，MTHFR 1298 A>CV，MTHFR 1793 G>A の 3 つの遺伝子多型と不妊の有無に関して検討した結果は，いずれの遺伝子多型においても有意差は認めなかった．葉酸サプリメント摂取の有無や血中葉酸値は，体外受精治療成績に影響を及ぼさなかった．しかしながら，血中葉酸濃度が高い群は血漿中のホモシステイン濃度が低かった．ホモシステインは葉酸代謝の過程で産生されるアミノ酸であり，血管内で炎症を惹起し心血管系疾患のリスク因子として有名である．このホモシステインと卵子の成熟や体外受精の治療成績に関しては多くの報告がある[4]．葉酸サプリメントの摂取が血漿中ホモシステイン濃度を減少させることから，ホモシステイン濃度の高い患者においては葉酸サプリメント摂取が体外受精治療成績に影響を与える可能性が示唆される．

文献

1) De-Regil LM, Pena-Rosas JP, Fernandez-Gaxiola AC, et al：Effects and safety of periconceptional oral folate supplementation for preventing birth defects. Cochrane Database Syst Rev 12：CD007950, 2015
2) Paffoni A, Castiglioni M, Ferrari S, et al：Homocysteine pathway and in vitro fertilization outcome. Reprod Toxicol 76：12-16, 2018
3) Murto T, Kallak TK, Hoas A, et al：Folic acid supplementation and methylenetetrahydrofolate reductase（MTHFR）gene variations in relation to in vitro fertilization pregnancy outcome. Acta Obstet Gynecol Scand 94：65-71, 2015
4) Boxmeer JC, Macklon NS, Lindemans J, et al：IVF outcomes are associated with biomarkers of the homocysteine pathway in monofollicular fluid. Hum Reprod 24：1059-1066, 2009

（髙橋　俊文）

サプリメント ③マルチビタミン

ポ イ ン ト

☑ マルチビタミンは，12 種類以上の栄養素（ビタミン，ミネラル）が含まれているものであるが，"マルチ"に対する定義はなく，製薬会社による名称決定に依存するところが大きい．

☑ ビタミン B 類の摂取による IVF の成績向上と流産の予防効果のエビデンスがあるため，ビタミン B 類を含んだマルチビタミンが推奨される．

☑ マルチビタミンの直接的な効果か，サプリメントを服用するべきであるという高い意識による間接的な効果かは不明である．

なぜマルチビタミンを摂取するのですか?

マルチビタミンサプリメントの定義はなく，どの栄養素を含まなければならないか，どのくらいの量を含まなければならないかといった基準や規定はない．製薬会社がマルチビタミンに配合するビタミン，ミネラル，その他含有成分の種類や量を決定している[1]．厚生労働省の調べでは，生殖年齢の日本人女性は栄養不足が指摘されており，ほとんどのビタミン・ミネラル類が摂取基準を下回っているため，マルチビタミンは妊娠を希望する女性が摂取することが推奨される[2]．

どのような効果が期待されているのですか?

マルチビタミンのサプリメントには 12 種類以上の栄養素が含まれていることが一般的であるが，それぞれのビタミン類を単体で摂取するよりも，ビタミン A,C,E と亜鉛，銅を含むマルチビタミンサプリメントは，細胞の DNA や骨格にダメージを与える酸化ストレスに対して抗酸化作用があり[3]，マルチビタミンの抗酸化作用は卵巣周囲の卵胞液にまで達することもわかっており，顆粒膜細胞や卵子への酸化ストレスを直接的に低減させている可能性がある[4]．また，ビタミン B を主としたマルチビタミンを摂取している人は摂取していない人に比べて排卵障害が少ないことが報告されている[5]．

しかし，マルチビタミンの効果があったのか，あるいは別の因子が働いているのかは不明であり，いくつかの研究から総体的にみると，マルチビタミンをより頻繁に摂取している女性は，その母親もマルチビタミンを摂取しており，高学歴，高収入，BMI（体格指数）が低い人である[6]．つまりマルチビタミンを摂取しているから健康なのではなく，健康への関心が高く，教育・経済レベルが高い人が結果としてマルチビタミンを摂取している集団である可能性もある．高齢不妊患者のなかには，キャリアを積むために"子どもを産めない時期"があった人が多い可能性があるため，教育・経済レベルが高いことが予測され，摂取状況がよいことが

推測されるが，定かではない．しかし，CDCがプレコンセプションケア（→ 272頁参照）の一環としてビタミンB群を中心としたマルチビタミン摂取を推奨しているため，年齢を問わず，妊娠を望む女性はマルチビタミンを摂取する必要がある[7]．

どのような患者が適応になりますか？

表1は厚生労働省より発表された妊娠可能な女性のビタミン類の摂取状況と推奨摂取量である．20〜30代では多くのビタミン類が不足しており，40代では葉酸とビタミンDは推奨下限でかろうじて達しているが，葉酸代謝に特に必要なビタミンB_2，ビタミンB_6が不足している．現在の女性の食事ではほとんどのビタミン類は不足しているため，妊娠を希望する女性は年齢を問わず，積極的にマルチビタミンを摂取するべきである．特に40歳以上の高齢不妊患者は時間的猶予がないため，不妊治療の成果にかかわらず，すぐにマルチビタミンを摂取して体質を改善させて，万全の状態にする必要がある．ただし，ビタミンAは胎児形態異常の危険があるため，過剰摂取には注意する必要がある[8]．

服用するサプリメントはどのように選べばよいですか？

医薬品と違い，サプリメントは品質や規格などが一定しないため，安易なサプリメントの選択は避けるべきである[9]（国立健康・栄養研究所「健康食品」の安全性・有効性情報）．また，サプリメント類は単一成分でなく複数成分が添加されている製品が多いため，成分同士の相互作用や過剰摂取などの問題や，諸外国製のものだと不純物が多く含まれていることがある．そ

表1 ビタミン類と生殖可能な女性におけるビタミン類の摂取状況

		20〜29歳	30〜39歳	40〜49歳	推奨摂取量（女性）
解析対象者	（人）	199	317	517	
ビタミンA	（µgRAE/日）	425	438	469	650〜700
ビタミンD	（µg/日）	5.0	5.3	5.5	5.5
ビタミンE	（mg/日）	5.8	6.1	6.3	6.0
ビタミンK	（µg/日）	196	194	210	150
ビタミンB_1	（mg/日）	0.75	0.75	0.79	1.1
ビタミンB_2	（mg/日）	1.05	1.00	1.08	1.2
ナイアシン	（mgNE/日）	11.9	12.2	13.3	11〜12
ビタミンB_6	（mg/日）	0.93	0.92	0.97	1.2
ビタミンB_{12}	（mg/日）	4.1	4.2	4.6	2.4
葉酸	（mg/日）	227	226	250	240

〔厚生労働省：「日本人の食事摂取基準（2015年度）策定検討会」報告書より作成〕

のため，なるべく医師が推奨するサプリメントを選択し，ネットなどで購入する際には日本製のものを購入する必要がある．

効果を示した臨床データなどはありますか？

ビタミン類単体での摂取状況と IVF の成績の関連性の報告は多数あり，実際に葉酸，ビタミン B$_{12}$，ビタミン D それぞれの摂取状況が良いと，生産率が有意に高いという報告がある[10,11]．一方で，ビタミン類のなかでもビタミン A，C，E の摂取状況と IVF 後の着床率，臨床妊娠率，生産率はいずれも関連性を認めなかった[12]．マルチビタミンの定義が難しいため，マルチビタミンと生殖医療との関連性を示すデータは乏しいが，多くの栄養素を含んだマルチビタミン製剤を服用していると，服用していない人に比べると排卵障害が 40％ も低いことが報告されている[5]．さらに自然妊娠を目指している 501 組のカップルに対する妊娠前までの生活を前方視的に検討したところ，マルチビタミンの服用が流産を半分に低下させた（調整後ハザード比：0.45，95％信頼区間：0.25〜0.80）[13]．初期流産患者 620 名と正常妊婦 1,240 名に対して対面調査し，流産リスクを抽出したところ流産リスクを低下させるのがマルチビタミンの服用であった（オッズ比：0.75，95％信頼区間 0.49〜0.91）[14]．

このようにマルチビタミン摂取状況と IVF の成績との関連性は報告がないものの，流産に対する予防効果は期待される．一方で，マルチビタミンに含有されている栄養素が報告により異なっていることと，マルチビタミンの直接的な効果ではなくサプリメントを服用する習慣のある集団に流産が少ない可能性もあるため，患者にマルチビタミンを勧める際にはしっかりとしたインフォームドコンセントが必要である．

研究中の話題，今後の展望を教えてください

2006 年に CDC と WHO によりプレコンセプションケア宣言が出されたが，わが国においては自治体レベルでのプレコンセプションケアに関する活動は行われてない．また諸外国では若年女性の低栄養状態を危惧して，20 年前から穀類に対する強制的な葉酸添加を行っているが，わが国にはそのようなプログラムは存在しない．実際に，強制的な葉酸添加を行った米国，カナダは神経管閉鎖障害の発症を減少させることに成功した[15]．一方で，わが国ではそのような法律がないために神経管閉鎖障害の発症は増えている（図 1）．将来的に強制的な栄養素の添加がわが国でも始まることが期待されるが，存在しない現在では，個人個人がマルチビタミンなどのサプリメントを積極的に服用する必要がある．

導入事例

● 患者背景

女性 40 歳．10 年前に結婚し，仕事中心の生活を送っていたが，38 歳から不妊治療を開始した．前医では IVF を 2 回するも妊娠に至らず，夫の転勤とともに転院となり専業主婦となった．

AMH 1.86 ng/mL，FSH 8.7 mIU/mL，LH 6.3 mIU/mL．器質的疾患は認めず，原因不明不妊症の診断となった．

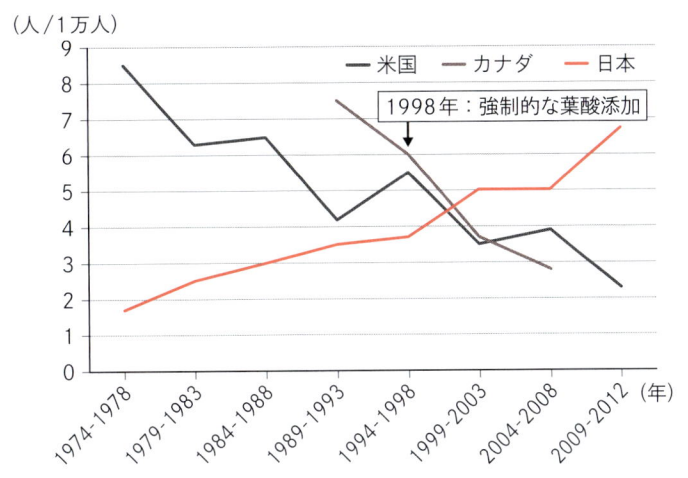

図1 強制的な葉酸添加が神経管閉鎖障害の予防に奏効した

（Williams J, et al：MMWR Morb Mortal Wkly Rep 64：1-5, 2015, Yorifuji T：J Epidemiol 29：123-124, 2019）

● 不妊治療歴

前医でIVFを2回（5個良好胚盤胞移植するも妊娠に至らず），当院でのIVFの継続を希望するが，初診時，すでに排卵期だったためAIHを1回行うこととした．その後はIVFの予定とした．

● 導入の経緯

当院初診時，看護師からの栄養指導と，製薬会社によるマルチビタミンサプリメント資材により栄養状態の重要性を患者が認識し，マルチビタミンサプリメントを内服することとした．

● 当該療法のプロトコール

当該患者の使用したサプリメントはエレビット®で，添付文書通り1日3錠服用した．マルチビタミンの定義は上述したように製薬会社により異なるが，一般的なキーサプリメントであるビタミンB群の主な成分は葉酸800 μg，ビタミンB$_1$ 1.3 mg，ビタミンB$_2$ 1.5 mg，ビタミンB$_6$ 1.4 mg，ビタミンB$_{12}$ 2.8 μg である．

● 導入後の経過

内服した周期でのAIHで化学的妊娠となった．月経発来とともに，低刺激法によりIVFを行い，4AA胚を新鮮胚移植したところ妊娠に至った．現在，妊娠継続中である．

本症例は，マルチビタミンを服用した直後に妊娠した．引っ越しと仕事を辞めたことなど環境が大きく変わったことによる影響もあるが，以前の環境ではマルチビタミンなど栄養素を気にすることがなかったため，"マルチビタミンで妊娠したのか？"という疑問にYESとは言えないが，包括的に考察するとマルチビタミンを服用するような不妊治療への取り組みが妊娠に結びついたと考えている．

文献

1）Yetley EA：Multivitamin and multimineral dietary supplements：definitions, characterization, bioavailability, and drug interactions. Am J Clin Nutr 85：269S-276S, 2007

2）厚生労働省：平成29年 国民健康・栄養調査結果の概要. https://www.mhlw.go.jp/content/10904750/000351576.pdf（2019年9月閲覧）

3）Ozkaya MO, Naziroglu M, Barak C, et al：Effects of multivitamin/mineral supplementation on trace element levels in serum and follicular fluid of women undergoing in vitro fertilization（IVF）. Biol Trace Elem Res 139：1-9, 2011

4）Ozkaya MO, Naziroglu M：Multivitamin and mineral supplementation modulates oxidative stress and antioxidant vitamin levels in serum and follicular fluid of women undergoing in vitro fertilization. Fertil Steril 94：2465-2466, 2010

5）Chavarro JE, Rich-Edwards JW, Rosner BA, et al：Use of multivitamins, intake of B vitamins, and risk of ovulatory infertility. Fertil Steril 89：668-676, 2008

6）National Institutes of Health State-of-the-Science Conference Statement：multivitamin/mineral supplements and chronic disease prevention. Am J Clin Nutr 85：257S-264S, 2007

7）Centers for Disease Control and Prevention：Before Pregnancy；Women. https://www.cdc.gov/preconception/women.html（2019年9月閲覧）

8）Rothman KJ, Moore LL, Singer MR, et al：Teratogenicity of high vitamin A intake. N Engl J Med 333：1369-1373, 1995

9）国立健康・栄養研究所：「健康食品」の安全性・有効性情報. https://hfnet.nibiohn.go.jp（2019年9月閲覧）

10）Gaskins AJ, Chiu YH, Williams PL, et al：Association between serum folate and vitamin B-12 and outcomes of assisted reproductive technologies. Am J Clin Nutr 102：943-950, 2015

11）Abadia L, Gaskins AJ, Chiu YH, et al：Serum 25-hydroxyvitamin D concentrations and treatment outcomes of women undergoing assisted reproduction. Am J Clin Nutr 104：729-735, 2016

12）Li MC, Nassan FL, Chiu YH, et al：Intake of antioxidants in relation to infertility treatment outcomes with assisted reproductive technologies. Epidemiology 30：427-434, 2019

13）Buck Louis GM, Sapra KJ, Schisterman EF, et al：Lifestyle and pregnancy loss in a contemporary cohort of women recruited before conception：The LIFE Study. Fertil Steril 106：180-188, 2016

14）Xu G, Wu Y, Yang L, et al：Risk factors for early miscarriage among Chinese：a hospital-based case-control study. Fertil Steril 101：1663-1670, 2014

15）Williams J, Mai CT, Mulinare J, et al：Updated estimates of neural tube defects prevented by mandatory folic Acid fortification – United States, 1995-2011. MMWR Morb Mortal Wkly Rep 64：1-5, 2015

（太田　邦明）

サプリメント ④ DHEA

ポイント

- ☑ DHEA は主に副腎皮質から分泌される性ホルモンの前駆体ステロイドである.
- ☑ 卵巣機能が低下している不妊患者では，DHEA の摂取により発育卵胞数や採卵数の増加，胚質の改善，妊娠率の向上が期待できる.
- ☑ 妊娠率向上のため胚移植周期に DHEA 服用を継続するか否かについてはさまざまな報告があり，今後検討が必要である.

なぜ DHEA を摂取するのですか?

DHEA（デヒドロエピアンドロステロン）は副腎皮質や卵巣の莢膜細胞から分泌される性ホルモンの前駆体ステロイドであり，血中ではほとんどがその硫酸化体で相互変換しうる DHEA-S として存在する．血中 DHEA-S 値は半減期が約6時間と DHEA の15倍長く，日内変動はほとんどない．DHEA は男女とも6〜7歳頃から増加し20代にピークに達し，その後40代でピーク時の40〜50％に低下し80代では5％まで低下する．

DHEA は女性の体内でテストステロンを経てエストロゲンに変換されるが，加齢とともに DHEA が不足すると卵巣の反応性が低下すると考えられる．そのため卵巣予備能の低下が予想される患者では，血清 DHEA-S 値を測定し，低値であれば補充していく必要がある.

どのような効果が期待されているのですか?

アンドロゲンは初期の胞状卵胞発育や顆粒膜細胞の増生に重要であり，卵胞の FSH レセプター発現を促進し FSH 刺激に対する感受性を高め，胞状卵胞数や成熟卵子数を増加させる[1]．DHEA は性ホルモンの前駆体であるがアンドロゲン活性は弱く，テストステロンの約5％とされる．しかし，*in vivo* では強力なアンドロゲン作用を発揮し卵巣反応性の向上が期待できる．卵巣予備能が低下している患者が DHEA を服用すると，服用前に比べ AMH 値，インヒビン B 値，胞状卵胞数が有意に改善したという報告[2]や，PGS（PGT-A）を施行したところ DHEA 服用群では非服用群（コントロール群）と比較し胚の異数性の数が低率であったという報告[3]がある．また，IVF 周期前に 90 mg/日の DHEA を平均3か月間服用した群では非服用群（コントロール群）と比較し採卵数，MII 卵，受精率，良好 Day 3 胚の数，臨床妊娠率，継続妊娠率，生産率が有意に高率であった[4]．メタ解析では採卵数，IVF のキャンセル率，流産率については両群で有意差を認めないものの，臨床妊娠率は DHEA 服用群のほうがコントロール群よりも有意に高率であった[5]．

また，胚移植周期に DHEA 服用を継続するか否かについては，DHEA 投与マウスは PCOS モデルマウスとなり着床障害を引き起こすという報告[6]がある一方，高齢患者の子宮内膜間質

線維芽細胞を用いた *in vitro* の研究では DHEA を添加した群で脱落膜化や子宮内膜受容能マーカーが上昇したことから，DHEA が着床を促進する可能性を示唆する報告[7] もあるため今後さらなる検討が必要である．

　その他，DHEA の生理作用としては，免疫賦活作用，抗糖尿病作用，抗動脈硬化作用，抗肥満作用，抗骨粗鬆症作用が知られている．

❓ どのような患者が適応になりますか？

　高齢で IVF 治療における卵巣反応性が不良な患者や，卵子の成熟率が低い患者で血中 DHEA-S 値が低い場合に適応となる．また若年でも FSH が高く卵巣予備能が低下している患者も適応となる．

　血中 DHEA-S 値が正常値の場合や，PCOS 患者，テストステロンが高い患者には処方しない．また，肝機能障害，前立腺癌や乳癌などホルモン依存性悪性腫瘍患者やその既往のある患者には禁忌である．加えて，DHEA は国際オリンピック委員会（IOC）では筋肉増強剤の一つとしてドーピング薬物の対象としているので，アスリートに処方する際は注意が必要である．

❓ 実際，どのように服用するのですか？

　血中 DHEA-S 検査（当院での基準値：150〜300 μg/dL），血中テストステロン検査（当院での基準値：0.11〜0.47 ng/mL）を行い，値が低ければ DHEA 25〜50 mg/日の服用を開始する．胚移植のスケジュールを立案時に服用を中止する．なお，血中テストステロン値が非常に低い場合はアンドロゲン補充療法（→ 274 頁参照）を薦めることもある．

❓ 効果を示した臨床データなどはありますか？

　2013 年 1 月から 2016 年 12 月までの期間で IVF を実施し，卵巣機能低下が疑われた 52 周期 52 症例の自然周期採卵患者を対象に DHEA 50 mg/日を連日投与し，DHEA 投与前と投与後の周期での採卵数，MII 卵数，成熟率，受精率を比較した．平均採卵数，受精率は両群で有意差を認めなかったが，MII 卵数，成熟率は DHEA 投与群で有意に上昇した．DHEA 投与後の周期で採卵数に差が出なかったものの，MII 卵数と成熟率が上昇したことより，胚移植回数は増加すると考えられ，DHEA が卵巣の反応性の改善に有効であることが示唆される（表 1）．

❓ 研究中の話題，今後の展望を教えてください

　ミトコンドリア機能不全と生殖機能の低下の関連はよく知られているところであるが，DHEA 補充により卵巣反応不良患者の卵丘細胞中のミトコンドリア量が増加し，形態修復も促進されたとする報告がある[8]．その報告では DHEA がミトコンドリアダイナミクスやマイトファジーを制御し細胞内環境を改善することにより IVF の成績向上が期待できるとしている．今後 DHEA とミトコンドリアの関連についてさらなる基礎的研究に期待したい．

表1 卵巣機能低下が疑われた患者に対する DHEA 投与の効果

	DHEA 投与前	DHEA 投与後	p 値
年齢	41.3±1.46	41.6±3.69	0.71
平均採卵数（個）	1.61±1.46	2.10±1.43	0.09
平均 MII 卵数（個）	1.17±1.04	1.79±1.39	<0.05
成熟率	72.6%（61/84）	85.3%（93/109）	<0.05
受精率	75.4%（46/61）	76.3%（71/93）	0.89

N＝52

導入事例

● 患者背景

女性 44 歳，G1P0（自然妊娠，流産歴 1 回），初診時 AMH 0.1 ng/mL 未満．

● 不妊治療歴

不妊治療歴 2 年．前医での治療歴：採卵 7 回，胚移植 4 回の IVF 反復不成功例．前医での卵子獲得数は採卵 4 回目までは 3〜6 個であったが 5 回目以降は 1 個に減り，卵胞発育不良のためキャンセル周期も出てきていた．

● 導入の経緯

当院での 1 回目の採卵はレトロゾール内服-自然周期で行い採卵数 1 個であった．成熟卵 1 個に対し顕微授精を行うも受精しなかった．この周期の IVF スケジュール立案時の胞状卵胞数は 3 個認めていたため，卵巣反応性に問題があると判断し血中 DHEA-S を測定したところ134 μg/dL であったため，医師から DHEA の服用を提案した．

● 当該療法の治療プロトコール

2 回目の採卵周期となる月経開始前より DHEA 50 mg/日を開始した．採卵周期は服用を継続し，胚移植周期には服用を中止した．

● 導入後の経過

翌周期から同様にレトロゾール内服-自然周期で採卵を行い 4 個の卵子を獲得した（DHEA 服用開始 1 か月後）．成熟卵 4 個に対し顕微受精を行い 4 個受精，分割期胚を 1 個凍結した．再度同様の採卵を行い 4 個の卵子を獲得，成熟卵 4 個に対し顕微受精を行い 4 個受精，分割期胚を 4 個凍結した（DHEA 服用開始後 2 か月後）．胚移植を希望されたため凍結融解胚移植のスケジュールを立案した際，DHEA 服用中止を指示した．その後分割期胚 2 個を凍結融解胚移植し妊娠が成立した．

3

統合医療的アプローチ

文献

1）Nielsen ME, Rasmussen IA, Kristensen SG, et al：In human granulosa cells from small antral follicles, androgen receptor mRNA and androgen levels in follicular fluid correlate with FSH receptor mRNA. Mol Hum Reprod 17：63-70, 2011

2）Yilmaz N, Uygur D, Inal H, et al：Dehydroepiandrosterone supplementation improves predictive markers for diminished ovarian reserve：serum AMH, inhibin B and antral follicle count. Eur J Obstet Gynecol Reprod Biol 169：257-260, 2013

3）Gleicher N, Weghofer A, Barad DH：Dehydroepiandrosterone（DHEA）reduces embryo aneuploidy：direct evidence from preimplantation genetic screening（PGS）. Reprod Biol Endocrinol 8：140, 2010

4）Chern CU, Tsui KH, Vitale SG, et al：Dehydroepiandrosterone（DHEA）supplementation improves *in vitro* fertilization outcome of poor ovarian responders, especially in women with low serum concentration of DHEA-S：a retrospective cohort study. Reprod Biol Endocrinol 16：90, 2018

5）Qin JC, Fan L, Qin AP：The effect of dehydroepiandrosterone（DHEA）supplementation on women with diminished ovarian reserve（DOR）in IVF cycle：evidence from a meta-analysis. J Gynecol Obstet Hum Reprod 46：1-7, 2017

6）Li SY, Song Z, Song MJ, et al：Impaired receptivity and decidualization in DHEA-induced PCOS mice. Sci Pep 6：38134, 2016

7）Douglas A. Gibson DA, Simitsidellis I, Kelepouri O, et al：Dehydroepiandrosterone enhances decidualization in women of advanced reproductive age. Fertil Steril 109：728-734, 2018

8）Li CJ, Chen SN, Lin LT, et al：Dehydroepiandrosterone ameliorates abnormal mitochondrial dynamics and mitophagy of cumulus cells in poor ovarian responders. J Clin Med 7：293, 2018

（藤岡　聡子）

サプリメント ⑤レスベラトロール

ポイント

- ☑ レスベラトロールは天然ポリフェノールの一種であり，内服により抗酸化作用，抗炎症作用，抗老化作用を示す．
- ☑ 卵巣への抗老化作用が動物実験で示されており，加齢に伴う卵巣機能低下を防ぐ可能性がある．
- ☑ ヒトでの妊孕性や催奇形性に関するデータに乏しく，内服方法の検討など今後の研究が必要である．

なぜレスベラトロールを摂取するのですか？

レスベラトロールは天然ポリフェノールの一種であり，ブドウ，ナッツ，ワインなどに含まれている．抗酸化作用，抗炎症作用，抗老化作用などを有し，加齢に伴う卵巣機能低下を予防する効果があると言われている[1]．また，抗アンドロゲン作用，インスリン抵抗性改善作用を有し，多嚢胞性卵巣症候群（PCOS）や肥満・糖尿病合併症例にも効果があるとされている[2]．

どのような効果が期待されているのですか？

卵巣の老化現象として，卵子の紡錘体やコヒーシン蛋白の異常による染色体分離異常，ミトコンドリア DNA の変異によるミトコンドリア機能障害，テロメアの短縮などがある．遺伝的な因子や生体内の活性酸素による酸化ストレスの増大がこれらの老化現象の促進に影響を与えている．レスベラトロールは細胞内でサーチュイン 1（SIRT1）を活性化し，SIRT1 を介して抗酸化作用を示し，ミトコンドリアの合成を活性化し，老化現象を抑制する[2]．老化した卵子では SIRT1 の発現が低下していることが示されており，高齢不妊患者ではレスベラトロールの SIRT1 活性化作用により卵子の質の改善や卵巣機能低下を予防する効果が期待される[2]．

マウスやラットによる動物実験では，レスベラトロールの摂取により加齢に伴う卵巣予備能の低下を抑制したという報告がある[1]．また採卵後の卵子の培養液にレスベラトロールを添加することで，排卵後の卵の老化（postovulatory aging）を抑制したという報告がある[3]．その他にも，SIRT1 を介した抗炎症作用やインスリン抵抗性を改善する作用により子宮内膜症，PCOS，肥満による卵巣障害にも効果が期待されている．

どのような患者が適応になりますか？

卵巣予備能が低下した患者（高齢患者，早発閉経など）の卵巣機能の維持もしくは向上が期待できる．また，子宮内膜症，肥満，PCOS，糖尿病合併症例の卵巣機能を改善する可能性が

ある．ただし，これらはすべて動物実験をもとにしたデータであり，ヒトの妊孕能への効果は明らかになっていない．ヒトでの臨床研究では，PCOS 女性のインスリン抵抗性を改善することが報告されているが，その後の妊娠率のデータはない[2]．

レスベラトロールは高用量を摂取すると腎障害を引き起こす可能性があるため，腎機能異常のある患者では内服を避けたほうがよい．また 1 日量 1 g 以上の高用量の内服で複数のシトクロム P450 酵素の活性を変化させることが示されており，併用により他の薬剤の効果や副作用の発現に変化を与える可能性が指摘されている．

実際，どのように服用するのですか？

レスベラトロールはサプリメントとして市販されており，商品によって 5〜500 mg と規格はさまざまである．レスベラトロールは高用量（2,500〜5,000 mg/日）を内服することで下痢・腹痛などの消化器症状や腎障害が発生する可能性が指摘されており，注意が必要である．不妊治療での至適内服量や期間について調べた文献はまだない．

筆者らは，ヒト子宮内膜を用いた研究により，レスベラトロールが子宮内膜細胞の脱落膜化過程を抑制することを明らかにした[4]．これは卵巣と異なり，脱落膜化現象にとって老化作用も重要な働きを担っていることが子宮内膜研究から明らかとなった[4]．さらに筆者らは，実際の不妊治療において継続してレスベラトロールを内服しながら胚移植を行った症例の妊娠予後を後方視的に解析した．その結果，対照群と比較しレスベラトロール内服群の胚移植ごとの臨床妊娠率が有意に低く（オッズ比 0.518），流産率が高いことがわかった（オッズ比 2.840）（表1）[5]．これはレスベラトロールにより子宮内膜脱落膜化が抑制されたことが予想される．胚移植周期の黄体期はレスベラトロールの内服を中止することを推奨する．

効果を示した臨床データなどはありますか？

現在，レスベラトロールによるヒトの卵巣への効果を示したデータはない．前述の筆者らの研究により，黄体期にレスベラトロールを継続的に内服すると，子宮内膜脱落膜化過程が阻害され着床率の低下，流産率の上昇を誘導する可能性が示された[5]．ただし，この研究ではレスベラトロールによる卵巣機能への影響は評価しておらず，レスベラトロールを内服したことで，採卵後の卵子数の増加や体外受精後の胚盤胞率などが向上する可能性が期待できる．

表1 レスベラトロール（200 mg）連日内服による胚移植後の妊娠率への影響

	調整オッズ比* （95％信頼区間）	調整オッズ比** （95％信頼区間）
着床率	0.725 (0.491-1.072)	0.695 (0.454-1.065)
臨床妊娠率	0.539 (0.341-0.853)	0.518 (0.315-0.850)
流産率	2.602 (1.070-6.325)	2.840 (1.076-7.496)

*：胚移植時の年齢，移植胚の Grade，新鮮胚もしくは凍結胚移植周期，移植胚数で調整後のオッズ比
**：上記に加えマルチレベルモデル分析を用いて同一患者内の胚移植周期の相関を調整後のオッズ比
〔Ochiai A, et al：Reprod Biomed Online 39：205-210, 2019〕

Q 研究中の話題，今後の展望を教えてください

　高齢患者の不妊治療は難渋し，その原因の多くは卵巣の老化に伴う卵巣予備能の低下である．抗老化作用を示すレスベラトロールは，卵巣予備能の低下した女性の妊孕能を向上させる可能性がある．しかし，ヒトの妊孕性への効果，催奇形性などについていまだ十分に検証されておらず，不用意に高用量を内服したり，妊娠後も内服継続することは避けるべきである．筆者らはレスベラトロールによる子宮内膜脱落膜化の阻害が，胚の着床や妊娠維持を阻害する可能性を示した．今後，レスベラトロールの内服期間を卵胞期に限定し，卵子の質の向上や卵巣予備能の低下防止，さらには妊娠率の上昇に効果が示される可能性があり，新たな臨床研究の結果を待ちたい．

導入事例

● 患者背景
　女性 41 歳，G2P0，不妊期間 6 年，原因不明不妊症．AMH 値 2.1 ng/mL.

● 不妊治療歴
　他院で 38 歳から不妊治療を行い，AIH 3 回で妊娠せず，39 歳から ART に進み，10 回採卵，8 回胚移植（6 回初期分割胚移植，2 回胚盤胞移植）を行い，2 回着床するも妊娠 6 週で胎囊確認後に流産している．

　X 年 1 月に当院受診し，2 回の流産既往から不育症の精査を行ったが，血栓性素因などの明らかな流産のリスク因子を認めず，ビタミン D の欠乏を認めビタミン D のサプリメントの服用を開始した．X 年 2 月，クロミフェン＋FSH 製剤で排卵誘発，hCG 製剤で排卵誘起を行い，採卵した．9 個卵子を採取し，うち 3 個未成熟卵，6 個 MII 卵子を媒精し，4 個受精を確認した．体外受精 3 日後に 7 細胞 Grade 3，7 細胞 Grade 4 の 2 個を胚凍結し，余剰胚の 2 個を培養継続したが，胚盤胞に至らなかった．その後，X 年 3 月に凍結胚 2 個を移植するも妊娠しなかった．患者と相談し X 年 3 月末よりレスベラトロールの内服（200 mg/日）を開始した．

● 導入の経緯
　他院での 8 回胚移植で良好胚盤胞移植の経験がなく，当院初回採卵で胚盤胞に至らなかった経緯から，良好胚盤胞を獲得することを目的に，レスベラトロールの内服を開始した．

● 当該療法の治療プロトコール
　レスベラトロールサプリメント 200 mg/日を連日内服し，1 か月以上内服してから採卵することを推奨している．体外受精後に全胚凍結をする場合には継続的に内服し，融解胚移植周期は内服を中止する．新鮮胚移植を行う場合には採卵前日に内服を中止する（図 1）．レスベラトロールは血中半減期が 9〜10 時間と短いため，採卵日に内服を中止すれば黄体期へ影響しないと考えられる．

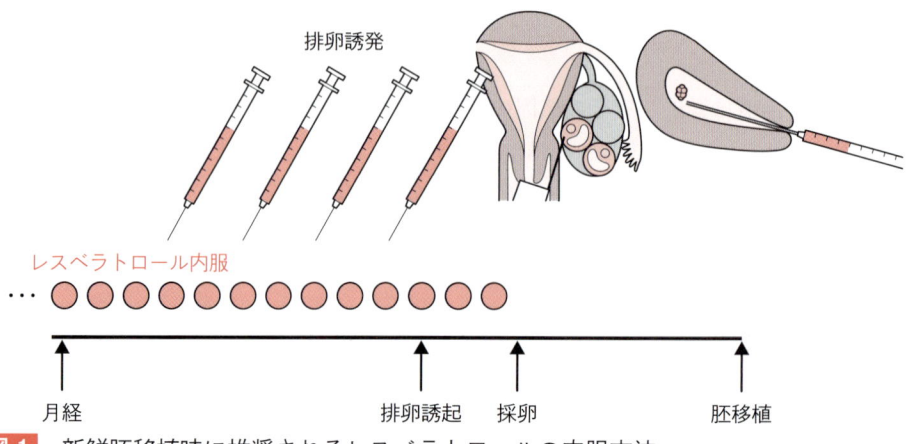

図1 新鮮胚移植時に推奨されるレスベラトロールの内服方法

（Ochiai A, et al：Cell Death Dis 10：276, 2019）

● 導入後の経過

レスベラトロール内服開始から約1.5か月後のX年5月に再度クロミフェン＋FSH製剤で排卵誘発，hCG製剤で排卵誘起を行い，10個卵子採取した．うち1個未成熟卵，9個MII卵子を媒精し，7個受精した．すべての胚を胚盤胞まで培養継続し，体外受精5日目に胚盤胞Grade 4BA，Grade 4AB，6日目にGrade 3BC，合計3個の胚盤胞を凍結した．その後レスベラトロールの内服を中止し，X年7月に胚盤胞Grade 4BA（融解後Grade 5BA）をアシステッドハッチング施行後に胚移植し，妊娠が成立した．妊娠6週には胎児心拍を確認し，現在妊娠継続している．

文献

1) Liu M, Yin Y, Ye X, et al：Resveratrol protects against age-associated infertility in mice. Hum Reprod 28：707-717, 2013
2) Tatone C, Di Emidio G, Barbonetti A, et al：Sirtuins in gamete biology and reproductive physiology：emerging roles and therapeutic potential in female and male infertility. Hum Reprod Update 24：267-289, 2018
3) Liang QX, Lin YH, Zhang CH, et al：Resveratrol increases resistance of mouse oocytes to postovulatory aging *in vivo*. Aging 10：1586-1596, 2018
4) Ochiai A, Kuroda K, Ozaki R, et al：Resveratrol inhibits decidualization by accelerating downregulation of the CRABP2-RAR pathway in differentiating human endometrial stromal cells. Cell Death Dis 10：276, 2019
5) Ochiai A, Kuroda K, Ikemoto Y, et al：Influence of Resveratrol Supplementation on Pregnancy Outcomes in *in vitro* Fertilization-Embryo Transfer Cycles. Reprod Biomed Online 39：205-210, 2019

（黒田　恵司，落合　阿沙子）

サプリメント
⑥プラセンタ含有サプリメント

ポイント

☑ 卵巣低反応症例や高齢不妊など卵巣機能の低下している症例に有効である.
☑ 細胞内ミトコンドリアを活性化させる.
☑ 投与前後に胚盤胞率や妊娠率の改善を認めた.

なぜプラセンタを摂取するのですか?

卵細胞内のミトコンドリアを活性化させるプラセンタを利用し,さらに抗酸化作用のある L-カルニチンやコエンザイム Q10 などの添加により卵子の質を改善し,妊娠率の上昇を認めるため摂取を推奨している.

どのような効果が期待されているのですか?

当院では,卵巣が低反応のかたや高齢不妊患者に対して,採卵数を増やし卵子の質を改善することを目的に使用している.

プラセンタは細胞内のエネルギー産生のもとであるミトコンドリアを活性化させることにより ATP を産生しエネルギーとなり,細胞を若返らせる作用がある.この作用を利用して,低反応や高齢不妊患者の採卵数を増加させ,卵の質の改善効果を認めた.プラセンタ投与後,良好胚発生率,胚盤胞率の上昇を認め,妊娠率の上昇と,さらに流産率の低下を認めた[1].

当院ではプラセンタエキスを主とし,体内のエネルギー作りをサポートするため,抗酸化作用を認める物質である L-カルニチン,α-リポ酸,コエンザイム Q10 を加え,レスベラトロール,葉酸などを配合したサプリメント「プラリエ」を使用している.

どのような患者が適応になりますか?

実際には不妊症のすべてのかたが対象となるが,特に AMH 1.5 ng/mL 未満の卵巣低反応や高齢不妊患者などが適応となる.プラリエを使用しはじめて 3 年以上経過しているが,現在までのところ,副作用などの発現は認めず安心して使用できるサプリメントである.ただし,妊娠後は念のため服用を止めている.

実際,どのように服用するのですか?

プラリエ 1 カプセルにはプラセンタエキス 100 mg が含まれており,プラリエの用法用量は

表1 プラセンタ含有サプリメント服用患者の胚盤胞率など

対象患者数：22	前		後		
平均年齢	36.3		37.6		
平均採卵数	5.0		5.1		
良好分割胚率 D3 良好胚数/C-IVF＋ICSI 数	55/179	30.7%	67/133	50.4%	p＜0.05
胚盤胞率 胚盤胞数/胚盤胞培養数	32/52	61.5%	51/74	68.9%	n.s（p＝0.2541）
良好胚盤胞率 良好胚盤胞数/胚盤胞培養数	13/52	25.0%	34/74	45.9%	n.s（p＝0.1449）

2016 年 6 月～2018 年 9 月に，プラリエを内服した患者 22 名（89 周期）を対象に検証.
服用後の採卵をプラリエ後，服用前の周期をプラリエ前として比較.
プラリエ前：2011 年 10 月～2018 年 4 月.
プラリエ後：2016 年 6 月～2018 年 9 月.

表2 プラセンタ含有サプリメント服用患者の妊娠率など

対象患者数：19	前		後		
妊娠率 妊娠例/移植患者	10/17	58.8%	13/16	81.3%	n.s（p＝0.1536）
妊娠率 妊娠周期/移植周期	12/51	23.5%	14/28	50.0%	p＜0.05
流産率 流産例/妊娠患者	6/10 ※中期中絶含む	60.0%	1/13	7.7%	p＜0.05
流産率 流産周期/妊娠周期	7/12	58.3%	2/14	14.3%	p＜0.05

妊娠（＋）は臨床妊娠とし，プラリエ服用前と後の両方の胚を同時に移植した 3 例を除く.
※プラリエ内服後に凍結した胚はプラリエ後，プラリエ内服前に凍結した胚はプラリエ前として集計.

1 日の目安量 6 カプセル（プラセンタエキス 600 mg），服用は原則 1 回 2 カプセルを 1 日 3 回で，投与期間は ART であれば採卵前 2～3 か月以上服用が望ましい.

効果を示した臨床データなどはありますか？

　2016 年 6 月より 2018 年 9 月までの期間，プラリエを服用した ART 患者でその服用前後で検討可能な 22 例（89 周期）を対象とした. 投与前後の良好分割胚率は 30.7% vs 50.4%（p＜0.05）と投与後に有意に改善し，胚盤胞率 61.5% vs 68.9%，良好胚盤胞率 25.0% vs 45.9% といずれも投与後に上昇傾向を示した（表 1）. さらに周期あたり妊娠率 23.5% vs 50.0%，対患者あたりの臨床妊娠率 58.8% vs 81.3% と有意に上昇した. 流産率も極度に減少を認めた（表 2）.

Q 研究中の話題，今後の展望を教えてください

　43歳以上の症例や極端に AMH の低下した症例を研究中である．特に LH，FSH の上昇した症例などでは効果の得られない場合もあり，どのような症例に効果が認められるか，具体的な指標がないのが現状である．

導入事例

● 患者背景

　女性39歳，G0P0，原発不妊症．ご主人の精液検査の結果，精子運動率が低下していたため当院紹介にて来院．

● 不妊治療歴

　これまでに他院にてタイミング療法など1年間にわたり治療し，AIH を2回施行した．その後，精液検査不良のため，ART 目的にて当院紹介となる．

● 導入の経緯

　当初，当院でも AIH を施行する予定であったが，AMH が 1.3 ng/mL と低値だったため，プラリエの有効性などについて説明し，ご本人の希望によりプラリエ療法を開始する．

● 当該療法の治療プロトコール

　当院で AIH を2回施行するも妊娠に至らず．年齢を考慮し，ART にステップアップを希望．低刺激による ART を施行した．低反応のため，採卵個数3個．2回採卵．凍結を含めて5回移植を施行し，1回妊娠するも流産に至る．

　前述のように AMH 1.3 ng/mL と低値だったため，さらに本人も結果が得られずにサプリメントを希望したためプラリエの服用を開始した．

● 導入後の経過

　プラリエ療法を2か月間実施後に採卵1回施行．採卵数5個と増加し，良好胚盤胞2個を凍結した．その後1回目の凍結融解胚移植にて妊娠・分娩に至った．現在，残りの良好胚盤胞1個を凍結保存中である．

引用文献

1）平池　修：体外受精・胚移植治療において卵胞液の酸化ストレスを d-ROMs・BAP 測定による検討．WISMERLL JOURNAL 76：3，2019

参考文献

・Mizuguchi S, Izumi N, Tsukioka T, et al：Neutrophil-lymphocyte ratio predicts recurrence in patients with resected stage 1 non-small cell lung cancer. J Cardiothorac Surg 13：78, 2018
・Xuan Y, Bobak M, Anusruti A, et al：Association of serum makers of oxidative stress with myocardial infarction and stroke：pooled results from four large European cohort studies. Eur J Epidemiol 34：471-481, 2019

（吉田　仁秋）

3
統合医療的アプローチ

サプリメント ⑦亜鉛

ポイント

- ☑ 亜鉛は生体にとって必須な微量金属元素の一つであり，亜鉛欠乏により多彩な臨床症状を呈する.
- ☑ 亜鉛欠乏症の診断には臨床症状と血清亜鉛濃度の測定が必要である.
- ☑ 男性不妊症に対する亜鉛補充療法は一定の効果が期待されるが，女性不妊症に関してのエビデンスは乏しい.

なぜ亜鉛を摂取するのですか?

　亜鉛は生体にとって必須な微量金属元素の一つである．亜鉛の生理作用は多彩であり，不足すると，発育・成長不全，性腺機能低下，皮膚疾患・脱毛，貧血，味覚障害，下痢，食欲低下，骨粗鬆症，創傷治癒遅延，免疫不全，感染への抵抗性低下などが起こる．また，妊娠中の亜鉛不足は胎児の奇形発生と関連する.

　亜鉛欠乏症は，高齢者や乳幼児での発症が注目されていたが，近年の食生活の変化やダイエットの流行などにより，妊娠可能女性についても起こる可能性がある.

どのような効果が期待されているのですか?

　亜鉛の男性および女性の性機能に対する影響，および妊娠中の亜鉛欠乏が児に与える影響について解説する.

●男性に対する影響

　動物実験により，亜鉛は個体の成長・発育に重要であることが想定されていた．しかし，Prasad らの報告までヒトにおいて亜鉛欠乏症は確認されていなかった．1958 年，Prasad らは，イランの Shiraz 地方において，21 歳の男性で，低身長，性腺機能低下，肝脾腫，皮膚病，貧血，土食症の患者を見つけ，その後同様の症状を呈する 14〜21 歳の思春期〜青年期の男性 11 例をまとめ 1961 年に報告した．これらの患者は，食事中のフィチン酸が亜鉛の吸収阻害を引き起こし，さらに不適切な食事を相まって，重度の亜鉛欠乏を引き起こしていることが判明した[1].

　Prasad らの報告した症例では，性腺機能低下による二次性徴の欠如が認められた．この性腺機能低下は亜鉛補充により改善した．つまり，男性の性腺機能の発達には亜鉛が必要不可欠であることが明らかになった．現在では，亜鉛欠乏はテストステロンの合成・分泌低下や精子形成障害にも関与し，男性不妊症の原因の一つと考えられている.

表1 亜鉛欠乏症の診断

1. 下記の症状/検査所見のうち1項目以上を満たす

1) 臨床症状・所見：皮膚炎，口内炎，脱毛症，褥瘡（難治性），食欲低下，発育障害（小児で体重増加不良，低身長），性腺機能不全，易感染性，味覚障害，貧血，不妊症
2) 検査所見：血清アルカリフォスファターゼ（ALP）低値
注：肝疾患，骨粗鬆症，慢性腎不全，糖尿病，うっ血性心不全などでは亜鉛欠乏であっても低値を示さないことがある

2. 上記症状となる他の疾患が否定される

3. 血清亜鉛値

3-1：60 μg/dL 未満：亜鉛欠乏症
3-2：60〜80 μg/dL 未満：潜在性亜鉛欠乏症
血清亜鉛は，早朝空腹時に測定することが望ましい

4. 亜鉛を補充することにより症状は改善する

Definite（確定診断）：上記項目の1，2，3-1，4をすべて満たす場合を亜鉛欠乏症と診断する．上記項目の1，2，3-2，4をすべて満たす場合を潜在性亜鉛欠乏症と診断する．
Probable：亜鉛補充前に1，2，3を満たすもの．亜鉛補充の適応になる．
（日本臨床栄養学会ミネラル栄養部会：亜鉛欠乏症の診療指針2018．日臨栄会誌 40：120-167, 2018）

● 女性に対する影響

亜鉛が女性の性機能に与える影響と妊娠中の亜鉛欠乏が児に与える影響に関する報告は，そのほとんどが動物実験によるものである．ヒトにおいて，亜鉛欠乏が女性の性機能に与える影響は，調べた限りみつけることができなかった．1961年のPrasadらの報告まで亜鉛欠乏症が注目されなかったことからもわかるように，ヒトでの極端な亜鉛欠乏症は稀である．雌ラットを出生後離乳期から成熟するまで亜鉛欠乏食で飼育すると，成長の抑制と発情周期の異常により交尾行動をせず，完全な不妊症となる．また，亜鉛欠乏雌ラットは，内分泌機能の異常が起こり，特に下垂体からのゴナドトロピン分泌低下による卵胞発育障害が起こることが報告されている．

● 妊娠中に児に与える影響

妊娠中の亜鉛欠乏が児に与える影響については，雌ラットを妊娠期間中に亜鉛欠乏食で飼育すると，胎児の多くは奇形を発症することが知られている．妊娠期間中に亜鉛欠乏にすると分娩時にも異常が起こり，分娩の遷延と大量の出血を起こすことが報告されている．亜鉛欠乏による奇形発症のメカニズムとして，胎内環境での亜鉛の作用が考えられるが，受精後の初期胚の段階ですでに亜鉛欠乏の影響が出ることが報告されている．受精後の胚を48時間，亜鉛の欠乏した培養液で培養し，その後に亜鉛の充足した母獣に移植しても，児に異常が発生する．このように，受精直後から亜鉛が胚発生に影響を及ぼすことは重要な知見である．

どのような患者が適応になりますか？

亜鉛欠乏状態の患者が，亜鉛サプリメント摂取または治療薬投与の対象となる．亜鉛欠乏症の診断は，日本臨床栄養学会の「亜鉛欠乏症の診療指針2018」を参考に（表1），亜鉛欠乏症状

と血清亜鉛値で行う．表1 に記載されている亜鉛欠乏の臨床症状として不妊症があるが，この場合の不妊症は男性不妊症を想定していると考えられる．女性不妊症に対する亜鉛補充の適応については，明確な診療指針は存在しない．高齢不妊女性に対して亜鉛の投与が適応となるわけではなく，あくまでも亜鉛欠乏症の状態の患者に対して投与する．

実際，どのように服用するのですか？

亜鉛補充療法の理解のため，亜鉛の吸収と貯蔵（体内での存在）について解説する．亜鉛は小腸上皮から吸収され，食事性に摂取された亜鉛の約 30％が吸収される．亜鉛の吸収を阻害する物質がいくつか知られており，豆・穀類中に含まれるフィチン酸，加工食品に多く含まれるポリリン酸，タンニン，食物繊維は亜鉛の吸収を阻害する．その他，鉄，銅などの金属も吸収阻害に作用する．亜鉛は体内でその 60％は筋肉，30％は骨に存在し，残り 10％がその他の臓器に存在する．最も亜鉛濃度の高い臓器は前立腺である．血液中では，亜鉛はアルブミンや $\alpha 2$ マクログロブリンなどと結合して存在する．

食事性に亜鉛の摂取を増やすには，亜鉛含有量の多い食品の摂取を勧める．カキは最も亜鉛含有量が高い（13.2 mg/100 g）．その他，動物性食品として牛肉，レバー，植物性食品として，ゴマ，大豆，アーモンド，ココアなどが亜鉛の含有量が高い．

亜鉛の 1 日必要量は 10〜15 mg である．市販されている亜鉛単独のサプリメントの摂取推奨量は，1 日必要量である 10〜15 mg であるものがほとんどである．以前は亜鉛欠乏症として処方できる薬剤はなかったため，胃潰瘍治療薬ポラプレジンク（プロマック® 顆粒 15％）が亜鉛欠乏症状に対して処方されていた．ポラプレジンク 1.0 g 中に 37.5 mg の亜鉛が含有されている．現在は，亜鉛欠乏症に対して酢酸亜鉛製剤ノベルジン® 錠 25 mg，50 mg（1 回 50 mg を 1 日 3 回）が使用可能である．

微量元素の多くは安全域が狭く過剰症が問題となるが，亜鉛は唯一安全域が広い微量金属元素であるため，過剰症に対する過度の心配は必要がないとされている．しかしながら，亜鉛製剤の長期間の使用により，鉄や銅の吸収低下が起きることがあるので，定期的な血液検査が必要である．

効果を示した臨床データなどはありますか？

●男性不妊症への効果

亜鉛補充療法は男性不妊症に対して有効である可能性がある．男性不妊症に対する抗酸化療法を検証したコクランレビューが報告されている．18 種類の経口抗酸化剤を用いた無作為化比較試験が検討されており，亜鉛を含んだサプリメントに関する検討も行われている．男性不妊症に対する抗酸化療法群はプラセボまたは投与なし群と比べ，臨床妊娠率がオッズ比 1.38（95％信頼区間 1.91〜4.63）と高かった．しかしながら，生産率に関する検討では，男性不妊症に対する抗酸化療法群とプラセボまたは投与なし群と比べ有意差は認めなかった[2]．また，亜鉛サプリメントの男性性腺機能低下症に対する効果の文献レビューが 2019 年に報告された[3]．これによれば，亜鉛サプリメント投与により精液所見が改善またはテストステロン値を増加させるとの報告が 12 編あった．男性不妊症または性腺機能低下に対する亜鉛補充療法は，

一定の効果があると考えることができる.

一方，女性不妊症に関する亜鉛補充療法の効果に関する報告はない．女性不妊症と亜鉛に関する報告は，血中または卵胞液中の亜鉛濃度に関するものが散見される．卵胞液中の亜鉛濃度が体外受精の受精率や分割率と関連するとの報告もあるが，関連がないとする報告もあり一定の見解には至っていない．また，子宮内膜症患者で腹水中の亜鉛濃度が低いとの報告もあり，亜鉛欠乏と子宮内膜症の関連を示唆する報告もある．

Matsubayashi らは，凍結融解胚移植周期における妊娠群と非妊娠群において，血中の血清銅，亜鉛濃度を測定し，銅，亜鉛，銅・亜鉛比が妊娠予測因子として有用であると報告した[4]．これによれば，血清亜鉛濃度が 90 μg/dL 以上の場合，妊娠予測の感度は 88%，特異度は 34%，陽性的中率 71%，陰性的中率 62% であった．さらに，銅・亜鉛比を 1.60 以上とすると，妊娠予測の感度は 98%，特異度 29%，陽性的中率 71%，陰性的中率 88% であった．血中亜鉛濃度と銅濃度はお互いに影響するため，亜鉛欠乏と銅過剰が妊娠予後に影響する可能性は高い．しかしながらこの研究は後ろ向きコホート研究であり，亜鉛欠乏が本当に妊娠予後に影響を与えるかどうかについては，亜鉛補充による介入・前向き研究が必要である．

妊娠中の亜鉛サプリメント摂取に関する 2015 年のコクランレビューが報告されているが，亜鉛サプリメント摂取群と非摂取群において妊娠予後に有意差は認めなかった．

研究中の話題，今後の展望を教えてください

現在，亜鉛恒常性に関する研究が盛んに行われている．そのきっかけは，亜鉛トランスポーターの発見である．難治性の皮膚疾患である腸性肢端皮膚炎が亜鉛トランスポーター遺伝子の欠損であることが明らかにされた．細胞内の亜鉛濃度の調節には，ZIP（SLC39 A ファミリー）と ZnT（SLC30 A ファミリー）の 2 つの亜鉛トランスポーターが重要である．これらの亜鉛トランスポーターが巧妙に細胞内亜鉛濃度を調整している．ヒトの卵子または卵丘細胞においてもこれらの亜鉛トランスポーターの発現が報告されており[5]，卵子の成熟や胚発生への関与が明らかにされることが期待される．

文献

1) Prasad AS, Halsted JA, Nadimi M：Syndrome of iron deficiency anemia, hepatosplenomegaly, hypogonadism, dwarfism and geophagia. Am J Med 31：532-546, 1961
2) Smits RM, Mackenzie-Proctor R, Yazdani A, et al：Antioxidants for male subfertility. Cochrane Database Syst Rev：CD007411, 2019
3) Santos HO, Teixeira FJ：Use of medicinal doses of zinc as a safe and efficient coadjutant in the treatment of male hypogonadism. Aging Male 15：1-10, 2019
4) Matsubayashi H, Kitaya K, Yamaguchi K, et al：Is a high serum copper concentration a risk factor for implantation failure？ BMC Res Notes 10：387, 2017
5) Ménézo Y, Pluntz L, Chouteau J, et al：Zinc concentrations in serum and follicular fluid during ovarian stimulation and expression of Zn^{2+} transporters in human oocytes and cumulus cells. Reprod Biomed Online 22：647-652, 2011

（髙橋　俊文）

サプリメント ⑧今後が注目されるサプリメント

ポイント

- ☑ L-カルニチンは脂肪燃焼の必須成分である．またミトコンドリア膜保護作用や抗酸化能も有し，胚質改善や精液性状の向上効果を示す．
- ☑ メラトニンは昼夜サイクルを調節する．また幅広い抗酸化能を有し受精率，胚盤胞率などを向上させる．
- ☑ アスタキサンチンは生体膜に局在して抗酸化活性を発揮する．胚の酸化ストレス抑制，精液性状の改善効果などを示す．

今後が注目されるサプリメントにはどのようなものがありますか？

　活性酸素は生命活動に必須の多様な役割を担っているが，加齢に伴いこれを抑制方向に調節する能力が低下してくる．生殖期終盤は活性酸素種（ROS）のもつ負の影響が蓄積的に局所に現れやすい時期にあたる．サプリメントについてはエビデンスの豊富さ，作用機序解明の度合い，本質的安全性や製剤品質の高さなどが選択に際しての要件となるが，高齢不妊の分野で今後注目されうるものとして L-カルニチン（LC），メラトニン（MTN），アスタキサンチン（Ast）の 3 成分を挙げたい．

● L-カルニチン

　LC（分子量 161.12）は食肉の赤身などに含まれる高水溶性のアミノ酸誘導体であり，長鎖脂肪酸をその燃焼の場であるミトコンドリア内へ運搬する（脂肪燃焼作用）．骨格筋や心筋に身体全体の LC の 95% 以上が含まれる．肝臓などで必要最少量が合成されるが，体内量は 20 代を境に減少する．

　遊離脂肪酸がミトコンドリアと接触するとその界面活性作用で膜が損傷されアポトーシスに至るが，LC の共存によりこの脂肪毒が緩和される（ミトコンドリア膜保護作用）．LC の服用により過体重の改善，エネルギー代謝の調節効果が見込まれるほか，卵細胞の劣化抑制や精液性状の改善（抗酸化作用），抗疲労，認知機能の改善（中枢作用）についても多くの報告がある．

● メラトニン

　MTN（分子量 232.28）は間脳の松果体でアミノ酸のトリプトファンから生合成されるホルモンであり，概日周期に応じて睡眠を調節する役割を担っている．MTN は夜間に血中に分泌され脳脊髄液，唾液，胆汁，精液，母乳，卵胞液など広範な体液に送り込まれる．ヒツジ，ハムスターなど季節繁殖性の哺乳類では MTN を介した日照時間依存的な生殖行動が認められることから，進化的にも本成分と生殖機能との深い関連性が伺われる．

一方，MTN 分子内には H_2O_2，$HO^{\cdot}$，$ROO^{\cdot}$，$^1O_2$，$NO^{\cdot}$，NOO^- など多種の ROS と反応する構造がある．反応した MTN はさらに数種の誘導体に変化するが，そのおのおのが抗酸化能を有するため 1 分子の MTN で 4 分子のフリーラジカルが除去される．

● アスタキサンチン

Ast（分子量 596.8）はサケや甲殻類の赤色成分として食経験の豊富なカロテノイドであり，服用した Ast は細胞膜やミトコンドリア膜などに局在する．特にミトコンドリアで生じた一重項酸素の励起エネルギーは，膜内 Ast 分子により物理的に熱エネルギーに変換され ROS の傷害性が消失する．この避雷針的な作用の前後で Ast 分子自体は変化せず，ROS を繰り返し消去できる．この点が他の抗酸化成分にはない特色である．また Ast の脂質過酸化抑制能はビタミン E の 550 倍，ビタミン C の 6,000 倍に及ぶ．

これまでに眼精疲労の改善，赤血球流動性の改善，脂質代謝改善などのほか，男女の生殖機能の改善に有効であることが報告されている．

❓ それぞれどのような効果が期待されているのですか?

● L–カルニチン

成熟卵胞の卵胞膜は，生理的な機序として ROS への曝露によって破裂し排卵に至る．原始卵胞は LH サージによる減数分裂再開までの長い間，ROS の刺激に繰り返し遭遇するため徐々に酸化ストレスが蓄積するが，特にミトコンドリアでは膜や DNA の劣化リスクが亢進，もって細胞質内での分布不均一化やアポトーシスによる卵胞消失が起こる．また生体膜の構成脂質が ROS 刺激を受けて生ずる遊離過酸化脂質は，それ自身が ROS の本体であるとともに界面活性を有し膜損傷負荷に加担する．LC の服用はスーパーオキシドジスムターゼ（SOD）やグルタチオンペルオキシダーゼなど内因性の抗酸化酵素活性を高めて酸化ストレスを軽減するほか，遊離脂肪酸と結合して脂肪毒を減じ，卵の劣化を緩和する[1]．

また他方，生体内で最も高濃度に LC が存在する部位の一つが精液であることも重要で，精液性状と LC 含有量には正の相関が存在する[2]．このように体細胞のみならず，男女の生殖細胞に対しても加齢とともに減少する LC の補給を図る意義がある．

● メラトニン

卵胞液の MTN 濃度が排卵前に高まることから，この成分が排卵時に被る ROS 刺激を抑制的に調節する役割を演じている可能性が考えられている[3]．ROS 曝露に対する歯止めという側面において，また生体内保持量が思春期以降減少に転じるなどの点で，同じく内因性の抗酸化因子である LC と MTN の挙動は共通しており，高齢期の妊孕率向上を図るうえにおいてこれらの適時な外部補給には合理性があると考えられる．また精液中 MTN 濃度は脂質過酸化濃度と負の相関を，精子運動能とは正の相関を示すことが報告されている[4]．

● アスタキサンチン

エネルギー産生の場であるミトコンドリアを過剰な ROS から保護することは，栄養戦略における主要な目標の一つと考えられる．強力な一重項酸素消去能をもつ Ast は脂溶性のカロ

テノイドであり，胚盤胞にこれが供給された場合にはそのミトコンドリア膜に局在することが定量的に確認されている[5]．またこのように Ast が膜に豊富に配備された胚盤胞では，ミトコンドリア膜の膜電位が安定化されるとともに熱ストレス耐性が向上する．

　一方，不妊傾向にある男性が Ast を服用することで精液中の ROS 活性やインヒビン B が低減し，精子運動能の改善効果が現れ，妊娠率も向上することがヒト試験で報告されている[6]．

Q どのような患者が適応になりますか?

　各成分について，高齢不妊患者は適応対象となるが，その他，以下のような患者にも服用をお勧めする．

● L-カルニチン
・菜食傾向者や総体的に小食傾向がある場合は LC が不足がちとなる．
・体脂肪による過体重の場合には LC が律速となっている場合が考えられる．
・痩せが亢進している場合には基礎代謝の低下が考えられるため，食事内容の見直しとともに LC を服用することで全身的なエネルギー代謝が適正化される可能性がある．
　服用が勧められないケース，併用禁忌となる他成分，医薬品などは特にない．

● メラトニン
　一般的に昼夜サイクルの変調を整えることは体調管理の基本要件となるが，ROS ストレスの潜在的蓄積の観点から高齢者は適応対象と目される．
　2019 年時点において，日本ではサプリメントなど食品成分としての流通が行われていないため，もっぱら個別輸入品を医師の指導・管理のもとで使用することになる．また，微量で作用を現す成分であるため，とりわけ製剤品質の良好な製品選択が必要である．

● アスタキサンチン
　ROS ストレス対策として，適応対象は他の成分と同様である．トータルな QOL（体調の質）を向上させたい場合にもお勧めする．
　服用が勧められないケース，併用禁忌となる他成分，医薬品などは特にない．

Q 実際，どのように服用するのですか?

● L-カルニチン
　$500 \sim 1,000$ mg/日が目安量となる．軽い運動を行う約 1 時間前に空腹の状態で服用すると，単回的な脂肪利用が促される．蛋白質の摂取を励行しつつ炭水化物を控えることで，脂肪エネルギーを駆動力としたアミノ酸からの糖新生が促され，空腹感を軽減しやすくなる．他のビタミン類や栄養成分（ビオチン，ビタミン C，Ast，CoQ10 など）との併用も有意義である．前述の目安量は生涯にわたる服用で安全と評価されている量であり，余剰分は速やかに尿排泄される．

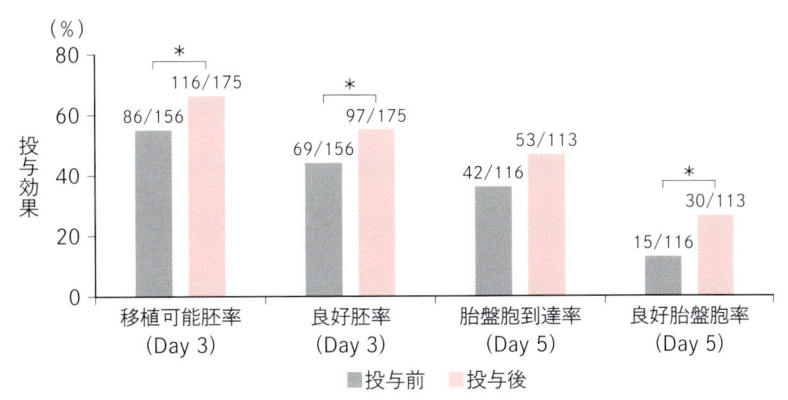

図1 IVF 反復不成功例に対する L-カルニチンの投与効果

胚質不良による IVF 不成功例を対象に L-カルニチン 1,000 mg/日を連日経口投与し，投与前後の胚質を比較した．*p<0.05,
平均投与期間は 32.4 日（Day 3 観察時）および 38.7 日（Day 5 観察時）．
（Kitano Y, et al：Gynecol Endocrinol 34：684-688, 2018 より引用作成）

● メラトニン

　医師の指導のもと，月経数日後から排卵日前日を目途に 3 mg/日を服用する．吸収は速やか
で服用後 1 時間で血中濃度はピークを迎え，以後数時間で初期値に復する．不妊治療における
長期間の連続投与の影響は今後の課題ではあるが，理論的および動物試験結果によって一定の
メリットが確認されている．

● アスタキサンチン

　3 mg/日の服用を 4〜12 週行うことで赤血球への有意な蓄積が確認されているが，標準的に
は 6〜12 mg/日を 12 週程度服用する．服用後十数時間で血中濃度がピークに達し，以後緩や
かに減少する．吸収の点で食後の服用が勧められる．LC と脂質を結合させるミトコンドリア
膜酵素（CPT-1：カルニチンパルミトイル転移酵素）を ROS 損傷から防護する作用があるた
め，LC との併用も有意義である．安全性は確立されており長期間の継続服用にも懸念はない．

効果を示した臨床データなどはありますか？

　LC および MTN については，日本で行われた女性患者への経口投与に関する試験事例があ
り（図1，図2）．Ast については，不妊傾向の男性患者に対する試験事例がある（図3）．

研究中の話題，今後の展望を教えてください

　低炭水化物食もしくは空腹状態では体脂肪が肝臓に動員されて β- 酸化が高まり，代謝産物
であるケトン体が生じる．ケトン体は良質のエネルギー源として脳や筋肉など広範な組織で利
用される．これにより高血糖のリスクを避けることには高齢期にも種々のメリットが見込まれ
る．筆者らは，目下このエネルギー代謝について LC 摂取の観点から研究を進めている．

　また LC との同時摂取により，脂溶性である Ast の乳化が促され吸収効率が向上する可能性
が示唆されている．MTN については，高齢に達する前段階からの長期服用メリットを引き出

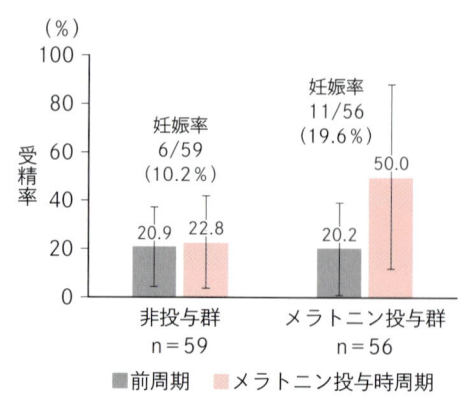

図2 IVF不成功例に対するメラトニンの投与効果

IVF-ETサイクルでの受精率が50%未満であった患者（n=115）のうち56人に対しメラトニンを採卵周期の月経5日目より採卵日の前日まで連日経口投与（3mg/日）し，メラトニン非投与群（n=59）との受精率および妊娠率を比較した．
〔Tamura H, et al：Bull Yamaguchi Med Sch 59：43-51, 2012より作成〕

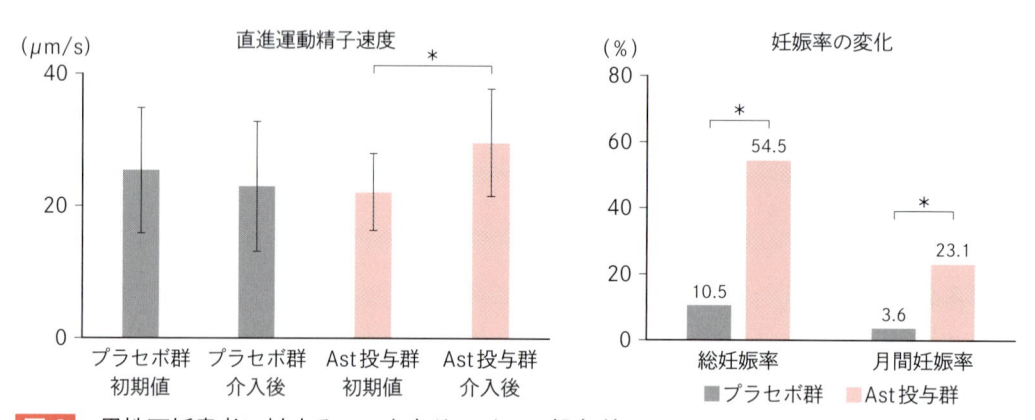

図3 男性不妊患者に対するアスタキサンチンの投与効果

12か月以上受精に至らなかった男性（女性側に明らかな不妊原因がみられなかった事例に限定）の30人を被験者とした．11人に対しアスタキサンチン16mg/日を3か月間投与し，同期間プラセボを投与した19人と直進運動精子速度，妊娠率を比較した．*$p < 0.05$
（Comhaire FH, et al：Asian J Androl 7：257-262, 2012より作成）

すことにより卵胞数の減少を抑止しうることが山口大学の研究グループによって示唆されている[7]．今後の実践的な進展が待たれるところである．

文献

1) Miyamoto K, Sato EF, Kasahara E, et al：Effect of oxidative stress during repeated ovulation on the structure and functions of the ovary, oocytes, and their mitochondria. Free Radic Biol Med 49：674-681, 2010
2) Zöpfgen A, Priem F, Sudhoff F, et al：Relationship between semen quality and the seminal plasma components carnitine, alpha-glucosidase, fructose, citrate and granulocyte elastase in infertile men compared with a normal population. Hum Reprod 15：840-845, 2000
3) Tamura H, Takasaki A, Taketani T, et al：Melatonin Protects Oocyte from Reactive Oxygen Species. Bull Yamaguchi Med Sch 59：43-51, 2012

4）木元正和，森岡信之，石元志保，他：精漿中メラトニン，精子運動との関連について．日本産科婦人科学会中国四国合同地方部会雑誌 49：221，2001

5）Kuroki T, Ikeda S, Okada T, et al：Astaxanthin ameliorates heat stress-induced impairment of blastocyst development *in vitro*；astaxanthin colocalization with and action on mitochondria. J Assist Reprod Genet 30：623-631, 2013

6）Comhaire FH, Garem YE, Mahmoud A, et al：Combined conventional/antioxidant "Astaxanthin" treatment for male infertility：a double blind, randomized trial. Asian J Androl 7：257-262, 2012

7）河本舞，田村博史，杉野法広：メラトニン長期投与によるマウス卵巣加齢の予防効果．産婦人科の実際 66：349-356，2017

（王堂　哲）

3

統合医療的アプローチ

高齢不妊患者へのプレコンセプションケア

　プレコンセプションケアとは，将来生まれてくる子どもの健康を守るため，すべての生殖可能年齢の男女を対象とした健康を管理する概念である．従来は，次世代の遺伝子修飾は胎内環境から始まり，胎外生活が始まった後は生活歴により規定されているとされてきたが，近年のさまざまな研究により卵子・精子といった配偶子の時代の環境因子が，すでに次世代の遺伝子発現に影響を及ぼしていることが判明してきた（図1）[1]．まさにプレ（前）＋コンセプション（受胎）＋ケア（管理）が重要である．わが国では周産期死亡率，妊産婦死亡率はきわめて低く，国際的にも最高レベルの周産期医療が提供されているが，低出生体重児の割合が依然高いことや晩産化による不妊症，不育症，高齢妊娠に伴う周産期合併症の増加など，プレコンセプションケアの普及で改善が期待できる課題も多い．

　Chavarro らは，プレコンセプションケアに関する前向きコホート研究である EARTH Study において，ART 開始前の患者 353 名に食事摂取状況調査を実施して，ART 成績を前方視的に追跡調査したところ，葉酸サプリメント 800 μg 摂取により受精率，着床率，妊娠率，出産率のすべてが非摂取群よりも有意に高くなることを見いだした[2]．さらに，同研究では，葉酸，ビタミン B$_{12}$，ビタミン D などの栄養素を総合的により多く摂取した場合に着床率，妊娠率，

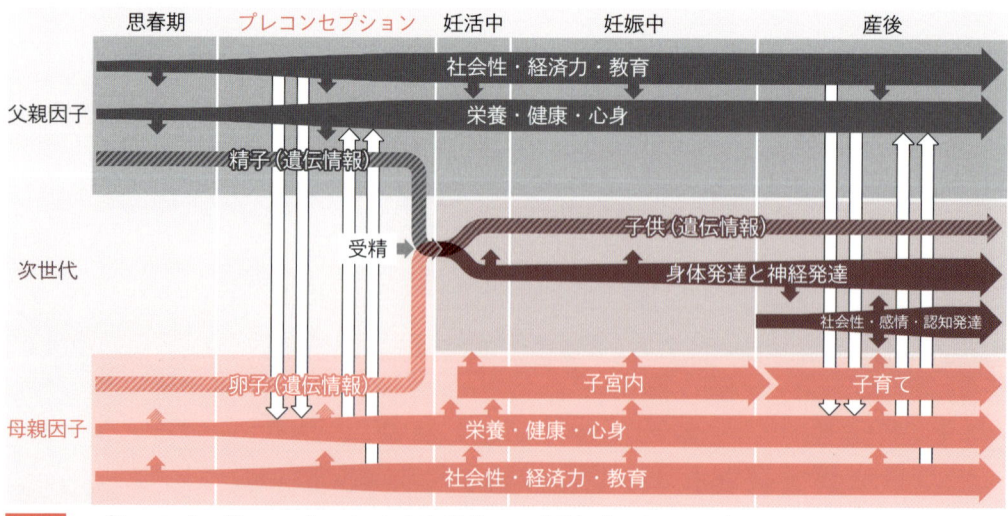

図1 プレコンセプションケアによる次世代への伝達プロセスモデル
（Patton GC, et al：Nature 554：458-466, 2018 より筆者作成）

出産率が有意に高いことも明らかにし，そのようなマルチプル栄養素を含む食事摂取量と出産率が正の相関関係であった[3]．このように，プレコンセプションケアとしての葉酸を中心とした栄養摂取が重要であるというエビデンスが明らかになっている．

　特に高齢不妊患者は，着床不全やリスク因子不明の不育症，周産期合併症の頻度も高くなるため，現在のところ妊娠・出産への詳細な作用メカニズムは不明ではあるものの，葉酸を中心とした栄養摂取によるプレコンセプションケアの実践を積極的に考慮すべきであろう．

文献

1）Patton GC, Olsson CA, Skirbekk V, et al：Adolescence and the next generation. Nature 554：458-466, 2018
2）Gaskins AJ, Afeiche MC, Wright DL, et al：Dietary folate and reproductive success among women undergoing assisted reproduction. Obstet Gynecol 124：801-809, 2014
3）Gaskins AJ, Nassan FL, Chiu YH, et al：Dietary patterns and outcomes of assisted reproduction. Am J Obstet Gynecol 220：567. e1-e18, 2019

（太田　邦明）

3

統合医療的アプローチ

アンドロゲン補充療法

ポイント

☑ 女性においてもアンドロゲン（男性ホルモン）は体内で産生され，加齢とともに血中濃度は低下する．

☑ poor ovarian responders にアンドロゲンを補充することで ART 治療成績向上につながる可能性がある．

☑ アンドロゲン補充療法に使用する主な薬剤は DHEA サプリメントとテストステロン外用薬であり，重篤な副作用はなく取り入れやすい治療である．

なぜアンドロゲン補充療法を行うのですか？

アンドロゲンは，卵巣から分泌される女性ホルモン（エストロゲン，プロゲステロン）の前駆体であり，女性においては卵巣の他に副腎，脂肪，筋肉で産生される．副腎で産生される主要なアンドロゲンの DHEA は思春期から 25 歳くらいをピークとして，以降加齢とともに低下する．DHEA の血中濃度と老化に伴う病態（肥満，糖尿病，動脈硬化，骨粗鬆症，認知症）や寿命との関連が以前より指摘されており，いわゆる若返りホルモンとして注目されている．加齢により卵巣予備能が低下した女性に DHEA やテストステロンを補充することで ART 成績が向上するという報告が多数ある[1]．

どのような効果が期待されているのですか？

アンドロゲン受容体は全身の臓器に分布しているが，卵巣にも存在しており，アンドロゲン受容体が欠損した実験動物では卵胞発育が障害されることが示されている[2]．また卵巣はアンドロゲンの産生臓器であり，生殖年齢の女性で両側卵巣摘出をすると，性機能低下や不安感などの精神神経症状が，血中テストステロン濃度の低下による卵巣欠落症状として現れることがある．

卵巣におけるアンドロゲンの代謝は，性ホルモン産生や卵胞発育といった卵巣の機能と深くかかわっている．まず食事から摂取されたコレステロールが卵巣に取り込まれると，卵胞壁を形成する莢膜細胞で LH 作用によりアンドロゲンが産生される．これが基底膜を通って顆粒膜細胞に移動し，FSH 作用により活性化されたアロマターゼの作用で，アンドロゲンからエストロゲンに転換される（卵胞における 2-cell 2-gonadotropin concept）．産生されたエストロゲンは，顆粒膜細胞における FSH 受容体を誘導し FSH 作用をさらに増強させ，多量のエストロゲンの分泌や卵胞成熟を加速させることになる．

卵巣内アンドロゲンの上昇は哺乳類の卵胞内の IGF-1 やその受容体の増加を促すが，これが初期卵胞発育を促進し顆粒膜細胞の増殖に関与する．結果的に発育卵胞数を増やして，下垂

体性ゴナドトロピンへの感受性の改善や，閉鎖卵胞の抑制をもたらす．

　高齢者，POR 患者では血中アンドロゲン値が低下していることが多く，その補充によりこれらの女性では卵胞発育環境が改善され ART 成績向上につながると考えられる．

　また，最近の研究では子宮内膜の脱落膜化にもアンドロゲンが関与しているという報告があり[3]，着床率の向上や流産の予防にも効果があるのではないかと推測されている．

どのような患者が適応になりますか？

　アンドロゲン効果が期待できるのは，卵巣刺激への低反応者（POR）とされる．POR の定義として，欧州生殖医学会では，① 40 歳以上または，卵巣子宮内膜症性嚢胞の存在や手術歴などのリスクをもつもの，② 過去の調節卵巣刺激採卵で獲得卵子 3 個以下だったもの，③ 卵巣予備能検査異常（胞状卵胞 5〜7 個以下または AMH＜0.5〜1.1 ng/mL）のうち 2 項目を満たすものとしている．このような患者で血中テストステロンや DHEA-S 値が高値でない場合に適応となる．

実際，どのような治療を行うのですか？

　アンドロゲン補充療法には直接的補充法と間接的補充法があり，前者に属する薬剤は，DHEA やテストステロン外用薬などであり，後者に属するものとしてアロマターゼインヒビターがある．

　アロマターゼインヒビターは卵胞内の顆粒膜細胞のアンドロゲン濃度を上昇させて卵胞発育効果を促す局所作用を有し，現在排卵誘発剤として広く用いられている．

　DHEA サプリメントは通常 75 mg/日を 3 回に分けて内服し，これを数週間から数か月間前投与してから卵巣刺激を行う．

　テストステロンは経口投与すると肝臓で代謝されてしまうため，ジェルや軟膏で経皮的に塗布する方法が一般的である．当院ではテストステロン量として 1.5 mg/日を 1 日 2 回に分けて投与しており，採卵前周期または任意の時期から開始し，月経周期に関係なく継続投与している．1〜4 週間程の採卵前投与をしている報告が多い[1]．

　アンドロゲンの副作用として，にきびや多毛，声の低音化，性衝動の亢進などが知られているが，前記の投与量で男性化症状が問題になることは多くない．DHEA はコルチコイド作用を伴うため，時に血圧上昇を認めることがあり注意が必要である．また，DHEA やテストステロンの終了時期については結論がでていないが，少なくとも妊娠中の女性には投与禁忌となっているので，胚移植後は中止するのが望ましい．

効果を示した臨床データなどはありますか？

　ART 治療に DHEA 内服やテストステロン経皮投与などのアンドロゲン補充療法を併用すると，発育卵胞数の増加，採卵数の増加，卵子や胚の質の向上，着床率の増加，流産率の低下，生産率の増加に関して効果が期待される．

　コクランレビュー[1]では，DHEA の使用により，IVF 治療後の出産の機会が対照群の 12% か

ら14〜26％に上昇すると報告している．一方，テストステロン経皮補充投与群では，同様に対照群8％に対して12〜32％になる．流産率については両者とも有意差を認めなかった．また，アンドロゲン補充療法の安全性については，まだ十分なエビデンスがなく結論が出ていない．

現在わが国においては，アンドロゲン補充療法は保険適用ではなく，まだ標準的治療とはなっていないが，実際にはART治療に併用する補助的治療としてかなり普及していると思われる．近年の不妊患者の高齢化もあって，特にDHEAサプリメントは世界中で非常に普及しており，世界で約1/3のIVF施設が治療に取り入れているという調査がある[4]．一方，テストステロン経皮投与は，患者にとって使用法が簡便で安価であるとの利点より，今後ますます普及していくものと予想される．

◯ 研究中の話題，今後の展望を教えてください

当院の不妊患者を対象とした検査結果では，治療前の血中テストステロン濃度が正常値未満の女性が約1/3，感度以下の値を示した女性も1/10ほどの割合であった．また，多嚢胞性卵巣症候群では血中テストステロンの上昇を伴うことは有名であり，アンドロゲンの動態を明らかにすることで，高齢不妊患者の排卵障害治療法が進歩することを期待する．

導入事例

● 患者背景

3年半の不妊を主訴に来院した41歳の女性．子宮筋腫核出術，卵巣子宮内膜症性嚢腫切除術を含む骨盤内手術歴があった．妊娠歴なし．月経不順を自覚しており，AMH＜0.1 ng/mL，月経中FSH＞100 mIU/mLと，前医でもすでに卵巣機能低下を指摘されていた．初診時のテストステロン0.19 ng/mL，DHEA-S 148 µg/dL.

● 不妊治療歴

前施設で調節卵巣刺激3回，自然周期2回の採卵を試みていたが，卵胞発育をほとんど認めず，採卵に至っても空胞で卵子が得られなかった．

● 治療プロトコールと治療経過

書面によるインフォームドコンセントを得たのちに，テストステロンの経皮投与をX年7月より開始した．投与量は1.5 mg/日，患者が実際に使用する1回量は軟膏5 mm程度のため，耳かき状の専用スプーンを測定用に提供した．テストステロン軟膏は1日2回，上腕または前腕に塗布した．

X年8月の採卵では17 mmの卵胞を穿刺したものの卵子獲得できず．その後3か月間はテストステロンを塗布し続けたが卵胞発育を認めなかった．

X年12月，結合型エストロゲン内服中の自然周期に卵胞発育を認め，採卵し2個のMII卵子を獲得できた．顕微授精後のDay 2胚を単一新鮮胚移植したところ単胎妊娠に至った．最終的に満期分娩に至り健常女児を出産した．

テストステロン投与開始2か月後に再度血中濃度を測定したところ，0.20 ng/mLと微増し

ていたが急激な血中濃度の上昇はなく，男性化徴候などの副作用はなかった．また，胚移植前にはテストステロンの使用を中止している．

文献

1）Nagels HE, Rishworth JR, Siristatidis CS, et al：Androgens（dehydroepiandrosterone or testosterone）for women undergoing assisted reproduction. Cochrane Database Syst Rev 11：CD 009749, 2015
2）Shiina H, Matsumoto T, Sato T, et al：Premature ovarian failure in androgen receptor-deficient mice. Proc Natl Acad Sci USA 103：224-229, 2006
3）Gibson DA, Simitsidellis I, Cousins F, et al：Intracrine androgens enhance decidualization and modulate expression of human endometrial receptivity genes. Sci Rep 6：19970, 2016
4）Gleicher N, Barad DH：Dehydroepiandrosterone（DHEA）supplementation in diminished ovarian reserve（DOR）. Reprod Biol Endocrinol 9：67, 2011

（井上　朋子）

3

統合医療的アプローチ

成長ホルモン補充療法

ポイント

☑ 成長ホルモン（GH）は妊娠に必要なホルモンである．
☑ 加齢に伴う卵巣反応低下患者に対して，GH 補充療法は効果的な可能性がある．
☑ GH 補充療法が効果を示す具体的な機序についてはいまだ明らかではない．

なぜ成長ホルモン補充療法を行うのですか？

　成長ホルモン（GH）は脳下垂体前葉から分泌されるホルモンであり，IGF-1 の産生を促し，細胞の発育促進のみならず，糖・蛋白・脂質の代謝調節や水・電解質の調節，細胞増殖・分化など多彩な作用を発揮する．1990 年代頃から生殖内分泌の分野においても GH が重要な役割を担っていることが徐々に明らかとなり，1996 年には IGF-1 欠損マウスでは胞状卵胞早期の段階で卵胞発育が停止して排卵障害をきたすことが示され，最近では先天性 GH 欠損症の患者が GH 投与により妊娠に至った症例が報告されている[1]．

　GH 分泌量は加齢とともに減少し，思春期前の値を 100％とすると，30，40 歳代では 50％まで低下するため，加齢に伴う妊孕能低下に対する治療として GH 補充療法は有効である可能性がある．

どのような効果が期待されているのですか？

　卵胞の顆粒膜細胞には GH 受容体（GHR）が発現しており，GH が結合すると IGF-1 産生を介して性ステロイドホルモン産生，卵胞発育・成熟の促進，卵胞の FSH 感受性の向上，卵胞閉鎖の抑制を促す．2002 年には Mendoza らが卵胞液中の GH 濃度が妊娠率と相関することを報告し，GH が卵子の数や質に影響している可能性を示唆している[2]．また，GH 同様に GHR の密度も加齢に伴い減少することが知られているが，Regan らは GH の投与によって顆粒膜細胞における GHR を含む各受容体（FSH，LH，BMPR1B）の密度が有意に上昇することを in vitro で確認した[3]．つまり，GH 補充によるこのような生理学的作用を，加齢に伴う卵巣反応低下（poor responder）を呈している患者が IVF を行う際に適用できれば，採卵数の増加，胚質改善，結果妊娠率への寄与が期待される．

　一方で，子宮筋層や平滑筋腫にも GHR は存在することが知られており，子宮もまた GH の産生・標的臓器である．先端巨大症と診断された女性は平滑筋腫の有病率が高いこと，GH 欠乏症の女性は子宮が小さいことは，GH が子宮の成長を直接促進することを示唆している．

　GH は黄体中期〜後期に子宮内膜の腺細胞から分泌され，サイトカインやインテグリンなどの着床因子や VEGF（vascular endothelial growth factor）の産生促進，内膜の増殖・分化，

細胞外マトリックスの合成に寄与しているとする報告もあり[4]，GH が着床にも重要な役割を担っていることが知られている．最近では，2018 年に Cui らが内膜菲薄を伴う反復着床不全の患者に対して，GH 補充療法により内膜の発育，妊娠率増加を認めたと報告をしている[5]．着床に必要な子宮内膜の厚みに関して明確な閾値は定まっていないが，7 mm 以下では妊娠率が低下することが知られており，GH 低下による内膜発育不良の患者に対しても GH 補充療法が子宮内膜発育，着床環境の改善につながることが十分期待される．

どのような患者が適応になりますか？

GH 補充療法が適応となるのは，加齢に伴って GH 分泌量が低下している患者である．特に採卵数が少なく，胚質不良が原因で IVF 反復不成功の患者や，内膜が薄く着床条件が不良の患者がよい適応となる．

GH による有害事象としては，体液貯留の亢進による浮腫や頭痛，関節痛やグルコース代謝の変化などの可能性が考えられるが，ART での GH 補充療法は短期間のため上記のような有害事象の報告はほとんどなく，IVF に GH 補充療法を併用した文献の 1 例で軽度の浮腫の報告があるのみである．一方で慢性的な GH 過剰曝露の状態は糖尿病や IGF-1 の過多上昇による発癌のリスクになる可能性があるため，長期的な視点からも耐糖能異常や悪性腫瘍既往の患者に対しては GH の使用を控えるべきであると思われる．

実際，どのような治療を行うのですか？

現在 GH 製剤として，ソマトロピン（遺伝子組み換えヒト成長ホルモン：r-hGH）が使用されている．ART における GH 製剤の用量用法についてはいまだ確立されてない．現在までの研究を参考にすると，卵巣刺激で GH 補充療法を行う場合，採卵前周期の黄体中期から使用する方法とゴナドトロピンと同時期から使用する方法があり，いずれも hCG 製剤投与当日まで使用する．投与量についても 4〜12 IU 連日投与，もしくは 4〜24 IU 隔日投与とさまざまである．一方，凍結融解胚移植で GH 補充療法を行う場合は，エストロゲン製剤開始からプロゲステロン製剤開始までの期間，5 IU/日程度を使用していることが多い．

効果を示した臨床データなどはありますか？

2009 年以降，poor responder の IVF における GH 補充療法の効果について多くの研究がなされている．2010 年に発表された Cochrane レビューでは GH 補充療法で出生児率の増加（RR 5.39, 95% Cl 1.89〜15.35）が報告されたが規模が小さく，poor responder の定義も曖昧であった[6]．2011 年に Bologna criteria が定義され，以降 3 件の RCT が施行された．その後 Li らはこの 3 件を含む 11 件の RCT でメタアナリシスを行い，臨床妊娠率（RR 1.65, 1.23〜2.22），出生率（RR1.73, 1.25〜2.40），採卵数（SMD 1.09, 0.54〜1.64），MII卵子数（SMD 1.48, 0.84〜2.13），hCG 製剤投与当日の E2 濃度（SMD 1.03, 0.18-1.89）はいずれも増加し，移植キャンセル率（RR 0.65, 0.45-0.94），ゴナドトロピン総投与量（SMD −0.83, −1.47, −0.19）はいずれも減少することを報告した[7]．さらに GH の投与開始時期でサブグループ解析を行った結果，ゴ

ナドトロピンと同時に開始した場合は臨床妊娠率（RR 1.76, 1.25〜2.48），出生率（RR 1.91, 1.29〜2.83）ともに有意差を認めたのに対し，黄体期に投与した場合は両者ともに有意差は認められないことを報告している．

さらに 2016 年には，オーストラリアで実施された Light 試験が報告された[8]．この試験はこれまでに実施された最大規模の二重盲検プラセボ対照試験であり，IVF の刺激開始と同時に GH 補充療法を開始しているが，結果，刺激に対する卵巣の反応性は向上したが妊娠率に利益は認めていない．

すべての RCT において poor responder の定義や，GH 投与量・タイミング，卵巣刺激の方法が一様ではなく，妊娠率への寄与についてもばらつきがあるため解釈は難しいが，加齢に伴う poor responder に対して GH 補充療法は一定の効果が期待できるのではないかと思われる．一方，最近では子宮内膜厚に着目した RCT も行われており，2018 年には Cui らが子宮内膜厚が薄い（＜7 mm）ために移植がキャンセルになった患者を対象に凍結融解胚移植での GH 補充療法の効果を検討し，子宮内膜厚，着床率，臨床妊娠率が有意に増加することを報告している[5]．

研究中の話題，今後の展望を教えてください

今後は大規模な RCT が必要と思われるが，RCT を計画しにくい要因として GH 製剤のコストがあげられる．Kucuk らによると，GH 補充療法併用（12 IU/日）の IVF を行った場合，周期あたり 2,380 ドルのコスト増と報告している[9]．そのような背景を踏まえ，Lattes らは低用量 GH 補充療法（0.5 IU/日）の検討を行い，採卵数の増加は認められなかったが胚質や臨床妊娠率では有意な改善を認めたと報告した[10]．この投与量であれば周期あたりのコスト増は 390 ドルに抑えられ，IGF-1 の血中濃度も正常上限域以下に抑制されることから，今後 GH の至適投与量を検討することも重要である．また，GH の具体的な作用機序や GH 補充療法を行った母体や出生した児についての長期予後についての検討も必要であろう．

文献

1) Albu D, Albu A：Is growth hormone administration essential for *in vitro* fertilization treatment of female patients with growth hormone deficiency？. Syst Biol Reprod Med 65：71-74, 2019
2) Mendoza C, Ruiz-Requena E, Ortega E, et al：Follicular fluid markers of oocyte developmental potential. Hum Reprod 17：1017-1022, 2002
3) Regan SLP, Knight PG, Yovich JL, et al：Growth hormone during *in vitro* fertilization in older women modulates the density of receptors in granulosa cells, with improved pregnancy outcomes. Fertil Steril 110：1298-1310, 2018
4) Gunin AG：Influence of growth hormone on the uterine response to oestradiol in rats. J Reprod Fertil 110：299-306, 1997
5) Cui N, Li AM, Luo ZY, et al：Effects of growth hormone on pregnancy rates of patients with thin endometrium. J Endocrinol Invest 42：27-35, 2019
6) Duffy JM, Ahmad G, Mohiyiddeen L, et al：Growth hormone for *in vitro* fertilization. Cochrane Database Syst Rev：CD000099, 2010
7) Li XL, Wang L, Lv F, et al：The influence of different growth hormone addition protocols to poor ovarian responders on clinical outcomes in controlled ovary stimulation cycles：A systematic review and meta-analysis. Medicine (Baltimore) 96：e6443, 2017
8) Norman RJ, Alvino H, Hart R, et al：LIGHT Study investigators. A randomized double blind placebo controlled study of recombinant human growth hormone (r-HGH) on live birth rates in women who are

poor responders. Hum Reprod 31 : i37, 2016

9) Kucuk T, Kozinoglu H, Kaba A : Growth hormone co-treatment within a GnRH agonist long protocol in patients with poor ovarian response : a prospective, randomized, clinical trial. J Assist Reprod Genet 25 : 123-127, 2008
10) Lattes K, Brassesco M, Gomez M, et al : Low-dose growth hormone supplementation increases clinical pregnancy rate in poor responders undergoing *in vitro* fertilization. Gynecol Endocrinol 31 : 565-568, 2015

（門上　大祐）

漢方療法

ポイント

☑ 漢方薬は 40 有余歳の高年齢女性の不妊治療の手助けに役立つ.

なぜ漢方薬を用いるのですか?

不妊治療に医療用漢方エキス製剤 (以下, 漢方薬) を併用すると, たちまちに妊娠する例を何度も経験する. 当初は偶然の賜物であろうと気にとめなかったが, たびたび遭遇するので最近では有用! と確信している. 一昔前は四十有余歳の高年齢女性での挙児希望は稀だったが, 職業に生きがいをもたれていたキャリアウーマンが人生の伴侶を得れば, 女としての性 (本能) が頭をもたげ, 必ずといってよいぐらいに妊娠を望まれる. もっとも, 更年期の年齢では従来の不妊治療を十二分に施されても, 容易に妊娠しないのは自然の理で, 幸い妊娠しても受精卵が順調に生育しないことも多い. つまり ART を何度も実施しても生児が得られない場合もある. ところが, 不妊治療に漢方薬を併用すると妊娠・分娩される女性が不思議と (!) 増えるのを経験し, 実際驚きを感じる.

どのような効果が期待されているのですか?

● 四物湯・当帰芍薬散[1]

四物湯 (71) は月経が始まった女性に対する基本的な漢方薬である. 月経調整 (補血) 作用で子宮内膜を厚くし, 卵を成熟させると教科書には記載されている. 構成生薬の一つの「当帰」は芳香性で月経調整作用があり, 月経異常を訴える女性には非常に重要な生薬である. 次に「川芎」は月経調整・鎮痛作用をもつ. この「当帰」+「川芎」のペアは"佛手散"と意味深長な名称で呼ばれ, 妊娠や月経関連のたいていの漢方薬には含まれる.「芍薬」は鎮痛・鎮痙作用をもち, 月経時の痙攣痛に非常に有用である.「地黄」は卵と子宮内膜などの滋養に重要で, 血糖降下作用ももつ.

当帰芍薬散 (23) はこの「地黄」の代わりに浮腫を軽減させる三種の神器の生薬「朮」,「茯苓」,「沢瀉」を用いた漢方薬である.「朮」は医療用漢方エキス製剤では「蒼朮」と「白朮」が用いられ, 前者は健胃・利尿 (利水) 作用などを, 後者は健胃・強壮・利尿 (利水) 作用をもつ.「茯苓」は利尿 (利水)・鎮静作用をもち, めまいや動悸にも有効である.「沢瀉」は利尿 (利水)・抗炎症 (清熱) 作用などをもつ[2].

● 八味地黄丸[1]

人の老化予防 (補腎虚) に対しては八味地黄丸 (7) が代表的で頻用されており, 不妊治療に

おいては女性側の卵の若返り薬として用いられるが，残念ながらその機序は未詳である．基礎となる六味丸 (87) の構成生薬は，その名の通り六種類（「地黄」，「山茱萸」，「山薬」，「沢瀉」，「茯苓」，「牡丹皮」）である．「山茱萸」には強壮・止汗，免疫賦活作用などがあり，「山薬」（山芋）は食用にされて滋養・強壮と健胃作用をもつ大切な生薬である．「牡丹皮」は消炎（清熱）性の血流を改善させる作用をもち，駆瘀血薬（活血）といわれる．

　これに「桂皮」「附子」を加え八種類で末広がりとしたものが八味地黄丸 (7) である．「桂皮」（シナモン）は芳香性で，発汗・健胃に加えてのぼせを治す作用をもつ．「附子」は強心・鎮痛・利尿作用に加えて温める作用が強く，猛毒性のアルカロイドやアコニチンを含むが，生薬のブシ末調剤用「ツムラ」(3023)，加工ブシ末 (S-01) は加熱などで減毒されて比較的安全といわれている[3]．

● 西洋医学的観点からみた漢方薬の有効性[1,4]

　当帰芍薬散 (23) は，①第一度無月経，②無排卵周期症，③黄体機能不全に用いられ，それぞれの排卵率と妊娠率は，① 44.4％と 22.2％，② 37.8〜73.7％と 20.0〜21.4％，③ 33.3〜53.8％と 17.9〜33.3％であった．

　温経湯 (105) は，①第一度無月経，②黄体機能不全，③多嚢胞性卵巣症候群に用いられ，それぞれの排卵率と妊娠率は，① 50〜60％と 18％，② 36.4〜92.3％と 36.4〜46.7％，③ 57.9％と 14.3％であった．

　桂枝茯苓丸 (25) は，①第一度無月経と②無排卵周期症に用いられ，それぞれの排卵率と妊娠率は，① 40〜75％と 20〜35％，② 48〜75％と 25〜34％であった．

　芍薬甘草湯 (68) は，①多嚢胞性卵巣症候群と②高アンドロゲン血症に用いられ，それぞれの排卵率と妊娠率は，① 50.0〜88.3％と 12.5〜38.9％，② 43.3％と 17.6％であった．また，高テストステロン血症を伴う無排卵症に投与したところ，テストステロン値の有意な低下が報告されている．

　柴苓湯 (114) は多嚢胞性卵巣症候群の 24 例中 21 例（87.5％）に排卵を認めたと報告されている．

どのような患者が適応になりますか?

　便秘，冷え，浮腫（むくみ），イライラ・不安，月経痛などと多くを訴える高年齢女性に，きめ細かく漢方薬で対処すると諸症状が軽くなり，本来の不妊治療がスムーズに実施できる．

● 便秘[1]

　女性の便秘には，経験的に桃核承気湯 (61) が最も重要である．なお，流産の可能性が指摘されるが，明確な報告は全く見いだせないのが漢方界の特徴である．そこで，この危惧を除くため，不妊治療中には潤腸湯 (51) が最適で，名前の通り腸を潤して硬便（コロコロ便）を水分を多く含む軟便に変え，便通を改善する[5]．一般的に，高老齢者には麻子仁丸 (126) を用いる．また，生薬「大黄」が頻用され，妊娠に禁忌とは明確に規定されないが，慎重を期して，便通に応じて少量から用いる（0.5 g 程度）．

● 浮腫 (むくみ)[1]

一般的な冷えやむくみでは五積散 (63) が有用である．16 種類と多くの生薬から成るので適応症が広く，さまざまな不快な冷え症状を寛解させ，そのうえに冷えが本質的な冷えのぼせにも特効する．次に，手足が冷えてしもやけをきたし，さらに下腹も冷える女性には当帰四逆加呉茱萸生姜湯 (38) が温まる．腹部の血流が改善されて，冷えが軽減するのだろうと考えられている．

寒くて身体が冷えて元気がなく，下半身がむくみやすい場合には，真武湯 (30) が劇的に効果を示す．また，下半身が冷えむくんで腰が重いときには苓姜朮甘湯 (118) を用い，重症ならば両者の併用が有効である．

● イライラ・不安

女性のイライラ・不安には四逆散 (35) が第一選択であるが[6]，管理する立場の「長」が付けば心の奥深いストレスが強くなりがちなので大柴胡湯 (8) がより適切である．イライラ・不安で喉の詰りをいつも訴えるときには半夏厚朴湯 (16) がこの詰りを改善する．また，喉が詰まり空気の通りがよくないうえに，上腹部が張りガスが多い場合には茯苓飲合半夏厚朴湯 (116) を定期的に服用する．イライラ・不安が強くて動悸をきたす場合には，胸脇苦満を認めれば柴胡加竜骨牡蛎湯 (12) を，これがなければ桂枝加竜骨牡蛎湯 (27) を用いる．胸脇苦満は左右の胸腹部の境に抵抗感が触れることを指す．また，そのうえに冷えが強いなら柴胡桂枝乾姜湯 (11) がよい．

このようにしてストレス解消を行うと，心の緊張がゆるみ，平滑筋の痙攣も減り臓器の血流は増えるようである．

● 月経痛

月経痛には，まず鎮痙作用が強力な芍薬甘草湯 (68) で痙攣痛を除き，そのうえに冷えが強いとブシ末調剤用「ツムラ」(3023) もしくは加工ブシ末 (S-01) を加えたり，芍薬甘草附子湯 (SG-146) が用いられる．鎮痛作用をもつ安中散 (5) との併用がより有用である．重症ならば，もちろん NSAIDs の併用（頓用）も必要である．

🔍 実際，どのような漢方薬を服用するのですか?

月経全周期でむくみが強い本邦在住の女性には当帰芍薬散 (23) が代表的といえ，逆に乾燥肌になりやすい女性には身体を潤させる四物湯 (71) が基本薬である．

血流が低下した瘀血の体質を改善させる駆瘀血作用が目的の基本薬は桂枝茯苓丸 (25) が代表的である．便秘が伴えば，下腹部の圧痛部位の違いから，主に左側なら桃核承気湯 (61)，右側なら大黄牡丹皮湯 (33)，両方なら通導散 (105) の三種を教科書的には使い分ける．

月経周期を規則正しくさせる目的で，次のように三期の月経周期（基礎体温表）により三種類の漢方薬を変更して用いるとよい．つまり，①低温期には卵を育くみ子宮内膜を厚くさせ，月経調整作用の基本薬といわれる四物湯 (71)（滋潤の補血薬）を，②高温期には浮腫（むくみ）を除き月経調整作用をもつ当帰芍薬散 (23)〔利尿（利水）の補血薬〕を，③月経期には月経血の円滑な排出を促進させる桂枝茯苓丸 (25)（駆瘀血薬）を用いる．なお，排卵が目的の場合には，

四物湯 (71) より温経湯 (106) を用いる[7].

卵と子宮内膜の若返りが目的の場合には，月経全周期に八味地黄丸 (7) を，冷えを全く訴えないなら六味丸 (87) を用いる[8].

🗨 漢方療法を実践する際のコツを教えてください

まず，不妊治療と漢方薬の併用で体調が良くなれば，妊娠率が上がると指導する.

妊娠率を上げるために「冷え」と「むくみ」の二つに注目し，それらを改善させることを第一に考える．身体全体の冷えには五積散 (63) を，手足や下腹の冷えには当帰四逆加呉茱萸生姜湯 (38) を，月経不順とむくみには当帰芍薬散 (23) を，腰から下半身の冷えとむくみには苓姜朮甘湯 (118) を，寒くて元気がなく冷えあれば真武湯 (30) を用いる．さらに冷えが強いならブシ末調剤用「ツムラ」(3023) もしくは加工ブシ末 (S-01) を追加・併用し，冷えの重症度に応じて徐々に増量する.

子宮内膜が薄い（血虚）なら四物湯 (71) が第一選択で，さらに「当帰」＋「川芎」を加える．また月経血量が多い場合は止血作用をもつ芎帰膠艾湯 (77) も考慮する.

卵の若返り（補腎虚）として，まず冷えがあれば八味地黄丸 (7)，なければ六味丸 (87) を用いる.

不妊治療を継続される女性は，一般的にはストレスに強く心（精神）が丈夫なかたが多い．しかし，抗ストレスとしては四逆散 (35) があまり証を考えないで一般的に有効であるが，仕事をもち内外にストレスが強い場合には大柴胡湯 (8) が最適である.

着床率を上げる基本には当帰芍薬散 (23) もしくは当帰建中湯 (123) に「当帰」＋「川芎」と黄芩湯 (S35) を加える.

🗨 研究中の話題，今後の展望を教えてください

ART で受精はするが受精卵が着床しない場合に，炎症を抑えて着床させるための適切な漢方薬の探索が今後の研究課題である．現在のところ，筆者は着床のために当帰芍薬散 (23) もしくは当帰建中湯 (123) と黄芩湯 (S-35) との併用を基礎に，「当帰」＋「川芎」を加えることとしている.

導入事例 1

● 患者背景

38 歳女性（当院初診時），152 cm，46.6 kg. **主訴**：不妊. **結婚**：X−4 年，夫 40 歳（当院初診時）.

既往歴：X＋3 年，子宮筋腫，子宮内膜ポリープの手術.

● 不妊治療歴

X−1 年 10 月より A 院にて不妊治療を開始し，数回にわたり ET を行うが着床不全で妊娠に至らず．結婚後 4 年目，X 年 11 月から A 院での ET に併用して当院にて漢方薬を始める.

服用した漢方薬

高温期には五苓散 (17) と四物湯 (71) の併用 (当帰芍薬散の方意), 低温期には温経湯 (106) を, 全周期に八味地黄丸 (7) を, 冷えの状態の程度で加工ブシ末 (S-01) を, ストレス解消目的で四逆散 (35) を服用した.

ET 後には当帰建中湯 (123), 「当帰」+「川芎」, 黄芩湯 (S-35) を服用した.

X＋3 年 6 月, 妊娠成立し, X＋4 年 2 月, 自然分娩にて挙児 (2,900 g 女子) を得た.

導入事例 2

患者背景

44 歳女性 (当院初診時), 162 cm, 78.4 kg. **主訴**：不妊, 発汗, 顔が熱い. **結婚**：X−5 年, 夫 42 歳 (当院初診時).

既往歴：X−4 年 12 月, 子宮筋腫の手術.

不妊治療歴

X−2 年 10 月 (43 歳) より B 院にて不妊治療を開始し, ET を 2 回実施したが妊娠に至らず. 結婚後 5 年目, X 年 3 月から B 院での ET に併用して当院にて漢方薬を始める.

服用した漢方薬

低温期には四物湯 (71), 「当帰」+「川芎」を服用し, 高温期には浮腫が強いこととシナモン嫌いのために四苓湯 (SG-140) を追加した. 本人希望で八味地黄丸 (7) を, 抗ストレス, 発汗, 顔の熱さとイライラを鎮める目的で全周期に四逆散 (35) を処方した.

ET 後には当帰建中湯 (123), 「当帰」+「川芎」, 黄芩湯 (S-35) を服用した.

当院初診から 3 か月後の X 年 6 月, ET 後に妊娠成立し, X＋1 年 2 月, 帝王切開にて挙児 (3,600 g 男子) を得た.

導入事例 3

患者背景

38 歳女性 (当院初診時), 154 cm, 49.7 kg. **主訴**：不妊, 腰痛, 手足冷え, 胃痛・胸やけ. **結婚**：X−4 年, 夫 35 歳 (当院初診時).

既往歴：X−1 年 2 月, 子宮内膜症の手術.

不妊治療歴

X−1 年 11 月より C 院にて不妊治療を開始し, ET を 3 回実施したが妊娠に至らず. 結婚後 4 年目, X 年 6 月から当院にて漢方薬を始める.

服用した漢方薬

八味地黄丸 (7), 「当帰」+「川芎」を基本に用いて, 腰痛改善には疎経活血湯 (53) を, 手足と下腹の冷えの改善には, 当帰四逆加呉茱萸生姜湯 (38) を, 冷えが強いので加工ブシ末 (S-

01）を追加した．胃痛・胸やけに対しては胃を丈夫にする四君子湯（75）を用いた．

ET 後には当帰建中湯（123），「当帰」＋「川芎」，黄芩湯（S-35）を服用した．

当院初診から 10 か月後の X＋1 年 4 月，2 回目の ET にて妊娠成立し，X＋1 年 12 月，自然分娩にて挙児（3,500 g 男子）を得た．

引用文献

1）秋葉哲生：広い応用をめざした漢方製剤の活用法 活用自在の処方解説．ライフ・サイエンス，2009
2）桑木崇秀：健保適用エキス剤による漢方診療ハンドブック（第 3 版）．pp163-177，創元社，1995
3）針田伸子：高齢不妊患者に産婦人科漢方外来ができること．女性心身医学 21：100，2016
4）安井敏之：不妊症治療における漢方の作用機序．漢方と最新治療 21：135-144，2012
5）中井恭子，高橋悠里子，網 和美，他：不妊治療女性 20 例の便通異常における，潤腸湯エキスの有用性．産婦人科漢方研究のあゆみ 33：67-70，2016
6）志馬千佳，蔭山 充，中井恭子，他：心身のストレスに対し"四逆散"を処方した不妊女性 37 例の検討．産婦人科漢方研究のあゆみ 28：60-65，2011
7）高橋浩子，鎌田周作，鎌田ゆかり，他：7 回の IVF-ET と 1 回の ICSI で妊娠に至らなかった難治性不妊で 2 回目の ICSI 治療周期に合わせて漢方薬を使い分け妊娠に至った 1 例．産婦人科漢方研究のあゆみ 35：149-153，2018
8）志馬千佳，蔭山 充，志馬裕明，他：アンチエイジングを目的とする八味地黄丸により妊娠に至った難治性不妊 50 症例の検討．産婦人科漢方研究のあゆみ 25：99-105，2008

参考文献

・山本 巌：東医雑録（1）．pp300-467，燎原書店，東京，1980
・山本 巌：東医雑録（2）．pp181-215，燎原書店，東京，1981
・山本 巌：東医雑録（3）．pp171-244，燎原書店，東京，1983
・松原一太：不妊症．今泉清（編）：産婦人科の漢方治療．pp126-150，金剛出版，東京，1992
・高橋克幸：血の道症．今泉清（編）：産婦人科の漢方治療．pp235-267，金剛出版，東京，1992
・木下繁太朗：当帰芍薬散，桂枝茯苓丸．漢方処方と腹診．pp37-88，エンタプライズ，1991
・古山将康：女性のアンチエイジングと漢方．産婦人科漢方のあゆみ 33：9-16，2016
・蔭山 充：生殖医療における漢方療法．森 崇英，久保春海，岡村 均（編）：図説 ART マニュアル 改訂第 2 版．pp442-451，永井書店，大阪，2006
・堀江延和，森下真一，蔭山 充：高齢者の頻尿に猪苓湯が有効であった 3 症例．漢方研究 549：319-321，2017

（蔭山 充）

3

統合医療的アプローチ

運動療法

なぜ運動療法を行うのですか?

不妊の原因の一つに考えられる体の状態として，冷え（循環不全）がある．視床下部-下垂体-性腺軸（HPG軸）から分泌される妊娠に関連する重要なホルモンは，血液を介し全身へ運ばれることによりはじめてその効果を発揮することができる．加齢や子宮内膜症などさまざまな要因により局所や全身の循環障害を起こす可能性があり，不妊の重要な原因であると考えられている．これを改善する手段の一つとして運動療法があげられる．また他の不妊原因として，ミトコンドリアの機能異常が考えられている．ミトコンドリアは体細胞内にあるエネルギーを産生する小さな発電所で，人間が生きていくために欠くことのできないもので，精子や卵子のなかにも存在する．この機能異常についても運動療法で改善できると考えている．

どのような効果が期待されているのですか?

運動療法を行うことで，全身の血流改善はもとより，特に小骨盤腔内の子宮卵巣周囲の血流の改善が期待できると考えている．運動による代謝の改善や，肥満の改善，睡眠やストレスの改善も良い影響を及ぼすと思われる．ホルモンの分泌や運搬を改善し，卵巣や子宮へのホルモンの流れをスムーズにし，その機能を良好に保ち，卵巣から産生されたホルモンはさらに中枢へのフィードバック制御が行われて，良好なホルモンバランスが保たれている．その重要な経路が血液循環である．またミトコンドリアは運動によってその量が増加することが知られている．ミトコンドリアは卵子や精子にも多数存在し，その働きが不妊治療の結果に反映されていることもわかってきている．もちろんミトコンドリアの働きは，不妊治療だけにとどまらず生活習慣病の予防や，日常生活におけるさまざまな問題を解決するうえでの大きな要因にもなり，日常のさまざまな不調を改善する効果も期待できる．

どのような患者が適応になりますか?

これまで，あまり運動をした経験のないかた，運動が苦手なかたは運動療法を行うことで，妊娠率改善が期待できると考えられる．一方，すでに運動の経験があり現在も継続されているかたでも，過度の運動をしているかたは活性酸素の発生により妊娠率が低下するおそれがあり，その運動量を調整し内容を検討することで妊娠率を上げることが可能であると考えられる．

実際，どのようなプログラムで行うのですか?

当院で行っているミトコンウォークについて説明する．これは当院で行っているウォーキン

グ法で，ミトコンドリアの活性化を目的とした有酸素運動である．詳細は「コラム④ミトコンウォーク」を参照されたい（→ 290 頁）．

①まず運動前に深呼吸，ストレッチを 5 分間行う．

②次にウォーキングを行うが，普段の歩くペースよりは速めで，腕をしっかりと振って，大股で早歩きをする．このとき心拍数が 100〜120/分になるように歩くスピードを調整する．このままのスピードで 15 分間ウォーキングを続ける．

③その後は，急に止めないで必ずクールダウンしていただくことがポイントである．10 分間で呼吸を整えながらゆっくりと歩いて心拍数を徐々に下げていく．ウィンドウショッピングで歩くくらいのゆったりとした歩きかたが目安となる．

　以上トータルで 30 分間のプログラムになる．

効果を示した臨床データなどはありますか?

　2018 年度，1 年間にミトコンウォークを当院で行ったかたは延べ 1,314 人に達している．その数は毎年徐々に増加している（2016 年 655 人 → 2017 年 1,259 名）．特に，当院で治療を受けている患者の約半数が 40 歳以上で，高齢不妊の患者が多いのが特徴である．またミトコンウォークをはじめとする統合医療を熱心に受けられるのは 40 歳以上のかたに多く，受講者の増加とともに，クリニックの妊娠率も上昇傾向にある．臨床におけるアンケート調査でも，冷えが改善した，月経不順が改善した，採卵数が増加した，採卵後の卵の質が改善した，妊娠することができたなど，うれしい報告が数多くあり，運動療法の効果を実感する機会も多くある．

運動療法を導入する際のコツを教えてください

　不妊治療を補助する統合医療のなかで，運動療法は重要な根幹の一つと考えられる．妊娠率を上げることが最終目標だが，健康面でもプラスとなる効果は数多くあり，健康度のアップや，妊娠・出産・育児で必要となる体力の維持などの効果も期待できるため，運動療法を継続することのメリットを事前に十分説明して，その目的を理解していただいたうえで運動療法を開始することが，長く継続していただくための重要なポイントになると考えている

運動療法の課題を教えてください

　運動療法はさまざまな効果が期待できる反面，運動の内容によっては複雑で簡単には覚えられなかったり，毎回トレーナーからの指導を受けることができないと，長期間の継続がむずかしくなったりすることも多い．自宅での継続，セルフケアが重要なポイントとなるため，運動療法のなかでも特にウォーキングは，私たちが普段普通に行っている単純な動作であり，その速さの強弱を体感し覚えていただければ，一人でもできるようになる．トレーナーによる数回の指導後に，自宅で継続されているかたも多く，多数のかたが受講されている．今後はより多くのかたに運動療法を経験していただき新しい命を育む手助けになればと望んでいる．

（姫野　隆雄）

ミトコンウォーク

　不妊患者はとにかく運動しない．外来で何らかの運動をしているかを問うと，ほとんどの人が「していない」と言う．そこで，最も簡単で効果の上がる運動はないものかと考えていたところ，ミトコンドリア学の専門家である太田成男教授の考案された運動法を発見した．この運動法をアレンジし，「ミトコンウォーク」と命名し，生殖医療に応用，実施することにした．このウォーキングは 30 分で済むし，煩雑でもなく誰でもできる点が優れている．

　この方法は，理論的には次のようなミトコンドリアの特性から考案されている．すなわち，ミトコンドリアの増殖には一定レベルの活性酸素を必要とする．しかし，過剰の活性酸素に曝露されると機能にダメージをきたすのである．そこで，まずウォーキング前にミトコンドリアが動き始めるためのストレッチを行う．次に少量の活性酸素を産生させるべく，やや強めのウォーキングをする．そして，虚血再灌流障害（虚血状態にある臓器や組織に急に血液再灌流が起こると活性酸素など毒性物質が発生すること）を防止するために，徐々にその強さを緩めて停止するというものである．

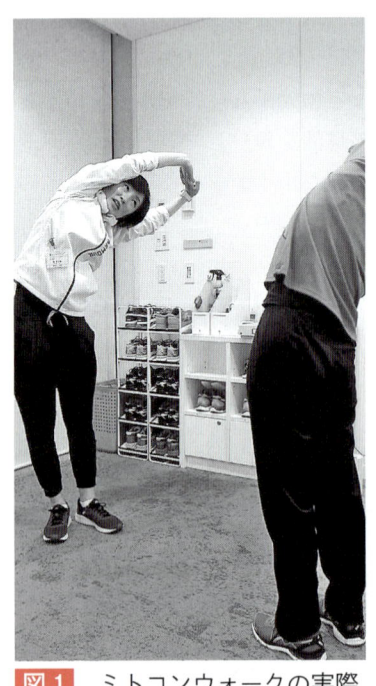
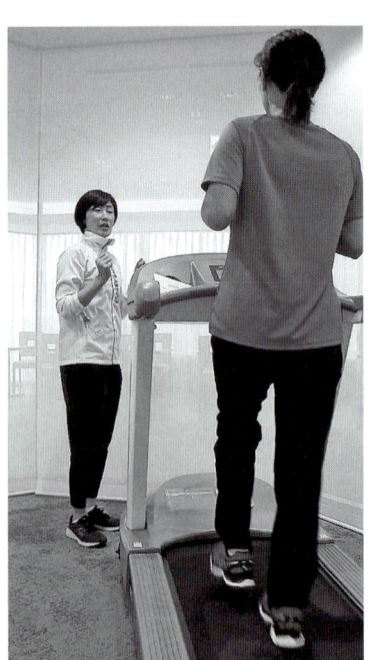

図1 ミトコンウォークの実際

われわれは 84 名の患者にミトコンウォークを指導した（当院では専属のトレーナーがミトコンウォークスタジオにて指導する，図 1）．アンケート調査を実施したところ，血流改善や睡眠の改善，そして便通改善など身体的効果も示されたが，興味深かったのは精神的効果である．「前向きになれた」，「夫婦間の仲が良くなった」，「リラックスできるようになった」との回答があった．

　筆者の主観ではあるが，ミトコンドリア活性化のために L-カルニチンやメラトニンなどの好ミトコンドリア性のサプリメントを服用しているかたに，ミトコンウォークを加えると効果の出るスピードが速い印象を強くもっている．

　なお，ウォーキングは誰でもできる日常動作のため自己流になってしまうおそれがあり，注意を要する．ウォーキングはしているのだが，犬の散歩やぶらぶら歩きに終わっているケースがあり，忠実に原法を実施すべきことをよく説明しておくほうがよい．

（森本　義晴）

ファータイル・ストレッチ

　現在，女性にとっても高学歴晩婚化の時代である．結婚後，多くのカップルはすぐに妊娠を希望する．しかし，思い通りにいかないのが現実である．妊娠に対する不安もある．長期間の治療を続けて転院を繰り返す，いわゆるドクターショッピングのかたがたも少なくない．気がつけば年齢的に瀬戸際になっている．

　ファータイル・ストレッチは，上記のような女性たちに解決の途を示唆する手法であると考える．HORAC グランフロント大阪クリニックでのファータイル・ストレッチ受講者の妊娠率は 49.5 %（受講患者数 295 名，2015 年 1 月〜2018 年 12 月）である．

　以下にファータイル・ストレッチの概要を説明する．

効果：心と身体を緩める（図1）

　運動で身体を変えるには時間がかかるが，必ずその効果を自分の身体で実感することができる．初めての参加の場合はレッスン後に疲れを感じるが，週 1 回，1 か月間継続すると身体が慣れてくる．その結果，疲れ→心地よい疲れ→気持ち良さに変化する．レッスンは 120 分間で構成している．必須条件は笑い．身体の部位別に，ゆっくり時間をかけて説明しながら行っている．

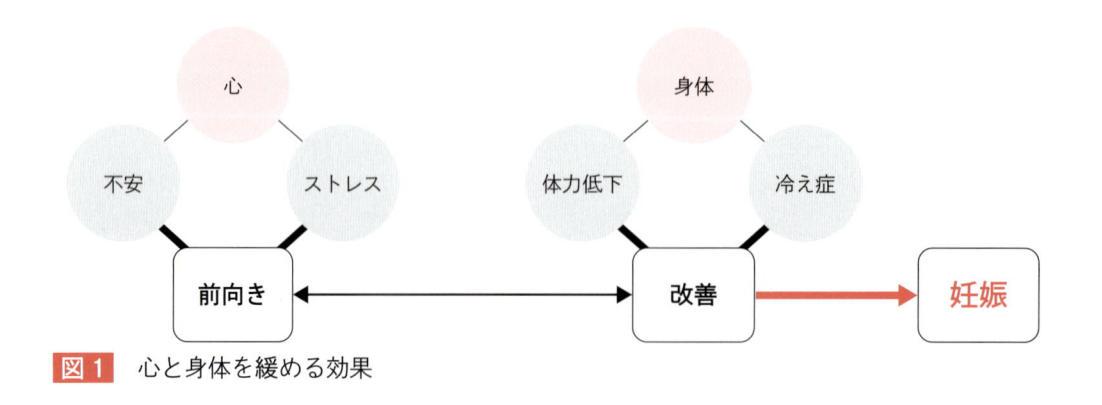

図1　心と身体を緩める効果

内容：骨盤内の血流促進

　骨盤内の血流を促すには，全身の血流を良くすることが重要である．治療による良い結果を出すための第一歩として運動があると考える．

①ストレッチ：毎回テーマを決めて行う

肩：背中と胸を動かすことで凝りを改善する．

腰回り：骨盤の周りの筋肉をほぐして柔らかくする．女性は男性に比べて骨盤周りが柔らかく身体の変化を実感しやすい．

下肢：誰でも下腿のむくみがある．リンパマッサージで下肢の軽さを実感する．

手 (腕)：手のひらにはたくさんのツボがある．マッサージすることで気持ち良さを実感する．

②有酸素運動：子宮と卵巣に負担をかけずに血流を促し，柔らかいお腹を作るための全身運動を行う

　健康な良い卵を育てるために卵巣の機能を高め，胚移植後に着床するために血流の行き届いた柔らかい子宮を目指す．そのために全身運動は不可欠と考える．

③リラクセーション

　脱力は最も難しいことの一つである．レッスン後は心地よい疲れもあり身体を緩めやすくなっている．自分の身体で，温まりリラックスしている＝身体が軽い＝脱力を実感できる．

患者の変化

「笑顔」「会話」「ピンク色の顔」

　大人になってから，しかもクリニック内で同じ悩みを共有できる仲間がいて，一人ではないとわかり，本人も気づかないうちに普通の声でお喋りをしている．びっくりするくらい表情が明るくなり，レッスン後もクリニック内のカフェでお喋りに花が咲いている　身体が温まり，その顔はピンク色になっている．気持ちが前向きになり，心理的にも妊娠に向けて良い作用があると考えている．

（竹内　邦子）

ヨガ

ポイント

- ☑ ヨガはポーズ，呼吸，瞑想などを用いることで心理的サポートとなる．
- ☑ ヨガは生物学的な効果ではなく，心理的な効果を期待するものである．
- ☑ 不妊治療中の精神的ストレスをヨガにより解消することで不妊治療の継続へとつながり，妊娠へと帰結する可能性がある．

Q なぜヨガを行うのですか？

ヨガとは本来，「つなぐ」，「結びつける」という意味があり，ヨガ自体は「身体と心の科学」として考えることができる．ヨガでは，身体と心を健やかに保つために，八段階（ヨガ八支則）が存在する（表1）．最近，ヨガはストレス性疾患・愁訴に対して有効であるという研究報告が散見されるようになり，徐々にその機序も明らかになってきた．実際に，医学論文のなかにでてくるヨガは，八段階のうちでもポーズ（アーサナ），呼吸法（プラーナーヤーマ），瞑想（ディアーナ）を含んだプログラムを指すことが多い．

ヨガは運動であり，呼吸法であり，瞑想であるので，動作と呼吸を一致させて行い，そのなかで生じる内受容（interoception, 内受容覚ともいう）に意識を向けることにより，交感神経優位の状態から副交感神経優位の状態に導くことを，医学的な効用として期待されている．

Q どのような効果が期待されているのですか？

ヨガはポーズ，呼吸，瞑想などを用いて身体的効果のみならず心理的効果をもたらすとされており[1]，不安や抑うつの低減[2]，疲労の改善[3]，睡眠の改善[4] が報告されている．その機序としては，ストレス状態では交感神経・副腎髄質系と視床下部-下垂体-副腎皮質系の活動が亢進する一方で，心臓迷走神経活動は抑制され，心拍変動（heart rate variability：HRV）が低下

表1 ヨガ八支則

1. ヤマ　Yama（禁戒）：他人や物に対して守るべき5つの行動パターン
2. ニヤマ　Niyama（勧戒）：自分に対して守るべき5つの行動パターン
3. アーサナ　Asana（坐法）：ポーズを練習する
4. プラーナーヤーマ　Pranayama（調気）：呼吸をコントロールする
5. プラーティヤハーラ　Pratyahara（制感）：感覚をコントロールする
6. ダーラナー　Dharana（疑念）：集中，感覚を閉じ込めて周りの物が気にならなくなる
7. ディアーナ　Dhyana（無心）：瞑想，落ち着きのある静かな精神状態
8. サマーディ　Samadhi（三昧）：悟り，心の平静を保つ精神的喜び

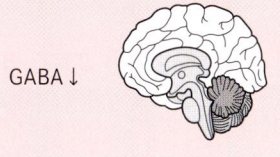

A ストレス状態／ストレス性疾患　　　　　　B ヨガによって生じる変化

不安，抑うつ
陰性感情
疲労感
覚醒レベル亢進
破局的思考

GABA↓

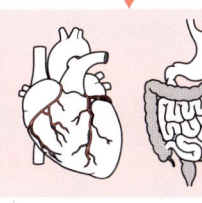

GABA↑
オキシトシン↑

不安，抑うつ↓
陰性感情↓
疲労感↓
睡眠改善
破局的思考↓

交感神経活動↑
迷走神経活動↓
心拍変動↓
HPA軸（コルチゾール）↑

交感神経活動↓
迷走神経活動↑
心拍変動↑
HPA軸（コルチゾール）↓

慢性低レベル炎症
疼痛，それによる
機能・生活障害

慢性低レベル炎症↓
疼痛，それによる
機能・生活障害↓

図1　ストレス状態に対してヨガが有用性を発揮する機序

A：ストレス状態，もしくはストレス性疾患患者でみられる病態．B：ヨガによって生じる変化．
HPA：視床下部-下垂体-副腎皮質，GABA：γ-アミノ酪酸．
（岡孝和：リラクセーション法，ストレスマネジメント法としてのヨーガ，気功．産業ストレス学会誌
21：161-168，2014 より引用改変）

した状態となる．またストレスが慢性化すると，全身性に慢性炎症を生じ，健康状態が悪化し，ストレスフルな外部環境に適応するために多大なエネルギーを要し，生体は疲弊，消耗する．一方で，ヨガによって抑制性神経伝達物質であるγ-アミノ酪酸（γ-aminobutyric acid：GABA）の脳内レベルや血中オキシトシン濃度が上昇し，交感神経活動と血中・唾液中コルチゾール値は低下し，HRV は増加する．さらに CRP や IL-6 などの炎症マーカー値も低下し，身体的ストレスを抑制することで生活の質を向上させることができる（図1）[5]．

　そして，不妊治療においては，治療を受ける患者は結果いかんに関わらず非常に強い精神的ストレスを受けていることを実感する．実際に，精神的ストレスは IVF の成績を悪化させるという報告[6]や，カウンセリングを用いたストレス回避により IVF の成績が向上したという報告がある[7]．つまり，ヨガの介入により不妊治療に対する精神的ストレスを解消させられる可能性がある．実際，ヨガにより，IVF 中の患者を含めて，不妊治療中のストレスを低減させる効果があることが報告されている[8,9]．一方で，ヨガによる卵巣機能の改善，妊娠率の向上などの生物学的効果を示した報告はない．つまり不妊治療中のヨガは，ストレスマネジメントにのみ有効であるというエビデンスがある．

どのような患者さんが適応になりますか?

　不妊治療中で，精神的ストレスを抱えている患者はすべて適応と考えられる．特に治療がうまくいってない患者に対してヨガを用いることは，ストレス軽減だけでなく，ヨガ介入後の治療成績を期待するために治療継続が可能となり，結果として妊娠となる症例もある．

　さらに後述するように FSH，LH を低下させる作用があるため，卵巣機能が低下してきてい

る高齢不妊患者には心理的側面以外に FSH を低下させる目的でヨガを行う価値がある.

実際，どのようなプログラムを行うのですか？

　ヨガには多くの様式がある．ハタヨガは米国や欧州でよく行われており，姿勢，呼吸法，瞑想を重視している．われわれが導入しているハタヨガのスタイルには，アナンダ，アヌサラ，アシュタンガ，ビクラム，アイアンガー，クリパル，クンダリーニ，ヴィニヨガなどがあるが，不妊患者のストレス解消と骨盤（子宮や卵巣）の内側の血流アップを意識して，ヨガを実践している．われわれが実践している代表的な基本ポーズを図2に示す．

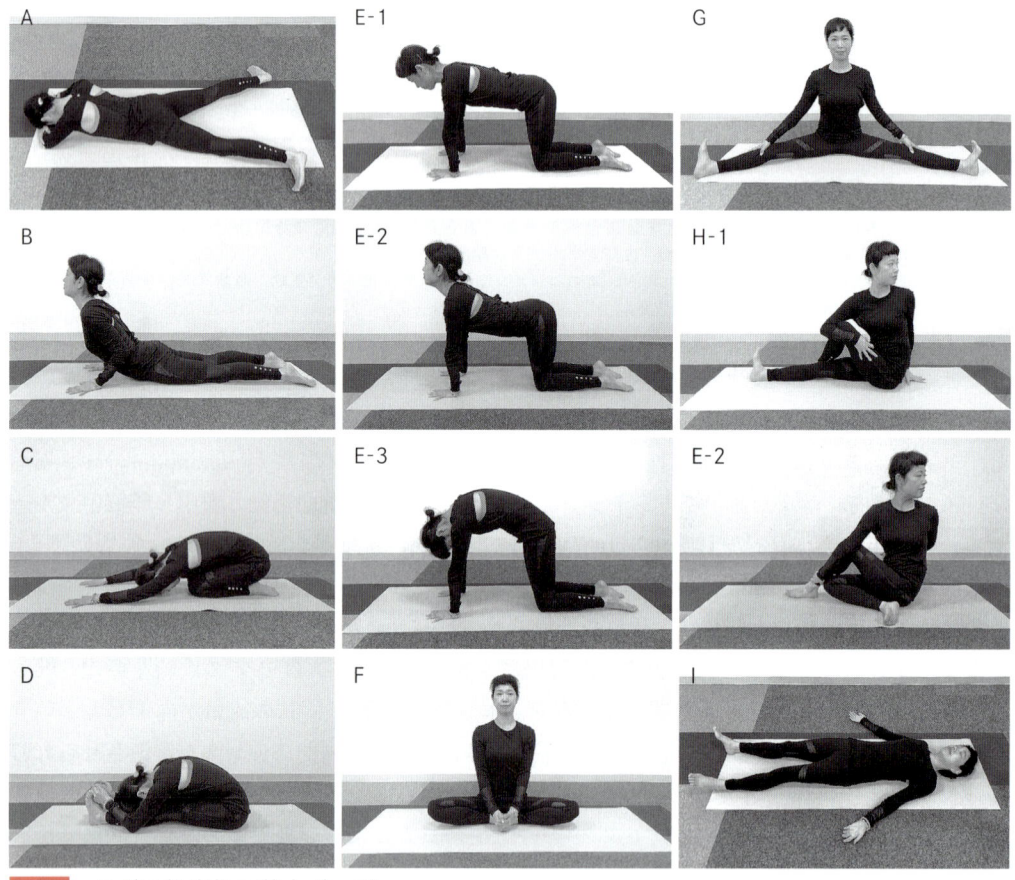

図2　ヨガの代表的な基本ポーズ
A：ワニのポーズ（ナクラアーサナ）；股関節周りと腰をほぐし，滞りやすい下半身の血行を良くする.
B：コブラのポーズ（ブジャンガアーサナ）；胸を開き消化器を刺激し，腰椎の可動性を高める．骨盤周囲の筋肉を緩和する.
C：子どものポーズ（バーラアーサナ）；安らぎを感じる．心身のバランスを整えて心を開かれた状態にし，物事を受け入れやすくする.
D：長座前屈のポーズ（パスチモッタナーサナ）；上下半身を折り，後ろ全体を伸ばし内臓の働きを高める．神経を静め，不安や月経中の不調を緩和する.
E-1，E-2，E-3：ネコのポーズ（ビダーラアーサナ）；背骨や骨盤周りを柔軟にする.
F：合蹠のポーズ（バッタコーナアーサナ）；骨盤周りの血行を促す．月経痛の緩和に役立つ.
G：開脚のポーズ（ウパヴィシュタコーナアーサナ）；脳を落ち着かせ，腹部組織を活性化させる.
H-1，H-2：ねじりのポーズ（アルダマッツエンドラアーサナ）；腹部を刺激し，内臓をマッサージする.
I：屍のポーズ（シャヴァアーサナ）；全身を心ゆくまでリラックスさせる．心身を普段の忙しいリズムから解放し，安らかな境地へ誘う.

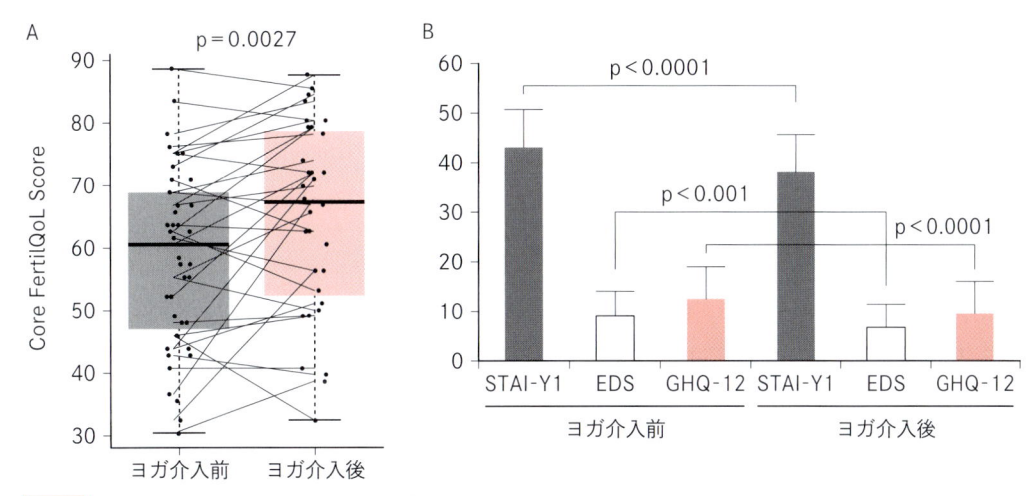

図3 ヨガ介入による心理面への効果

STAI-Y1：状態-特性不安検査, EDS：うつ病テスト, GHQ-12：精神健康調査票.

(Oron G, et al：Reprod Biomed Online 30：542-548, 2015, Valoriani V, et al：Eur J Obstet Gynecol Reprod Biol 176：158-162, 2014)

効果を示した臨床データなどはありますか？

　心理面でのヨガの効果を示したエビデンスがいくつか報告されている．Oron らは，不妊患者の QOL をアンケート調査において数値化することが可能な FertilQoL を用いて，ヨガ介入前後での QOL の変化を比較検討したところ，ヨガ介入後の QOL は有意に高くなったと報告した（図 3A）[8]．さらに Valoriani らは，ヨガ介入前後で STAI-Y1（状態-特性不安検査），EDS（うつ病テスト），GHQ-12（精神健康調査票）の 3 つのパラメーターを解析したところ，いずれもヨガ介入後に改善したことを報告した（図 3B）[9]．さらに不妊患者に対する統合医療のエビデンスレベルを解析した review では，ヨガは鍼灸，ハーブなどより心理的効果としてのエビデンスが高かった[10]．一方で，ヨガの生物学的効果を示したものは数少なく，Nidhi らは PCOS 患者に対して 12 週間のヨガを介入したところ，非介入群に比べて LH/FSH 比が低下し，テストステロンや多毛が改善したと報告している[11]．ヨガ自体はインドで紀元前から存在しているが，日本で流行しているものは 2000 年代にアメリカを経由したものであり，比較的新しいものである．現在では，不妊患者に対してヨガを行っている施設も多くなってきており，日本からのエビデンスが発信されることが期待される．

ヨガを導入する際のコツを教えてください

　ヨガを導入する際には時期を考慮する必要がある．具体的には "始めてよい時期"，すなわち，①体力がある時期（採卵直後などは避ける），②精神的に落ち着き，多少，自分の内面的なことに直面化しても大丈夫と思える時期，③セルフコントロール法，リラクセーション法を身につけたほうがよいと思える時期，に始める必要がある．逆に，ヨガを習うことでストレスを増長してしまうため "始めないほうがよい時期" として，セルフケア，セルフコントロールが精神的負担に感じる時期にはヨガの導入を避けるべきである．

❓研究中の話題，今後の展望を教えてください

NIH が 1998 年に米国国立補完統合衛生センター（the National Center for Complementary and Integrative Health：NCCIH）を設立し，ヨガをはじめとする補完代替医療のエビデンス確立に努めている．それにより，ヨガに対するエビデンスも近年，確立されてきた．

最近，更年期女性に対する 12 週間のヨガ介入が FSH，LH を低下させたという報告がある[12]．われわれも IVF サイクルの患者に対して 12 週間のヨガ介入を行い，FSH，LH が有意に低下したことを報告したが，IVF の成績には影響しなかった[13]．ヨガによる心理的な影響によりストレスホルモンであるコルチゾールが低下して，視床下部へのフィードバックがネガティブに働き，FSH，LH が低下した可能性があり，卵巣機能低下をきたした患者へのヨガが効果を示す可能性が示唆され，今後の研究の成果が期待される．

導入事例

● 患者背景

女性 41 歳，G0P0．39 歳で結婚し，すぐに不妊治療のために当院受診となった．初診時検査から AMH 0.26 ng/mL，FSH 28.3 mIU/mL，LH 18.3 mIU/mL と卵巣機能低下を指摘され，すぐに IVF を開始した．

● 不妊治療歴

月経開始期の FSH，LH が高く，月経 2～4 日にエストラジオールデポー剤 5 mg（ペラニン® デポー）を使用し，月経 9～11 日目に FSH，LH が 10 mIU/mL 以下になったのを確認し，低刺激法〔クロミフェン 50 mg（月経 3～9 日目）＋FSH 製剤 150 IU 隔日自己注射を基本プロトコール〕にて 5 回 IVF を行い，毎回採卵数 1～2 個で受精後にいずれも移植するまで胚発育しなかった．

● 導入の経緯

5 回目の IVF 後に，看護師カウンセリング時にネガティブな発言が多くなり，患者本人より不妊治療の終焉を希望するが，最後に何かできることをして終焉したいとの申し出があったために，ヨガと LLLT を提案したところ，ヨガを希望された．

● 当該療法のプロトコール

図 2 のヨガポーズを含めた，1 回 1 時間ほどのヨガ教室へ週 1 回通った．

● 導入後の経過

ヨガを開始してから前向きな発言があり，3 か月経過した頃に IVF を再開した．月経 3 日目 FSH 8.7 mIU/mL，LH 7.8 mIU/mL であったため，低刺激法にて卵巣刺激を行ったところ 2 個成熟卵を獲得し，1 個 8 細胞 G1 まで分割したため新鮮胚移植を行った．2 週間後の妊娠反応は陰性であった．本症例は，これまで FSH，LH が高く卵巣機能が低下していたが，ヨガの導入により FSH，LH が低下した．妊娠には至らなかったものの，今まで移植することができ

なかったが，今回はじめて移植することができた．ヨガによりストレスが軽減しコルチゾール
を低下させたことで，脳下垂体-視床下部へのフィードバック機構が働いた可能性が示唆され
た．

文献

1) Park CL, Groessl E, Maiya M, et al：Comparison groups in yoga research：a systematic review and critical evaluation of the literature. Complement Ther Med 22：920-929, 2014
2) Buffart LM, van Uffelen JG, Riphagen II, et al：Physical and psychosocial benefits of yoga in cancer patients and survivors, a systematic review and meta-analysis of randomized controlled trials. BMC Cancer 12：559, 2012
3) Sadja J, Mills PJ：Effects of yoga interventions on fatigue in cancer patients and survivors：a systematic review of randomized controlled trials. Explore（NY）9：232-243, 2013
4) Wolever RQ, Bobinet KJ, McCabe K, et al：Effective and viable mind-body stress reduction in the workplace：a randomized controlled trial. J Occup Health Psychol 17：246-258, 2012
5) 厚生労働省：ストレス関連疾患に対するヨガ利用ガイド．http://www.ejim.ncgg.go.jp/doc/pdf/y01.pdf（2019年9月閲覧）
6) Smeenk JM, Verhaak CM, Eugster A, et al：The effect of anxiety and depression on the outcome of in-vitro fertilization. Hum Reprod 16：1420-1423, 2001
7) Facchinetti F, Tarabusi M, Volpe A：Cognitive-behavioral treatment decreases cardiovascular and neuroendocrine reaction to stress in women waiting for assisted reproduction. Psychoneuroendocrinology 29：162-173, 2004
8) Oron G, Allnutt E, Lackman T, et al：A prospective study using Hatha Yoga for stress reduction among women waiting for IVF treatment. Reprod Biomed Online 30：542-548, 2015
9) Valoriani V, Lotti F, Vanni C, et al：Hatha-yoga as a psychological adjuvant for women undergoing IVF：a pilot study. Eur J Obstet, Gynecol Reprod Biol 176：158-162, 2014
10) Miner SA, Robins S, Zhu YJ, et al：Evidence for the use of complementary and alternative medicines during fertility treatment：a scoping review. BMC Complement Altern Med 18：158, 2018
11) Nidhi R, Padmalatha V, Nagarathna R, et al：Effects of a holistic yoga program on endocrine parameters in adolescents with polycystic ovarian syndrome：a randomized controlled trial. J Altern Complement Med 19：153-160, 2013
12) Jorge MP, Santaella DF, Pontes IM, et al：Hatha Yoga practice decreases menopause symptoms and improves quality of life：A randomized controlled trial. Complement Ther Med 26：128-135, 2016
13) 太田邦明，高橋俊文，吉田仁秋，他：ARTに全人的医療は必要か？　日生殖医会誌 63：249, 2018

（太田　邦明）

受胎気功

ポイント

☑ 気とは物質であり生命の根源である.
☑ 受胎気功を行うことによって，多くの不妊症要因の改善が期待される.
☑ 受胎気功では，督脈と任脈をつないで全身の奇経八脈を活性化させるのが目的である.

受胎気功とはどのようなものですか?

気功は伝統的中医学であって，中国においては4千年以上前の唐堯時代に起源がある．その当時，中国の中原地方には大規模な水害が長期間続き，溢れた水の湿気のために多くの人が筋肉痛やだるさ，関節の運動障害を訴えるようになった．そこで，ある種の舞踏の動作を行うことによって血脈を通じさせ健康になったというものである．さらに時代が下って紀元前400年頃の戦国時代の中国最古の医学書といわれている黄帝内経に導引按蹻として記されている．

この中国独特の医学理論は読者にはなじみがないと考えるので，まず「気」とは何かについて述べたい．中国伝統医学では気は物質であると考えられている．おそらくは，現代の素粒子物理学でも検出のできないきわめて微小の粒子なのではないかと筆者は考えている．気とは生命活動の物質的基礎であり，臓腑の生理的活動の根源である．気には先天の気と後天の気がある．先天の気は，元気といって元々誕生するときに備わった気で，場所は命門（腎臓のあたり）にあるとされる．後天の気は，宗気，水穀の気，営気からなる．宗気は主に呼吸から取り入れる気であり，水穀の気と営気は食物から取り入れる気である．

気が衰えるとさまざまな病気が生じると考えられている．特に元気が弱いとさまざまな病的状態が起こるので，気功の訓練（練功と呼ぶ）によって強化する．さらに，後天の気を強化することでも元気を補うことが可能である．

さて，気功法には大きく分けて自己訓練法である内気功法と，他の人に気を送ってもらう外気功法がある．このうち，受胎気功で採用しているのは内気功法のなかの小周天功法と呼ばれる方法である．すなわち，自分で自分の気の流れを改善する方法である．この方法は，すべての気功法の集大成的な意味合いがあり，とてもパワフルで不妊治療に向いている．なぜなら，別の命を作り出す子作りの作業には，単に病気を治す以上のエネルギーを必要とするからである．小周天功法は幅広い分野で利用されており，わが国では日本ホリスティック医学協会名誉会長の帯津良一医師によって癌治療にも応用されている．

どのような効果が期待されているのですか?

受胎気功の目的は，大きく分けて体内循環の改善，ホルモン分泌の改善，そして心の安寧である．気功は細胞の活性化に有用とされている．身体の細胞の一部である卵子や精子，子宮内膜細胞の活性化を期待できる．まだ，研究はなされていないが，細胞内のミトコンドリアの活性化にも寄与していると推察している．

小周天功法では全身に気を循環させることになる．後述するが，このルートは内分泌の経路と酷似している．すなわち，脳下垂体から分泌された微量の脳下垂体ホルモンは全身の脈管を使って標的臓器の卵巣や子宮に働き，各臓器は逆にフィードバックメカニズムを使って脳下垂体へメッセージを送る．この経路と気を運行する経路が似ていることもあって，この方法を採用している．練功を重ねることによって，神経伝達の良好化が生じ，感度が高くかつバランスの良い神経命令系統ができあがる．さらに全身の血液循環，リンパの循環の改善が進むことで，新しい気が身体の隅々の局所まで行き渡り，生殖に関与する臓器の活性化が起こることが考えられる．

また，それにも増して特筆すべきは，リラックス効果である．受胎気功は瞑想の要素もあり，同様にそのメリットも有している．周知の通り，不妊治療中は患者はきわめてストレスフルな状態に置かれる．また，このストレス過重状態が全身の神経伝達や円滑な内分泌活動を妨げるのである．さらに，ストレスは大脳新皮質を極度に活性化し，生殖に重要な中脳以下の旧皮質の働きを抑制している．練功による大脳への効果は，これらを改善へと導く．さらに，受胎気功にはイメージ療法と同じメカニズムで働く治癒効果があると考えられる．

どのような患者が適応になりますか?

高齢不妊患者，胚質不良患者，子宮内膜症（循環を改善し月経痛を軽減，痛みによるストレスを解消），多嚢胞性卵巣症候群（脳下垂体，卵巣ホルモンのバランス調整），卵巣機能不全，卵巣早発不全，子宮筋腫，子宮腺筋症，子宮内膜菲薄患者（アッシャーマン症候群を含む），ストレスに弱い患者，男性不妊患者，ED など．不妊症以外ではパニック障害，自律神経失調症，ほかに糖尿病，腎臓病などにも応用できる．

効果を示した臨床データなどはありますか?

受胎気功が直接不妊治療に寄与したという文献はまだないが，気功が他の疾患，たとえば糖尿病の治療に有効であった，あるいは乳癌患者で放射線治療を受けた患者のうつ症状の発生を抑制したなどの報告がみられる[1]．今後，有効性を示すデータが報告されるものと考えている．

受胎気功を導入する際のコツを教えてください

●基本的事項

最初に，気功に関して最低限知っておいていただきたい基本的事項について述べたい．全身

には重要なツボがあって，そのなかでも頭のてっぺんの百会（ひゃくえ）と臍下やや前方の丹田（たんでん）が重要である．丹田は気の貯蔵所，発電所といわれている．そして，気の流れには奇経八脈と呼ばれる交通網があって，特に尾てい骨から身体の背側を上って上唇に至る督脈，下唇から下って会陰に至る任脈は重要である．胎児のときには，督脈と任脈はつながっており気は全身を循環しているが，出生後この二つの脈が切れて独立するといわれている．

　受胎気功で採用する小周天功法は，この二つの主幹高速道路ともいえる脈をつなげて，胎児のときの強い気の流れを再現するのが狙いである．

　練功法において重要なのは調息，調心，調身である．呼吸は気功では特に重要とされている．

調息：宗気の充実を図るのが呼吸であり，乱れない静かな呼吸が必要となる．基本は鼻で吸って口で吐く．鼻息の出入りに注意を払い，粗くなったり浅くなったりしないように注意する．そして，肩で呼吸するのではなく，腹で呼吸する腹式呼吸の練習も欠かせない．

調心：練功中には，心が乱れたり逆に眠くなったりすることがある．慣れない間は，さまざまな邪念が浮かんでくるのは普通であるが，徐々に丹田（下腹部）に注意を集中することで心が散乱しなくなる．なお，丹田は諸説はあるが臍下の部分で，ここに気を貯めることができるといわれている大変重要な部分である．

調身：これは正しい姿勢を取るという意味である．まず，衣服を緩め，ゆったりと落ち着いた気分を作る．受胎気功は立位または坐位で行う．鼻と臍を結んだ線が一直線になるようにし，肩の力を抜いて全身を緩める．

● 受胎気功の実際

　小周天功法の実際について述べる．まず，目を半眼にする．半眼とは，瞼が閉じていないが開いてもいないことを意味し（半開き），この状態が一番意念を集中できる．

①まず，首を回し緩める．そして，唾液（気功では津液と呼び，気の多く含まれる分泌物とされる）が口腔内に貯まってくるのを意識したら，舌で歯の内外を数回舐める（図 1A）．

②心静かにゆったりした呼吸を数回して，手のひらを天にかざす（図 1B）．そして手のひらの中央にある労宮のツボから宇宙のエネルギーを丹田へ取り込むイメージで腹式呼吸を 3 回行う．次に，その手を丹田に当て取り込んだ気を注入する（図 1C）．

③息をゆっくりと吐きながら，気を会陰を通って肛門方向へ移動させる．このとき肛門を少しすぼめる．

④次に肛門から背骨を通って，腰，背中，首の背面を通って気を百会まで吸い上げる．

⑤気を身体の前面を通って下ろし，おでこから鼻に達したら舌の先を上顎につける．

⑥その後，貯まってきた唾液とともに一気に食道から胃を通って丹田まで下ろす．これを 3 回繰り返す．

⑦目を開けて終わる（収功）．

　気功には副作用はないが，偏差と呼ばれる異常状態が起こったときは，1 週間程度休んで再開するほうが良い．偏差とは，焦りが生じて呼吸がうまくいかない，動悸，頭痛，めまいなどの症状を指す．

　以上は坐位で行ったが，この後時間に余裕のある場合は，坐位に続けて図 1D のようにゆったりと立ち，立ち姿勢の気功でやるとより効果が高い．受胎気功は，1 日 1 回，30〜40 分程度

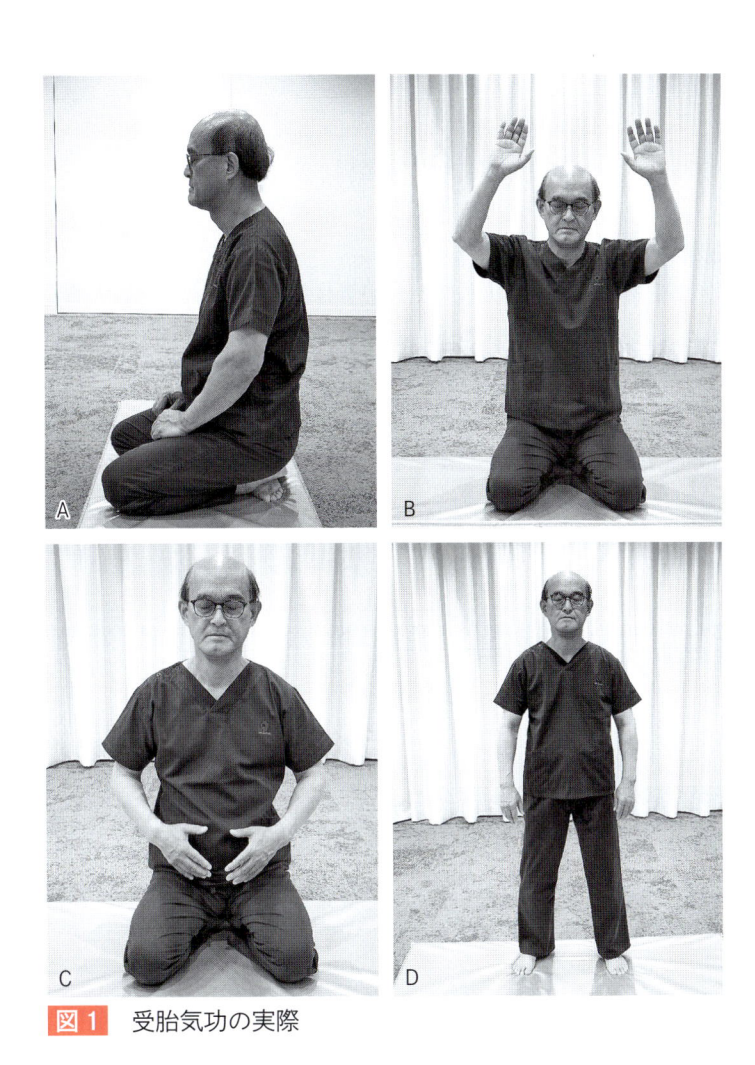

図1 受胎気功の実際

行うのがよい.

Q 今後の展望を教えてください

　今後，受胎気功が及ぼす生理的効果について検討したいと考えている．特に，何らかの指標で循環改善，冷えの改善，そして受胎気功を一定期間行った患者の卵子のミトコンドリア機能変化などもみてみたいと考えている．

導入事例

● 患者背景

　女性41歳，**家族歴**：なし．**既往歴**：良性乳腺腫，**不妊期間**：2年11か月（当院初診まで）．

● 不妊治療歴

　採卵3回，胚移植5回，化学的妊娠1回．高 PRL 血症で服薬中．

● 導入の経緯

反復不成功例で，ストレスを感じやすくイライラしている精神状態のため，統合医療コーディネーターから勧められて受胎気功クラスを選択した.

● 当該療法の治療プロトコール

週1回のペースで受胎気功を指導実践した. 患者は毎日30分程度練功した.

● 導入後の経過，患者の変化

採卵2回，胚移植3回を実施したが妊娠には至らなかった. 過食や下痢症状などもあったが徐々に改善した. 化学的流産に終わったが，着床はできた. 精神状態改善の徴候もあり，治療を休む間に自然妊娠に至った.

引用文献

1) Chen Z, Meng Z, Milbury K, et al：Qigong improves quality of life in women undergoing radiotherapy for breast cancer. Cancer 119：1690-1698, 2013

参考文献

・馬済人（著），浅川要（監訳）：中国気功学. 東洋学術出版社，東京，1990
・劉貴珍（著），李敬烈（訳）：気功療法実践. 新泉社，東京，1991
・森本義晴：あなたは絶対！「受胎気功」で妊娠できる. ゴマブックス，東京，2006
・柳橋明人：気の実践 小周天健康法. ビジネス社，東京，1996
・林厚省：中国気功法. たま出版，東京，1986

（森本　義晴）

生殖鍼灸

ポイント

- ☑ 鍼灸の効果として神経内分泌系の調節，子宮・卵巣の血流改善，ストレス・抑うつ・不安の軽減が報告されている．
- ☑ 生殖鍼灸には育卵鍼灸と着床促進鍼灸があり，治療法として育卵は3パターン，着床促進は2パターンある．
- ☑ LLLTは鍼灸の効果を増幅・補助すると考えられ，両者を併用した治療も行われている．

Q なぜ鍼灸を行うのですか？

鍼灸は，701年に制定された大宝律令において医療を司る中央官職として医博士とともに規定されている日本の伝統医学である．20世紀後半からは，欧米においても有用な医療技術として認識され急速に普及している．

生殖医療は精神的・身体的・経済的ストレスを伴うことから，それらのストレスを少しでも和らげ，心身ともに健康な状態で治療を受けたいというニーズの増加により，米国では現在，IVFを行う多くの施設が鍼灸プログラムを提供，もしくは推奨しているといわれている．また，米国を代表する医学部関連施設（ハーバード大学ボストンIVFなど）においても鍼灸治療は積極的に導入されている．

Q どのような効果が期待されているのですか？

不妊に対する鍼灸治療の臨床研究報告は，ここ10〜20年で集積されてきた．鍼灸治療が妊孕性に及ぼすメカニズムとして，神経内分泌系の調節，子宮・卵巣の血流改善，さらにストレス・抑うつ・不安などの軽減が報告されている．鍼灸は，これらのメカニズムが複合的に作用し，不妊に対して効果を発揮していると考えられる．

● 神経内分泌系の調節

鍼灸が視床下部-下垂体-性腺軸（HPG軸）と視床下部-下垂体-副腎軸（HPA軸）に影響を及ぼし[1]，卵巣機能や卵胞の発育，排卵の調節に影響を与えている可能性が示唆されている[2]．

● 子宮と卵巣の血流改善

ヒトは他の動物種と比較して，卵胞成熟期間が非常に長いことが知られている．そのため，良好な結果がでるまでに一定の期間を要する．卵胞の分化過程において，顆粒膜細胞層が複数層になる前（卵胞腔が形成される前）からの鍼灸治療による血流促進は，卵子の質向上のため

に期間が必要である.

子宮内膜および卵巣の血流の改善は妊孕性の向上と関連している[3]. 鍼灸は子宮動脈の拍動指数を低下させ, 子宮の血流動態に影響を及ぼす. 特に, 卵巣の微小循環が活発になることは, すなわち卵子の成長や成熟に影響を与えると考えられる. また, 卵巣の交感神経活動の調節に関わることや[4], 血管新生因子の産生が報告されている[5].

● ストレス, 抑うつ, 不安の軽減効果

オピオイドペプチドの増加, 交感神経活動の低下, 扁桃体でのニューロペプチド Y の調節, HPA 軸への影響などの複合的な効果がストレスを軽減させると考えられている[6]. また, Domar らの報告から, ストレスの軽減は妊孕能を高めることが示唆されている[7].

どのような患者が適応になりますか?

● 子宮と卵巣の血流改善
子宮内膜の肥厚効果

鍼灸は子宮血流を改善することから, 胚移植時, エストロゲンを投与しても子宮内膜厚が 6 mm 未満のかた. アッシャーマン症候群が疑われる場合は効果が得られにくい.

育卵効果

鍼灸は卵巣血流を改善することから, 月経 3 日目の前胞状卵胞の数が少ないかたや採卵数のうち, 未成熟卵 (MI, GV) の割合が多いかた. ただし, 早発閉経や AMH 低値で前胞状卵胞が全くみられない症例, 消退出血がピルを処方しないと治らないケース (第二度無月経) は適応外となることが多い.

● 神経内分泌系の調節

月経 3 日目の FSH が 10 以上 25 mIU/mL 未満のかた, 潜在性甲状腺機能低下症, 高 PRL 血症, PCOS のかた.

● ストレス, 抑うつ, 不安の軽減効果

胚移植から妊娠判定までの期間が不妊治療で最もストレスがかかるといわれている. また, 不妊治療のステップアップ時期や採卵前など, それぞれのステップでストレスがかかるため, それらの軽減を目的とした鍼灸も有効である.

● 移植前後のサポート

近年, 欧米で鍼灸が最も利用されているのが胚移植前後のサポートである. 2019 年に発表された Smith ら[8]によるメタアナリシスでは, 鍼灸群と鍼灸を受けていない群を比較し, 鍼灸群において妊娠率 1.32, 生産率 1.30, 流産減少率 1.43 と鍼灸の有効性をリスク比で表している. 妊娠率の低い患者や過去に何度も IVF を行っている患者には, 特に有効であると結論づけている.

Q 実際，どのような治療を行うのですか?

　当院では，一般社団法人日本生殖鍼灸標準化機関中村一徳代表理事が考案した標準的手技を参考に，生殖鍼灸を行っている．治療は，主に卵を育てる（育卵）ことと着床促進があり，育卵は3パターン，着床促進は2パターンがある．

● 育卵鍼灸

　採卵の2～3か月前から週1回来院いただく．後述の②，③のかたは治療を開始して4～6か月ほどで良質な卵が採れるようになることが多い．また，逆に7～8か月経っても効果が現れないかたは卵巣予備能の枯渇が推測され，それ以上鍼灸を継続しても，効果があまり期待できないといえる．ただし，1年に渡って辛抱強く通院された結果，良好胚が育ち，出産に至っているかたもおられるため，慎重なカウンセリングが必要とされる．40歳を超えても成熟卵が採れ，Grade が良い，胚盤胞率が高いかたは①基本パターンとなる．

①基本パターン

　成熟卵が採れ受精卵の Grade が良い，胚盤胞率が高い場合．
- 三陰交-陰陵泉パルス刺激（図 1），帰来水平刺パルス刺激，志室-胞肓パルス刺激
- 星状神経節 LLLT 照射 4 分（図 2）

②高齢パターン（卵子は採れる）

　卵子は採れるが受精卵の Grade が悪い，成熟卵の割合が低い，胚盤胞率が低い場合（図 3）．
- 三陰交-陰陵泉パルス刺激，帰来水平刺パルス刺激，陰部神経刺鍼[*1]
- 星状神経節 LLLT 照射 4 分，帰来 LLLT 照射 4 分

③高齢パターン（卵子が採れない）

　成熟卵が採れない，または採卵すらできない場合（図 4）．
- 三陰交-陰陵泉パルス刺激，帰来水平刺パルス刺激，陰部神経刺鍼，中髎（仙骨部）-腎兪パルス刺激
- 星状神経節 LLLT 照射 4 分，帰来 LLLT 照射 4 分

● 着床促進鍼灸

①基本パターン

- 三陰交-陰陵泉パルス刺激，中極刺鍼，腎兪-中髎（仙骨部）パルス刺激（胚移植前まで），関元兪灸頭鍼（胚移植後）
- 星状神経節 LLLT 照射 4 分

②子宮内膜が厚くなりにくいかたのパターン

- 三陰交-陰陵泉パルス刺激，中極灸頭鍼，中髎（仙骨部）刺鍼[*2]（胚移植前まで 60 mm 30 号鍼），関元兪灸頭鍼（胚移植後）

[*1] 陰部神経鍼通電療法：ステンレス製 90 mm 30 号ディスポーザブル鍼を用いて，上後腸骨棘と坐骨結節内側下端を結ぶ線上で上後腸骨棘から 50～60％の領域である左右の陰部神経刺鍼点に 70～90 mm 程度刺入し，陰部へ響くことを確認した後に低周波置鍼療法を 3 Hz で 10 分間行う手法．
[*2] 中髎（仙骨部）刺鍼：腹臥位にて，ステンレス製 60 mm 30 号ディスポーザブル鍼を約 60 mm 中髎刺入した後，徒手的刺激を左右合計 10 分間行う手法．

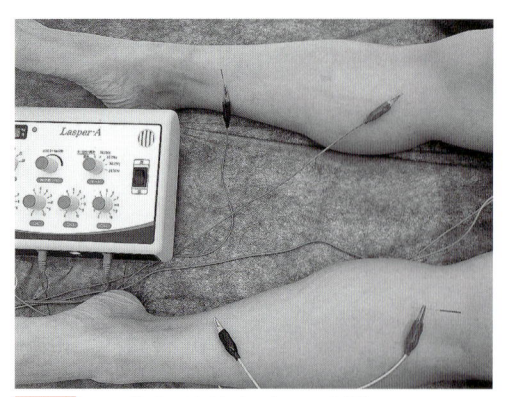
図1 三陰交-陰陵泉パルス刺激

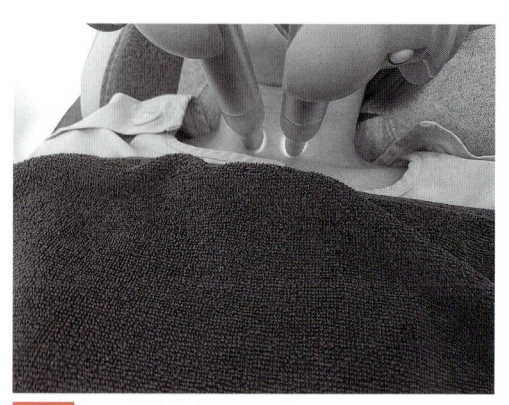
図2 星状神経節 LLLT 照射

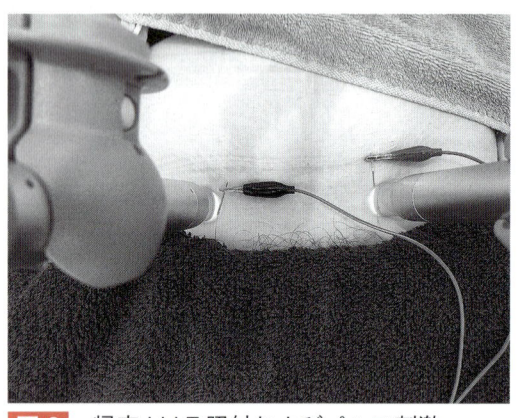
図3 帰来 LLLT 照射およびパルス刺激

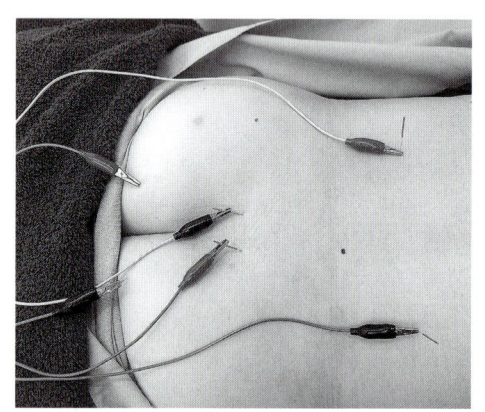
図4 採卵できない場合（陰部神経刺鍼，中髎-腎兪パルス刺激）

・星状神経節 LLLT 照射 4 分，関元兪 LLLT 照射 4 分

　その他，胚移植前後の鍼灸治療やリラックスのための治療があるが，ここでは割愛する．

効果を示した臨床データなどはありますか？

　年齢と妊娠反応が出るまでに受けた鍼灸レーザー治療の回数によって，心拍確認率に差があるかについて調査を行った臨床データを紹介する．期間は 2016 年 9 月 1 日〜2017 年 8 月 31 日，対象は 2 人目以上を除く，挙児を希望し妊娠陽性反応がでた 170 名のうち，35〜44 歳の女性 110 名を後方検討した．検討の結果から，特に 40 歳を超える高齢患者においては採卵前からの継続的な鍼灸レーザー治療は心拍確認率を向上させるために有効であるといえ（**表1，表2**），鍼灸が卵子の質向上に有効であることが示唆される．40〜44 歳群が採卵前から鍼灸レーザー治療を一定期間受けると，35〜39 歳群と心拍確認率がほぼ同じになっている．

　また，一定期間とは，卵子の成長とほぼ一致していると考えている．FSH に依存して発育を始める二次卵胞（直径 0.2 mm）の段階（排卵 90 日前）から卵巣への血流改善を図ることで，顆粒膜細胞との間の細胞接合（gap junction）の物質輸送を円滑にし，卵子への栄養供給を促

表1 鍼灸治療の回数別データ

項目	カテゴリー	35～39歳（52名）		40～44歳（58名）	
		～9回（19名）	10回～（33名）	～9回（21名）	10回～（37名）
年齢		37.2±1.5	37.4±1.3	41.7±1.3	41.9±1.3
治療回数		4.8±2.5	24.2±18.2	4.2±2.6	30.0±20.0
採卵・移植回数	採卵回数	1.8±2.8	1.4±2.7	3.0±2.7	2.6±2.7
	移植回数	0.8±1.6	0.9±1.6	2.0±1.6	0.9±1.6
妊娠反応	非心拍確認 n（%）	5（26.4）	10（30.3）	10（47.7）	11（29.8）
	心拍確認 n（%）	14（73.6）	23（69.7）	11（52.3）	26（70.2）

40～44歳では，治療回数が「10回以上」の群の心拍確認率が17.9%高かった．

表2 鍼灸治療の開始時期別データ

項目	カテゴリー	35～39歳（52名）		40～44歳（58名）	
		移植前から（20名）	採卵前から（32名）	移植前から（18名）	採卵前から（40名）
年齢		37.2±1.6	37.4±1.3	41.6±1.3	42.0±1.2
治療回数		4.8±2.5	24.6±18.3	3.6±2.3	28.3±20.1
採卵・移植回数	採卵回数	1.7±2.8	1.5±2.7	2.6±2.7	2.9±2.7
	移植回数	0.8±1.6	1.0±1.6	1.6±1.6	1.3±1.6
妊娠反応	非心拍確認 n（%）	5（25）	10（31.3）	9（50）	12（30）
	心拍確認 n（%）	15（75）	22（68.7）	9（50）	28（70）

40～44歳では，採卵前から治療を開始した群の心拍確認率が20%高かった．

進するためと推測する．

鍼灸を導入するコツを教えてください

　日本レーザーリプロダクション学会では，低出力レーザーの生殖領域へのさまざまな効果が発表されている．当院では鍼灸とLLLT（近赤外線偏光治療器，東京医研スーパーライザー）を併用して治療を行っている．渡部らの報告によると星状神経節光線照射により血中NK活性ならびにNK細胞数が，照射群において偽照射群と比較し有意に低下することが示されており，妊娠に好影響をもたらす可能性が示唆されている[9]．

　また，星状神経節への照射は全身的に交感神経を抑制する．毛細血管は交感神経の支配を受けており，末梢の血流に大きな影響を及ぼす．鍼灸とLLLTを併用することで血流抵抗が低下し，新陳代謝の低下した組織の活性化や免疫機能への効果が期待でき，鍼灸の効果を増幅，補助するものと考えている．

3

統合医療的アプローチ

研究中の話題，今後の展望を教えてください

　海外ではPGT-Aの普及によりeuploid胚の移植が増えており，現在euploid胚の着床率は60〜70％と報告されている[10]．一方で，胚移植を受ける女性に対する鍼灸による免疫調節作用が着床率を改善させる可能性がある．

　現在，われわれはeuploid胚の移植に鍼灸を組み合わせた統合医療的な胚移植技術の開発により，さらなる着床率の向上を望むことができると推測しており，今後，科学的なエビデンスの確立を目指している．

　また，ミトコンドリアの研究も進んでいる．受精卵の質，もしくは卵子の質といっても何をもってその「質」を計測するか，いまだその定義はない．胚盤胞のミトコンドリアDNA数をバイオセンサーとして活用するなど，ミトコンドリアに注目が集まっていることから，鍼灸のミトコンドリアに対する効果を明確にできれば，鍼灸の利用はさらに増えると考えている．

導入事例

● 患者背景，不妊治療歴

　女性40歳2か月（鍼灸受診時），G2P0，卵巣嚢腫手術歴（右），AMH 1.2 ng/mL．不妊治療としてタイミング法10回，AIH 6回，OPU 12回，ET 4回行うも妊娠に至らず．チラーヂン®Sを服薬．

● 導入の経緯

　変性卵多く，胚移植に至らないため当院を受診．

● 治療プロトコール

　成熟卵が採れない，または採卵すらできないと考え，前述の③高齢パターン（卵子が採れない）を施行した．治療頻度は週に1回．

● 来院後の治療経過

OPU 1回目：採卵数1個，変性卵1個，凍結胚なし．
OPU 2回目：採卵数6個，凍結胚盤胞1個（4G3）移植するが陰性．
OPU 3回目：空胞．
OPU 4回目：採卵数4個　凍結胚盤胞2個（4G3，2G4）．

　来院から半年経過で2個の胚盤胞を凍結．その後，4G3を融解後5G1となり，移植後妊娠，出産に至る．

　初診からおよそ半年間かけ，毎週1回の治療を実施した．これまで変性卵が多く，採卵すら困難であったケースであるが，胚盤胞への到達が向上し妊娠に至った症例である．以前は採卵数が1個または2個であったため，すべて初期胚凍結であったが，鍼灸治療後は採卵数も増え，胚盤胞凍結も視野に入れられるようになった．

文献

1）Stener-Victorin E, Lundeberg T, Waldenström U, et al：Effects of electro-acupuncture on corticotropin-releasing factor in rats with experimentally-induced polycystic ovaries. Neuropeptides 35：227-231, 2001

2）Stener-Victorin E, Waldenström U, Wikland M, et al：Electro-acupuncture as a peroperative analgesic method and its effects on implantation rate and neuropeptide Y concentration in follicular fluid. Human Reprod 18：1454-1460, 2003

3）Sterner-Victorin E, Waldenström U, Andersson SA, et al：Reduction of blood flow impedance in the uterine arteries of infertile women with electro-acupuncture. Hum Reprod 11：1314-1317, 1996

4）Sterner-Victorin, Lundeberg T, Cajander S, et al：Steroid-induced polycystic ovaries in rats：effect of electro-acupuncture on concentrations of endothelin-1 and nerve growth factor（NGF）, and expression of NGF mRNA in the ovaries, the adrenal glands, and the central nervous system. Reprod Biol Endocrinol 1：33, 2003

5）Wang SJ, Omori N, Li F, et al：Functional improvement by electro-acupuncture after transient middle cerebral artery occlusion in rats. Neurol Res 25：516-521, 2003

6）Anderson BJ, Haimovic F, Ginsburg ES, et al：In vitro fertilization and acupuncture：clinical efficacy and mechanistic basis. Altern Ther Health Med 13：38-48, 2007

7）Domar AD, Clapp D, Slawsby EA, et al：Impact of group psychological interventions on pregnancy rates in infertile women. Fertil Steril 73：805-811, 2000

8）Smith CA, Armour M, Shewamene Z, et al：Acupuncture performed around the time of embryo transfer：a systematic review and meta-analysis. Reprod Biomed Online 38：364-379, 2019

9）渡部一郎：局所直線偏光近赤外線照射が生理機能に及ぼす影響. Biomed Thermol 25：34-39, 2005

10）Simon AL, Kiehl M, Fischer E, et al：Pregnancy outcomes from more than 1,800 in vitro fertilization cycles with the use of 24-chromosome single-nucleotide polymorphism-based preimplantation genetic testing for aneuploidy. Fertil Steril 110：113-121, 2018

（徐　大兼）

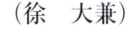

3

統合医療的アプローチ

低出力レーザー治療（LLLT）

ポイント

☑ LLLT により組織の活性化が期待でき，細胞の ATP 産生を増加させ，細胞の増殖・分化に影響を与える.

☑ 星状神経節への照射は交感神経ブロックと同様の疼痛緩和・末梢循環改善効果を示す.

☑ 星状神経節照射と腹部照射を併用することにより，不妊治療の効果を高めることが期待できる.

Q レーザー治療とはどのようなものですか？

　レーザー（LASER）は，light amplification by stimulated emission of radiation の頭文字からの合成語であり，「放射の誘導放出による光の増幅」という意味である．レーザーは自然光と異なり，単色性，指向性，集光性などが良いとの特徴がある.

● レーザー治療の分類

　レーザー光の強さによる治療の分類は次のようになる.

・低出力レーザー治療（low level laser therapy：LLLT）

・中出力レーザー治療（medium level laser therapy：MLLT）

・高出力レーザー治療（high level laser therapy：HLLT）

　このなかで，細胞や組織が生きたままで可逆的な光生物学的活性化反応が起こり，組織を活性化できるのは，LLLT であり，レーザー光による生体の可逆的な弱い反応だけを利用した治療といえる.

● 低出力レーザーと直線偏光近赤外線

低出力レーザー

　半導体レーザーは，ガリウム-アルミニウム-ヒ素（Ga-Al-As）の化合物半導体を触媒として電流により発現され，小型・軽量で，制御も比較的容易に行える．830 nm の波長のレーザーはヘモグロビンや水分に吸収されにくく，生体深達度が高いことが示されている.

直線偏光近赤外線

　赤外線灯スーパーアイオダインランプを光源として，光学フィルターを介して短波長成分である近赤外線（0.6〜1.6 μm）のみとする．さらに直線偏光子により，振動方向が一定な直線偏光となる．この波長域は前述の生体深達度の高いレーザー波長域を含み，これはレーザーの定義を満たさないが，波長，指向性，偏光性などの光学的特長が似ている.

　いずれも生体に照射すると，自然光と同様に反射・吸収され減衰しながら深部へ到達するた

め，生体に対する効果も比較的似ていることから，本稿ではこの2者を利用した治療をまとめてLLLTとして話を進めたい.

● 低出力レーザー照射効果の発現機序

低出力レーザー照射効果の発現機序についての細胞学的・組織学的研究報告として以下のものがある.

細胞学的作用

可視光が細胞膜を透過しミトコンドリアに作用して電子伝達系を賦活することで，その細胞のATP産生を促進するという報告がある．また，赤外光が細胞膜で吸収され光物理学的反応が生じ，細胞膜からミトコンドリアや核に情報が伝わり，同様の経路でATP産生を増加させる．その結果，細胞内での各種イオンチャネルに影響を与えるとともに情報を増幅することで核内に達し，細胞の増殖・分化に影響を与える.

血管拡張作用

血管拡張，特に微小循環系の血管拡張がレーザーにより誘発発現するという研究報告が多数存在する．サーモグラフィによる検討は非接触・非侵襲で，定量性・再現性に優れた方法として多く報告されている．これは，局所侵害刺激に対する生体の神経系・内分泌系による調節作用である可能性が高い.

交感神経遮断作用（星状神経節近傍照射）

星状神経節への低出力レーザー照射は，薬物による交感神経ブロックと同様の疼痛緩和・末梢循環改善効果を示す．これらの交感神経ブロック作用はサーモグラフィの検討により，末梢皮膚温が上昇することが定量的に再現性よく実証される．また，脳血流の改善効果も実証されている．星状神経節照射療法による交感神経ブロック効果は，その末梢領域の血管収縮を改善し，交感神経過緊張の抑制に働き全身性の効果を現すと考えられる.

経穴への照射療法

経穴への照射療法は鍼刺激と同様の末梢血管拡張効果を示し，これは交感神経系抑制作用と考えられる.

以上，低出力レーザー照射効果の発現機序についての報告の一部を抜粋して紹介した．詳しくは成書を参考にしていただきたい[1~3].

どのような効果が期待されているのですか？

頸部（首）への低出力レーザーの照射は星状神経節の一時的な遮断効果，すなわち末梢血管の拡張が期待できる．また，脳血流が改善するとも考えられており，視床下部-下垂体-卵巣系の活性化に良い影響があると考えられる．また，左右の卵巣やその卵巣につながる動脈の分岐点，子宮など腹部へレーザーを照射することで，骨盤内エリアの血流改善にもつながる．したがって，子宮や卵巣の代謝を活発にすることが可能と考えられ，結果として子宮内膜を厚くすることが可能となり，卵巣では卵胞の発育を改善できるようになると考えられる.

人工授精や体外受精に何度かトライしてもなかなか妊娠しない場合や，排卵誘発を試みても良質な卵子がほとんど採れなかったケースでも，LLLTを受けることで，明らかに成果が上がっているとの報告も多い.

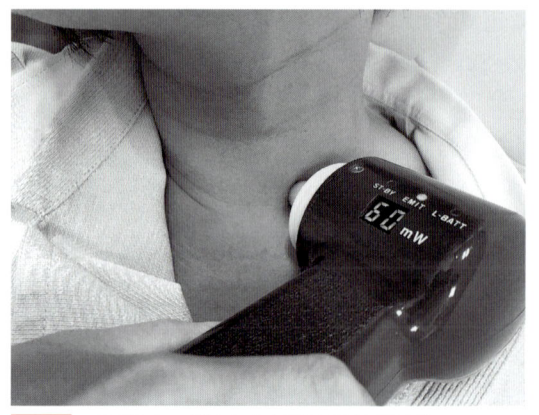

図1 施術時の様子（星状神経節照射）

どのような患者が適応になりますか？

LLLT は，すべての妊娠希望の患者に適用されうると考えているが，特に IVF-ET が不成功に終わった患者に対して提案している．具体的には，以下のような患者である．
・過去に胚盤胞移植を2回以上行うも妊娠に至らない例
・排卵誘発無効例（発育卵胞の数が少ない，または発育しない）
・受精率が低い，分割率が低い，胚盤胞率が低い例
・Grade の高い胚盤胞が形成されない例

実際，どのように施術するのですか？

①左右の星状神経節周辺にそれぞれ5〜7分照射（図1），②臍下2〜3押指の部分（関元というツボに近い部分）に10分照射，この2つの手技を一週間に1〜2回施行することを基本メニューとしている（照射時間に関しては適宜増減している）．

効果を示した臨床データはありますか？

井田らの臨床データを示す[4]．低刺激 IVF の反復不成功例 164 例（41.6±3.4 歳）に LLLT を施行し，施行前後の採卵数，胚質，妊娠率について検討した．LLLT 施行後に，①成熟卵数，受精卵数が増加（成熟卵数 1.7 個 vs 2.0 個，$p<0.05$，受精卵数 1.6 個 vs 1.8 個，$p<0.05$），②良好分割期胚率が増加（64.0% vs 79.0%，$p<0.05$），③ホルモン補充凍結融解胚移植周期において妊娠率が向上した（分割期胚移植 6.7% vs 17.8%，$p<0.05$）．

この結果は，IVF-ET の成績向上に LLLT の併用が効果的であることを示していると考えられる．

今後の展望を教えてください．

LLLT，直線偏光近赤外線照射療法は，整形外科や歯科など他診療科では有効性も確認され，サポート療法としての地位も確立されているようであるが，不妊治療の現場ではまだまだ

認知度は低いと思われる．しかし，本法が有効であるとの検証データも報告されてきており，統合医療の一翼を担うものとして今後が期待される療法と考えられる．

導入事例（仙台 ART クリニックの症例）

● 患者背景

女性 38 歳（初診時年齢），事務職．夫の両親と同居しておりストレスを感じていた．

● 不妊治療歴

妊娠歴：G4P0，不妊期間 5 年．

他施設での治療歴

- タイミング法：X－3 年 13 W 自然流産（絨毛膜羊膜炎），X－1 年 7 W 自然流産（絨毛膜羊膜炎），X 年 4 月 8 W 自然流産，同年 9 月 6 W 自然流産．
- 低刺激法：X－1 年，C-IVF 採卵数 2 個，受精卵 0 個．2016 年，C-IVF 採卵数 2 個，受精卵 2 個，凍結移植を 2 回するも妊娠に至らず．

当院での治療歴

X 年 11 月：初診時 AMH 値 0.45 ng/mL．

X＋1 年 1 月：採卵 1 回（採卵数 2 個，受精数 1 個，桑実胚後期 1 個凍結）．

X＋1 年 3 月：凍結融解胚移植するも妊娠に至らず．

● 導入の経緯

X＋1 年 4 月，AMH 値低値のため，医療者側より LLLT を提案し開始する（週一回）．

● 当該療法の治療プロトコール

X＋1 年 4 月より週一回，星状神経節へ左右各 6 分，腹部へ 6 分照射．次回移植決定まで計 20 回実施し，自覚的変化として代謝アップと足先・腹部の冷えが改善し，体調が良好になったことが挙げられる．他に，プラセンタ含有サプリメントのプラリエを服用．

● 導入後の経過

レーザー治療開始（週一回）3 か月後に採卵〔クロミフェン-hMG による低刺激法にて採卵数 3 個，受精数 2 個，凍結数 2 個（4CA，4BB）〕．移植決定まで LLLT を計 20 回実施．凍結融解胚（4BB）移植後，妊娠し X＋2 年 5 月に分娩となる．

〔症例提供：吉田仁秋先生（仙台 ART クリニック）〕

文献

1）小川節郎（編）：低反応レベルレーザーと直線偏光近赤外線．真興交易（株）医書出版部，2001
2）渡部一郎，眞野行生：低出力レーザー照射療法（LLLT）．リハ医 38：587-595，2001
3）大城俊夫：驚きの妊娠率！レーザー活性化治療．ごま書房新社，2009
4）井田守，福田愛作：生殖医学における低反応レーザー治療（LLLT）の役割．日レーザー医会誌 37：88-92，2016

（松山　毅彦）

受胎リフレクソロジー

　リフレクソロジーとは，「REFLEX」（反射）と「-OLOGY」（学・論）の意味を組み合わせた造語で，「反射療法・反射学」と呼ばれている．足の特定部位が身体の各部位に対応していることが突き止められてから，足の地図ともいえる「足の反射区図表」が完成した．足の反射区図表は経路のツボではなく，面で捉えていくところに特徴がある．足裏（内側・外側・甲）から膝裏にかけて，身体と密接につながっている 64 か所の反射区があり，その反射区に両手指で刺激を与えることによって全身の血液循環を促進し，老廃物の排泄，気血やホルモンバランスを整える効果が期待されている（図 1）．

　一般的なリフレクソロジーの禁忌事項として，月経時の施術は避ける傾向があるが，受胎リフレクソロジーは月経時にも施術を行う，月経周期に合わせた施術方法という特徴がある．卵胞の成長を考えると，視床下部から分泌される GnRH の指令によって脳下垂体から FSH の分泌が起こる時期である月経開始 2 日目・3 日目に合わせて足への刺激を行う．また，前周期，子宮内膜に受精卵が着床しなかったことにより剥がれ落ちる子宮内膜をしっかりと剥がすことで経血量が増えたり，月経痛が増したり，逆に月経痛の軽減につながる期待ももてる．また，その周期のホルモンのはたらきにより厚くなった子宮内膜が，より柔らかくふかふかになるように，このタイミングで刺激することで卵胞の成長や子宮内膜に対しても期待がもてると考える．実際，卵胞の発育や子宮内膜の肥厚など女性所見が改善された例もあり，これが受胎リフレクソロジーの特徴の一つでもある．

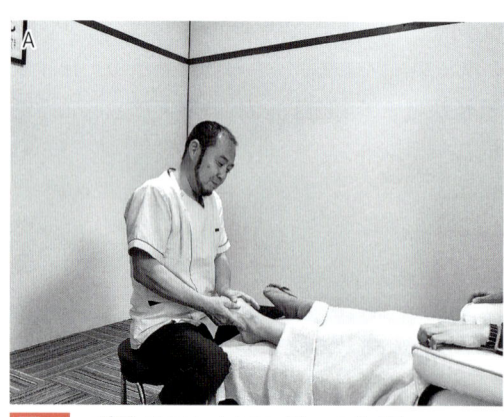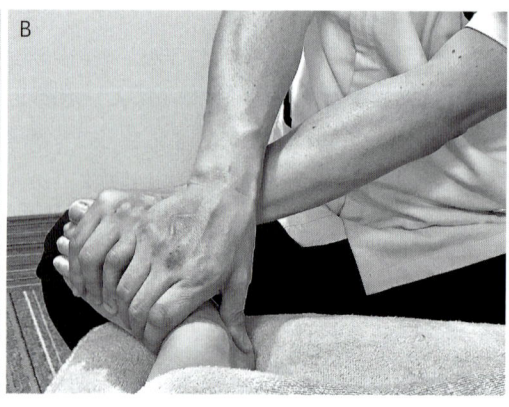

図 1　受胎リフレクソロジーの施術
施術時間：1 回 40〜60 分，施術ペース：週 2〜3 回，施術期間：個人差はあるが，約 3 か月から身体に変化がでるかたが多いため 3 か月以上の継続した施術が必要．

また，妊娠しにくい体質や症状は，女性だけの問題ではない．男性に継続した施術（視床下部→脳下垂体→精巣や副腎に関係する反射区の刺激）を行うことにより，精子運動率や正常形態精子率の向上など，男性所見が改善された例もある．

　受胎リフレクソロジーを受けることにより全身の血液循環が良くなり，心身のバランスが整えられ，リラックスにもつながる．また，全身のホルモンバランスが整い，着床にも効果が期待できる．すべてのかたではないが，継続して施術を受けておられるかたのなかで，胚移植当日（胚移植前）に施術を受けられたかたから嬉しいご報告も多く受けている．正確な知識と施術を元に，妊娠しやすい身体作り，出産，そしてその後続いていく育児に対応できる身体作りを目標にした施術が，受胎リフレクソロジーである．

（小井　伸一）

3

統合医療的アプローチ

ファータイルアロマセラピー

ポイント

- ☑ 代替医療としてのアロマセラピー：日本において誤解されがちなアロマセラピーという療法について
- ☑ アロマセラピーの効果：海外において医療として発展してきたアロマセラピーの有用性
- ☑ 不妊・不育症のためのファータイルアロマセラピー：四半世紀にわたる経験と実績から生まれたアロマセラピーの進化形

なぜアロマセラピーを行うのですか？

アロマセラピーの源流は古代まで遡り，美と若さを保つために用いられていたことから，日本ではエステティックと混同されがちだが，医療として発展してきた歴史も並行してあり，海外では医師が精油[*1]を処方する国もあるぐらい代替医療として広く認識されている．したがって，妊孕性を高めるための補助医療として十二分に期待される療法であり，アンチエイジングの観点からも高齢不妊患者にとって好適な選択肢となりうるといえる．

どのような効果が期待されているのですか？

アロマトリートメント[*2]（以下，トリートメント）では精油を用いる．精油にはさまざまな作用があることが多くの実験データからも証明されている．たとえば，免疫賦活作用や細胞活性化作用，ホルモン調節作用，鎮痛作用，鎮静作用などがある．鎮静作用など精神的に効果の期待できる作用もあり，精油には肉体だけでなく，精神的にも効果が期待できることが知られている．

トリートメントでは，望む効果に合わせて精油を選び，植物油（以下，キャリアオイル[*3]）と調合してアロマオイルを作り，それを肌に塗布して血流に乗せ，全身に行き渡らせる．たとえば，ホルモン調節作用をもつ精油を選んだ場合，実際にホルモン分泌を調節する効果があったことを患者自身の口から聞くことができる．また，細胞活性化作用では，採卵数の増加や卵子のグレードが上がるといったアンチエイジング効果を患者自身の口から聞くことができる．

トリートメントの効果として他に特筆すべきは，触れられること（以下，タッチング）による

[*1] 精油：植物の花，葉，果皮，果実，根，種子，樹脂などから抽出した天然の芳香物質[1]

[*2] アロマトリートメント：クリニックにおいてアロマセラピーとはこの施術法を指す

[*3] キャリアオイル：精油の有効成分を肌から浸透・吸収させることで血流に乗せ，全身に行き渡らせる役割を果たす（運ぶ＝carrier）という意味で，このように呼ばれる．常温圧搾した純度100%の植物油または蠟である

心身のリラクセーション効果がある．タッチングは，アロマセラピストに負うところが大きい．最近では認知症の予防や改善にもトリートメントが導入されているように，リラクセーションはあらゆる状況に有効で，皮脳同根を活かしたタッチングにも大きな効果が期待できる．

どのような患者が適応になりますか?

自律神経の乱れやホルモンバランスの乱れを抱える，不眠・冷えを訴える，血流改善を必要とする患者など．他に，患者からのフィードバックにより，トリートメントを追加することによって改善が確認できているものとして，成熟卵の増加，子宮内膜厚の増加などがある．いずれにしても，高齢不妊患者のすべてが適応対象となる．

実際，どのようなセラピーを行うのですか?

現在の医療としてのアロマセラピーはイギリスで発展し，アロマトリートメントという技法にたどり着いた[1]．不妊治療中の患者に対して筆者が行うファータイルアロマトリートメント（以下，ファータイルアロマ）は，アロマセラピーにホットストーンセラピー[*4]を組み合わせたオリジナルである．

火成岩は温めると遠赤外線を発し，体を芯から温める効果があるため，筋肉をより早く緩めたり，血流をよくしたりするのに非常に効果的である．ファータイルアロマでは，手とホットストーンを併用してトリートメントを行う．通常のトリートメントに比べ即効性が高く，細胞活性化作用を促進し，不妊治療の補助療法としてより効果的な療法といえる．

上述の通り，トリートメントではアロマオイルを肌に直接塗布するため，患者には衣服を脱いだ状態でベッドに横たわってもらう．アロマセラピストは患者の全身または一部に対し，アロマオイルを塗布していく（図1）．

効果を示した臨床データなどはありますか?

患者自身の口からフィードバックを聞くのみで，数値的なデータはない．参考としては，筆者自身のサロンにてファータイルアロマを継続的に受けられたクライアントのうち，妊娠〜出産に至った確率は54.7％（29/53人）であった．ただしこれは，2013年に集計したものであるため，当時より不妊治療患者の平均年齢が上がっていること，そして通常の不妊治療を並行して受けていた患者であることにご留意いただきたい．

また参考として，精油の香り成分吸入によるエストロゲン分泌量を測定した実験データをあげる（図2，3）[2]．なお，基材のみとはキャリアオイルのみを指す．

●**実験概要**
対象：40歳代女性15名．

[*4] ホットストーンセラピー：玄武岩など，滑らかな天然の火成岩を温め，これを手の代わりに用いてマッサージを行う療法

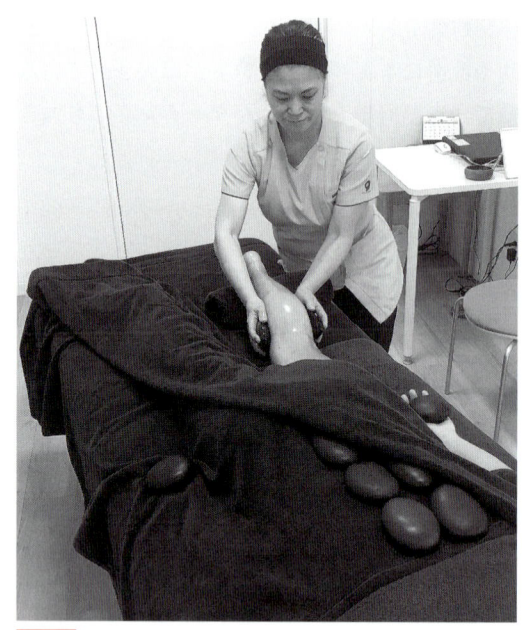

図1 ファータイルアロマセラピーの施術

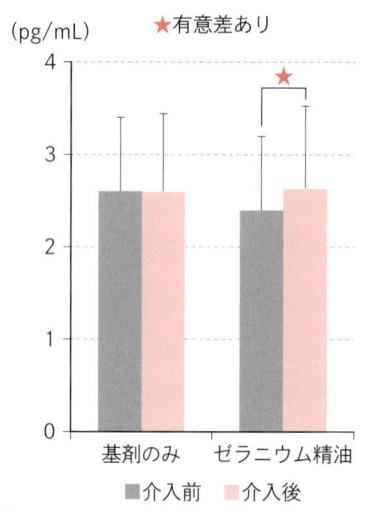

(pg/mL) ★有意差あり

図2 ゼラニウム精油とエストロゲン量
ゼラニウム精油により唾液中のエストロゲン濃度が増加した.
〔Shinohara K, et al: Neuro Endocrinol Lett 37: 567–572, 2017 より作成〕

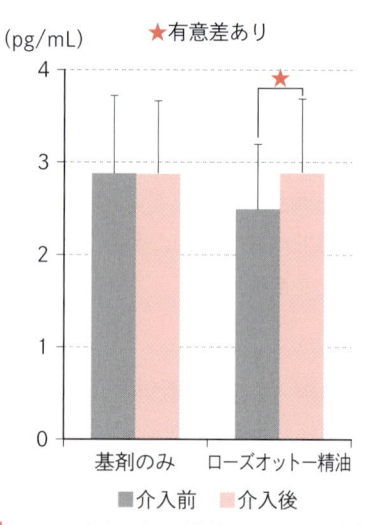

(pg/mL) ★有意差あり

図3 ローズオットー精油とエストロゲン量
ローズオットー精油により唾液中のエストロゲン濃度が増加した.
〔Shinohara K, et al: Neuro Endocrinol Lett 37: 567–572, 2017 より作成〕

精油の種類：10 種[5].

方法：20 分間吸入.

調査項目：唾液中のエストロゲン濃度.

[5] 精油の種類 10 種：イランイラン，オレンジスイート，カモミールローマン，クラリセージ，ジャスミン，ゼラニウム，ネロリ，フランキンセンス，ラベンダー，ローズオットー

● 実験結果

　ゼラニウム精油とローズオットー精油の吸入後に，唾液中のエストロゲン濃度が増加した．このデータは，精油の芳香成分の吸入のみであり，吸入だけでも効果があることが示されているが，トリートメントによる経皮吸収だとこの比ではないことが容易に想像される．

ファータイルアロマセラピーを導入する際のコツを教えてください

　カウンセリングでは単なる情報収集にとどまらず，時には世間話を交じえたり，時にはカウンセラーとして患者の気持ちに寄り添うことに重点を置いている．これによりラポールを形成し，安心して身を委ねてもらうことで，より効果の高いファータイルアロマへと導くことができる．

　同時に，患者の心身の状態，不妊治療の進行状況を事前に把握し，精油の選択を行う．

研究中の話題，今後の展望を教えてください

　患者からのフィードバックにより，効果・結果については長期にわたり確認できているが，臨床データとして数値で残すことはできていない．これを実現するにはやはり，医師との連携が不可欠で，ファータイルアロマセラピーの有用性を理解してもらう努力をしていかねばならない．

　また，不妊症患者をサポートできるセラピストが圧倒的に不足している現状から，不妊に関する専門知識，不妊患者に対応できるカウンセリング力，補助療法として施術できるタッチング力を三本柱として，不妊専門セラピストの育成を急ピッチで進めている．

導入事例

● 患者背景

　30歳，右卵巣囊腫（チョコレート囊胞）を腹腔鏡手術で摘出，39歳で結婚，その後，生殖医療専門クリニックを受診，AMH 0.1 ng/mL 未満と診断され，年齢や既往歴から体外受精を選択．

● 不妊治療歴

治療年数：3年（X−1年7月〜X+2年6月）．

他施設での治療歴：なし．

総治療回数：採卵14回（採卵数22個，うち Day 3胚の凍結数11個），移植7回（稽留流産2回，化学的妊娠2回，判定NG 2回，出産1回）

● ファータイルアロマセラピー導入の経緯

　治療開始後1年経過し，稽留流産・化学的妊娠などを経験したことから，統合医療の生殖カウンセリングを受診．さまざまな補助療法を体験した後，アロマセラピーを受けた経験から

ファータイルアロマセラピーを選択（X 年 7 月頃）.

● ファータイルアロマセラピーの治療プロトコール

各 80〜100 分，月 1 回，約 2 年継続（クリニックで受けられないときはセラピストの個人サロンにて）．他にヨガ（週 1 回，クリニック外），お灸（自宅にて）．

● 導入後の経過

心身のリラクセーション効果が顕著に現れる．また，アロマセラピストとの会話で安心感・気力が得られ，治療を続ける支えとなった．X＋2 年 4 月妊娠確認，同年 12 月出産.

文献

1) 日本アロマ環境協会：アロマテラピー検定公式テキスト 1 級. p13, pp144-145, 2015
2) Shinohara K, Doi H, Kumagai C, et al：Effects of essential oil exposure on salivary estrogen concentration in perimenopausal women. Neuro Endocrinol Lett 37：567-572, 2017

（山口　英美）

第**4**章

ケーススタディ

AMH が非常に低値だったが，エストロゲン投与を中心にホルモンコントロールし，採卵・胚凍結を繰り返し，融解胚移植により出産に至った 47 歳女性

\ここが/
ポイント！

- ☑ 初診時 43 歳ですでに AMH は非常に低値を示したが，挙児希望が強く，今まで当院では 47 歳の出産例が最高齢であることも承知で治療を開始した．

- ☑ 調節卵巣刺激，通常の低刺激はほとんど不可能であり，エストロゲン投与を中心としたホルモンコントロールによって FSH・LH などをコントロールし，採卵・胚凍結を繰り返した．

- ☑ ホルモン的に更年期状態であっても，原始卵胞がすべてなくなっているわけではない．原始卵胞が少なくなるとエストロゲンが低くなり，そのフィードバックで FSH・LH が高くなり，原始卵胞が少し残っているにもかかわらず，卵胞が育つことができない時期が存在すると考える．このような時期においてホルモンを補正することにより卵胞発育を促し，成熟卵を採取し，受精卵を得る可能性がある．

- ☑ 納得して治療を継続するには，「卵子の老化」と「卵巣予備能」についての正しい知識が必要であり，そのための患者教育の機会を設ける必要がある．

症例の概要

年齢：女性 43 歳，**身長**：156 cm，**体重**：45 kg，**BMI**：18.5.
結婚：32 歳，**妊娠・分娩歴**：G1P0（流産 1 回）.
月経：不整.
現病歴：41〜43 歳，前 2 施設にて不妊治療を施行したが妊娠に至らず，転居に伴い当院へ転院.
初診時検査データ：AMH 0.2 ng/mL，FSH 38.0 mIU/mL，LH 12.0 mIU/mL，PRL 11.1 ng/mL，TSH 3.06 μIU/mL，エコーにて約 2 cm 径の子宮筋腫，チョコレート嚢胞あり.
精液検査：運動率 43.3%，濃度 20,800 万/mL.
前医不妊治療歴：子宮鏡にて子宮内膜ポリープ切除，腹腔鏡下チョコレート嚢胞摘出，3 回の体外受精採卵（アンタゴニスト法，ショート法，クロミフェンによる低刺激）で，新鮮胚移植 1 回，凍結融解胚移植 2 回施行したが妊娠に至らず.

この症例の考えかたと治療戦略

● "なぜ" これまで妊娠しなかったのか?

41〜43 歳の不妊治療であり,AMH も 0.2 ng/mL と低い悪条件であり,結果が出せる可能性はもともと低かった.以前の治療が悪かったのではなく,治療を継続することが重要であった.

● 妊娠させるためには "なに" が必要だと考えたか?

初診時 FSH 38.0 mIU/mL であり,ホルモン的には閉経移行期である.何もしなければこのまま卵胞の発育もなく,無排卵の月経がしばらくあり閉経となる.

従来であれば治療の対象とはならないが,この時点で原始卵胞がすべてなくなっているわけではない.閉経期でも 1,000 個程度の原始卵胞が残っているといわれている〔「AMH と加齢」参照(→ 73 頁)〕.原始卵胞が少なくなるとエストロゲンが低くなり,そのフィードバックでFSH・LH が高くなる.そのため原始卵胞が少し残っているにもかかわらず,ホルモン環境が悪いために卵胞が育つことができない時期が一時的に存在し,ホルモン環境を改善することにより卵胞が育つ可能性が残っている.したがって,短期間であるが不妊治療の介入により妊娠の可能性を追求できると考えた.

実際の治療

● 43 歳

X 年 11 月	低刺激で採卵〔プレマリン® 錠 (0.625 mg) 4 錠,クロミッド® 錠 (50 mg) 1 錠〕,MII 1 個,2PN 1 個.2PN 1 個でそのまま新鮮胚移植,妊娠反応陽性だったが,化学的妊娠で終わる.
X + 1 年 1 月	低刺激で採卵〔プレマリン® 錠 (0.625 mg) 4 錠,クロミッド® 錠 (50 mg) 2 錠〕,MII 1 個,2PN 1 個前核期凍結.採卵時麻酔下でチョコレート嚢胞吸引.
X + 1 年 2 月	凍結融解胚移植.2PN 1 個融解,Day 2 1 個移植,妊娠に至らず.
X + 1 年 4 月	低刺激で採卵〔プレマリン® 錠 (0.625 mg) 4 錠,クロミッド® 錠 (50 mg) 1 錠〕,MII 2 個,2PN 1 個,3PN 1 個.前核期凍結 2PN 1 個.

● 44 歳

X + 1 年 5 月	低刺激で採卵〔ジュリナ® 錠 (50 mg) 6 錠,クロミッド® 錠 (50 mg) 1 錠〕,MII 2 個,2PN 2 個前核期凍結.
X + 1 年 6 月	凍結融解胚移植.2PN 2 個融解,Day 3 1 個移植,妊娠に至らず.
X + 1 年 7 月	凍結融解胚移植.2PN 1 個融解,Day 3 1 個移植,妊娠に至らず.
X + 1 年 9 月	低刺激で採卵〔ジュリナ® 錠 (50 mg) 6 錠,クロミッド® 錠 (50 mg) 1 錠〕,卵子取れず.
X + 1 年 10 月	低刺激で採卵〔ジュリナ® 錠 (50 mg) 10 錠〕,MII 1 個,2PN 1 個前核期凍結.
X + 1 年 11 月	低刺激で採卵〔ジュリナ® 錠 (50 mg) 10 錠〕,MII 1 個,2PN 1 個前核期凍結.

X + 2 年 2 月	低刺激で採卵〔ジュリナ® 錠 (50 mg) 10 錠, クロミッド® 錠 (50 mg) 3 日に 1 錠〕, MII 2 個, 2PN 1 個, 3PN 1 個, 2PN 1 個前核期凍結.
X + 2 年 2 月	低刺激で採卵〔ジュリナ® 錠 (50 mg) 10 錠〕, LH ↑のため中止.

● 45 歳

X + 2 年 4 月	低刺激で採卵〔ジュリナ® 錠 (50 mg) 10 錠〕, MII 1 個, 3 PN 1 個, 凍結なし.
X + 2 年 5 月	低刺激で採卵〔ジュリナ® 錠 (50 mg) 6 錠〕, MII 1 個, 2 PN 1 個前核期凍結.
X + 2 年 7 月	低刺激で採卵〔ジュリナ® 錠 (50 mg) 6 錠〕, MII 1 個, 2 PN 1 個前核期凍結.
X + 2 年 8 月	凍結融解胚移植. 2PN 3 個融解, Day 3 2 個移植, 妊娠に至らず.
X + 2 年 9 月	低刺激で採卵〔ジュリナ® 錠 (50 mg) 6 錠〕, LH ↑のため中止.
X + 2 年 9 月	低刺激で採卵〔ジュリナ® 錠 (50 mg) 6 錠〕, LH ↑のため中止.
X + 2 年 12 月	低刺激で採卵〔ジュリナ® 錠 (50 mg) 6 錠〕, MI1 個.
X + 2 年 12 月	低刺激で採卵〔ジュリナ® 錠 (50 mg) 8〜10 錠〕, LH ↑のため中止.
X + 3 年 3 月	低刺激で採卵〔ジュリナ® 錠 (50 mg) 6〜8 錠〕, 排卵後のため中止.
X + 3 年 4 月	低刺激で採卵〔ジュリナ® 錠 (50 mg) 6 錠, クロミッド® 錠 (50 mg) 2 日に 1 錠〕, MII 3 個, 2PN 3 個前核期凍結.

● 46 歳

X + 3 年 5 月	低刺激で採卵〔ジュリナ® 錠 (50 mg) 6〜8 錠〕, LH ↑のため中止.
X + 3 年 7 月	低刺激で採卵〔ジュリナ® 錠 (50 mg) 8 錠〕, MII 1 個, 受精せず.
X + 3 年 7 月	低刺激で採卵〔ジュリナ® 錠 (50 mg) 8 錠〕, LH ↑のため中止.
X + 3 年 9 月	低刺激で採卵〔ジュリナ® 錠 (50 mg) 8〜10 錠〕, LH ↑のため中止.
X + 3 年 11 月	低刺激で採卵〔ジュリナ® 錠 (50 mg) 8 錠, クロミッド® 錠 (50 mg) 3 日に 1 錠〕, MII 1 個, 2 PN 1 個前核期凍結.
X + 3 年 12 月	凍結融解胚移植, 2PN 3 個融解, Day 3 2 個移植, 妊娠成立 (前核期凍結 3 個残りあり).

● 47 歳

X + 4 年 8 月	帝王切開で 2,602 g 女児出産.

治療のまとめ

　23 回の低刺激（エストロゲン療法のみを含む）を試み，14 周期で採卵できた．MIIトータル 18 個，MI1 個採取．2PN トータル 14 個，3PN トータル 3 個，受精せず 1 個．排卵後採卵できず 1 回，卵子とれず 1 回，LH ↑のため中止 7 回．新鮮胚移植 1 回，凍結融解胚移植 5 回．

最初はプレマリン®とクロミッド®で開始したが，LH↑の傾向が強く，クロミッド®の投与量は少なくなった．血中エストラジオール値測定のため，途中からプレマリン®からジュリナ®投与へ変更した．ジュリナ®は6〜10錠の使用となった（現在はジュリナ®多量となる時はエストラーナ®を併用）．一律にFSH・LHの上昇傾向が強くなるのではなく，治療中も卵胞がうまく育つ時期，LH↑の強い時期など，ホルモン状態に変動や波がありながら，徐々に上昇傾向が強くなっていった．エストロゲン増量でもFSH・LHの上昇がみられ，結果的にLHの上昇で卵胞発育を断念し，7回中止となった．卵胞発育の6か月，その後半のホルモン依存の時期が3か月といわれているが，ホルモンコントロールで3か月卵胞の発育がみられなければ治療の終焉を考え，6か月卵胞がみられなければ，ほとんど原始卵胞が枯渇したと判断しはじめる．この症例において，どこまで治療を続け，どこで断念するか，いつも悩ましい状態であった．

妊娠までの軌跡

　妊娠までの経過を図1として示す．

成功の秘訣

　この患者においては，非常に長い治療経過があり，通常では途中で治療をあきらめる可能性が高い症例であった．当院では，受診前に「初診受診前説明会」に出席し，またEラーニングで基本的な不妊治療の知識を学んでもらい，当院の治療方針に納得されたかたのみ受診となる．したがって「卵子の老化」「卵巣予備能」を理解したうえでの受診であり，結果に一喜一憂することなく治療を続けられた．

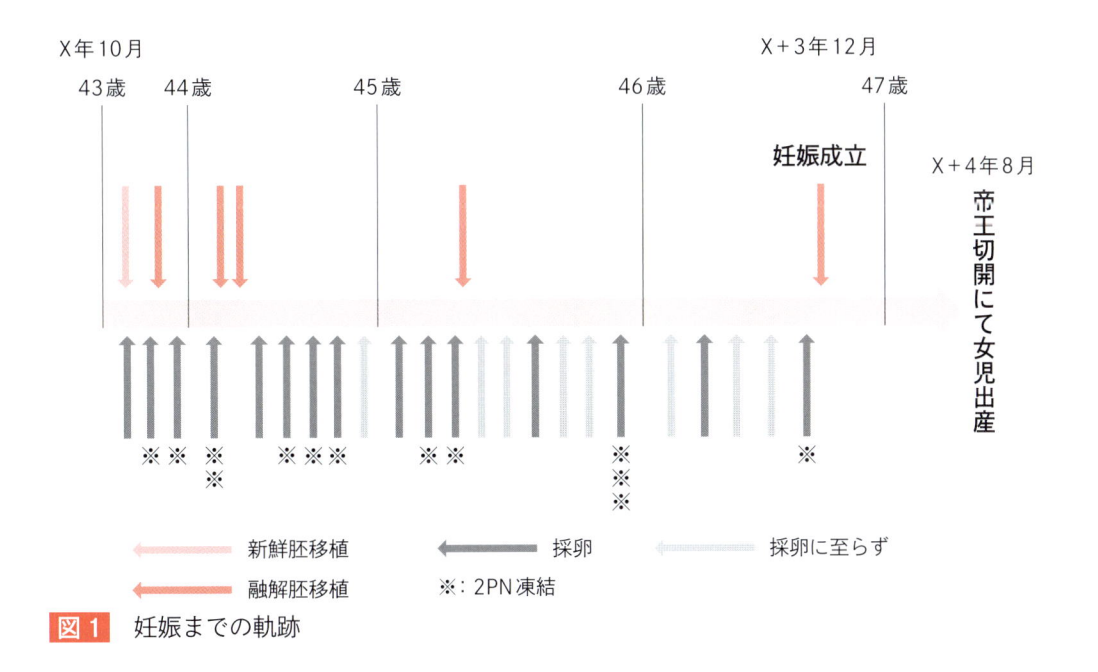

図1　妊娠までの軌跡

この患者は流産経験があり，しかも当院の初めての新鮮胚移植（当院は 2012 年からは全胚凍結になった）の治療で化学的妊娠を経験し，治療を続けるモチベーションになったと思われる．その後は凍結胚を集めることに専念し，妊娠時も 3 個の凍結胚を残していた．途中からはエストロゲン療法のみであり，それでも LH ↑になり何度も途中キャンセル周期を経験した．我慢強く治療を続けられたのは本人の強い意志であり，逆に医療者が勇気づけられた．

不妊治療に成功の秘訣があるとは思えない．「卵子の真実」を見極める王道しかないと考える．卵子は女性が生まれる前に一度だけ作り置きされて，二度と作られることはない．したがって，良い卵子を作ることや卵子を若返らせることはできない．ただ，卵子は均一に傷むのではなく，傷み具合の少ないものが長く生き残り，アットランダムに発育をはじめ，約半年かかって成熟し利用できる卵子となる．発育を始める前も，発育してきてからも，卵子の質は一つひとつばらばらである．選んで育てることもできない．「卵子の老化」は年齢ともちろんよく相関するが，同じ時に採れた卵子でも質のばらつきは大きい．そのうえ遺伝子レベルでは，同じ両親からさまざまな性格の兄弟姉妹ができるように，卵子・受精卵の遺伝子は一つひとつ少しずつ異なる．さらに，主に卵子の老化により，20 歳ぐらいの若い人でも受精卵の約 50％は異数体を示す染色体異常であり，45 歳ぐらいになると約 90％が異数体になっていることがわかっている．したがって 40 歳以上になると，もともと正倍数体の胚が少ないため，一人の赤ちゃんが生まれるのに必要な受精卵の数は，30 代後半から指数関数的に多くなる．

現在 PGT-A が許可されていないわが国において，一度に多くの卵子を確保できない高齢不妊患者では採卵・移植を繰り返さざるをえない．不妊治療に熱意のある患者には，上記のような点を踏まえ，よく説明し理解を得て治療を進めることが重要である．

本法への思い入れ

初診時に FSH が高い患者であれば，従来はカウフマン療法を行い月経周期 3 日目に FSH を再検し，FSH がまだ高ければ再度カウフマン療法を行う，ということを繰り返し，時間を浪費していた．結局 FSH の基礎値が下がらなければ，不妊治療を断念することになっていた．

FSH・LH が高い患者に GnRH アゴニストあるいは GnRH アンタゴニストを使用し，強制的に FSH・LH を下げる治療もあるが，多額の費用がかかる．そもそも 6 か月，3 か月の期間で卵胞の発育を考えると実用的ではない．そこで，いつしかエストロゲンのフィードバックを利用したエストロゲン療法を中心に治療をするようになった．FSH・LH は消退出血直後低値を示すが，そのまま月経 3 日目まで待つとすぐに FSH は上昇してくる．したがって，月経を待つことなく早期よりエストロゲンを投与し管理する．エストロゲンは血中濃度を測って調整するので，プレマリン® ではなくジュリナ® およびエストラーナ® を使用する．

FSH・LH をコントロールしたうえで FSH をクロミッド® などで至適濃度になるように調整する．これが私の採卵の最終手段となっている．

（浅田　義正）

11回目（前医5回，当院6回）の採卵後に新鮮胚移植にて妊娠に至ったAMH 0.1 ng/mLの43歳女性

\ここが/
ポイント！

☑ 高齢患者の治療にあたっては，最初に目標採卵卵子数について提案する．

☑ その目標卵子数を達成するための道筋を提案し，患者が納得いくまで相談に乗る．

☑ 治療を継続できるよう心身両面でのサポートが必須である．

症例の概要

年齢：女性42歳，**身長**：154 cm，**体重**：50 kg，**BMI**：21.1.
職業：会社員，**結婚**：28歳（避妊歴なし），**妊娠・分娩歴**：なし．
月経：不順（20～38日周期）．
現病歴：40歳時に不妊クリニックを受診，器質的疾患は認めなかったが，AMH 0.1 ng/mLと低値であった．AIHを10回行うも妊娠に至らなかったため，その後同医にてロング法，クロミフェン法，ショート法，レトロゾール法などによる排卵誘発によってIVFを5回実施するも妊娠に至らなかった．特にそのうち3回は移植できる胚を得ることさえできなかったため，IVFを目的として当院を紹介され受診した．
初診時検査データ：AMH 0.1 ng/mL，FSH 53.0 mIU/mL，LH 22.7 mIU/mL，AFC 2，TSH 1.27 μIU/mL，PRL 20.5 ng/mL，fT$_4$ 1.45 ng/dL，T 25 ng/mL，E2 13 pg/mL
精液検査：運動率63.7%，濃度6,800万/mL.
治療歴：IVFプロトコールを以下に示す．
1回目：低刺激法（レトロゾール＋hMG＋GnRH-アゴニストトリガー）：採卵数2個，受精数1個，初期胚移植するも妊娠に至らず．
2回目：低刺激法（レトロゾール＋クロミフェン＋hMG＋GnRH-アゴニストトリガー）：採卵数1個，受精数1個，移植できず．
3回目：低刺激法（レトロゾール＋プレマリン®＋hMG＋GnRH-アゴニストトリガー）：採卵数0個．
4回目：自然周期法：採卵数2個，受精数1個，初期胚凍結実施．
5回目：低刺激法（レトロゾール＋hMG＋GnRH-アゴニストトリガー）：採卵数2個，受精数

1個，初期胚移植するも妊娠に至らず．

6回目：低刺激法（レトロゾール＋プレマリン®＋hMG＋GnRH-アゴニストトリガー）：採卵数2個，受精数2個，8細胞期胚1個新鮮胚移植にて妊娠成立，余剰胚は胚盤胞期にて凍結．

この症例の考えかたと治療戦略

● "なぜ"これまで妊娠しなかったのか？

本症例は，前医での5回の採卵で回収できた卵子はトータルで3個であり，受精を得たのは2個であった．表1に示す通り，40歳以上の女性にとって妊娠・出産に至るためには，少なめに見積もっても15個以上の卵子が必要であることから，過去の治療では妊娠・出産に至ることができる卵子に巡りあっていない可能性が高い．

● 妊娠させるためには"なに"が必要と考えたか？

最も重要なことは，患者自身が自分の置かれた状況を十分に理解し，妊娠に至るためには今後どのような治療が必要か，という点について十分に納得することである．かつ，治療方針が定まったならば，1度の採卵で1個ないし2個の卵子しか回収できない本症例においては，妊娠させるためには，妊娠・出産に至る卵子に巡りあえるよう採卵を積み重ねることが重要である．

本症例はAMHおよびAFCが低値であり，かつFSH，LH基礎値が高値であることから，卵巣予備能の高度低下が考えられた．このような症例には高刺激法（ロング法，ショート法，アンタゴニスト法）は不向きであり，低刺激法が向いている．実際，前医でロング法を行った周期では卵胞発育がみられずキャンセルとなっている．

さて，採卵を積み重ねることが重要と述べたが，排卵誘発から採卵に至る一連の過程は，身体的，精神的，かつ経済的負担は決して小さいものではない．したがって，治療期間を通じて精神的なサポートを行うこと，かつ患者自身が治療の内容を十分に理解し納得することが重要である．

表1 ARTにおいて妊娠に至るために必要な卵子数

	MII率 （％）	受精率 （％）	分割率 （％）	胚盤胞 発生率（％）	胚盤胞 正常率（％）	着床率 （％）	必要卵子 数
30〜32歳	75	90	90	55	60	65	7.7
33〜34歳	75	90	90	50	60	65	8.4
35〜37歳	75	90	90	45	60	65	9.4
38〜39歳	75	90	90	45	45	65	12.5
40〜41歳	75	90	90	40	40	65	15.8
42〜43歳	75	90	90	40	30	65	21.1
44〜45歳	75	90	90	30	20	65	42.2

妊娠に至るために必要な累計採卵（推測）数

妊娠までの軌跡

当院6回目の採卵，患者にとっては11回目の採卵にて妊娠に至った（図1）.

実際の治療

妊娠に至った6回目の治療周期の詳細を図2に示した．月経周期3日目から卵胞の発育を期待してレトロゾール錠（2.5 mg）5日間の内服を開始した．月経周期8日目の受診では，エコーにて両側卵巣に卵胞を認めず，採血ではFSH 78.8 mIU/mL，LH 27.9 mIU/mL，E2 5 pg/mL以下，P4 1.5 ng/mLであったため，エストロゲン補充に治療方針を切り替えた．すなわち，同日よりプレマリン®錠0.625 mg/日の内服を開始した．月経周期15日目の診察では，3 mm径の卵胞をみとめるものの，FSH 60.4 mIU/mLと高く，かつE2 31 pg/mLと低値であったためプレマリン®錠1.25 mg/日へ増量した．月経周期20日目の診察では，主席卵胞7 mmとなりFSH 37.7 mIU/mL，LH 47.0 mIU/mL，E2 107 pg/mL，P4 1.2 ng/mLであった．LHが高値であり，LHサージを否定できなかったが，卵胞径が小さいことからプレマリ

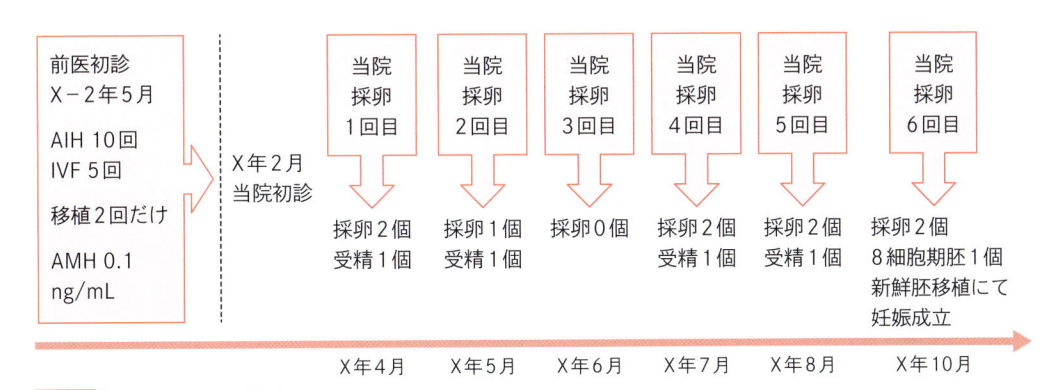

図1 妊娠までの軌跡

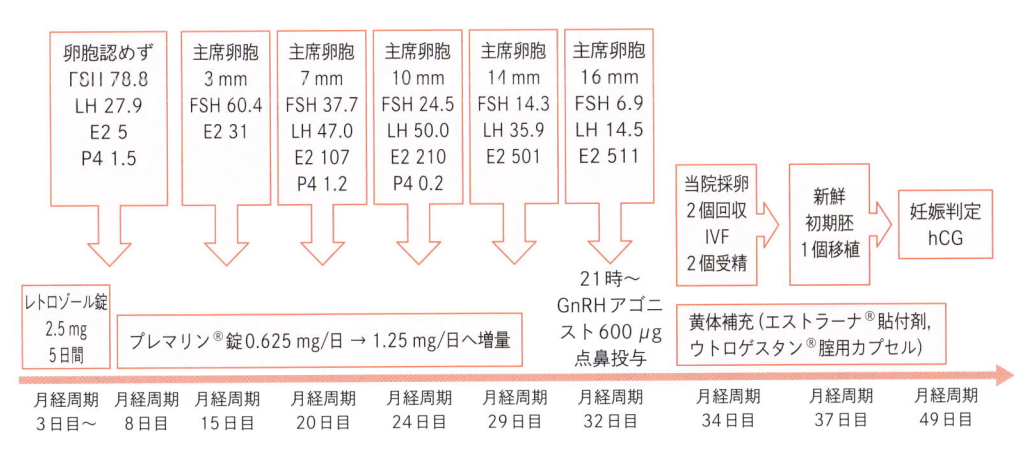

検査値の単位　FSH：mIU/mL, LH：mIU/mL, E2：pg/mL, P4：ng/mL

図2 妊娠に至った当院6回目（通算11回目）の治療周期の詳細

ン®治療を継続した．月経周期24日目の診察では主席卵胞は10 mm，FSH 24.5 mIU/mL，LH 50.0 mIU/mL，E2 210 pg/mL，P4 0.2 ng/mLとLH値はさらに上昇したが，やはり卵胞径が小さいことからプレマリン®治療を継続した．月経周期29日目，主席卵胞14 mm，FSH 14.3 mIU/mL，LH 35.9 mIU/mL，E2 501 pg/mL．LH値は低下し，E2値は上昇したが，やはり卵胞径が小さいことからプレマリン®治療を継続した．月経周期32日目，主席卵胞16 mmとなり，FSH 6.9 mIU/mL，LH 14.5 mIU/mLと低下した．E2 511 pg/mLと横ばいであったため，これ以上の卵胞発育は期待できないと考え，同日21〜22時にGnRHアゴニスト600 μg点鼻投与にてトリガーを行ったのち，36時間後に採卵を実施，2個の卵子を回収，精液所見良好にてIVFを選択したところ2個ともに受精を得た．採卵から3日後，Grade 2の8細胞期胚を1個移植，余剰胚は胚盤胞期で凍結を行った．採卵後から，エストラーナ®貼付剤およびウトロゲスタン®腟用カプセルにて黄体補充を実施した．月経周期49日目の妊娠判定にてhCG 135.2 mIU/mLと陽性，その後帝王切開にて2,872 gの女児を出産した．

成功の秘訣

　成功の秘訣の第一は，治療開始にあたって患者が置かれた状況を丁寧に説明し，そのうえで今後の治療方針を十分に話し合い，かつ納得していただけたことである．具体的な説明内容は，患者自身に卵巣予備能の高度低下があること，高刺激法よりも低刺激法が向いていること，一度の採卵で1〜2個程度の卵子回収しか期待できないこと，さらに年齢要因から考慮して妊娠に至る卵子は15個に1個くらいしかないこと，これらを総合的に考えると5回以上の採卵を積み重ねる必要があること，である．これらの点を説明し納得していただいた．治療方針が明確になったことで患者は治療に前向きに取り組むことができ，低刺激法を毎月繰り返すことができた．そして，当院での6回目の低刺激法で妊娠に至ったのである．前医から通算すると，11回目の採卵で回収できた卵子は合計11個であった．

　成功の秘訣の第二は，排卵誘発方法の工夫と採卵のタイミングの判断であった．妊娠に至った当院6回目の治療内容は前述の通りである（図2）．治療開始時のFSHは高値，E2は低値であり，かつエコーにて卵胞を認めなかった．そこで，hMG製剤やクロミフェン投与を選択せず，エストロゲン製剤としてプレマリン®投与を選択した．これによってFSHの低下がみられ，かつ卵巣における卵胞発育の環境が整ったものと考える．また，LHの動きに注目してほしい．月経周期20日目で47.0 mIU/mLと高値であり，LHサージを疑う値であった．しかし，主席卵胞は7 mmであったため卵胞発育をさらに待つこととした．同様に，月経周期24日目にLHは50.0 mIU/mLとさらに高値となったが，やはり主席卵胞径が10 mmであったことから引き続き卵胞発育を待つこととした．そして，月経周期32日目にようやく主席卵胞径が16 mmとなった時点でトリガーを実施し2日後の採卵とした．このように，あたかもLHサージが起こったかのようなLH値に惑わされることなく，卵胞径を頼りに採卵のタイミングを計ったことで成熟卵を回収でき，そして妊娠につながったと考えている．

　成功の秘訣の第三は，看護師カウンセリング，心理カウンセリング，スマイルビクス（運動療法），アロマセラピー，英の輪（患者会），鍼灸・温灸，ニュートリションサポート外来（管理栄養士による食事指導），漢方外来などを通じて患者を心身の両面からサポートすることができたことである．採卵を繰り返すことは，患者にとって身体的，経済的負担のみならず精神

的負担も小さくない．ややもすれば治療を断念しがちである．これらの支援が重要であったと考える．

日々実践している診療のコツ

　普段の診療にあたっては，目の前の患者ご夫婦が「なぜ妊娠しないのか？」「どうしたら妊娠できるのか？」ということを種々の検査や病歴を通じて理解，あるいは推測することを心がけている．今回この原稿の執筆要項にも同様の趣旨が記されており，まさに的を射た企画であると感じる．

　「原因不明不妊」と診断される患者は少なくないが，これは「原因がない」わけではなく，「原因はある」ものの単に「原因を明確にできていない」だけであることを念頭に置き，検査データにて明確な不妊原因を特定しえないケースにおいては，その不妊原因を経験と直感に基づいて推測する．そのうえで妊娠に至るための治療計画を立てる．

　日常の診療において，患者には向こう半年くらいの治療計画を提案するようにしている．このように妊娠に至るまでの道筋を明確にすることで初めて患者は余分なストレスを感じることなく治療に専念することができると考えている．

　もう一つコツをあげるとすれば，「原因不明不妊」患者における隠れた不妊原因としては卵管因子が多く，そういうつもりで治療に取り組む，ということである．卵管因子の検査方法として代表的なものは，子宮卵管造影検査であるが，本法は感度が低い検査であり，多くの卵管因子が見逃されていると感じている．したがって，子宮卵管造影検査で異常なし，と診断されても，患者の全体像を俯瞰した場合に，やはり卵管因子がきわめて疑わしい，と感じる症例は少なくない．

（塩谷　雅英）

4

ケーススタディ

胚質不良による難治性反復不成功例に対し，
ミトコンドリア機能の改善を目指した治療を行い
妊娠に至った症例

☑ 卵子・胚質不良を適切に診断することが**重要**である．

☑ 胚質不良患者の治療にはミトコンドリア機能の改善が必要である．

症例の概要

年齢：女性 33 歳（初診時），**身長**：161 cm，**体重**：43 kg，**BMI**：16.6（低値）．

職業：主婦，**結婚**：29 歳．

月経：28 日型，規則的．

不妊治療歴：他院で子宮卵管造影検査を実施し，両側卵管通過．AIH 6 回，ロング法にて採卵 12 個，凍結胚移植したが妊娠に至らず．

当院のグループ他院に転院，ロング法にて採卵し，顕微授精．夫婦ともにリフレクソロジー（→ 316 頁参照）を受けていた（特に夫はこの施術後に精子数が改善）．33 歳，妊娠・出産．第 2 児希望にて来院（当院のグループ他院）．

ロング法にて採卵し，顕微授精，成熟卵子 11 個中 3 個が受精．アンタゴニスト法にて採卵し，顕微授精，成熟卵子 19 個中 2 個が受精．受精率低率のため，卵子の活性化不全と考えカルシウムイオノフォア処理．

　当院へ転院．栄養カウンセリングを実施，野菜摂取不足．いかに消化吸収しやすい食生活を送り，心身のバランスを整え妊娠体質に導くかを指導．甲状腺機能低下症あり（チラーヂン®S 服用）．

初診時検査データ：AMH（GenⅡ）5.74 ng/mL，FSH 11.3 mIU/mL，LH 7.5 mIU/mL，PRL 11.43 ng/mL，DHEA-S 95 μg/dL，E2 69.0 pg/mL，d-ROMs 451 U.CARR（酸化ストレス強度），BAP：2,696 μmol/L（抗酸化力は正常）．

精液検査：精液量 2.8 mL，運動率 62.1%，濃度 290 万/mL，奇形率 34.5%．

この症例の考えかたと治療戦略

　本症例は高齢とはいえないが，高齢不妊患者によくみられる胚質不良があり呈示した．本症

例では，第1子のときから卵子または胚質の不良があったが，おそらくはカルシウムイオノフォア処理などのさまざまな工夫が功を奏して妊娠されたものと思われる．しかし，第2子希望で来院後は，加齢や育児ストレスの影響のためか，卵子の質がより悪化しており，これらの通常の対応では効果が現れなかった．そこで，自家ミトコンドリア移植法や統合医療的アプローチを考えた．

実際の治療

顕微授精（1回目）：採卵11個，成熟卵子8個，受精3個，カルシウムイオノフォア処理，分割胚1個を凍結．

顕微授精（2回目）：ロング法，二段階凍結予定，ラエンネック〔プラセンタ（→ 259 頁参照）〕注射，自家ミトコンドリア移植．11個採卵，成熟卵子2個，MI卵子からMII卵子に成熟8個，すべてに極体を認めるも受精はなし（前核形成障害と考えられた）．

HRC-FET（1回目）：二段階胚移植（Day 3胚＋Day 6胚），妊娠に至らず．

顕微授精（3回目）：採卵1個，受精せず．

顕微授精（4回目）：アンタゴニスト法，採卵17個，受精13個，凍結5個．

HRC-FET（2回目）：二段階胚移植，血中 hCG 45.6 mIU/mL，妊娠に至らず．

HRC-FET（3回目）：分割胚2個移植，子宮内膜 11.1 mm，血中 hCG 132.1 mIU/mL，妊娠成立．

分娩：妊娠39週4日，正常経腟分娩．

妊娠までの軌跡

妊娠までの経過を図1として示す．

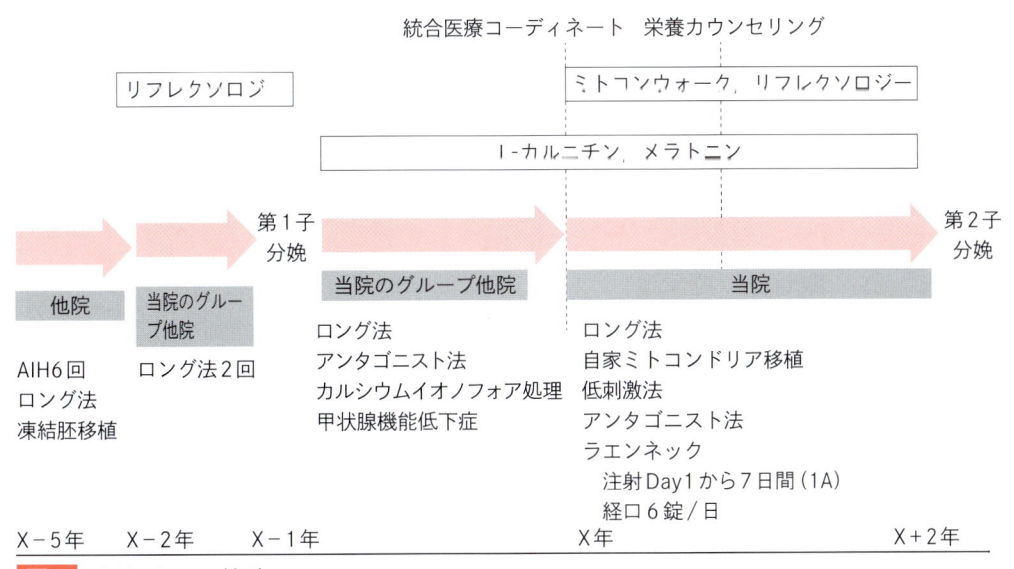

図1　妊娠までの軌跡

成功の秘訣

　本症例は当初から卵子の成熟不全を示していた．それでは成熟不全はどのようにして起こるのであろうか．卵子は核と細胞質において成熟する．この両者ともに成熟しないと受精能力のある卵子にはならない．

　一次卵母細胞は減数分裂によって第一極体を放出し卵核胞という大きな核を有する卵子になって，思春期までその状態を維持する．そして，その卵核胞が崩壊してMI卵子を経て，さらに極体を放出してMII卵子と呼ばれる成熟卵子に達するのである．これは，核の成熟であり，この過程を修正する方法はいまだ見つかっていない．加えて，たとえ核の成熟が達成されたとしても細胞質が同様に成熟しないと卵子は機能しないのである．何らかの努力によって改善できるのは，むしろこちらの細胞質の成熟のほうなので，こちらに焦点を合わせて治療する．

　多くの論文が卵細胞の成熟にはミトコンドリアの働きが大きく関与していることを示している．たとえば，ミトコンドリアDNAコピー数が卵子成熟と関連している（マウス：Pikoら[1]，ウシ：Michaelsら[2]，ヒト：Reynierら[3]）ことが知られている．また，Schattenらは，ミトコンドリア機能不全によるATP不足，カルシウム不足が卵子の質の悪化を招いていると報告している[4]．

　そこで，本症例では自家ミトコンドリア移植法を用いたが，この患者の主たるミトコンドリア機能異常が受精以前の成熟期にあったため残念ながら効果がなかった．そこで，統合医療的アプローチを用いたところ，卵子の質が著明に改善して妊娠に至ったものと思われる．

　筆者らは図2のようにミトコンドリア機能不全による卵子および胚の異常を5段階に分類している．それぞれの内容を示す．
・Stage 1：卵子の成熟障害（本症例はここにあたる）
・Stage 2：受精障害
・Stage 3a：8分割までの早期分割停止
・Stage 3b：フラグメント化
・Stage 4：8分割から胚盤胞に至る後期分割停止
・Stage 5：孵化障害

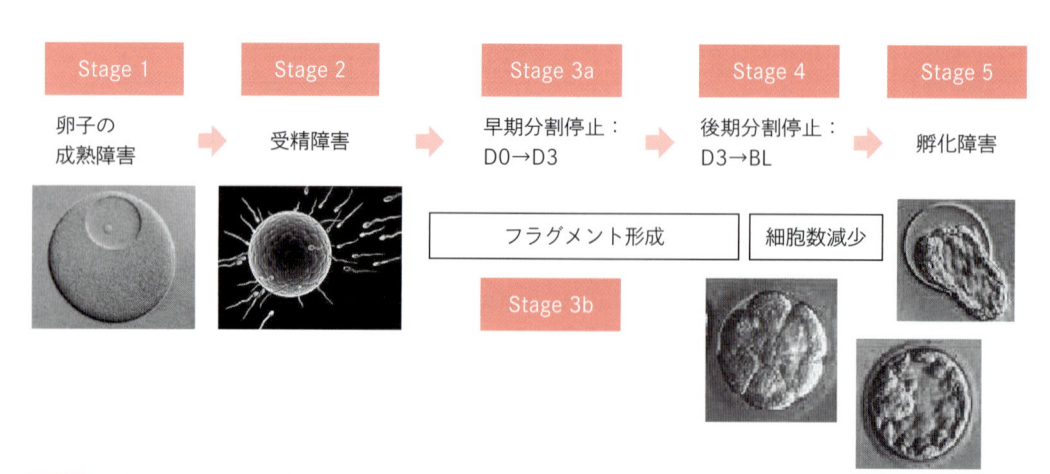

図2　卵子・胚の質の段階別障害

上記において，自家ミトコンドリア移植法では受精の際にミトコンドリアを注入する関係上，Stage 3 と 4 が適応になる．

　なお，本症例で効果を示したと思われる総合医療的アプローチについては，後出のコラムを参照されたい．

総合医療的アプローチの可能性

　最近，卵子または胚の質の悪い患者が難治性になって，効果の上がりそうもない治療を繰り返している悲しい状況に胸を痛めることが多い．一般的に，そういった患者が医師にこの先の戦略を尋ねると，「とにかく今の治療を繰り返して，いつか良い胚に出くわすのを待つしかない」と言われることが多い．しかし，たいていの場合，状況はどんどん悪くなって，妊娠にたどり着くことはほとんどないのが現実である．

　この問題は，卵子のミトコンドリアについて少しでも知っていれば全く違った展開となる．見込みのない治療を繰り返すことは，2 つの理由で胚質を低下させる．1 つ目は加齢である．1 回の体外受精に 2〜3 か月かかるのであるから，あっという間に加齢が進む．加齢が卵子の質を下げることは自明の理である．次に，失敗体験による活性酸素曝露の影響である．失敗体験は大きなメンタルストレスとなってミトコンドリア機能低下を誘発する．

　ではどうすればよいか．卵子の核の機能低下に関しては，今のところ良い方法はないが，細胞質，特にミトコンドリア機能の改善は統合医療的アプローチやサプリメントによって効果が期待できる．

　具体的には，現在のところ L-カルニチン，メラトニンの組み合わせは最良と考えている．これで，効果がないときはアスタキサンチンや CoQ10 なども試してみる価値がある．近年，サプリメントの質は製品間で大きな差があるので，質の高いサプリメントの使用が求められる．さらに，サプリメントは細胞内に取り込まれる必要があり，これに運動療法や鍼灸，リフレクソロジー，LLLT などの補助治療を加えることが望ましい．筆者の臨床的経験からは，ミトコンドリア機能の改善には最低でも 2 か月を要し，遅ければ 6 か月くらいして効果が突然出てくる症例もある．運動療法や補助治療は，その効果のスピードと確実性を向上させると期待している．

　もちろん，失敗体験を繰り返すことで，PTSD における心理状態と同じように心に傷を負っている患者も多いので，心理カウンセリングや心理療法を併せて行うことも必要になる．心理療法のなかでも，特に誰にでもできて高い効果が得られる可能性があるのは自律訓練法であるため，筆者らは最近，催眠療法を取り入れている．

文献

1) Piko L, Taylor KD：Amounts of mitochondrial DNA and abundance of some mitochondrial gene transcripts in early mouse embryos. Dev Biol 123：364-374, 1987
2) Michaels GS, Hauswirth WW, Laipis PJ：Mitochondrial DNA copy number in bovine oocytes and somatic cells. Dev Biol 94：246-251, 1982
3) Reynier P, May-Panloup P, Chrétien MF, et al：Mitochondrial DNA content affects the fertilizability of human oocytes. Mol Hum Reprod 7：425-429, 2001
4) Schatten H, Sun QY, Prather R：The impact of mitochondrial function/dysfunction on IVF and new treatment possibilities for infertility. Reprod Biol Endocrinol 12：111, 2014

（森本　義晴）

他院で菲薄化した子宮内膜に 3 回良好胚移植するも妊娠に至らず，当院で hMG+hCG 療法にて子宮内膜を作製して胚移植を行い妊娠に至った 40 歳女性

\ここが/
ポイント！

☑ それぞれの卵巣機能にとって適切な排卵誘発剤の選択が大切！

☑ 子宮内膜が菲薄化した症例については，通常のホルモン補充療法とは違った子宮内膜作製法を考えないといけない．

症例の概要

年齢：女性 40 歳，**身長**：153 cm，**体重**：45 kg，**BMI**：19.2.

職業：会社員，**結婚**：36 歳，**妊娠・分娩歴**：なし.

月経：20 歳，体重減少を機に無月経となる．近医でカウフマン療法を受ける.

現病歴：36 歳で結婚し，38 歳時に不妊クリニックを受診する．精液所見，子宮卵管造影検査問題なし．排卵障害にて排卵誘発＋AIH を 1 回行うも妊娠に至らず，ART へステップアップする.

初診時検査データ：AMH 3.83 ng/mL，FSH 0.2 mIU/mL，LH 0.1 mIU/mL 以下，PRL 8.87 ng/mL，E2 5 pg/ml 以下，

精液検査：運動率 78%，濃度 7,400 万/mL.

前医不妊治療歴

1 回目：ロング法，採卵 14 個，体外受精により受精 7 個，6 分割で胚発育停止し，胚移植キャンセル.

2 回目：アンタゴニスト法，採卵 12 個，顕微授精により 9 個受精，全胚凍結．ホルモン補充周期で 5AB の胚盤胞 1 個移植，妊娠に至らず．再度ホルモン補充周期で 3AA の胚盤胞を 1 個移植，妊娠に至らず.

3 回目：アンタゴニスト法，採卵 10 個，顕微授精により 7 個受精，全胚凍結．ホルモン補充周期で 4AB，4BB の胚盤胞 2 個移植し，妊娠に至らず.

　3 回の採卵で胚移植は 3 回，良好胚盤胞を移植するも妊娠成立しなかった．いずれも移植時の子宮内膜は菲薄化していた.

この症例の考えかたと治療戦略

● "なぜ" これまで妊娠しなかったのか？

子宮内膜の要因

子宮内膜が菲薄化しており，ホルモン補充周期ではあまり厚くならなかったと患者は訴えていた．高エストロゲン投与や日程を延期しても子宮内膜を十分厚くすることはできず，やむなく胚移植に至っていた可能性がある．

子宮内膜は，今まで低用量アスピリンやL-アルギニン，シルデナフィル（バイアグラ®），ビタミンEなどの血流改善でも効果は限定的で有効な方法がみつかっていない．またこのときに子宮内フローラやERAなどを検査しても問題解決にならない可能性が高い．

胚の要因

前医での治療で形態的には良好胚を数回移植されているが，PGT-Aなどを行えない状況では，形態的に良好胚でも質が良かったのかどうかわからない．ホルモンの基礎値でLH，FSHがほとんど検出できず，下垂体性無月経パターンである．前医での排卵誘発ではロング法，アンタゴニスト法が使われているが，後期の卵胞発育に必要なLHがほとんど抑制されている．良好胚を獲得するために，この患者に合った排卵誘発法が必要である．

● 妊娠させるためには "なに" が必要だと考えたか？

凍結融解胚移植においてホルモン補充周期と自然周期の妊娠率には違いがないとされるが，良好な子宮内膜の発育にはエストロゲンのみでよいのであろうか．自然周期の子宮内膜は，厚さだけでなく機能的に優れている可能性はないのであろうか？ 当患者は，下垂体性無月経パターンなので，厳密な自然周期の子宮内膜を作ることができない．そのため毎日のhMG製剤注射で適切な子宮内膜を形成させる必要がある．

排卵誘発はhMG製剤連日注射を基本とし，排卵誘発中にホルモン検査を行いLH抑制の必要性を考える．逆にhMG製剤の注射に低用量のhCG製剤を加えてLHを添加することを考慮する．

● 新たなオプション治療を "なぜ" 加えたか？

子宮内膜が菲薄した着床障害に対して，hMG，hCGを加えた調節卵巣刺激周期での子宮内膜に胚移植することで妊娠成立に結びつくことをこれまで数多く経験してきた．着床障害といえば，最近では子宮内フローラや子宮内膜炎，ERAなどの検査がトレンドであるが，ブラックボックスたる着床障害にはすべての検査を行うのではなく，時間・費用が限られるなか，何が不成功の原因なのかを予測する必要がある．

実際の治療

下垂体性無月経パターンと判断し，hMG＋hCGにて排卵誘発，採卵17個，体外受精・顕微授精のsplit cycleで受精14個，全胚凍結行う．胚盤胞4個凍結．

1回目：ホルモン補充周期で子宮内膜作製するも，E2 479 pg/mLで子宮内膜3.9 mmにてキャンセル（図1）．

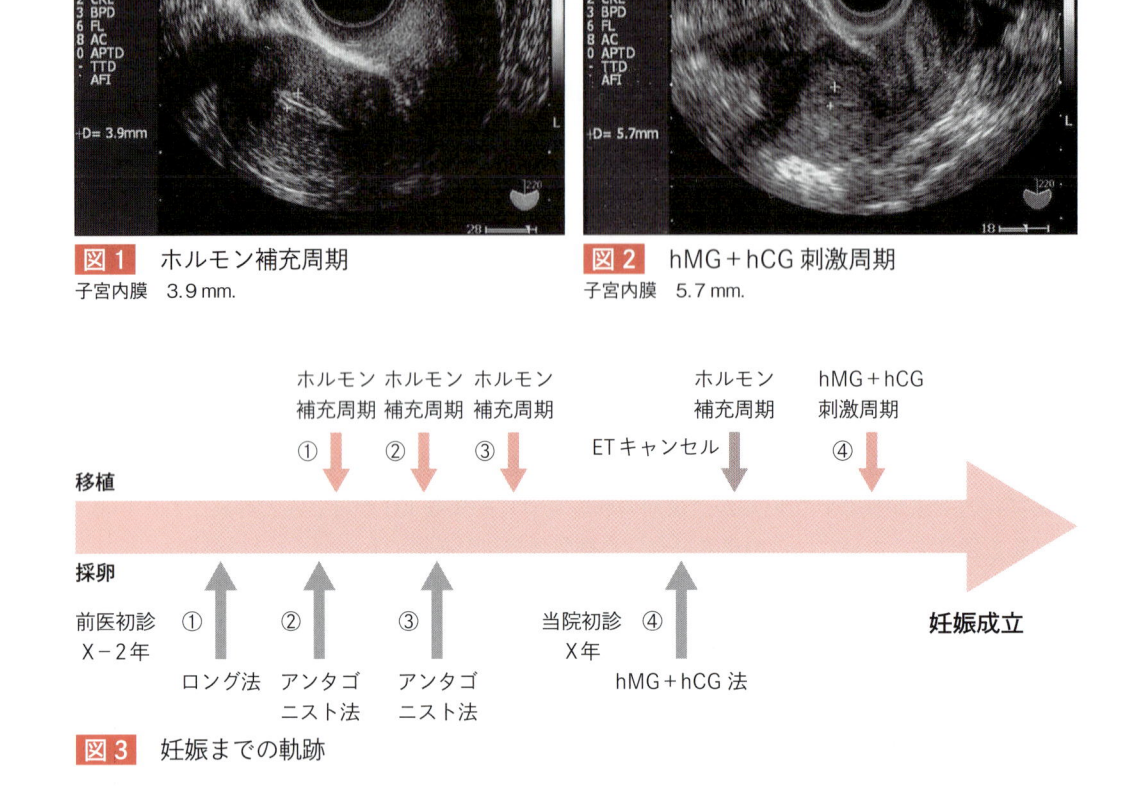

図1 ホルモン補充周期
子宮内膜 3.9 mm.

図2 hMG＋hCG 刺激周期
子宮内膜 5.7 mm.

図3 妊娠までの軌跡

2回目：hMG 150 IU で連日 14 日筋注＋hCG 5,000 IU にて E2 1,005 pg/mL，子宮内膜 5.7 mm で胚盤胞 1 個移植し，妊娠成立する（図2）.

妊娠までの軌跡

妊娠までの経過を図3として示す.

成功の秘訣

Mansour らは，子宮腔内に hCG 製剤を投与すると着床率，妊娠率が有意に改善したことを報告した[1]．また Takabatake らは，尿中より精製された hCG 製剤が免疫の関係から着床を改善する機序について考察している[2]．当院では，こうした研究を受けて，凍結融解胚移植でも hCG 製剤の筋注を胚移植時および 1 週間後に行い効果を上げたことを 2013 年日本受精着床学会で報告した.

そもそも hCG は胎盤の絨毛細胞から分泌されているが，受精後 7 日以降は胚盤胞からも分泌されている．Sugihara によれば，着床には胚盤胞が分泌する hCG が子宮内膜に作用することが必要である[3]．彼は，ヒトの着床における接着因子トロフィニンを同定し，hCG が局所的にトロフィニンの発現を誘導することを明らかにした．着床には，ホルモン的な側面だけでな

く免疫的な側面も関与しており，凍結融解胚移植においてホルモン補充周期を闇雲に繰り返すべきではない．最近では，子宮内フローラやERAなどの検査もできるようになってきたが，まだまだ着床はブラックボックスである．

　一般には凍結融解胚移植において，ホルモン補充周期と自然周期での妊娠率はほぼ同じとされ，高齢女性においては月経不順になりやすく自然周期が不利とされる[4]．しかしチャンスの限られた高齢女性にとっては，ホルモン補充周期での胚移植を繰り返すだけではなく，個別化した着床改善を考えることが必要である．なお，われわれは，卵管水腫に対しては，卵管水腫を穿刺したうえで胚盤胞移植を行い成果を上げている．また漿膜下筋腫であっても子宮蠕動運動が乱れていることから，筋腫核出術後に妊娠に至ったことを数多く経験している．

私の秘技：脂肪幹細胞移植

　子宮内膜菲薄が原因の着床障害に対して，子宮内膜を厚くする有効な方法は今までほとんどなかったが，近年，幹細胞移植による再生医療が注目されてきている．福岡大学の宮本新吾，四元房典らのマウスを使った脂肪組織由来幹細胞移植では，明らかに子宮内膜の肥厚がみられている．現在，福岡大学産婦人科は，当院と共同で「子宮内膜菲薄化した症例に対する脂肪幹細胞移植」の第I相試験を完了し，良好な成績が得られた．多くの患者に治療できるよう次のプロジェクトを準備中である．

　原利夫らは，月経血より抽出した幹細胞上澄み液を子宮に注入する子宮内膜再生増殖法（ERP）で効果を上げつつある．近い将来，広く臨床応用される可能性があり，不妊治療のありかたが変わっていくであろう．

文献

1) Mansour R, Tawab N, Kamal O, et al：Intrauterine injection of human chorionic gonadotropin before embryo transfer significantly improves the implantation and pregnancy rates in *in vitro* fertilization/intracytoplasmic sperm injection：a prospective randomized study. Fertil Steril 96：1370-1374, 2011
2) Takabatake K, Fujiwara H, Goto Y, et al：Splenocytes in early pregnancy promote embryo implantation in mice. Hum Reprod 12：2102-2107, 1997
3) Sugihara K, Kabir-Salmani M, Byrne J, et al：Induction of trophinin in human endometrial surface epithelia by CgβandⅡ-1β. FEBS Lett 582：197-202, 2008
4) Alur-Gupta S, Hopeman M, Berger DS, et al：Impact of method of endometrial preparation for frozen blastocyst transfer on pregnancy outcome：a retrospective cohort study. Fertil Steril 110：680-686, 2018

（古賀　文敏）

4

ケーススタディ

Th1/Th2 比高値を示す反復着床不全症例に対して，免疫抑制薬を用いた免疫療法が奏効し健児を得た42 歳女性

\ここが/
ポイント！

☑ 形態良好胚を複数回移植しても妊娠に至らない場合，免疫学的拒絶の有無を確認する．

☑ 妊娠後も Th1/Th2 比 > 10.3 を示したため，免疫療法は継続した．

☑ 妊娠初期に Th1/Th2 比は高値（> 20）を示したが，Th1 値が高値を示さなかったので，タクロリムスは同量を継続投与した．

症例の概要

年齢：女性 40 歳，**身長**：146 cm，**体重**：49 kg.
職業：大学教員，**結婚**：39 歳，**妊娠・分娩歴**：なし.
初診時検査データ：AMH 1.72 ng/mL，FSH 11.3 mIU/mL，LH 3.2 mIU/mL.
不妊治療歴：表 1 に示す.

この症例の考えかたと治療戦略

　免疫学的検索として，CD4 陽性細胞のサブセットで 1 型ヘルパー T 細胞（Th1 細胞：IFN-γ + /IL-4 -）と，2 型ヘルパー T 細胞（Th2 細胞：IFN-γ - /IL4 +）との比を用いた.

　4 回目の胚移植で妊娠成立しなかった後，免疫学的検索を実施した．X + 1 年 4 月に Th1 細胞＝11.7%，Th2 細胞＝0.8%，Th1/Th2 比＝14.6 と免疫学的拒絶を示す基準値（10.3）より高値であったが，Th2 細胞が低値であるための Th1/Th2 比の上昇と判断したため，免疫療法の適応とはしなかった．しかし，7 回目の胚移植後に Th1/Th2 比を再検査した結果，Th1/Th2 比＝34.5 とさらに高値を示したため，妊娠成立しない原因として，やはり免疫学的拒絶が主因と考え，免疫療法の適応と判断した．8 回目の移植の際は，ご本人が感冒気味であっため免疫抑制薬の使用を希望されず，9 回目の移植より使用した.

表1 体外受精治療と免疫学的検索の結果および免疫療法の実際

移植回数	Date	胚移植	移植胚	妊娠判定	免疫療法
1	X年8月	新鮮	7G2	(−)	未
2	X年12月	融解/排卵	9G2, 7G2	(−)	未
3	X+1年1月	新鮮	9G1	(−)	未
4	X+1年4月	融解/排卵	9G2, 8G1	(−)	未
	X+1年4月		Th1/Th2比=11.7/0.8=14.6		
5	X+1年7月	融解/HRC	8G2, 7G3	(−)	未
6	X+1年10月	融解/HRC	胚盤胞4AA	(−)	未
7	X+1年11月	融解/HRC	8G3, 胚盤胞4CC	(−)	未
	X+2年1月		Th1/Th2比=13.8/0.4=34.5		
8	X+2年2月	融解/HRC	8G2	(−)	未
9	X+2年3月	融解/HRC	10G3, 8G3	hCG=6.3	P-2
10	X+2年5月	融解/HRC	8G2	(−)	P-2
11	X+2年8月	新鮮	初期胚盤胞	妊娠/分娩	P-2

新鮮：新鮮胚移植，融解/排卵：排卵周期での融解胚移植，融解/HRC：ホルモン補充周期での融解胚移植，P-2：プログラフ® 2mg/日投与

表2 タクロリムス投与量

Th1/Th2比		プログラフ® カプセル1mgの投与量 (カプセル/日)
10.3≦	<13.0	1
13.0≦	<15.8	2
	15.8≦	3

実際の治療

　免疫抑制薬はタクロリムス（プログラフ®）を使用した．投与量は1回目の測定結果（Th1/Th2比=14.6）より2mg/日とした．投与量はTh1/Th2比に応じて決定した（表2）[1]．プログラフ®は胚移植を行う2日目より投与開始した．9回目の移植でhCGが初めて陽性（=6.3 IU/L）となり，11回目の移植で妊娠が成立した．妊娠成立後もTh1/Th2比をチェックし，妊娠36週まで免疫療法を継続した．

4
ケーススタディ

表3	妊娠前, 妊娠中ならびに妊娠後の Th1/Th2 比の変化				
Date	妊娠	プログラフ®投与量	Th1 (%)	Th2 (%)	Th1/Th2 比
X＋1年4月	前	未	11.7	0.8	14.6
X＋2年1月	前	未	13.8	0.4	34.5
X＋2年8月	5週	2 mg/日	12.2	0.5	24.4
X＋2年10月	13週	2 mg/日	11.9	1.4	8.5
X＋2年12月	22週	2 mg/日	11.5	1.1	10.5
X＋4年6月	分娩後	未	34.0	1.5	22.7

妊娠・出産までの軌跡

表3に妊娠後の Th1/Th2 比の推移を示す. 妊娠5週での Th1/Th2 比は 24.4 であり, 非妊娠時 (X＋2年1月の値) と比して変化を認めなかったので, プログラフ®は投与継続とした. われわれのプログラフ®投与量を決める際の基準は, 基本的には表2に示したごとくであるが, Th1/Th2 比でその投与量を決めているため, 分母にあたる Th2 値が低値を示すと, Th1 値が高い値を示さなくても Th1/Th2 比は高値を示すため, 若干の調整が必要となる. 投与量を決める際には, Th1/Th2 比以外に, Th1 値も考慮すべきだと筆者は考えている.

実際, この症例では, 妊娠成立後に Th1/Th2 比は 24.4 と高値を示してはいたが, 妊娠前 Th1 値と比して増加していなかったため, プログラフ®の投与量は胚移植の前からと同量の 2 mg/日とした. 妊娠週数が進むにしたがって, Th2 値が上昇し, Th1/Th2 比が投与基準値の 10.3 前後まで低下, 安定していたのでプログラフ®の投与は 34 週までとした.

X＋3年4月に帝王切開 (低置胎盤のため) にて 2,870 g の男児を出産した. 術後経過は母児ともに順調で, 臍帯血のリンパ球低下や出生児の発熱なども認められず, 出産後7日目に母児ともに退院となった. 本症例の男児の1歳11か月時の健診において, 運動的発達, 精神的発達は同年齢の幼児と全く同じである.

成功の秘訣

免疫学的検索を行ったところ Th1/Th2 比＞10.3 を示したことより, 本症例の反復着床不全の原因が免疫学的拒絶にあることに気付いたこと, 免疫療法を行うことを患者カップルが前向きに考えられたことが成功の秘訣と考えられる.

プログラフ® 使用例の第 2 児希望時の Th1/Th2 比

　本症例の女性は，その後，第 2 児希望で当院を受診され免疫学的検索を行ったので，その結果を表 3 に記載している．Th1 値 = 34.0 %，Th2 値 = 1.5 %．Th1/Th2 値比 = 22.7 と依然として高い Th1/Th2 比を示してはいたが，注目すべきは Th1 値が 11 前後から 34.0 と著しく増加していることである．これは，本女性が男児を妊娠継続・出産したことにより母体のリンパ球が胎児を認識したため，と筆者は推測している．

　われわれの施設では，プログラフ® を使用して妊娠・出産された女性が第 2 児希望で来院された際，Th1/Th2 比を再検査しているが，7 割超のかたで Th1/Th2 比が第 1 児妊娠前より上昇しており，内訳は Th1 値の上昇が主であることを把握している．このようなかたに対する免疫療法としては，プログラフ® の投与量が増加することは避けられなくなってきているのが現状である．

文献

1) Nakagawa K, Kwak-Kim J, Ota K, et al : Immunosuppression with tacrolimus improved reproductive outcomes of women with repeated implantation failure and elevated peripheral blood Th1/Th2 cell ratios. Am J Reprod Immunol 73 : 353-361, 2015

（中川　浩次）

4

ケーススタディ

不妊治療歴 7 年, 10 回の ART で着床なし！
HSG とエコーから子宮腺筋症と診断，
全胚凍結後子宮腺筋症薬物療法で妊娠・分娩し
生児を得た 42 歳女性

\ここが/
ポイント！

- ☑ 子宮腺筋症，子宮筋腫は着床不全や流早産の原因として重要な疾患である．

- ☑ 年齢とともに子宮腺筋症や子宮筋腫の罹患率は上昇する．

- ☑ 高齢不妊患者の着床不全では婦人科合併症への対応も念頭に置く．

症例の概要

年齢：女性 42 歳，**身長**：153 cm，**体重**：52 kg，**BMI**：22.2.

職業：医師，**結婚**：36 歳（夫 5 歳上），**妊娠・分娩歴**：G0P0.

月経：初経 13 歳，28 日型整順，月経量中等量，月経痛あり，内服鎮痛薬使用．

既往歴：35 歳，腹腔鏡下左卵巣嚢腫摘出術＋子宮筋腫核出術＋子宮内膜症焼灼術．

初診時検査データ：AMH 0.48 ng/mL，FSH 8.50 mIU/mL，LH 3.39 mIU/mL.

精液検査：運動率 34％.

不妊治療歴：36 歳，結婚（避妊なし）．37 歳，挙児希望にて当院初診．子宮卵管造影（HSG）で右卵管閉塞，左卵管采周囲癒着，子宮は腫大し弓状（子宮腺筋症）．子宮筋腫再発なし．子宮後壁 15 mm．精子無力症の適応で AIH 施行するも妊娠に至らず．39 歳から卵管因子疑いの適応で ART 治療となる．ART 開始前に甲状腺機能検査，着床に関する免疫検査では異常所見なし．当院 IVF 2 回（ショート法で 2 回，採卵数 8 個，正常受精 2 個，胚質は良好），2 回の新鮮胚移植で妊娠に至らず．海外転勤が決まり，胚凍結保存を希望され，3 回目 IVF 施行，分割胚で全胚凍結．海外在住中，着床改善のため EP 配合剤治療を勧めたが希望されず．40 歳で帰国し凍結胚移植を行うが妊娠なし．4 回目 IVF 施行，良好分割胚で新鮮胚移植を行うが妊娠なく，着床障害の診断となる．弓状子宮の原因として子宮腺筋症を考えジエノゲスト療法を提案したが転院の申し出あり，40 歳から他院にて 6 回の ART を受ける．この間，受精障害となり ICSI に変更．凍結胚盤胞移植 1 回，新鮮胚盤胞移植 4 回（1〜2 個移植）するも妊娠に至らず．

現病歴：42 歳，挙児希望で再診．子宮前壁腺筋症様腫瘤 31×21 mm を形成，子宮後壁 19 mm．当院 ART を再度希望し，ICSI 施行，6 個正常受精し 2 個新鮮分割胚移植，妊娠に至

らず．子宮腺筋症薬物療法を提案し了承された．治療前に胚凍結保存を希望され，2回の低刺激法にて10個採卵，9個にICSI施行，4個正常受精し，初期胚2段階判定法で良好胚であった1個と中等度胚2個を分割胚で全凍結保存後，子宮腺筋症薬物療法としてダナゾール療法4か月を施行した．ダナゾール療法後HRTによる子宮内膜調節を行い，2段階胚移植目的に4細胞期胚3個を融解・培養し，Day 3の8細胞期胚1個とDay 5の胚盤胞1個を移植した結果，単胎妊娠に至った．妊娠38週2日，帝王切開術で3,008 gの女児（AP5：9）を分娩した．

この症例の考えかたと治療戦略

　本症例の主不妊原因は骨盤内手術既往と子宮内膜症癒着による卵管因子であった．ART絶対適応でART治療を進めていたが海外留学帰国後に40歳と高齢となり，4回の採卵，4回の胚移植にもかかわらず妊娠に至らず，この時点で反復着床不全と診断した．着床障害の要因として，①胚の染色体異常，②子宮形態異常，③免疫因子，④内分泌障害（甲状腺異常，黄体機能不全）などが考えられるが，③④に関しては，ART治療開始以前に精査を実施しており，原因①②が考えられた．①に関してはPGT-Aが確定診断となるが，現在においても一般的に実施しうる検査ではなく，本症例は凍結可能な胚盤胞が得られ，胚移植も実施できることより，①に関しては胚の形態から良好であると判断した．本症例はHSGの弓状子宮，エコーでの腺筋症様腫瘤と子宮後壁肥厚より，着床障害の原因として子宮腺筋症を考え，②に関する治療を先行することを説明し，4〜6か月の薬物療法を提案した．なお，子宮筋腫核出術既往があり，手術療法はリスクが大きいと考え，子宮腺筋症切除術は治療法から除外した．

　40歳女性の4〜6か月の不妊治療休止，子宮腺筋症薬物療法は本人も熟慮されるところで，提案の結果，転院申し出となり他院でのART治療の選択に切り替えられた．他院で引き続き6回の採卵と5回の胚移植を施行されたが妊娠に至らず，本人から子宮腺筋症薬物療法を検討されて再診された．この時点で本症例はすでに42歳となっており，ART治療の限界年齢であったが，最後の採卵になるであろうことを説明し，凍結胚を確保して子宮腺筋症薬物療法を開始した．

　子宮腺筋症薬物療法の薬剤選択には苦慮した．副作用の観点からはEP配合剤，ジエノゲストや子宮内黄体ホルモン放出システム（ミレーナ®）が使用しやすい薬剤であるが，治療期間が6〜12か月と長く，年齢を考慮すると短期間で治療完結する方法が望ましい．GnRHアゴニスト製剤は治療期間が4か月と短く治療効果も高いが，妊娠に至らなかった場合，30％に反発現象がみられ，子宮筋腫や子宮腺筋症の増大が報告されている．本症例も子宮筋腫核出術既往があり，反発現象を考慮して使用を避けた．以上，消去法から治療薬はダナゾールを選択した．

　ダナゾールは男性ホルモン製剤で，エストロゲン抑制による病巣萎縮効果とともに，子宮内膜細胞のDNA合成阻害や免疫学的異常を是正する効果が示されている[1]．一方，副作用に関しては他の薬剤よりも複雑・重篤で，体重増加，不正性器出血，痤瘡肝機能異常，凝固能亢進など多彩なものが報告されている[1]．副作用の早期発見のため1か月ごとの血液一般検査，凝固能検査，肝機能検査，CPK（クレアチンフォスフォキナーゼ）検査を施行し，副作用発現の際に治療中止あるいは薬剤変更を患者へインフォームドコンセントしたうえで同意され，治療を開始した．

実際の治療

● ART 全胚凍結

クロミフェン＋FSH 製剤の低刺激法（全胚凍結 1 回目）

　Day 3 にクロミフェン 25 mg/日（hCG 製剤投与日まで）＋FSH 製剤 225 IU/日開始．Day 12 に 16 mm 以上卵胞 4 個，E2 2,873 pg/mL，LH と P4 上昇なしを確認し，採卵決定．同日，hCG 製剤 10,000 IU を投与し，35 時間後採卵．6 個採卵，5 個 ICSI 施行，3 個正常受精し，初期胚 2 段階判定法で中等度胚 2 個を分割胚で全凍結保存．

クロミフェン＋FSH 製剤の低刺激法（全胚凍結 2 回目）

　Day 3 にクロミフェン 25 mg/日（hCG 製剤投与日まで）＋FSH 製剤 225 IU/日開始．Day 12 に 16 mm 以上卵胞 2 個，E2 1,601 pg/mL，LH と P4 上昇なしを確認し，採卵決定．同日，hCG 製剤 10,000 IU を投与し，35 時間後採卵．4 個採卵，4 個 ICSI 施行，1 個正常受精し，初期胚 2 段階判定法で良好胚 1 個を分割胚で全凍結保存．ダナゾール療法開始を決定した．

● ダナゾール療法

　ダナゾール療法開始前に肝障害の有無，凝固系異常の有無，血栓形成素因（抗カルジオリピン抗体症候群検査，家族歴問診）の有無，職業（歌手や声優など声を使う職業チェック）などを事前にチェック，ダナゾール療法の適否を判定した．

　月経周期 3〜5 日目来院，稀に薬疹もみられることより，まずダナゾール 1 回 200 mg を 1 日 2 回（朝夕服用），14 日分処方，投薬開始した．

　14 日後再診，特記すべき副作用なし．同一内容を 28 日処方した．

　28 日後再診，問診（血栓症状，肝障害症状ほかなし），採血（ヘモグロビン，ヘマトクリット，赤血球，白血球，血小板数，AST，ALT，CPK），迅速検査で異常値なし．同一内容を 28 日処方した．1 か月後，再度同様の副作用チェックをし，同一内容を 28 日処方した．

　ダナゾール療法 4 か月終了時，エコーにて子宮後壁 10 mm，前壁腺筋症様腫瘤 15 mm 径に縮小を確認し，胚移植を決定した．

● ダナゾール療法後凍結融解胚移植

　凍結融解胚移植の方法は，凍結胚の質より，3 個から 2 個を選択する 2 段階胚移植法に決定した．ダナゾール療法終了翌日より，エストロゲン貼布薬を漸増法で開始，子宮内膜調節を行い，貼布 14 日目に採卵日相当子宮内膜 8 mm に達した時点で，プロゲステロン腟錠 400 mg/日開始，再凍結 4 細胞期胚 3 個を融解，一日体外培養して，高温期 3 日目相当子宮内膜に中等度 8 細胞期胚 1 個を移植，さらに培養 2 日後の 5 日目相当子宮内膜に胚盤胞に達した良好胚 1 個を移植した結果，単胎妊娠に至った．妊娠経過中には特に切迫流産，早産傾向なく，妊娠 38 週 2 日，帝王切開術で 3,008 g の女児（AP5：9）を分娩した．

妊娠・出産までの軌跡

　妊娠・出産までの経過を図 1 として示す．

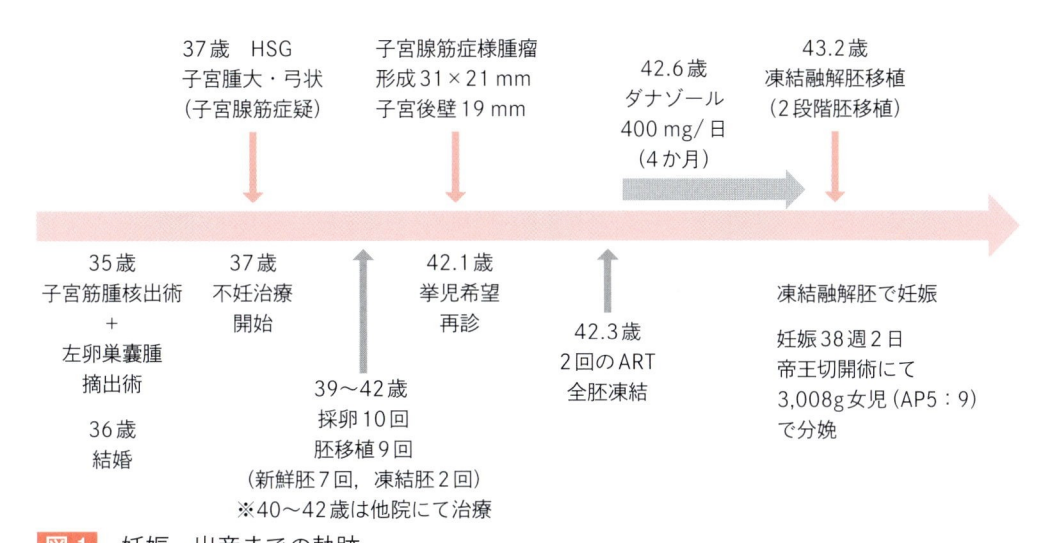

図1 妊娠・出産までの軌跡

図中のラベル:

- 37歳　HSG　子宮腫大・弓状（子宮腺筋症疑）
- 子宮腺筋症様腫瘤形成 31×21 mm　子宮後壁 19 mm
- 42.6歳　ダナゾール 400 mg/日（4か月）
- 43.2歳　凍結融解胚移植（2段階胚移植）
- 35歳　子宮筋腫核出術＋左卵巣嚢腫摘出術
- 36歳　結婚
- 37歳　不妊治療開始
- 39〜42歳　採卵10回　胚移植9回（新鮮胚7回，凍結胚2回）※40〜42歳は他院にて治療
- 42.1歳　挙児希望再診
- 42.3歳　2回のART全胚凍結
- 凍結融解胚で妊娠　妊娠38週2日　帝王切開術にて 3,008g女児（AP5：9）で分娩

成功の秘訣

　高齢不妊患者は，加齢による卵子の質の低下を考慮し，また患者自身も年齢の焦りもあり採卵・胚移植を繰り返すことが多くなる．着床障害の要因として胚の質が最も考えられるが，加齢・未妊による子宮の器質的変化も考慮しなければならない．40歳以上女性では，子宮筋腫や子宮腺筋症の合併頻度が高くなる．手術除去適応サイズまで増大していれば手術治療を選択できるが，多くの症例が手術除去の対象外のサイズであることも事実である．本症例の年齢で凍結可能な良好胚が保存でき，着床障害の要因となっていた子宮腺筋症治療を行い，短期間で治療効果が得られたことが，挙児獲得の秘訣であった．

　近年の cine MRI の研究では，平滑筋で構成された子宮は月経期・卵胞期・排卵期・黄体期・着床期で複雑な子宮収縮を繰り返し，精子輸送，胚輸送，着床部位の確定に必要な規則的な収縮がみられることが報告されている[2]．子宮筋腫や子宮腺筋症の存在下では，この規則収縮が制限されることが報告されており，子宮腺筋症ではびまん性波動が連続して子宮筋層を周回するパターンの出現もみられている[3]．通常，黄体期には子宮収縮はほとんどみられないが，子宮腺筋症での異常収縮と着床との関連も考慮すべきと思われる．

　本症例も4回の採卵終了時点で治療を薦めたが拒否され，10回の採卵にまで及んでしまったが，最終的に良好胚の凍結保存が可能であったため，ラストチャンスと子宮腺筋症薬物療法に踏み切れた．将来的に PGT-A が可能となれば，胚染色体に起因した着床障害を早くに除外できる．本症例のように採卵を繰り返すことなく，早々に子宮腺筋症治療に踏み切る判断が得られると思われる．

　本症例は1児を獲得できたが，子宮腺筋症治療選択の判断がもう少し早くできれば，2児をもつことも可能であったかもしれない．この点に関しては若干の悔いが残る症例であった．

反復着床不全における器質的因子

　年齢が高くなると，採卵数の減少と胚質の低下から妊娠率が低下し，流産率が上昇することは周知の現象であるが，各年齢層に一定の割合で着床障害が存在する．反復着床不全（RIF）に関して，近年，多くの報告が出されており，慢性子宮内膜炎，子宮内フローラ，免疫系障害とさまざまな報告があり，積極的な治療が始まっている．一方，器質的因子に関して，着床に関連あり，あるいは関連なしと両者の報告があり，治療の適否に関して一定の見解が得られていない現状がある．特に子宮腺筋症に関しては治療開始サイズの閾値に一定の見解がなく，手術治療の適応となるまで妊娠先行・経過観察となることが多い．

　われわれは以前より，逸見らの報告に従って，子宮筋層の厚さで子宮腺筋症の診断を行ってきた[4]．後壁筋層厚 18 mm 以上を子宮腺筋症として，RIF 症例に積極的に子宮腺筋症薬物療法を行ってきた．近年の cine MRI の結果からも，RIF のうち，器質的疾患には積極的な治療の取り組みが必要と思われる．高齢不妊患者では薬物療法の治療期間が悩みの種となるが，今後は PGT-A による良好胚の選択・凍結保存により子宮腺筋症薬物療法への積極的な取り組みが期待される．

文献

1）日本産科婦人科学会（編）：Danazol（ダナゾール）．子宮内膜症取扱い規約 第 2 部 治療・診療編 第 2 版. pp19-20，金原出版，東京，2010
2）富樫かおり：Cine MRI による子宮の評価．断層映像研究会誌 36：159-166，2009
3）中島 章，左 勝則，左 淳奈，他：Cine MRI による子宮筋腫・子宮腺筋症の着床期子宮へ与える影響の解析．第 34 回日本受精着床学会．O-42，2016
4）逸見博文，東口篤司，斎藤学，他：子宮筋層前壁と後壁の厚さから推測する簡易な子宮腺筋症の超音波診断．日受精着床会誌 26：262-265，2009

（詠田　由美）

高度乏精子症のため micro TESE により精子を採取し，顕微授精にて 2 児を得た 80 歳男性

\ここが/
ポイント！

☑ 高度乏精子症のため，射出精子は使用しないで精巣精子を使用して顕微授精を行った．

☑ 単純な精巣内精子回収法では得られた精子数が少なかったため，顕微鏡下精巣内精子回収法に変更して太い精細管から精子を採取した．

症例の概要

年齢：男性 80 歳，**身長**：160 cm，**体重**：59 kg.

結婚：70 歳（再婚で前妻との間に子ども 2 人），妻 25 歳.

現病歴：73 歳時に不妊クリニックにて，射出精子による顕微授精（採卵数 2 個）を受けたが妊娠が成立しなかった．以後，病気のため顕微授精を中断していた．再度，顕微授精希望のために当院受診となった．初診時に患者から「妻に形見（子ども）を残したい」との発言があった．

診察結果：精巣容積は左右とも 15 mL ずつ，精巣硬度は左右ともやや軟，精索静脈瘤は認めなかった．

精液検査：精液量 1.2 mL，通常の精液検査では精子を認めなかったため，遠心分離を実施し 3 匹の精子を認めたが，運動率 0% であった．

妻の年齢：35 歳，**身長**：160 cm，**体重**：43 kg，**妊娠・分娩歴**：なし，**初診時超音波検査**：子宮筋腫 3 個.

初診時検査データ：FSH 14.89 mIU/mL，LH 3.78 mIU/mL，PRL 18.41 ng/mL，T 3.88 ng/mL，E2 26.18 pg/mL.

この症例の考えかたと治療戦略

　前医の顕微授精で妊娠しなかった理由として，精液中の精子が数匹と極少量で良好な精子を顕微授精に使用できなかった可能性があるため，顕微授精の精子のソースとして，射出精子ではなく精巣精子の使用を考えた．

　年齢が 80 歳のため，体へのダメージを考えて，精巣内精子回収法（TESE）は，まず閉塞性無精子症に行う単純な精巣内精子回収法（simple TESE）で開始するが，十分量の精子が獲得

できない場合は，顕微鏡下精巣内精子回収法（micro TESE）に変更することにした．

　夫は 80 歳であるが仕事をしているため，採卵日当日ではなく卵巣刺激前に事前に TESE を実施することにした．

実際の治療

● 精巣内精子回収法

　局所麻酔下に，右精巣に simple TESE を行い，3 か所精巣組織を採取したが，精子数が少なく運動性も不良のため，micro TESE に変更して，太い精細管を含んだ精巣組織を 10 か所採取した．精巣組織懸濁液は 22 本に分けて凍結した．

● 顕微授精（当院 1 回目）

　アンタゴニスト法にて，採卵数 3 個，MII 卵 3 個，2PN 3 個．3 個が胚盤胞となり，2 個を Day 5 で胚移植（4BB, 5BC），1 個（5BB）を Day 5 で凍結．妊娠が成立したが，妊娠 11 週で流産となった．

● 子宮筋腫核出術

　子宮筋腫核出術を他院で受けた．

● 顕微授精（当院 2 回目）

　凍結胚盤胞があったが患者希望により再度採卵となった．アンタゴニスト法にて，採卵数 4 個，MII 卵 4 個，2PN 2 個．1 個を Day 5 で胚移植（初期胚盤胞），凍結胚はなし．

　子宮筋腫核出術後 6 か月であったが，手術を担当した他院の主治医から許可をもらっていたため胚移植実施．妊娠判定陰性．

● 凍結融解胚移植（当院 1 回目）

　ホルモン補充周期による凍結融解胚移植（3BB）．妊娠が成立して，帝王切開術で第一子を出産．

● 顕微授精（当院 3 回目）

　アンタゴニスト法にて，採卵数 6 個，MII 卵 6 個，2PN 5 個．4 個が胚盤胞となり，1 個を Day 5 で胚移植（3BB），3 個（3BC, 3CC, 初期胚盤胞）を Day 5 で凍結．妊娠が成立して，帝王切開術で第二子を出産．

妊娠・出産までの軌跡

　妊娠・出産までの経過を図 1 として示す．

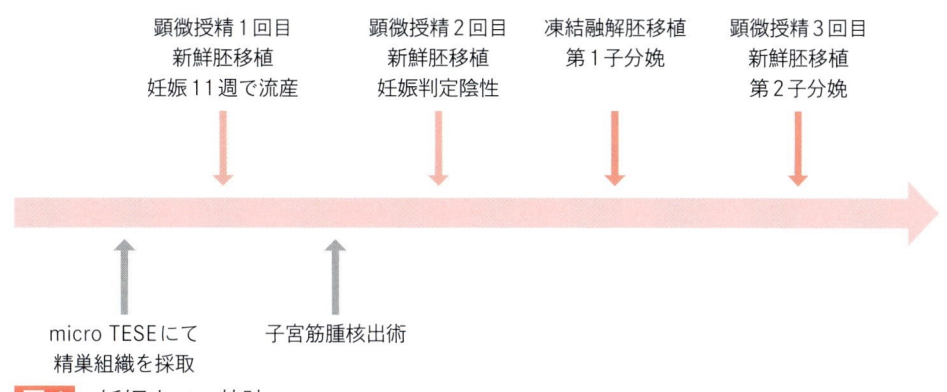

図1 妊娠までの軌跡

（タイムライン）
- 顕微授精1回目 新鮮胚移植 妊娠11週で流産
- 顕微授精2回目 新鮮胚移植 妊娠判定陰性
- 凍結融解胚移植 第1子分娩
- 顕微授精3回目 新鮮胚移植 第2子分娩
- micro TESEにて精巣組織を採取
- 子宮筋腫核出術

成功の秘訣

通常の精液検査では無精子症であるが，遠心分離を行ってよく調べると精液中に精子が数匹いる高度乏精子症のことを，精子が精液中に潜んでいる（crypto）という意味で cryptozoospermia と呼ぶ．cryptozoospermia では，精液中に形態が良好で運動性がある精子が得られない場合は，良好な精子を探す目的で TESE を行う（精子は精巣で造られているので，つまり産地直送である）．

TESE も閉塞性無精子症に行う simple TESE ではなく micro TESE を行い，太くて白い精細管にいる精子を使用して顕微授精を行うのがベストとされている．

今回の症例では，精液中に精子が3匹しかいない典型的な cryptozoospermia であった．数回精液を採取して，形態が不良な精子を顕微授精に使用するよりも，精巣精子を使用して顕微授精を行ったことが成功の秘訣だと考えられた．また，単純な simple TESE では得られた精子数が少なかったため，micro TESE に変更して，太い精細管からの精子を使用して顕微授精を実施したことも成功の秘訣だと考えられた．

症例は80歳であったが，前妻との間に自然妊娠で2人子どもがいることから，年齢によって造精機能が障害されたと考えられた．年齢が高くなると，精子数，精子運動率が低下し，正常形態精子率や精子核の DNA fragmentation index が上昇するため，現時点では日本では実施できないが，高齢男性，男性因子のために顕微授精の適応になる症例では，PGT-A を併用したほうが良好な成績が得られると考えられた．

心と体を整えるための多方面からの治療

現在，われわれの施設では，40代のかたが採卵に占める割合は約54％である．アラフォーになると西洋医療のみでなく多方面から患者を治療する必要がある．不妊治療において，良好な卵子や精子を獲得するために，生活習慣，栄養，運動，睡眠など心と体を整えたいい体作りは必須である．

われわれは患者向けに，心理カウンセリング，鍼灸，LLLT，サンビーマー，ファータイル・ストレッチ，運動，栄養解析後の個別のサプリメント治療を実施している．

適度な運動は抗酸化剤を使用するのと同等の効果があるとされているため，パワープレート®

4
ケーススタディ

とホグレル®を使用してトレーニングを行っている.

　パワープレート®は乗るだけでストレッチ, トレーニング, リラクゼーションのすべてを1台で実現できる他にはない振動加速度トレーニングマシンである. 15分のトレーニングでジムトレーニング1時間相当の運動量を確保できる.

　ホグレル®は従来のトレーニングマシンと異なり, 柔軟性の獲得を第一に考えられたトレーニングマシンで, 筋肉をリラックスさせた状態で筋肉の伸縮を繰り返し行う. 肩甲骨や股関節周辺の筋肉をリラックスさせて繰り返し動かすことで, 血流を促進しながら筋肉を柔軟にすることができるトレーニングマシンである.

　栄養解析後の個別のサプリメント治療も非常に有効と考えている. 40歳前後の患者で, 治療後に月経血の色や量が若いころとまったく同じになったかたや, IVFで良好胚ができなかったかたが自然妊娠したケースもある.

（吉田　淳）

難治性の原発性不妊症であったが，
統合医療の積極的な活用により治療を継続し，
妊娠・正期産に至った 45 歳女性

\ここが/
ポイント！

☑ 高齢不妊患者の多くは「治療しても妊娠は難しいかもしれない」あるいは「もしかしたら妊娠するかもしれない」という思いの間で心理的な振れ幅が大きく，ストレスを感じやすい状況にある．

☑ 一般的な不妊治療だけでなく，統合医療を併用した tender loving care の実践によって，治療継続のモチベーションを保つことができる．

☑ 患者によっては長い不妊治療歴を有しており，統合医療だけではなく，卵巣刺激，胚移植に至るすべての過程において細心の配慮を要する．

症例の概要

年齢：女性 45 歳（パートナー：49 歳），**BMI**：18.1.

職業：ダンス講師，**結婚**：42 歳，**妊娠・分娩歴**：なし．

月経：28〜35 日周期，不整，**合併症**：多発子宮筋腫．

現病歴：結婚後 2 年間，自己タイミングで様子をみていたが妊娠に至らず，44 歳時に前医を受診した．年齢因子および多発子宮筋腫を認めたことから，自然妊娠に至る可能性はきわめて低いと判断され，IVF から不妊治療開始となった．アンタゴニスト法，ショート法で 3 回採卵し，合計 14 個採卵，うち 7 個が受精し 3 回の複数個胚移植を行うも妊娠に至らなかった．治療終結を提示されたが，不妊治療継続を希望され当院へ転院された．

初診時検査データ：AMH 1.76 ng/mL，FSH 9.2 mIU/mL（Day 3），LH 4.4 mIU/mL（Day 3），TSH 2.18 μIU/mL，PRL 13.57 ng/mL（Day 3），fT_4 1.17 ng/dL，DHEA-S 503 μg/dL，T 0.67 ng/mL ↑，E2 67.2 pg/mL（Day 3），d-ROM 348 U.CARR（1 U. CARR＝0.08 mg H_2O_2/dL）↑，BAP 2,195 μmol/mL ↓，HOMA-R 0.91，血小板凝集能（＋＋＋）↑，抗核抗体（−），抗リン脂質抗体（−）．

精液検査：精液量 3.6 mL，運動率 68.4％，濃度 5,850 万/mL，奇形率 47.0％．

初診時内服中サプリメント：DHEA，レスベラトロール．

前医不妊治療歴：前医での IVF 経過は下記の通り．

採卵 1 回目：アンタゴニスト法，採卵数 1 個，ICSI 受精なし．

採卵 2 回目：ショート法，採卵数 4 個，ICSI 受精 2 個，分割期胚 1 個，胚盤胞 1 個．

移植 1 回目：HRC-FET，2 段階胚移植（1＋1）：判定陰性．

採卵 3 回目：ショート法，採卵数 9 個，ICSI 受精 5 個，分割期胚 3 個，胚盤胞 1 個．

移植 2 回目：新鮮胚移植，2 段階胚移植（1＋1）：判定陰性．

移植 3 回目：HRC-FET，分割期 2 個胚移植：判定陰性．

この症例の考えかたと治療戦略

本症例は，高齢のためそもそもの妊娠率，生産率が低い状態にあり（45 歳の妊娠率 6.4％，生産率 0.7％，日本産科婦人科学会 ART データブック 2016），医療者，患者双方の治療モチベーション維持自体が困難という背景がある．通常治療の範囲内では，治療方針の選択肢が少なくなってしまうことで，治療終結〔あるいは代替案（特別養子縁組制度の活用，海外での卵子提供による治療など）〕の提案に至ることが多い．

また，胚移植後に繰り返し判定陰性となることで，患者の心理的負担は大きく，患者に深く寄り添った心身のケア（tender loving care）が求められる．そのため，医師や看護師のみならず，心理士，鍼灸師，柔道整復師，アロマセラピストなど多岐にわたる職種から，施術やカウンセリングを与えられることにより心身の負担を和らげることができると考えている．

実際に統合医療において，施術中などに表出された患者の思いや不安を通常診療へフィードバックすることで，よりストレスの少ない不妊治療を提供することが可能となる利点がある．本症例においても，通常診療と統合医療を組み合わせることで，心身の負担を低減しつつ，よりポジティブに不妊治療を完遂することができている．

● "なぜ" これまで妊娠しなかったのか？

45 歳の胚移植あたり妊娠率は 6.4％であり，年齢因子が大きいと考えられる．前医での治療周期の詳細は不明であるが，刺激法のわりに獲得胚数が少ない印象があり，刺激方法の選択には改善の余地があったかもしれない．また，サプリメントとして DHEA 内服中であったが，T 値は高値を示しており，減量ないし中止が必要な状態と考えられた．漫然とサプリメントを処方するのではなく，適切な評価が必要な状態と思われた．

● 妊娠させるために "なに" が必要だと考えたか？

特に高齢不妊患者の場合，卵巣予備能が保たれている（AMH 値や AFC など）からといって高レベルの卵巣刺激を加えても，受精率が低かったり，胚質不良であったりと，胚移植につながらないことがある．本症例においては，アンタゴニスト法よりもショート法で採卵成績が良かったことから，刺激法としてショート法が適当と考えられた．AFC が少なかったことから，より効果的なフレアアップ効果の活用を期待し，当院ではウルトラショート法を検討した．

治療歴の長い高齢不妊患者の場合，特に，採卵個数や胚培養結果などの治療経過に一喜一憂するきらいがある．そのため，スケジュール立案や管理，採卵や胚移植などの手技に至るまで，あらゆる場面において患者に動揺させないような確実性を追求した．

通常治療の質を高めつつ，統合医療を併用することで，その効果を最大限に発揮できると考

えられる.

● 新たなオプション治療を "なぜ" 加えたか?

受精率低下や胚質不良については諸説あるが，当院では「ミトコンドリア機能不全」という概念を基に治療方針を決定している．「ミトコンドリア機能不全」状態とは，胚発育に必要なエネルギー産生が卵子内のミトコンドリアで行われないことで，受精や胚質への悪影響が生じた状態である．これを改善するために，補助処方（サプリメント，漢方薬など），運動療法（ウォーキング，ヨガ，ストレッチなど），施術療法（鍼灸，LLLT，アロマセラピー，リフレクソロジーなど），カウンセリング（栄養指導など）が用いられている.

また，本症例は来院当初，精神的に非常に不安定な状態であったため，生殖心理カウンセラーによる積極的なストレスケアが必要であった．心的負担と不妊治療成績には負の相関性があることはエビデンスが蓄積されつつある．不妊治療期間はもちろん，挙児の有無にかかわらず治療後の生活に心的影響を残さないようにするためにも，つらく厳しい通常治療だけではなく，楽しく癒される統合医療の役割が大きかった.

実際の治療

● 初診〜採卵まで

当院は，d-ROM (diacron-reactive oxygen metabolites) 値により，末梢血中のヒドロペルオキシド (ROOH) を用いて，「酸化ストレス状態」を評価している．また，BAP (biological antioxidant potential) 値により，末梢血中の三価鉄イオンの酸化還元反応を用いて，生体内の還元力を「抗酸化力」として測定している.

初診時検査で d-ROM 348 U.CARR（正常上限 300 U.CARR）↑，BAP 2,195 μmol/mL（正常下限 2,200 μmol/mL）↓と，高酸化ストレス状態が疑われたため，初期検査の結果が出そろうまでの 2 か月間に並行して，早期から統合医療が介入し，食事，運動，ストレスコーピングを行い，全身状態の改善を図った．具体的な統合医療の治療内容を以下に示す.

補助処方

L-カルニチン 1,000 mg/日．他，葉酸やメラトニン，八味地黄丸を内服されたが，3 か月以上の内服継続がなかったので，ここでは割愛する.

カウンセリング

栄養：食事記録を基に，管理栄養士により改善の提案を行い，さらに抗酸化力を高める食事内容とした．初回 60 分，2 回目以降 30 分．計 3 回実施.

心理：生殖心理カウンセラーによる非構造化面接を基本として実施し，心理的負荷の軽減を目指した．また，自律訓練法を教示した．1 回 50〜90 分，計 3 回実施.

施術

鍼灸：WHO 経穴 GV20，CV4，SP6，BL23，BL32，KI3，ST36 を中心に実施．週 1 回，60 分．計 7 回実施.

● 採卵 1〜2 回目，胚移植 1 回目

採卵に備え，骨盤内血流の増加を目指し，鍼灸に加え LLLT を組み合わせて実施した．ま

表1 ウルトラショート法を用いた採卵経過

	採卵1回目	採卵2回目
プロトコール	ウルトラショート	ウルトラショート
MII卵数 (n)	3	2
受精数 (n)	3	1
受精率 (%)	100	50
初期胚数 (n)	3	1
初期胚到達率 (%)	100	100
移植可能胚数 (n)	2	1

受精率＝受精数/MII卵数，初期胚到達率＝初期胚数/受精数，初期胚のグレーディングは Veeck 分類に基づき形態学的に行われ，Grade 3 以上，4 分割以上を移植可能胚とした.

表2 初回胚移植後経過

	胚移植1回目
プロトコール	HRC-FET
初期胚数 (n)	1
初期胚 Grade	G2 8 分割
胚盤胞数 (n)	1
胚盤胞 Grade	BL3/ 収縮
判定日 hCG 値 (mIU/mL)	<0.5

胚盤胞のグレーディングは Gardner 分類に基づき形態学的に行われ，BL3 以上を基本とし，タイムラプス映像も参考にしながら ICM と TE を評価し，移植可能胚を決定した. 胚移植後 12〜14 日後に妊娠判定として，末梢血 hCG を測定した.

た，補助処方として L-カルニチンを継続した.

　ウルトラショート法を用い，2 回の採卵を実施した. 採卵結果を表1 に示す.

　フレアアップ効果を期待したが，予想ほど採卵個数は得られず，次回採卵の場合は刺激法の変更が必要と考えた.

　HRC-FET プロトコールを用い，初期胚 1 個，胚盤胞 1 個を用いた 2 段階胚移植を実施した. 移植経過を表2 に示す. 当院初回胚移植では妊娠に至らなかった. 具体的な統合医療の治療内容を以下に示す.

補助処方

L-カルニチン 1,000 mg/日（継続）.

施術

鍼灸：採卵前には SP6，SP9 を中心としたメニューを実施し，胚移植前には BL23，BL33 を中心としたメニューを実施した. 隔週 1 回，60 分. 採卵当日の鍼灸は実施していないが，胚移植当日には鍼灸を併用した.

LLLT：胚移植前の期間に，星状神経節および BL23，BL52 を中心とした LLLT を実施した. 隔週 1 回，20 分.

● 採卵3回目，胚移植2回目，そして妊娠

　LLLT 開始後の体感が良かった（冷えや倦怠感の改善）ため，主な統合医療を鍼灸から LLLT へ変更しつつ，継続した.

　クロミフェンを主とした低刺激法を用いて採卵したが，ウルトラショート法と同等数の胚を獲得できた. 採卵結果を表3 に示す. 採卵後，胚移植に向けてできる限り統合医療を活用したいとの本人の希望もあり，HRC-FET 準備周期中にはリフレクソロジーおよびウォーキング（ミトコンウォーク）指導を併用した. HRC-FET プロトコールを用い，初期胚 1 個，胚盤胞 1 個を用いた 2 段階胚移植を実施した. 移植後経過を表4 に示す. 今回の胚移植で妊娠成立に至った. 具体的な統合医療の治療内容を以下に示す.

表3　低刺激法を用いた採卵経過

	採卵 3 回目
プロトコール	自然周期
MII卵数 (n)	3
受精数 (n)	3
受精率 (%)	100
初期胚数 (n)	3
初期胚到達率 (%)	100
移植可能胚数 (n)	2

表4　2 回目胚移植後経過

	胚移植 2 回目
プロトコール	HRC-FET
初期胚数 (n)	1
初期胚 Grade	G3b8
胚盤胞数 (n)	1
胚盤胞 Grade	BL5/ 収縮
判定日 hCG 値 (mIU/mL)	879.6

補助処方

L-カルニチン　1,000 mg/日（継続）.

施術

鍼灸：前項と同内容．隔週 1 回，60 分.

LLLT：前項と同内容．週 1 回，20 分.

リフレクソロジー：足底反射区 36，50，51 を中心としたメニューを実施．週 1 回，45 分.

運動

ウォーキング指導：心拍数を測定しながらトレッドミル上でのウォーキング（ミトコンウォーク）指導（フォーム，ペース）を実施．週 2〜3 回，30 分.

　胚質の改善は採卵プロトコールの変更による影響もあると思われるが，採卵前の約半年間に統合医療を継続していた効果も考えられる（少なくとも有害事象が生じておらず，治療継続のモチベーションになっていた）．母体年齢が上昇するなかで治療を継続し，妊娠に至った一因として，統合医療の担う役割には大きなものがあった.

妊娠までの軌跡

　妊娠までの経過を統合医療を中心に示す（図 1）.

成功の秘訣

● この症例が妊娠に至った要因

　昨今，不妊治療における統合医療に関連した臨床研究が多く発表されている．統合医療は，各症例の身体症状や特性に合わせて実施されるものであり，RCT やメタアナリシスでは有効性を示すことが難しいが，エビデンスが蓄積されつつあり，今後の発展が期待される．本症例においては，鍼灸，LLLT を統合医療の中心として取り組んでおり，文献的考察を踏まえて解説する.

　国内からの報告は少ないが，鍼灸による不妊治療への効果に関してはエビデンスが蓄積されつつある．妊娠予後への効果はないと結論付けられている報告が多いが，鍼灸により FPI（the

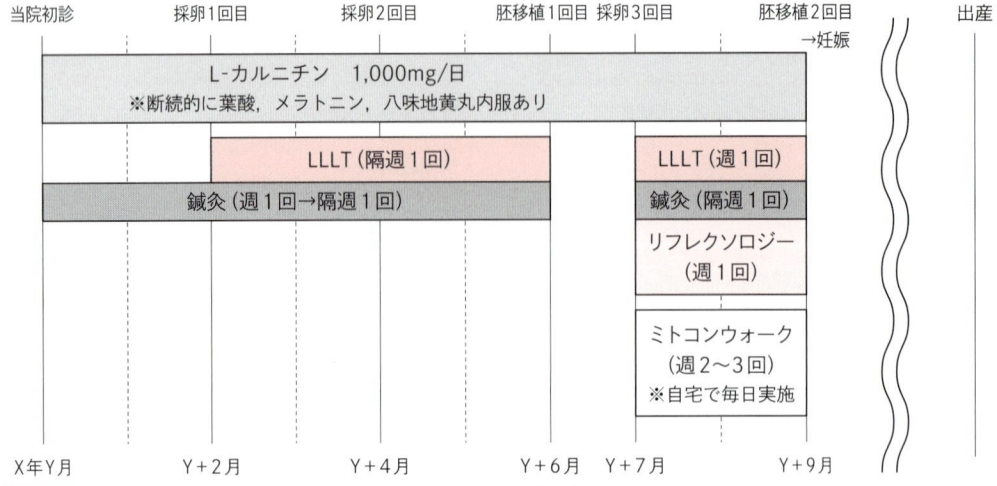

図の上部ラベル（左から右へ）：当院初診　採卵1回目　採卵2回目　胚移植1回目　採卵3回目　胚移植2回目→妊娠　出産

L-カルニチン　1,000mg/日
※断続的に葉酸，メラトニン，八味地黄丸内服あり

LLLT（隔週1回）

鍼灸（週1回→隔週1回）

LLLT（週1回）

鍼灸（隔週1回）

リフレクソロジー（週1回）

ミトコンウォーク（週2～3回）
※自宅で毎日実施

X年Y月　　Y+2月　　Y+4月　　Y+6月　Y+7月　　Y+9月

図1 当院初診後妊娠までに行っていた統合医療の概要

Fertility Problem Inventory），ISE（the Infertility Self-Efficacy Scale），STAI（State-Trait Anxiety Inventory）などの各検査系で不妊治療中のストレス緩和効果が確認されたとする RCT[1] や，不妊治療に積極的に取り組むなどの行動変容を早期から認めたとする報告[2]，低周波鍼通電療法（100 Hz）で着床率，臨床妊娠率，生児獲得率が有意に（$p < 0.05$）上昇し，また，卵胞液中のニューロペプチド Y 濃度が有意に（$p < 0.05$）上昇したとの報告[3] もある．当院においても鍼灸の効果を解析中である．

LLLT は，当院では国内で薬事承認された波長 810 nm，出力 60～100 mW の GaA1As レーザー装置を使用しており，近赤外線波長領域のレーザーの組織に深く透過する特性を応用し，鍼灸の経穴を応用して治療に用いている．着床能に関して，最近の研究では，LLLT 後の子宮内膜細胞で有意に細胞増殖が盛んであり（$p < 0.001$），また黄体補充 6 日目に採取された子宮内膜の遺伝子解析では，着床ウィンドウ関連遺伝子である *MUC1*, *LIF*, *ITGA$_5$*, *ITGB$_3$*, *PTEN* の遺伝子発現量が有意に高かった（$p < 0.001$）ことが示されている[4]．

これらの報告からも，心理的負荷が強くなる採卵スケジュール中に鍼灸を中心としたメニューを行い，胚移植の時期に合わせて LLLT を中心としたメニューへ移行した本症例は，まさに理想的な統合医療の活用であったと思われる．なお，今回実施された統合医療に関連して，有害事象は認められなかったことを付記する．

統合医療のエビデンス

「統合医療」と聞くと「インチキ」，「まやかし」，「根拠がない」と批判的に思われる医療関係者もいることと思う．「統合医療」の多くは取り扱う因子が多く RCT やメタアナリシスでは十分に有効性を示すことができないことが一因であろう．

一方で，漢方医学のようにアジア圏で伝統的に行われてきた医学が存在する．漢方医学では，証（実・虚）によって同じ症状でも処方が変わり，未病（検査上は正常）の状態に対する介入が多い，などの面から，RCT を行っても有効性を示すことが困難な医学分野である．「RCT で有効性が示されない」＝「疑似科学」というわけではない．不妊患者の多くは，妊娠しないことを除けば

健康な成人女性であり，まさに漢方医学の得意とする分野でもある．実際に多くの不妊治療施設で，漢方薬を取り扱っているものと思われる．

　たしかに，統合医療自体が「疑似科学」との親和性が非常に高い領域であり，誤解を生みやすい．統合医療を扱うわれわれは，「系統立てられた理論」に基づいた，「高い再現性」を有する，「公共性の高い医学」を確立していく必要がある．漢方医学以外にも多くの統合医療が乱立しているのが現状であるが，扱う以上は正しくエビデンスを集積していく義務がある．

　たとえばヨガは，1950年代から発表が散見されている．当初，年1本程度の論文しかなかったが，年々論文数が増え，2018年には1年で507本の論文が発表されている．かつてエビデンスがなかったとされた新しい知識・技術が，先人らの努力により，一つひとつエビデンスが構築され，研究されてきた結果である．

　不妊治療における統合医療も，多くの医療機関，医療関係者に関心をもっていただき，議論のなかで一つひとつエビデンスを積み重ね，誤解なく有益な「医学」として不妊患者の助けとなるよう，今後も研究を続けていかなくてはならない．

文献

1) Smith CA, Ussher JM, Perz J, et al：The effect of acupuncture on psychosocial outcomes for women experiencing infertility：a pilot randomized controlled trial. J Altern Complement Med 17：923-930, 2011
2) Cochrane S, Smith CA, Possamai-Inesedy A, et al：Prior to conception：the role of an acupuncture protocol in improving women's reproductive functioning assessed by a pilot pragmatic randomised controlled trial. Evid Based Complement Alternat Med 2016：11, 2016
3) Qu F, Wang FF, Zhou J, et al：Transcutaneous electrical acupoint stimulation improves the outcome of *in vitro* fertilization：a prospective, randomized and controlled study. Explore 13：306-312, 2017
4) Faham DA, Elnoury MAH, Morsy MI, et al：Has the time come to include low-level laser photobiomodulation as an adjuvant therapy in the treatment of impaired endometrial receptivity？. Lasers Med Sci 33：1105-1114, 2018

（小宮　慎之介）

長期に渡る不妊期間において，あらゆる治療を試して最後に卵子提供を選択した45歳女性

ここが
ポイント！

☑ どの時点で，どのように卵子提供の情報を提供するかを慎重に見きわめることが重要である．

☑ 卵子提供を考え始めた夫婦へのアドバイスには，医師のみならず他職種も含めた良好な人間関係の構築が必要である．

☑ 卵子提供を受けた後の元主治医の役割も重要である．

症例の概要

年齢：女性48歳（卵子提供時），**身長**：150 cm，**体重**：48 kg，**BMI**：21.3.
職業：主婦，**結婚**：40歳，**妊娠・分娩歴**：化学的妊娠（2回）.
既往歴：22歳時，交通事故に遭っている．躁状態が発生し，6年後にうつ状態に落ちいっている．この頃から脳虚血発作，過呼吸，手足の痙攣が発生．咳喘息．
不妊治療歴：X−5年頃から他院でタイミング法8回，AIH 1回，顕微授精を希望して当院のグループ他院受診．自然周期顕微受精22回．卵子数は確保できるが，胚質がきわめて悪く胚質改善のためサプリメントを服用．受胎鍼コース受診．

この症例の考えかたと治療戦略

　難治性反復不成功例であったため，自家ミトコンドリア移植を含むあらゆる治療を試したが妊娠に至らず，最終的に卵子提供を選択された．

実際の治療

　患者はIVFをしながら統合医療にも取り組んだ．はじめは不眠や強度の肩こりからくる頭痛もあったが，運動できるところまで気力が回復した．
　治療を繰り返しても妊娠に至らず，患者は治療を諦めるかどうかについて迷っていた．しば

らく治療を休むように医師から提案されたので，しばらく休んだ．

　患者は「子どもをもてないと思ったら，（反対に）子どもを欲しいと思っている気持ちに気がついた．子どもがもてないと思ったら生命活動が終わっていくような感じで，アトピーが出たり，げっそりした．こうやってみんな子どもを諦めていくのかと思った」と心理士に心情を語った．

　心理士によると，現実を受け入れようとされたり，傷つきを乖離させたり，希望に向かって進もうとされているご様子とのことであった．

● 卵子提供を勧めたタイミング

　この患者は，採卵できる卵子数は十分あったが，卵子あるいは胚の質が不良で妊娠まで至らなかった．そこで，ミトコンドリア機能不全と判断して自家ミトコンドリア移植を勧め，受けられた．その最先端医療で結果が出ない時点で，患者側から「そろそろ卵子提供ですか？」との質問があり情報を提供した．患者は最初に卵子提供の話を聞いたとき，「自分は卵子は採れているのだから，すぐに対象にはならない」というのが第一印象だったようである．

● 不妊治療から卵子提供へ踏み切った理由
夫の葛藤

　はじめは，ドキュメンタリー番組の代議士の体験報道をみて，障害をもったお子さんの状態を知り，「卵子提供は危険なもので健康な子は生まれない」という先入観をもっていた．さらに，自然の摂理に反するもので，自然の弱い部分を補うものではないということで反対した．

　最後の診察で担当医師の笑顔をみて，「僕らがやっていることは悪いことではないのだなと思い，背中を押された感じがした．また，LA Baby（エージェント）の説明会に参加して，しっかりとした組織だとわかり安心した．妻のお腹が大きくなっていく姿を見て，自分はなんてつまらないことにこだわっていたのかと思った」と話された．

　卵子提供により生まれた赤ちゃんを見せに来ていただいたときのご主人のお言葉が，ご夫婦の現在の状況を表している．

　「こんな日がくるとは思わなかった」

● ドナー選択に際して

　最初に選んだドナーがキャンセルとなり，患者はショックを受けていた．

　患者は「最初のドナーは単純に外見で決めた．再度よく見ると，ドナーにもお金が欲しい人とボランティア精神でしている人がいた．自分としては，私に協力してくれる人という観点で選ぶというのがしっくりきた．その結果，人物像が惹かれるかたと出会うことができて，すごくよかったと感じている．すなわち，一筋の曇りもない22歳の素敵なドナーさんに巡り会えた．子どもが大きくなったら，子どもと一緒にドナー情報（ファイル）を一緒に見たいと思っている」と振り返っている．

● 子どもの出自を知る権利について

　幼いうちにわかりやすく伝えておくほうがよいと医師や看護師から説明を受けていたので，出自を知る権利に関しては理解されていた．患者は絵本も取り寄せて準備していたが，妊娠，

4

ケーススタディ

ケーススタディ 9　363

出産を経て考えが少し変わったそうである．子どもが小さいときは，「パパとママがすごく大変な治療をして病院の先生や看護師さんに手伝ってもらって，やっとあなたを授かることができたのよ」という説明を，思春期になったらドナーのプロフィールや関係者の名前など詳しい説明をする予定とのことである．

● 家族への報告

協力者には聞いてもらわないといけないと思い，卵子提供を受けたタイミングで妻の母親に知らせたそうである．夫の両親は反対も賛成もしなかったが，よく説明するうちに受け入れてもらえたようである．

妊娠・出産までの軌跡

妊娠・出産までの経過を図 1 として示す．

成功の秘訣

卵子提供に至るまでに，必要十分な治療をすべて行い，患者が満足して卵子提供を選ぶに至ったことがこの症例の成功の秘訣と思われる．患者は，その結論に至るまで多くの悩みと葛藤があった思われるが，医師のみならず看護師や各種カウンセラーとの良好な人間関係の構築があって十分な情報提供ができた．

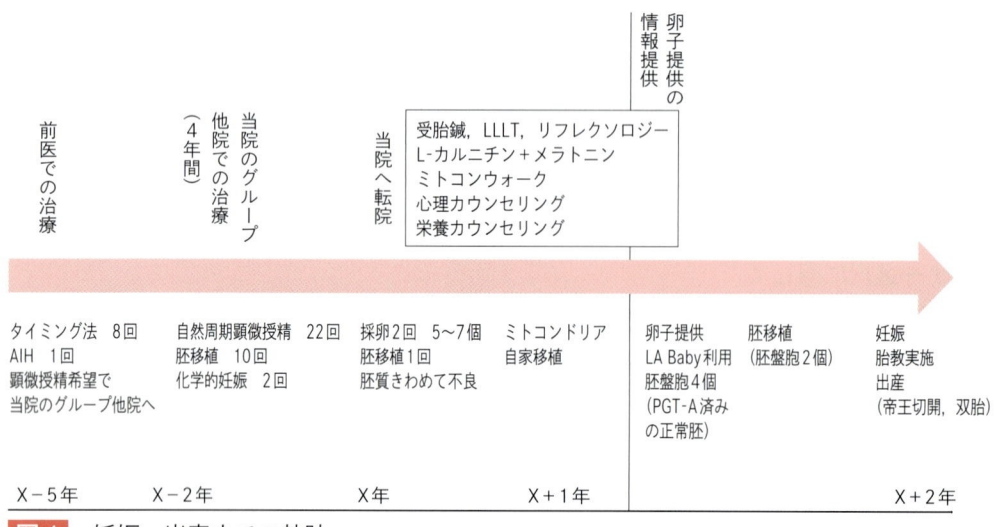

図1 妊娠・出産までの軌跡

卵子提供の実際と考えかた

卵子提供の情報を渡すタイミング

　一般的に，どのタイミングで卵子提供の情報を提供するかを判断するのが難しい．患者によって社会的，経済的事情が異なるからである．卵子提供には費用がかかるので，それだけの余裕のないかたも多い．次に，「卵子提供を勧められた」すなわち「諦めてください」と受け取るかたもいる．そのために，情報提供に対し怒りの感情をもつかたもいる．しかし，反対に卵子提供の話をしないと，新たな選択肢を患者から奪うことになる．そこで，適応の時期になると，おそるおそる「これは仮の話なのですが，卵子提供なんかは考えていないですか？」と切り出す．そこで，少しでも反発の気配がみえたらそれ以上言わないようにする．そして，カルテ上，「卵子提供の説明はしない」旨の注意メモを貼っておく．

卵子提供をどこで行うかの選択

　個人的に，国内で行われる卵子提供では海外に行かなくてよいというメリットはあるものの，提供者を探す，提供までに至る倫理審査などに時間がかかるというデメリットがある．もし，近親者または友人から提供者を選ぶと，後に人間関係が複雑になる可能性がある．そこで，筆者は米国での信頼の置けるエージェントを使って卵子提供を行うのが一番リスクが少ないと考えている．

　米国より安価な東南アジア諸国で卵子提供を受けることも選択肢としてはあるが，ドナーの選定基準や医療機関での quality assurance の問題にリスクがある．本症例で患者が利用した LA Baby のように，米国 FDA や米国生殖医学会の認定を受けているエージェントでは，監査がありドナーの資格についても厳しい．ドナーの選択では，さまざまな精神疾患や他の慢性病のスクリーニングが行われるべきであり，安易な選択は後に禍根となるリスクがある．

卵子提供の実際

　「国外での卵子提供」（→ 203 頁参照）で詳細な説明があったとおり，米国での卵子提供では 2 回渡米する．最初は 2，3 人のドナーを決めるのであるが，これはスタッフから助言してもらえる．1 回目に検査，診察などを受け，精子を凍結保存しておく．そして，2 回目の渡米のときはすでに胚盤胞ができているので移植してもらうだけである．卵子提供中は米国側の指示に従って，元主治医はホルモン採血と子宮内膜測定を行って患者に結果を渡す．

感想

　筆者は，最初は本治療法に対してあまり好印象をもっていなかったが，卵子提供によってできた新たな家族を見ると考えが変わった．妻は子どもを慈しみ，大切に育て，夫は目に入れても痛くないほどのかわいがりようである．考えてみると，長く辛い治療を終えて何も残らないというのでは残念すぎる．しかも，お腹の中で 10 か月間育て出産した子は，実子以上に実子なのである．すなわち，DNA はつながっていないが，この子は本来この両親の元に来る予定になっていた魂なのではないかと感じる．

（森本　義晴）

4

ケーススタディ

13年間の治療の末，治療終結を決意した夫婦の葛藤とグリーフプロセス

\ここが/
ポイント！

☑ 納得感の得られる治療を支援する.

☑ 理論だけでは解決のできない気持ちのゆれに寄り添う.

☑ 生殖喪失 (reproductive loss) に対する支援は，治療終結後も必要である.

症例の概要

年齢：女性48歳（男性49歳），**身長**：157 cm，**体重**：53 kg，**BMI**：21.5.

職業：ともに会社員（女性は営業職），**結婚**：女性26歳，**妊娠歴**：3回〔流産2回，異所性妊娠1回（左卵管切除）〕，**分娩歴**：なし.

治療開始年齢：女性33歳，**最終治療年齢**：女性46歳（不妊治療期間：13年間）.

現病歴：33歳から不妊治療開始. タイミング法4周期，AIH 4周期行ったが妊娠に至らず. 36歳で腹腔鏡下子宮筋腫核出術＋両側卵巣囊腫切除術＋右卵管切除術後，当院系列クリニックに転院し，採卵18回，胚移植14回実施. 43歳で当院に転院. 薬物アレルギー多数あり（hCG製剤，プレマリン®，セトロタイド®，スプレキュア®禁忌）.

初診時検査データ：AMH＜0.10 ng/mL，FSH 21.3 mIU/mL，LH 5.2 mIU/mL，TSH 1.26 μIU/mL，PRL 11.13 ng/mL，fT$_4$ 1.11 ng/dL，E2 32.9 pg/mL.

不育検査：血小板凝集能（PAP）検査陽性，夫婦染色体検査異常なし.

精液検査：運動率36.1%，濃度2,980万/mL.

不妊治療歴：タイミング法4回，AIH 4回，採卵24回（うち，当院では6回），胚移植16回（うち，当院では2回）.

この症例の考えかたとサポート方針

　本症例は，不妊専門クリニックにて7年間ART（採卵18回，胚移植14回）を行い，治療過程で，流産2回，異所性妊娠を1回経験したが出産には至らなかった. 薬剤アレルギーにより使用薬剤にも制限があり，年齢，卵巣予備能，治療経過からみても難治性の症例である.

患者は，治療を継続することに迷いもあるが，子どもを授かりたい思いが強く，葛藤している状況であった．夫婦は，子どもが授からなかった場合のことを何度も話し合い，"生物学的につながらない子どもは望まない"という意思を明確にしていた．患者との関係性において，医師，看護師とは系列クリニックからの転院のため信頼関係が保たれていたが，心理士という職種には抵抗感を示され，積極的な介入が困難な状況であった．

● 看護師の役割

看護師は，患者が一つひとつの治療に納得できることが重要であると捉えた．患者は，前医で流産を経験した際，年齢による妊娠率と出産率の低下や染色体異常率の増加などの医学的情報について，遺伝カウンセリングを受け理解していた．当院ではまず，夫婦の医学的現状の理解度をアセスメントし，思いに耳を傾け，希望する治療が滞りなく行えることに加え，治療中に抱く疑問は医師や胚培養士に橋渡しし，治療に後悔が残らないように支援した．

診察時に同席している看護師は，医師との診察時に伝わってくる患者の心のゆれをキャッチし，不妊症看護認定看護師や生殖医療相談士など傾聴のできる看護師につなぎ，面談の場を設けることもある．また，診察後の看護師説明の短い時間のなかでも，心に寄り添った言葉かけをするようにした．このように診察後の看護師説明は，患者の状況に合わせ面談を兼ね備えた対応をしている．

面談は，患者が安心して感情表出ができるよう，個室で静かな環境を整えている．治療経過を見守っている看護師だからこそわかる，治療中に抱く患者の感情や，理論で解決できない気持ちのゆれをありのまま受容し，自己肯定感が得られるよう傾聴した．また，状況に応じて，これまでの治療をともに振り返ることが，経過や現状を整理し，徐々に現実へ適応していくプロセスになりうると考えた．

● 生殖喪失に対する支援

治療終結は，これまで思い描いてきた家族像や親になることへの決別・喪失を意味する．Dupuis は，「生殖喪失」(reproductive loss) という概念について，挙児という可能性の喪失や，流産などの周産期における喪失の総称であると述べ，「生殖喪失」は，その人にとっての人生航路を妨げ，自己愛に傷を負わせ，対象喪失となりうる体験であると述べている．また，生殖喪失を被った夫婦には，悲しみ，怒り，妬み，悲嘆が生じ，多くの場合心理的な危機を迎え，この過程で十分にグリーフプロセスを体験することができない場合，その夫婦は抑うつに至るおそれがあることを示唆している[1]．それゆえ，生殖喪失に対する支援は，治療終結後も継続的に行う必要があると考えている．

実際のサポート

夫婦との初診時 (43歳) の看護師面談で患者 (以下，A さん) は，治療を続ける過程で夫の大切さを実感し，「この人の子どもを授かりたい．夫に子どもを抱かせてあげたい」と，思いを語られた．41歳を過ぎた頃から，徐々に生殖機能の衰えを自覚し，年齢的な焦りを感じはじめた．43歳になり治療の終結を考えたが諦めきれず，転院となった．

転院後治療を開始したが，卵胞発育不良や受精障害により治療の中止が2周期続いた．6か

4

ケーススタディ

月後（44 歳），ようやく初期胚を 1 個凍結することができた．A さんは，自身の胚のタイムラプス動画をみて「生命のエネルギーを強く感じ，勇気をもらった」と感動された．

その後の治療では，再び異常受精で治療中止という結果が 2 周期続いた．夫婦は，医師からの説明後，異常受精に対する疑問をもっていたため，看護師は胚培養士とも話せる場を設けた．夫婦は，胚培養士と直接話ができたことで疑問が解決でき，何より安心感につながったと思われる．そのようななか，A さんは仕事中心の生活となっており，「体力的にも精神的にも経済的にも，100％治療に注げなくなってきている．子どもはできれば欲しいが，実際に今妊娠し子どもが生まれたら，と考えても，この年齢で仕事を辞めることはできないし…．お互いの体力の衰えも感じつつ，年老いた親の介護のことや，子どもが成人するまで責任をもてるのか，とも考える」と，治療への思いに変化がみられた．A さんは，自問自答しながらも現実的な思考にシフトしつつあった．看護師は，現在の思いを肯定的に受け止め，夫婦二人だけの生活を一緒にイメージする機会を設けた．

1 年 6 か月後（45 歳），胚を 2 個凍結することができ，合計 3 個の凍結胚を得ることができた．その後，凍結胚を 2 個移植し陽性反応がでたが，hCG は低値であった．それから 2 週間後，化学的妊娠という転帰となった．A さんからは「この 2 週間とても幸せでした．腟坐薬も辛かったが，赤ちゃんのご飯だと思って使うと何とも愛おしくて…」と，たしかにお腹に宿っていた赤ちゃんの存在を大切にし，母としての喜びを共感した．その反面，A さんは「妊娠がうまくいかない度に，私にはお母さんになる資格がないんだと感じた．でも以前流産を経験したときに，医師より“女性は，誰もが妊娠する権利があるんだよ”と言ってもらったことが心の支えになっていて，“私も妊娠していいんだ”と思えた」と涙ながらに語られた．流産という経験は，自己肯定感をも低下させたが，医師の心のこもった言葉が A さんの心を癒していた．人の心を支えるには，思いやりの気持ちが癒しにつながり，安心して話せる場が必要であった．

2 年 2 か月後（46 歳），最後の凍結胚を移植し，結果は陰性であった．その日の面談では「最後の治療と決断して胚移植を終え，やり切った満足感もあるが，まだ気持ちは揺れている」と迷いの胸中を語られた．A さんの思いを受け止めつつ，夫婦とともにこれまでの治療を振り返り，夫婦で乗り越え努力されたことを称賛した．看護師からの肯定の言葉は，A さんの確信にもつながり「私たちにとってこの 13 年間は夫婦の宝だと思っています．その時々に応じてベストを尽くしてきました」としみじみと語られ，これまでの治療を肯定的に受容され，かけがえのない夫との絆を感じ言葉にされた．夫からは「残念な結果になったが，流産と子宮外妊娠の心配がなくなってほっとしているところもある．今，自分も真っ暗闇のなかに置かれている状況ですが，こうして話を聴いてもらえてよかった．妻から初めて聞く思いもあり，話せている妻を見るとよかったと思う」と語られた．夫婦の心の闇はまだ晴れてはいないが，お互いの気持ちを伝え合うことができた．今後の治療については，まだ明確な決断には至っていなかったが，これからも相談ができることを伝え，その日の面談を終えた．

最終治療から 2 か月後，サプリメントの処方と鍼灸治療で来院された．A さんは「治療をやめようと頑張ってきたがなかなか切り替えられない」と語られ，A さんの苦しい想いを肯定的に受け止め傾聴した．「今は決断を焦らず，治療をお休みしながら体調管理していると考えてみては」と提案した．

最終治療から 6 か月後（47 歳），子宮癌検診で来院．「子どもを望む気持ちがなくなったから

か老化を感じる」と話される一方，「体温表をつけることで安心感が得られている」とも語られ，揺れる想いを受け止め傾聴した.

最終治療から1年後，「体温表が3冊目になったので，もう潮時かなと思っているんです. 不妊治療ではなく，健康に老いることを目標と考えるようにしています」と，今後のライフプランを徐々に現実的なものに書き換えている状況であった. そして，健康のためにチャレンジできそうなことを一緒に考え，Aさんは以前から興味をもっていた「ヨガを始めてみよう」と前向きな発言をされた.

最終治療から1年7か月（48歳）が経ち，久々に顔なじみの看護師と面談することを心から喜ばれた. 面談では，「ひたすら淋しい気持ち，子どもの姿をみると抱きしめたくなる」と溢れる想いに共感し，気持ちに蓋をすることなく感情表出ができるよう対応した. Aさんは「不妊治療は私たちの誇りです. この経験が私たちの絆を強くしたと思っています」と語られ，夫は「妻に子どもを抱かせてあげたかった」と涙された. Aさん夫婦は，13年間の治療を肯定的に受容し，終結したことに後悔はなかった. そして，夫婦は，子どもがいない現実的なライフプランの書き換えをゆっくり進め，自身の経験が次世代に貢献できるよう日常的な活動を少しずつはじめられていた.

しかし，子どもを授かりたい思いは消えることはなく，治療を終えた今も深くもち続け，緩やかなグリーフプロセスをたどっていた. 看護師は今後も患者の求めに応じ，心を開放し安心して語ることのできる場を提供し，生殖喪失に対する支援を継続している.

治療終結までの経過

治療終結までの経過を図1として示す.

患者のサポートの秘訣

不妊治療の限界は明確な線引きがないため，夫婦はさまざまな葛藤の末，治療終結の決断に

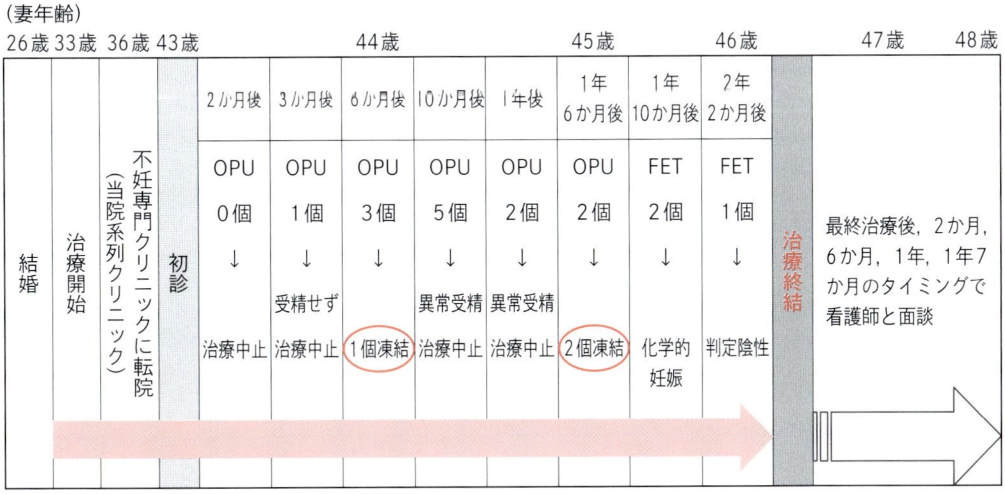

（妻年齢）

				2か月後	3か月後	6か月後	10か月後	1年後	1年6か月後	1年10か月後	2年2か月後		
結婚	治療開始	不妊専門クリニックに転院（当院系列クリニック）	初診	OPU 0個 ↓	OPU 1個 ↓ 受精せず	OPU 3個 ↓	OPU 5個 ↓ 異常受精	OPU 2個 ↓ 異常受精	OPU 2個 ↓	FET 2個 ↓	FET 1個 ↓	治療終結	最終治療後，2か月，6か月，1年，1年7か月のタイミングで看護師と面談
				治療中止	治療中止	1個凍結	治療中止	治療中止	2個凍結	化学的妊娠	判定陰性		

26歳 33歳 36歳 43歳　　　44歳　　　45歳　　46歳　　47歳　48歳

図1　治療終結までの経過

至ることになる．2013 年に通院患者 460 名を対象に筆者が行ったアンケート調査では，「治療終結の時期についてどのように考えているか？」という問いに対し，77％が「自分自身が納得するまで」という結果であった．実際に治療終結を決断した患者の治療最終日の面談では，38組のうち，84％は納得されているという結果であった．そのうち 30％は，「晴れ晴れ」とした表情で，まさに「新たな旅立ち」といった状況で今後の二人の生活をポジティブに捉えられていた．一方，16％は「心残り」を感じているようで，「これ以上続けても結果がでないので仕方がない」，「経済的に仕方がない」と，納得するための理由を探しつつ，終結を受容しようとしている過程にあると感じられた．どちらも治療の最終日であるが心理的状況は極端に違っていた[2]．

　患者にとって不妊治療の経験は，人生の大きな出来事である．そのため治療終結という節目にあたっては，気持ちのうえでも卒業するという意味を込めて，「こころの卒業」と呼び支援している．「こころの卒業」は，治療最終日の面談でこれまでの治療を振り返り，努力してこられたことを称賛し，自身の努力を肯定的に受容できるよう丁寧に対応することが大切である．また，夫婦でともに乗り越えてきたことを思い返すことで，かけがえのないパートナーの存在を再認識できるようなサポートを心がけている．また，治療が，夫婦にとって意味のある経験であったと感じられるように敬意をもって看護師は接している．そして，子どもをもたない人生を前向きに受け止め，夫婦ふたりの生活のプラス面に気づけるよう支援している．これから夫婦が新たな一歩を踏み出すために，心からエールを送り面談を終えている．これは，晴れ晴れと最終日を迎えられたかただけでなく，心残りであったかたにも広い視野をもって次のステージに向かうことができるよう支援している．本当の意味での「こころの卒業」は，それぞれのグリーフプロセスにより異なることを踏まえ，治療終結後も相談ができる「看護師相談室（ソレイユ）」を案内している．

　治療を終結するということは，さまざまな喪失を感じるなかでお互いがパートナーに対し，「この人とならふたりで生きていける」と思えることが鍵となる．それには，夫婦で治療をどのように乗り越えてきたかということが大切であり，それは，子どもが授かっても授からなくても夫婦にとって重要な意味をもつと考えている．そのため，夫婦の関係性に目を向けた支援は，治療の開始とともにスタートすべきであり，これは看護師の重要な役割であると考えている．

引用文献

1) Dupuis SR：Understanding reproductive loss. Dissertation Abstracts International B, The Sciences and Engineering 58：414, 1997
2) 杉本朱実：ART における治療終焉をどのように迎えるか〜患者自身の想いと看護師の支援．第 13 回 JISART シンポジウム，2015

参考文献

・浅田恵美子：不妊をめぐる苦悩の体験プロセスについて．京都大学大学院教育学研究科紀要 59：471-483, 2013
・阿部正子：体外受精の受療にかかわる夫婦の意思決定状況―妻の認識している夫のかかわりとそれに対する妻の思いに焦点をあてて．周産期医学 35：1389-1393, 2005
・佐々木直美：わが国における不妊治療経験者の心理に関する文献研究．山口県立大学学術情報 7：49-56, 2014
・實崎美奈：治療終結時のかかわり．日本生殖医療心理カウンセリング学会第 6 回継続研修, 2015

・進藤洋司, 岡本祐子：不妊の女性を対象とした臨床心理学的研究の動向と展望. 広島大学心理学研究 4：173-183, 2004
・林谷啓美, 鈴井江三子：不妊治療を受ける夫婦の抱える問題と支援のあり方, 川崎医療福祉学会誌 19：13-23, 2009
・三尾亜喜代, 佐藤美紀, 小松万喜子：子供を得ずに不妊治療を終結する女性の意思決定プロセス―複線径路・等至性モデル（TEM）による分析. 日本看護科学会誌 37：26-34, 2017
・渡邊知佳子：不妊治療を終結した女性の体験―治療終結に焦点をあてて. 日本助産学会誌 24：307-321, 2010

（杉本　朱実）

4

ケーススタディ